GRUNDRISS

DER

KINDERKRANKHEITEN.

GRUNDRISS

DER

KINDERKRANKHEITEN

FUR

PRAKTISCHE ÄRZTE UND STUDIRENDE.

VON

A. D'ESPINE UND C. PICOT

PROFESSOR PRAKT. ARZT

IN GENF.

DEUTSCHE,

VON DEN VERFASSERN DURCHGESEHENE AUSGABE

VON

DR. S. EHRENHAUS,

ERSTEM ASSISTENTEN AN DER PÄDIATRISCHEN POLIKLINIK IN DER KÖNIGL. CHARITÉ ZU BERLIN.

LEIPZIG,

VERLAG VON VEIT & COMP.

1878.

Druck von Metzger & Wittig in Leipzig.

Vorwort des Herausgebers.

Durch die Uebersetzung „Manuel des maladies de l'enfance" von D'ESPINE und PICOT glaube ich meinen geehrten Fachgenossen ein leicht übersichtliches Handbuch zugänglicher zu machen, welches die Pathologie und Therapie der Kinderkrankheiten in gedrängter und erschöpfender Weise behandelt und sich nicht nur auf die zahlreichen eigenen Arbeiten, Beobachtungen und Erfahrungen der Verfasser, sondern auch auf die ganze einschlägige Literatur aller Länder, insbesondere auch Deutschlands, stützt. Dieses Werk, welches die grosse Masse des zerstreuten und gesichteten Materials umfasst, sich durch die Praecision der gegebenen Krankheitsbilder auszeichnet, ist weit davon entfernt, eine Compilation zu sein und hat somit die Berechtigung, in unserer Fachliteratur neben den anderen guten Handbüchern eine hervorragende Stelle einzunehmen.

Es schien mir, um die Ansichten der Verfasser zur vollen Geltung gelangen zu lassen, rathsam, ihr Werk möglichst unverändert wiederzugeben und habe ich desshalb nur einige unwesentliche erläuternde Anmerkungen hinzugefügt.

Was die Therapie betrifft, welche in vielen Stücken von der in Deutschland gebräuchlichen abweicht, so habe ich wesentliche Abänderungen nicht vorgenommen und mich hauptsächlich darauf beschränkt, die Zusammensetzung derjenigen Formeln, welche meistentheils nur nach den Autoren benannt sind, genau und ausführlich in Anmerkungen mitzutheilen. Ich hoffe, dass das D'ESPINE und PICOT'sche Werk durch die Uebersetzung Nichts von seinen Vorzügen eingebüsst hat, und wünsche, dass es in Deutschland eine gleich freundliche Aufnahme finden möge, wie sie dem Original in seiner Heimath geworden ist.

Berlin, im September 1877.

Dr. Ehrenhaus.

Vorwort der Verfasser.

Die Pathologie des Kindes ist kein eigentliches Specialfach; denn man kann nicht von sogenannten Kinderkrankheiten sprechen; alle bei dem Erwachsenen herrschenden Krankheiten können auch vor dem 15. Lebensjahre auftreten und, von einigen nur bei Neugeborenen vorkommenden Affectionen abgesehen, können sämmtliche bei Kindern beobachtete Krankheiten auch ältere Leute befallen. —

Dessenungeachtet kommt eine Anzahl von Krankheiten hauptsächlich nur im Kindesalter häufig vor, wie z. B. der Keuchhusten, die Masern, die Diphtherie, Veitstanz, Rachitis etc., andere, wie z. B. der Typhus, die Bronchopneumonie, Syphilis, Tuberculose, die in jedem Alter auftreten, nehmen in der Kindheit einen ganz besonderen Character an. —

Wir haben dieses Werk dem Studium der beiden eben genannten Krankheits-Kategorien gewidmet; diejenigen Affectionen, welche beim Kinde und Erwachsenen dieselben Erscheinungen darbieten, haben wir nur kurz erwähnt.

Wir haben zu dieser Arbeit sowohl die zahlreichen auf denselben Gegenstand bezüglichen Abhandlungen, welche in Frankreich und im Auslande veröffentlicht sind, als auch die auf einige specielle Puncte bezüglichen Monographien, die in den letzten Jahren erschienen, benutzt; ebenso haben wir uns auf die Erfahrungen, welche wir während unserer

Wirksamkeit in den beiden Kinderkrankenhäusern zu Paris und in unserer Privatpraxis gesammelt haben, gestützt. Wir brauchen wohl nicht erst zu bemerken, dass die classische Abhandlung von Rilliet und Barthez fast auf jeder Seite unseres Handbuches angeführt ist. Von fremden Werken, aus welchen wir hauptsächlich Belehrung geschöpft haben, erwähnen wir zunächst diejenigen von West und von Meigs und Peppel, welche sich in England und Amerika mit Recht einer Autorität erfreuen, sowie das Lehrbuch von Gerhardt, dem wir werthvolle bibliographische Angaben über die in Deutschland veröffentlichten Arbeiten verdanken. —

An der Spitze unserer Capitel befindet sich meistens ein kurzes Verzeichniss, in welchem wir die neuesten über den betreffenden Gegenstand veröffentlichten Arbeiten, sowie diejenigen von den älteren, die besonders wichtig sind, angeführt haben. —

Genf, im August 1876.

Inhaltsverzeichniss.

Einleitung.

§ 1. **Physiologische Betrachtungen.** — **Körperlänge.** — Bei der Geburt des Kindes hat der Körper desselben eine durchschnittliche Länge von 496 ^{mm} bei Knaben und von 483 ^{mm} bei Mädchen; derselbe wächst im ersten Monat um 40 ^{mm}, im zweiten um 30 ^{mm}, im dritten um 20 ^{mm} und den folgenden Monaten um 10 bis 15 ^{mm}; die gesammte Zunahme beträgt im ersten Jahre 198 ^{mm}, im zweiten 90 ^{mm}, im dritten 73 ^{mm}, im vierten und fünften 64 ^{mm} und in den zehn folgenden Jahren je 60 ^{mm}. Die Körperlänge verdoppelt sich in den 6 ersten Lebensjahren (Quételet). Ungenügende Ernährung, die Knochen-Scrophulose, die Rachitis verzögern das Wachsthum; die acuten fieberhaften Krankheiten hingegen beschleunigen dasselbe; ein zu schnelles Wachsen schwächt die Kinder und macht dieselben blass und mager.

Gewicht. — Das Gewicht der Neugeborenen, das seit den Arbeiten von Chaussier, Quételet, Breslau, Siebold, Bouchaud u. A. eine so bedeutende Beachtung gefunden hat, beträgt bei der Geburt im Durchschnitt 3250 ^{grm} ($6^1/_2$ Pfd.). Unter 480 von Altherr[1], dem Assistenten Bischof's an der Abtheilung für Geburtshilfe im Krankenhause zu Basel, gewogenen Kindern hatten 353, also beinahe dreiviertel, ein Gewicht von 2500 bis 3500 ^{grm}; das niedrigste Gewicht betrug 1000 bis 1500 ^{grm}, das höchste 4500 bis 5000 ^{grm}; diese beiden äussersten Gewichte, d. h. das Maximum und das Minimum, wurden nur durch je ein Kind erreicht. — Es ergiebt sich ferner aus diesen Untersuchungen, dass das durchschnittliche Gewicht der Knaben dasjenige der Mädchen um 120 ^{grm} übersteigt; die Knaben einer Multipara wiegen 120 ^{grm}, die Mädchen 67 ^{grm} mehr als die einer Primipara.

Unmittelbar nach der Geburt verliert das Kind in Folge der Entleerung von Meconium und Urin, sowie durch die Ausscheidung,

---

[1] Thèse inaugurale. Basel, 1874.

welche durch die Haut und die Lungen bewirkt wird, an Gewicht; diese Verluste werden durch die noch geringe Nahrungs-Zufuhr nicht gedeckt. Dieser Gewichtsverlust dauert während der ersten 3 oder 4 Lebenstage fort; er beträgt im Durchschnitt am ersten Tage 113^{grm} und im Ganzen 100 bis 300^{grm}; mit dem dritten oder vierten Tage hört er auf. Nun vermehrt sich das Gewicht des Kindes allmälig und erreicht am zehnten Tage das ursprüngliche, wenn das Kind an der Brust genährt, etwas später, wenn ihm künstliche Nahrung gereicht wird. Während der ersten fünf Monate steigt das Gewicht des Kindes täglich im Durchschnitt um 20 bis 30^{grm}, während der 7 folgenden um 10 bis 15, und wenn das Kind 1 Jahr alt geworden, wiegt es $9\,K^{grm}$ (Bouchaud)[1], d. h. fast dreimal so viel, als bei der Geburt; im Alter von 7 Jahren hat sich das Gewicht verdoppelt, es beträgt nunmehr 18 K°. und mit 14 Jahren hat es 36 K°. erreicht. Das Gewicht des Erwachsenen beträgt das Zwanzigfache von dem des Neugeborenen.

Um sich zu vergewissern, dass die dem Säugling zugeführte Nahrung eine genügende ist, muss man denselben regelmässig wiegen und darauf achten, dass die Zunahme seines Gewichtes eine normale ist, d. h., dass dieselbe täglich 25 bis 30^{grm} beträgt. — Zu diesem Zwecke bedient man sich am einfachsten einer kleinen leicht transportablen Schnellwaage. Das Kind muss unmittelbar nach der Geburt, nachdem es nur abgetrocknet worden ist, gewogen werden; es wird in ein vorher abzuwiegendes leinenes Tuch gehüllt und dann auf die Waage gelegt; ist es angekleidet, so werden die Kleidungsstücke nachher allein gewogen und von dem Gesammtgewichte abgezogen. Das Wiegen muss während der ersten Wochen täglich zu derselben Stunde wiederholt werden; später genügt es, dasselbe bis zum ersten halben Jahre alle acht Tage und bis zum ersten Lebensjahre alle 14 Tage vorzunehmen.

Zu dem Wiegen muss man die von der Stillung entfernteste Zeit wählen und es ist zweckmässig, über die verschiedenen Gewichtsergebnisse ein besonderes Verzeichniss zu führen, denn es kommt weniger darauf an, die momentane Schwere des Kindes, als die Reihe der aufeinanderfolgenden Gewichte, durch welche das wirkliche Wachsthum desselben bestimmt wird, festzustellen. (Odier.)[2]

Temperatur. — Aus den Untersuchungen H. Roger's ergiebt sich, dass im Augenblicke der Geburt die Temperatur des Neugebornen durchschnittlich $37^{0},25$ beträgt, und dass sie diejenige der Mutter um einen halben Grad übersteigt. Nach einigen Minuten sinkt sie bis auf 36^{0}

---

[1] Th. de Paris, 1864.
[2] Th. de Paris, 1868.

oder sogar auf 35°,05; am folgenden Tage erhöht sie sich wiederum wenig über 37°. Unter 38 Kindern im Alter von 1—7 Tagen hat Roger eine durchschnittliche Temperatur von 37°,08 gefunden.

Von dieser Zeit an zeigt das Thermometer dieselbe Temperatur beim Kinde wie beim Erwachsenen; die einzigen Unterschiede bestehen in einer grösseren Abweichung zwischen der normalen Morgen- und Abendtemperatur, in einem geringeren Widerstande gegen die äussere Luft und in den sehr häufigen heftigen thermischen Schwankungen, welche durch die Dentition, eine Indigestion und andere geringe Ursachen hervorgerufen werden.

Puls. — Der Puls macht nach Gerhardt während der ersten Wochen 120 bis 140 Schläge in der Minute, im zweiten Jahre 110, bis zum fünften 100 und bis zum achten Jahre 90 Schläge. — Die Beobachtungen von Rilliet und Barthez zeigen, wie veränderlich diese Zahlen sind; dennoch sind sie im Allgemeinen bei dem Kinde höher als bei dem Erwachsenen und bei dem Knaben höher als bei dem Mädchen. Ausserdem ist der Puls bei einem jüngeren Individuum ausserordentlich reizbar und die geringste Gemüthsbewegung genügt, um denselben beträchtlich zu erhöhen; ebenso haben Rilliet und Barthez gefunden, dass man bei ganz gesunden Kindern oft Unregelmässigkeiten in Bezug auf die Kraft und Schnelligkeit des Pulsschlages wahrnimmt; man muss diese Thatsache wohl beachten, um Irrthümer in der Diagnose zu vermeiden.

Respiration. — Die Zahl der Athembewegungen beträgt bei dem Neugeborenen 44 in der Minute; später, bis zum dritten Jahren 35 bis 40 und bis zum fünften Jahre 25. Diese Beschleunigung der Respiration steht mit der sehr grossen Wärmemenge in Verbindung, welche das Kind erzeugen muss, da der Körper desselben sich wegen seiner Kleinheit mehr abkühlt, als derjenige des Erwachsenen.

Blut. — Im Blut des Neugebornen sind die Blutkörperchen im Verhältniss zum Plasma und die weissen im Verhältniss zu den rothen reichlicher als im Blute des Erwachsenen; nach Welcker dürfte es nur den neunzehnten Theil vom Gesammtgewicht des Körpers betragen, während es bei dem Erwachsenen den dreizehnten Theil ausmacht.

Harn. — Bei den zwischen dem zweiten und zwanzigsten Tage nach der Geburt gestorbenen Kindern findet man oft die unteren Enden der geraden Nierenkanälchen in der Nähe der Pyramiden mit orangefarbenen oder hellrothen sogenannten Harninfarcten angefüllt.

Diese Ablagerung besteht aus amorphem harnsaurem Ammoniak gemischt mit Harnsäurecrystallen und Epithelzellen.

Bartels erklärt dieses Uebermaass von Harnsäure aus der momentanen Verminderung des Sauerstoffs in dem Blute des Neugebornen während des Zeitabschnittes, welcher die Unterbrechung der placentaren Circulation von der vollständigen Herstellung der Athmung durch die Lungen trennt. Die Proteïnstoffe bilden sich alsdann in Harnsäure um, die ein niedrigeres Oxydationsproduct als der Harnstoff ist. Dieser Ursache sowohl, als auch der verhältnissmässig schwachen Wasseraufnahme des Kindes innerhalb der ersten Stunden nach der Geburt, muss man diese Ansammlung von Uraten zuschreiben. Bei dem lebenden Kinde werden sie in den ersten Tagen nach der Geburt theils durch den Urin aufgelöst, theils in der Gestalt von rothem Sande, den man später in den Windeln sehen kann, ausgeschieden. Manchmal entsteht aus ihnen ein wirklicher Nierengries.

Was die Urinmenge im jugendlichen Alter anbetrifft, so ergiebt sich aus den Untersuchungen Rummel's, dass je jünger ein Kind ist und je mehr Urin es im Verhältniss lässt, dieser desto ärmer an festen Bestandtheilen ist. Bei dem Neugebornen beträgt das spec. Gewicht des Urins am ersten Tage 1003 und am zehnten oder vierzehnten Tage 1006 (Quinquaud).

Meconium. — Fast unmittelbar nach der Geburt entleert das Kind durch den After das Meconium, d. h., die während des foetalen Lebens in den Därmen enthaltenen Stoffe; manchmal lässt diese Ausleerung auch 3—4 Tage auf sich warten; man muss sie in diesem Falle durch die Anwendung eines leichten Abführmittels (Syrupus Rhei cum Manna) bewirken.

Stuhlentleerung. — Die Stuhlentleerungen der Säuglinge, welche dem Abgange des Meconiums folgen, sind gelb und ziemlich gebunden; sie erfolgen während der ersten Tage zwei- bis viermal innerhalb 24 Stunden; später nur ein- bis zweimal. Häufige dünne, grüne oder mit Caseïnklümpchen und Fetttröpfchen gemischte Stühle sind immer das Zeichen einer schlechten Verdauung.

Abfall der Nabelschnur. — Der Theil der Nabelschnur, welcher nach seiner Trennung am Bauche des Kindes verblieben ist, fängt gleich nach der Geburt an, zu vertrocknen und fällt vom dritten bis zum zehnten Tage ab. Je reichlicher die Wharton'sche Sulze und je dicker folglich die Nabelschnur ist, desto mehr wird ihre Vertrocknung und ihr Abfallen verzögert werden. Nach einer von Bouchaud über 80 Fälle aufgestellten Statistik ist die Schnur am fünften Tage 25, am vierten 22 und am sechsten 18 Mal abgefallen.

Das Abfallen des Nabelstranges und die damit verbundene Entfernung setzen das Kind mehreren Zufällen aus, von denen einige sehr ernst werden können; dies sind z. B. Nabelblutung, Erysipelas und

Gangraen des Nabels, Phlebitis und Tetanus der Neugebornen. — Man muss diese Zufälle durch einen Verband, welcher die Nabelschnur gegen jede Zerrung und Reizung schützt, zu vermeiden suchen. Deshalb wickelt man sie in eine geschlitzte Compresse ein, deren ungetrennter Theil unterhalb des Nabels liegt und deren beide getrennte Theile umgelegt und nach vorn kreuzweise übereinander geschlagen sind; das Ganze legt man auf den oberen linken Theil des Abdomens und befestigt es dort durch eine zweite Compresse und eine zweimal um den Körper gewickelte Binde. Man muss die Nabelschnur nunmehr von selbst abfallen lassen und sich hüten, dieselbe zu frühzeitig loszureissen.

Die grosse Fontanelle. — Bei der Geburt hat die zwischen den Stirn- und Vorderhauptbeinen befindliche Fontanelle eine Breite von 21,6 ^{mm}; es ist dies die Entfernung der beiden entgegengesetzten Seiten des Knochenvierecks. Elsaesser hat durch diese periodisch wiederholte Messung festgestellt, dass die Fontanelle in den ersten Lebensmonaten nach der Geburt an Umfang zunimmt, indem die Schädelknochen wachsen; ihr Durchmesser hat im neunten Monate eine Länge von 31,3 ^{mm}. Von dieser Zeit an verwachsen die ihn umgebenden Knochen mit einander und vergrössern sich, während die Fontanelle immer kleiner wird und sich zu einer nicht genau festzusetzenden Zeit gänzlich schliesst. Diese Zeit kann sich bei gesunden Kindern jedoch niemals über das zweite Jahr hinaus ausdehnen; nur wenn das betreffende Kind an der Rachitis oder am Hydrocephalus leidet, kann sie längere Zeit offen bleiben.

Dentition. — Die ersten Zähne erscheinen fast immer im Laufe des ersten Jahres in einer ziemlich regelmässigen Reihenfolge; sie zeigen sich in den meisten Fällen in folgenden Zeitabschnitten:

Zwischen 4	und	7	Monaten:	die beiden mittleren unteren Schneidezähne.
„ 8	„	10	„	die vier oberen Schneidezähne.
„ 12	„	14	„	die vier kleinen inneren Backenzähne und die beiden unteren äusseren Schneidezähne.
„ 18	„	20	„	die vier Augenzähne.
„ 24	„	34	„	die vier kleinen äusseren Backenzähne.

Somit ist das erste Zahnen beendet. Zwischen $4^1/_2$ und 5 Jahren erscheinen die vier ersten grossen Backenzähne, welche bleibend sind. Zwischen dem sechsten und fünfzehnten Jahre werden die ersten Zähne in verschiedener Reihenfolge durch neue ersetzt und zu derselben Zeit kommen auch vier neue grosse Backenzähne hervor; endlich zwischen dem achtzehnten und fünfundzwanzigsten Jahre, bisweilen sogar noch später, erscheinen die letzten grossen Backen- oder Weisheitszähne.

Die Zeit und Reihenfolge des Erscheinens der ersten Zähne sind jedoch einigen Ausnahmen unterworfen. Man hat zuweilen Kinder mit ein oder zwei Zähnen zur Welt kommen sehen; andrerseits ist es nicht sehr selten, dass der erste Zahn sich erst im zweiten Lebensjahre zeigt. Die Verspätung in der Zahnentwicklung ist oft das Zeichen einer fehlerhaften Ernährung und steht mit Rachitis in Verbindung.

Meistentheils erfolgt der Zahndurchbruch ohne Schmerzen und ohne subjective Erscheinungen. In einigen Fällen jedoch geht ihm ein heftiger Schmerz im Zahnfleisch, welches geröthet und an der Stelle, wo der Zahn herauskommt, angeschwollen ist, voraus. Das Kind legt auf diese Stelle seine Finger, speichelt viel, nimmt schwer die Brust und verliert den Schlaf, bis durch das Erscheinen des Zahnes oder bisweilen auch schon einige Tage zuvor Alles wieder in Ordnung gebracht wird. Manchmal jedoch dauert der Schmerz fort, das Zahnen wird von Fieber begleitet, das oft sehr stark hervortritt und von längerer Dauer ist; der Mund ist der Sitz einer wirklichen Stomatitis, verbunden mit oberflächlichen Ulcerationen; hin und wieder bemerkt man auch eine Bronchitis, einen Darmcatarrh, Hautausschläge (Erythema, Strophulus, Eczema) und sogar Convulsionen.

Diesen verschiedenen Zufällen muss durch die geeigneten später angeführten Mittel vorgebeugt werden; wir wollen hier nur mit Rilliet und Barthez sagen, dass die lauwarmen Bäder das beste Mittel sind, um die mit der Zahnung verbundene nervöse Aufregung zu beschwichtigen. Was den Einschnitt in das Zahnfleisch betrifft, um den Durchbruch des Zahnes zu befördern, so ist dieses Mittel gerathen, wenn das Zahnfleisch entzündet und geschwollen ist. Die beim Zahnen vorkommenden Zufälle verschwinden übrigens gewöhnlich nach kurzer Zeit von selbst. Dessenungeachtet ist die Zeit des Zahndurchbruchs für das Leben des Kindes eine kritische und kann den in der ersten Kindheit auftretenden Affectionen einen besonders ernsten Character verleihen.

Ernährung. — Das einzige dem Kinde während der ersten Monate nach der Geburt zuträgliche Nahrungsmittel ist die Milch. Bouchaud hat das durchschnittliche Quantum Milch, welches das Kind in dieser Zeit zu sich nimmt folgendermaassen festgestellt:

Am ersten Tage	30 grm
„ zweiten „	150 „
„ dritten „	450 „
„ vierten „	550 „
Nach einem Monat	650 „
„ drei Monaten	750 „
„ vier „	850 „
Vom sechsten bis neunten Monat . .	950 „. —

Die beste Milch für das Kind ist diejenige seiner Mutter oder einer guten Amme; das Alter der Ammenmilch darf von dem des Säuglings nicht sehr abweichen; ist sie älter als drei Monate, so hat sie für den Magen eines Neugebornen zu viel Gehalt an Caseïn und Fett.

Man nehme nur im äussersten Nothfalle zu einer andern Ernährungsart (künstlicher Ernährung resp. Päppeln) seine Zuflucht, denn man entzieht dem Kinde niemals ohne Gefahr seine naturgemässe Nahrung. Das gebräuchlichste Ersatzmittel für die Muttermilch ist die Kuhmilch. Diese enthält eine viel grössere Menge von Fett und Caseïn als die Frauenmilch; sie ist weniger süss und lässt schneller die saure Gährung zu; auch kann sie dem Neugebornen nur dann dienlich sein, wenn sie künstlich modificirt wird.

Wenn man ein Kind mit Kuhmilch nähren will, so muss man sich solche verschaffen, die des Morgens gemolken, weil sie zu dieser Zeit am ärmsten an fetten Bestandtheilen ist, man muss sie genügend mit Zucker versehen und um die Hälfte ihres Gewichts mit Wasser verdünnen; für ein zwei Monate altes Kind verdünne man sie nur um den dritten Theil und einem dreimonatlichen reiche man sie unvermischt. Ausserdem muss man, besonders im Sommer, wo die Milch so rasch sauer wird, derselben einige Löffel einer alkalischen Lösung z. B. Kalkwasser, Vichy-Wasser etc. beifügen; auf diese Weise wird die Milch besser vertragen und bildet im Magen feiner vertheilte Caseïn-Klümpchen, die leichter zu verdauen sind; auch wird mehrfach Hausenblase, Gersten-Reisschleim hinzugefügt, um erwähnte Klümpchen zu suspendiren.

Einige künstliche Präparate, wie z. B. Liebig'sche Milch und Nestle'sches Mehl, sind seit Kurzem als gute Surrogate für die Muttermilch gerühmt worden; sie können neben der natürlichen Nährung grosse Dienste leisten, wenn diese nicht ausreichend ist, aber niemals, sicherlich nicht in den ersten drei Monaten, als alleiniges Nahrungsmittel angewendet werden. Der beste Ersatz für die Frauenmilch ist die Eselsmilch; leider ist jedoch der Preis hierfür ein so hoher, dass sie nur den Wohlhabenden zugänglich ist.

Wir haben oben gesagt, dass das Kind während des ersten Jahres regelmässig gewogen werden soll; stets wenn die Waage mehrere Tage lang beim Kinde eine Verminderung des Gewichts oder nur eine von der Norm beträchtlich abweichende Gewichtszunahme nachweist, ist immer sicher anzunehmen, dass die Nahrung eine schlechte ist. Wenn sich keine krankhafte Störung beim Kinde als Ursache dieser Unregelmässigkeit ergiebt, so muss man sie der Ernährung zuschreiben. Man muss die Amme untersuchen, und wenn ihre Milch sich als ungenügend oder für das Kind nicht passend erweist, durch eine andere ersetzen; findet man, dass das Kind sich schon von der Brust entwöhnt hat, so muss man dasselbe, wenn möglich, wieder an dieselbe gewöhnen. Eine Untersuchung der Stuhlentleerungen des Kindes giebt wichtige Aufschlüsse darüber, wie der Säugling seine Nahrung verdaut. (Siehe die Capitel über „Enteritis“ und „Dyspepsie in der ersten Kindheit“.) Von der Zeit an, in welcher das Kind anfängt Zähne zu bekommen, d. h. gewöhnlich vom sechsten oder siebenten Monat, kann man ihm neben der Milch, Semmelsuppen, einen Brei von Arrow-Root, von Mehl, von Zwieback etc. geben. Die Entwöhnung von der Brust kann im Alter von $^3/_4$ bis $1^1/_4$ Jahren geschehen; man hüte sich jedoch dieselbe im Sommer vorzunehmen und wähle eine von der Zahnung freie Zeit. FONSSAGRIVES empfiehlt den Zeitraum zwischen dem Hervorkommen der ersten Backenzähne und der ersten Augenzähne, der gewöhnlich ziemlich lange dauert, als den geeignetsten.

§ 2. **Untersuchung der Kinder. — 1. Neugeborene.**[1] Die klinische Untersuchung eines Neugeborenen muss, wenn dieselbe vollständig sein soll, in zwei verschiedenen Momenten geschehen: 1) während des Schlafes und 2) während des Wachens oder der Aufregung (VALLEIX).

Während des Schlafes kann der Arzt die Physiognomie und die Haltung des Kindes, sowie die Färbung der Hautdecke, die Art und die Zahl der Athemzüge, sowie die Anzahl und die Stärke der Pulsschläge prüfen. Man muss den Puls fühlen können, ohne das Kind zu erwecken; VALLEIX empfiehlt zu diesem Zwecke folgendes Verfahren: „Ich erfasse den Augenblick, in welchem das Kind eingeschlummert ist und gleite nun mit der Fingerspitze langsam über die Radialarterie; macht das Kind einige Bewegungen, so folge ich denselben, ohne sie zu stören, sie hören bald auf; der Schlaf wird nicht unterbrochen und ich kann die Pulsschläge zählen, selbst wenn der Puls noch so klein ist.“

Während des Wachens muss der Arzt besonders auf die Art des Schreiens, des Saugens und Schluckens, auf das Mienenspiel und das Verhalten, welches das Kind beim Anblick von starkem Licht, sowie bei der Befühlung und Untersuchung zeigt, achten. Zu gleicher Zeit muss der Arzt den Umfang der Lippen und die Oeffnung der Nasenlöcher prüfen.

---

[1] BILLARD, Traité des maladies des enfants nouveau-nés et à la mamelle. 5. Ausg. Paris, 1837, pag. 9—78. — VALLEIX, Clinique des maladies des enfants nouveau-nés. Paris, 1838, pag. 1—39.

Alsdann muss er dem Kinde einen Finger in den Mund stecken, an welchem dasselbe, wenn es gesund und kräftig ist, alsbald heftig saugt. Nun untersuche er gleich den Mund und den Hals, nachdem er den Zungenrücken niedergedrückt hat. — Sobald diese erste Inspection beendet ist, muss der Arzt nie versäumen, das Kind vollständig entkleiden zu lassen, um durch eine methodische Untersuchung aller Organe die Zuverlässigkeit der Anamnese, welche ihm gegeben worden ist und die Richtigkeit seines ersten Eindrucks zu prüfen, sonst könnte er grosse diagnostische Irrthümer begehen. Er muss die Glieder, den Thorax und das Abdomen nach einander genau betrachten. Die Untersuchung der Brust ist wegen ihres sonoren Schalles und wegen der geringen Ausdehnung, in Folge welcher die ganze Lungenoberfläche schnell percutirt werden kann, sehr leicht.

Die Untersuchung des Unterleibs ist besonders wichtig, da die Verdauung die Hauptfunction des Neugeborenen ist und sehr leicht gestört werden kann. Bei dieser Gelegenheit muss man auch nicht die Untersuchung der Nates und der Umgebung des Afters versäumen; denn jede Indigestion kann sich in kurzer Zeit durch Erythem und Excoriationen der durch die Faecalmassen benetzten Theile kund geben. Zur Vervollständigung der Untersuchung betrachte man die Windeln, frage nach der Zahl der Stuhlausleerungen und suche die Art und den Geruch derselben zu erforschen.

Die Urin-Untersuchung kann meistens durch eine Besichtigung der Windeln geschehen; man kann durch ihre Färbung leicht erkennen, ob der Urin concentrirt, icterisch oder bluthaltig ist.

Nichtsdestoweniger empfehlen wir stets, wenn es möglich und die Indication vorhanden ist, sich den Urin direct zu verschaffen, indem man ihn, wenn das Kind schläft, durch einen von oben nach unten auf die Blase ausgeübten methodischen Druck zu gewinnen sucht. Enthält die Blase zur Zeit des ärztlichen Besuches keinen Urin, so muss man der Amme die Methode angeben, um sich solchen zu verschaffen. So haben wir bei einem Neugeborenen eine Nephritis mit Eiweissgehalt des Urins constatiren können, die in Folge eines Scharlachfiebers entstanden war, welches die Eltern des betreffenden Kindes nicht weiter beachtet hatten und welches sich später durch eine reichliche Abschuppung der Haut kund gab.

Bei einem fieberhaften Zustande kann man auf den Puls nur wenig Gewicht legen, da derselbe bei den einzelnen Kindern oder sogar bei ein und demselben zu abweichend ist, als dass der Arzt daraus die Heftigkeit des Fiebers oder den Verlauf der Krankheit beurtheilen könnte. Hingegen leistet das Thermometer in der ersten Kindheit viel bedeutendere

Dienste als in jedem anderen Alter. Man muss es in den After einlegen und deshalb ein solches wählen, das eine möglichst kleine Kugel hat; es muss sehr behutsam, nachdem es zuvor eingeölt worden ist, eingeführt werden; mit einer Hand muss man das Gesäss des Kindes festhalten, um jede plötzliche Bewegung zu verhindern; in drei Minuten kann man die Körpertemperatur annähernd, in fünf Minuten ganz genau ersehen.

Billard und Valleix haben mit Recht auf die Färbung der Haut, sowie auf die Haltung, die Physiognomie und das Schreien ein besonderes Gewicht gelegt, da diese die hauptsächlichsten Momente für die Diagnose bei dem Neugeborenen bilden.

Färbung der Haut. — Gleich nach der Geburt sieht das Gesicht des Kindes dunkelroth, ein wenig ins Bläuliche spielend aus; vom dritten bis zum fünften Tage wird das Roth durch eine gelbliche Farbe ersetzt; nur die Backen bleiben roth. Die gelbliche Färbung, die durch die Blutstase in den Hautdecken entsteht, ist um so intensiver, je dunkler ursprünglich die rothe Farbe war; nach wenigen Tagen jedoch macht sie einer hellrothen Färbung Platz, die sich am meisten auf den Backen zeigt. Erst nach Verlauf von zwei bis drei Monaten treten die jeder Constitution eigenthümlichen Farben hervor, und nun erst kann man unterscheiden, ob das Kind brünett oder blond wird. Diese Nüancen werden übrigens besonders durch die Race, durch die Einwirkung der Sonne, durch die Temperatur und den Wohnsitz bestimmt; so sind die Kinder in der Stadt caeteris paribus bleicher, als diejenigen auf dem Lande.

Beim Oedem der Neugeborenen nimmt die Haut eine sehr dunkle, weinrothe Färbung an, welche bleibend ist; beim wirklichen Icterus ist sie viel gelber, als im gesunden Zustande; gleichzeitig sind die Conjunctivae und der Urin durch Gallenfarbstoff gefärbt.

Wenn der Neugeborene an einer schweren Krankheit, wie z. B. an Lungenentzündung oder Soor leidet, so tritt an die Stelle der gewöhnlichen hell- oder dunkelrothen Farbe eine auffallende Blässe.

Haltung. — Nach der Geburt behält der Säugling eine nach vorn gebeugte Haltung der Gliedmaassen, des Kopfes und des Rumpfes, welche derjenigen des Fötus im Mutterleibe ähnlich ist; alle seine Bewegungen scheinen im Anfang nur automatisch zu sein und nehmen erst nach und nach den willkürlichen Character an. Die Hände greifen alsbald nach den ihnen dargereichten Gegenständen und nach der Brust der Amme. Erst nach zwei Monaten fängt das Kind an, den Kopf, welcher bisher wegen seiner Schwere auf dem Halse hin- und herschwankte, aufrecht zu halten. Im vierten bis fünften Monat wird es dem Kinde schon leicht, aufrecht zu sitzen; im siebenten und achten bewegt es sich in jeder Hinsicht bereits mit der grössten Leichtigkeit. Nach durchschnittlich acht bis neun Monaten versuchen es die Kinder zu stehen, jedoch giebt es viele unter ihnen, die mit einem Jahre noch nicht laufen. (BILLARD).

Physiognomie. — Wenn ein neugebornes Kind gesund und ruhig ist, so ist sein Gesicht ganz ausdruckslos; es ist voll, abgerundet und keine Bewegung, keine Falte ist in demselben sichtbar; der Mund ist geschlossen und das Kind athmet frei durch die Nase. (VALLEIX.) Man sieht selten ein Kind lächeln, bevor es drei Wochen alt ist; wirklich zu lachen fängt es erst ungefähr im Alter von einem Monat an. (BILLARD). Die Augen, welche sich in den ersten Tagen, ohne ein bestimmtes Ziel zu verfolgen, hin und her bewegen, werden nach Verlauf der zweiten Woche sehr empfänglich für äussere Eindrücke; im Alter von sechs Wochen oder zwei Monaten scheinen sie, die sie umgebenden Gegenstände zu fixiren oder wiederzuerkennen. (BOUCHUT). Schmerz und Krankheit entstellen die Gesichtszüge der Neugeborenen. Unter dem Einfluss von vorübergehenden Koliken runzelt und zieht sich das Gesicht zusammen und das Kind schreit. Die Lungenentzündung hat eine fortwährende Verzerrung der Züge zur Folge, die wesentlich durch die Erweiterung der Nasenflügel und die Blässe des Gesichts, dessen Backen geröthet sind, bedingt wird. Bei der Cholerine ist die Veränderung der Gesichtszüge eine tief ausgeprägte und sehr schnelle; in wenigen Stunden wird das Gesicht blass, die Nase dünn und schmal, die Augen vertiefen sich und werden von einem bläulichen Ringe umgeben, die Backenknochen treten hervor, der Mund sinkt ein und wird runzelig. Bei der Atrophie (möge sie durch Syphilis, chronische Enteritis, Soor, Inanition entstanden sein) nimmt das Gesicht des Neugeborenen einen greisenhaften Ausdruck an; die Züge sind contrahirt, die schlaffe und gerunzelte Haut bekommt eine erdfahle Färbung, alle Knochen springen hervor, die Augen funkeln, und das ganze Gesicht wird zur Grimasse.

Bei der Zellgewebsverhärtung bilden die Gesichtszüge eine schreckliche und unbewegliche Maske und die Augenlider bleiben bei vorgeschrittener Krankheit hermetisch verschlossen. Bei der Eclampsie bemerkt man gewöhnlich zuerst die konvulsivischen Zuckungen im Gesicht und zwar befallen diese bald die Augäpfel, bald die Lippencommissuren.

Schreien. — BILLARD hat bei dem Schrei des neugeborenen Kindes zwei verschiedene Perioden unterschieden. Die erste Periode ist die des eigentlichen Schreies, welcher stärker und länger ist, als die in der zweiten Periode stattfindende „Wiederaufnahme“ (reprise). Der eigentliche Schrei findet während der Exspiration, die „Wiederaufnahme“ während der Inspiration statt.[1]

Der erste Schrei des Neugeborenen, der wahrscheinlich in der unangenehmen Einwirkung der äussern Luft auf die Körperoberfläche seinen Grund hat, ist bei den lebensfähigen Kindern stets lang ausgedehnt, helltönend und leicht.

In den ersten Lebensmonaten hat das Schreien der Kinder verschiedene Ursachen, die man wohl erkennen und unterscheiden muss. Das Schreien des Neugeborenen kann entweder in dem Unbehagen, welches er durch zu fest geschnürte Wickelbänder empfindet oder in einem schlecht bereiteten Lager seinen Grund haben; zu seiner Beruhigung dient in diesem Falle einfach ein Lüften seiner Bekleidung. Das Schreien aus Hunger wird bei dem Säugling, wenn man die Zeit, in welcher er die Brust bekommt, regelmässig festgesetzt und ihn bei Zeiten daran gewöhnt hat, im Bett und nicht in der Wiege oder auf dem Arm seiner Amme zu schlafen, nur alle 2 bis 3 Stunden hervorgerufen; das Schreien der unartigen Kinder, die sich der besten Gesundheit erfreuen und dennoch bei jeder Gelegenheit losbrüllen, ist fast immer die Folge einer schlechten Erziehung.

Der Schmerzensschrei unterscheidet sich von dem physiologischen Schrei dadurch, dass er nicht aufhört, wenn man das Kind zu zerstreuen sucht, wenn man seine Lage ändert oder wenn man ihm die Brust giebt. Valleix führt ein vortreffliches Mittel an, um die genannten Schreie zu unterscheiden und zwar räth er, das Kind dem Lichte auszusetzen; wenn das Schreien nur in einer momentanen Laune seinen Grund hat, so sieht man, wie das Kind die Augen weit öffnet, wie es sich augenblicklich beruhigt und sich befühlen lässt, ohne Unbehagen oder Schmerz zu offenbaren; wenn hingegen das Schreien durch Koliken hervorgerufen, was häufig der Fall ist, so genügt das Licht nicht, um das Kind zu beschwichtigen, sondern es schreit jedesmal heftiger, sobald man auf den Unterleib drückt.

Ein anderes kleines Mittel, welches wir bei Zornausbrüchen der Säuglinge mit Erfolg haben anwenden sehen, besteht darin, dass man

[1] Der zweite Zeitabschnitt (la reprise Billard's), in welchen der kürzere inspiratorische Theil des Schreies fällt, dürfte am zweckmässigsten mit „Wiederaufnahme“ zu übersetzen sein, um dadurch das Wiederaufnehmen der Luft vermittelst der Inspiration zu bezeichnen, welche für das Zustandekommen des eigentlichen Schreies (le cri) erforderlich ist. Durch das Eindringen der Luft in den Kehlkopf entsteht ein Ton, welcher den kurzen Schrei der zweiten Periode erzeugt.
Der Uebers.

den Scheitel des Kopfes sanft von hinten nach vorn so lange streichelt, bis sich das Gesicht des Kindes aufheitert.

BILLARD hat die Verschiedenheit des Schreiens benutzt, um die Diagnose einiger Krankheiten aufzuklären. Er unterscheidet je nach der Art des Schreiens, einen unvollständigen, einen mühsamen und einen unterdrückten Schrei. Der unvollständige Schrei, characterisirt durch die Abschwächung der ersten Periode oder der „Wiederaufnahme" (reprise), kann von der angeborenen Schwäche des Kindes, von Atelectase oder Anschoppung der Lungen herrühren. Der unterdrückte Schrei, bei welchem man nur die „Wiederaufnahme" (reprise) hören kann, ist fast immer das sichere Zeichen einer Lungenentzündung. Der mühsame Schrei endlich, der stets schwach und ersterbend endigt, oder der sich in ein einfaches, klägliches Stöhnen umwandelt, ist fast allen schweren acuten Krankheiten des ersten Kindesalters wie z. B. der Lungen-, der Darm- oder Bauchfellentzündung eigen.

Ausserdem unterscheidet BILLARD den Schrei nach seiner Dauer in einen kurzen und einen abgebrochenen, nach seinem Klange in einen scharfen, einen helltönenden, einen dumpfen und einen meckernden Schrei. Bei dem scharfen Schreie, dem einzigen dessen Erkennung wichtig ist, wird die „Wiederaufnahme" dominirend und nimmt einen gellenden Ton an; man kann in diesem Falle stets eine Reizung der Mandeln oder des Kehlkopfes annehmen. Bei dem Stimmritzenkrampfe kündet ein kurzer scharfer characteristischer, dem Schluchzen ähnlicher Schrei das Ende des Krampfes an. Bei dem Sclerem der Neugeborenen hat der Schrei einen obgleich sehr schwachen, dennoch scharfen und abgebrochenen Klang, der allen Beobachtern aufgefallen ist.

2. Zweite Periode des Kindesalters.[1] — Alle bei der Behandlung der Erwachsenen gebräuchlichen Untersuchungsmethoden kommen auch beim Kinde zur Anwendung; sie können indess wegen der Furchtsamkeit oder der Ungelehrigkeit der kleinen Patienten auf grosse Schwierigkeiten stossen. Die für den Arzt zur Bekämpfung dieser Hindernisse erforderlichen Eigenschaften hat H. ROGER folgendermaasen zusammengefasst: „Der Kinderarzt muss scharfsinnig sein und rasch ein sicheres und auf Erfahrung begründetes Urtheil fällen können; er muss geduldig und sanft sein; er muss es verstehen, sich seinen kleinen Patienten zu nähern, ihnen zuzulächeln, er muss sich an ihre Sprache gewöhnen und sogar mit ihnen spielen können. Er muss die Kinder gern haben, leutselig und gut sein, mit einem Wort, er muss das Herz einer Mutter

---

[1] Siehe BILLIET und BARTHEZ, Bd. I., p. 35—59. — HENRI ROGER, Recherches cliniques de l'enfance, Bd. I., Paris, 1872.

haben." Vom zweiten bis zum fünften oder sechsten Jahre sind die Kinder am störrigsten. Auch muss der Arzt gleich bei der ersten Untersuchung darnach trachten, sich das Vertrauen der Kleinen zu erwerben, und Alles vermeiden, was sie scheu machen könnte; für die Folge ist ebensoviel Festigkeit als Sanftmuth nöthig, um sich die einmal erworbene Gewalt zu erhalten. Mit viel Geduld, mit Geist und Takt wird es dem Arzte stets gelingen, Herr der Situation zu bleiben.[1]

Untersuchung des Schlundes und des Kehlkopfes. — Man muss die Kinder bei Zeiten daran gewöhnen, ihren Mund weit zu öffnen, damit man ohne Schwierigkeit den Hals untersuchen kann, wenn man eine Krankheit im Rachen vermuthet. Wenn die Kinder noch sehr jung oder ungelehrig sind, so lässt der Arzt durch einen Assistenten ihre Hände festhalten, während er selbst mit der linken Hand die Nase des Kindes zuhält, mit der rechten den Stiel eines Löffels oder einen Spatel zwischen den Zähnen sanft bis zur Zungenbasis hineinschiebt; nun kann er leicht den ganzen hinteren Theil des Rachens übersehen, wenn er das Kind dem Lichte gegenüber gesetzt hat.

Manchmal jedoch genügt das Beschauen allein nicht; man kann einen retropharyngealen Abscess oder Glottisoedem nur durch Exploration mit dem Finger constatiren; man muss jedoch bei dieser Operation, um sich keine Bisswunde zuzuziehen, zwischen die Backenzähne des Kindes ein Stück Kork schieben oder den untersuchenden Finger mit einem Metallring bewaffnen (Loiseau).

Das „Laryngoskop" findet beim Kinde nur eine sehr beschränkte Anwendung; dasselbe ist bei den acuten Kehlkopfkrankheiten unnütz und wegen der Aengstlichkeit und Aufregung des kleinen Kranken unmöglich zu gebrauchen; dagegen muss man es bei chronischen Larynxleiden und besonders, wenn man das Vorhandensein eines Polypen vermuthet, anwenden.

Untersuchung des Augenhintergrundes. — Das Ophthalmoskop in den Händen Galezowski's[2] und Bouchut's[3] hat sich bei der Diagnose einiger Gehirnkrankheiten der Kinder bewährt; so hat man einige Male durch dasselbe die Anwesenheit von Tuberkeln der Choroidea im Ver-

[1] Vogel ersucht in seinem „Lehrbuch der Kinderkrankheiten" seine Collegen mit Recht, die widerspenstigen Kinder niemals anzuschreien oder zu schlagen; wir halten es für nothwendiger, die Aerzte auch vor einem weniger grausamen, aber ebenso tadelnswerthen Verfahren zu warnen, welches darin besteht, bei den Kindern Alles durch Darreichung von Naschwerk erlangen zu wollen.

[2] Galezowski, Traité d'ophthalmoscopie. Paris, 1876.

[3] Bouchut, Ophthalmoscopie médicale et cérébroscopie. Paris, 1876.

laufe einer Meningitis erkennen oder die Zeichen einer Neuritis des Sehnerven und somit eine Hirngeschwulst diagnosticiren können.

Man möge bei Gehirn- oder Augenkrankheiten diese Untersuchungsmethode niemals vernachlässigen. Wir haben uns stets eines beweglichen Ophthalmoskops bedient, wie des von GRAEFE oder von LIEBREICH, welches eine Untersuchung des Kindes in allen Stellungen zulässt.

Percussion. — Die Percussion gewährt bei dem Kinde wegen der geringen Stärke der Thoraxwände reinere Resultate als bei dem Erwachsenen. Man bedarf beim Kinde nicht des Hammers und Plessimeters; der Finger allein genügt schon. Man muss sanft und in kurzen Schlägen wiederholt percutiren, indem man sorgfältig das Gefühl des Widerstandes den der Finger findet und den Ton, welchen man auf der gesunden Seite erhält mit den symmetrischen Puncten der kranken Seite vergleicht. Man thut besser, die Untersuchung nicht mit der Percussion zu beginnen, sondern sie damit zu beschliessen, um das Kind nicht zu schnell scheu zu machen.

a. Percussion des Brustkastens. — Die Lage[1], welche der Arzt dem Kinde geben muss, hängt von dem Alter desselben und von dem zu percutirenden Theile des Thorax ab; man muss stets auf der entblössten Brust percutiren. Im Falle einer Dämpfung muss man sich durch eine nochmalige Untersuchung bei veränderter Lage des Kindes vergewissern, dass die dem Finger fühlbare vermehrte Resistenz nicht von einer übermässigen Muskelspannung herrührt.[2]

Hinten geht der laute Lungenschall auf der rechten Seite bis zum elften, auf der linken bis zum zwölften Dorsalwirbel hinab. Dieser Unterschied entsteht durch die Leberdämpfung auf der rechten Seite. Vorn reicht derselbe rechterseits bis zur vierten oder fünften Rippe, wo die Leberdämpfung, welche beim Kinde verhältnissmässig grösser als beim Erwachsenen ist, anfängt, und geht auf der linken Seite bis zur dritten Rippe hinab, wo die Herzdämpfung beginnt.

Die Herzdämpfung ist im physiologischen Zustande begrenzt: nach oben vom zweiten Intercostalraum, nach unten von der fünften Rippe; nach innen von einer senkrechten, sich ein wenig nach links neigenden

---

[1] Bei der Percussion der Rückenfläche lasse man das Kind stets die sitzende Stellung einnehmen. HENOCH macht mit Recht in seinen klinischen Vorträgen auf die Erstickungsgefahr aufmerksam, welcher junge, an einer ernsteren Affection der Respirationsorgane erkrankte Kinder dadurch ausgesetzt werden, dass sie von ihren Müttern behufs Percutirens in die Bauchlage gebracht werden. Der Ueb.

[2] VOGEL hat bei Kindern während des Schreiens oder anderer Anstrengungen eine Dämpfung des Schalles an der Basis des Thorax beschrieben, welche rechts bemerkbarer, als links sein soll.

Linie, die sich vom zweiten bis zum vierten Intercostalraume längs der linken Sterno-Costal-Gelenke erstreckt, nach aussen von einer schrägen Linie, die unten ein wenig auswärts von der Brustwarze verläuft (Roger).

Unterhalb der Herzdämpfung befindet sich eine Zone mit lautem tympanitischen, vom Magen herrührenden Schalle, welche eine halbmondförmige Gestalt hat. Ihr Verschwinden zeigt fast immer die Anwesenheit eines pleuritischen Exsudats an (Traube).

Das Brustbein giebt bei der Percussion beim Kinde einen lauten Ton; nur auf dem Manubrium kann man im ersten Jahre eine durch die Thymusdrüse verursachte Dämpfung wahrnehmen.

b. Percussion des Abdomens. Man percutirt den Unterleib, nachdem man das Kind in die Rückenlage gebracht hat und wählt einen Augenblick der Ruhe, in welchem die Muskeln erschlafft sind. Die Percussion des Abdomens ist nothwendig, um Geschwülste der Leber, der Nieren oder der Milz genau zu bestimmen und das Vorhandensein von Urin in der Blase oder eines Ergusses im Peritoneum zu erkennen. Zu diesem Zwecke leistet jedoch die Palpation bessere Dienste als das Percutiren, besonders wenn man bei ihrer Ausführung die Aufmerksamheit des Kindes mit einiger Geschicklichkeit abzulenken sucht.

Auscultation. — Man muss die Kinder gewöhnlich in der Weise auscultiren, dass man das Ohr direct an ihre Brust anlegt.

a. Auscultation der Lungen. — Ueber den Lungenspitzen erscheint bei Kindern das Vesiculärathmen eigenthümlich rauh, was durch die geringe Dicke der Brustwände, sowie durch die Stärke der Athmung bewirkt wird. Ein weniger geübtes Ohr kann dies mit dem Bronchialathmen verwechseln; indess wird man durch einige sich angeeignete Fertigkeit diesen Irrthum leicht vermeiden. In Deutschland besitzt man ein gutes Mittel, um das bronchiale vom noch so rauhen vesiculären Athmungsgeräusch zu unterscheiden; das bronchiale Athmungsgeräusch fängt stets mit einem h an, das vesiculäre mit einem f oder w.

b. Auscultation des Herzens. — Man hört wegen der unmittelbareren Berührung, welche die vordere Wand des Herzmuskels mit dem Thorax hat, die Herztöne beim jungen Kinde besser als beim Erwachsenen; am deutlichsten sind sie ungefähr im dritten Intercostalraum zu vernehmen; erst später (wenigstens im gesunden Zustande) giebt es zwei Stellen, an welchen die Töne vornehmlich gut zu hören sind. Dieselben können leicht ein metallisches Timbre annehmen, welches von der Nachbarschaft des durch Gase ausgedehnten Magens herrührt (Roger).

Die wirklichen Aftergeräusche, mögen sie rauh oder schwach sein, hallen in der ganzen Brust des Kindes wieder; man kann sie gewöhnlich auf der linken Seite hinten eben so gut wie vorne hören. Durch dieses

Zeichen kann man dieselben von Reibungsgeräuschen, die sich nur wenig fortpflanzen, unterscheiden. Die Aftergeräusche haben in der Regel bei dem Kinde einen weicheren Klang, als bei dem Erwachsenen. West und Roger bemerken mit Recht, dass trotz des in der Kindheit häufigen Vorkommens von Chlorose und Anaemie, diese Krankheiten vor dem siebenten oder achten Jahre niemals von einem Blasegeräusch am Herzen begleitet werden. Bei jedem deutlich am Herzen wahrnehmbaren Aftergeräusch kann man daher auf ein organisches Leiden schliessen.

§ 3. **Behandlung.** — Eine grosse Anzahl von acuten Kinderkrankheiten heilt von selbst und erfordert nur die Anwendung einer verständigen Diätetik. Dessenungeachtet muss der Arzt den Gang der Krankheit aufmerksam beobachten und zum Handeln bereit sein, sobald etwa ernste Symptome oder eine Complication dies nothwendig machen.

Gewissen therapeutischen Präparaten ist bei der Behandlung des Kindes der Vorzug zu geben. Am bequemsten sind die Arzneien und die Pulver anzuwenden; es ist fast unmöglich, junge Kinder Pillen schlucken zu lassen. Ebenso sind Gargarismen bis zu einem gewissen Alter unanwendbar und man muss statt ihrer gegen Halsleiden solche Mittel geben, die man direct mit dem Finger oder mit einem Pinsel auf die kranken Organe bringen kann. Klystiere finden bei Kindern fortwährend Anwendung und sind wegen der Leichtigkeit ihrer Handhabung und wegen der Schnelligkeit ihrer Wirkung zu empfehlen. Bei sehr jungen Kindern darf das Quantum der zum Klystier gebrauchten Flüssigkeit nicht das Gewicht von 60 bis 90 ^{grm} übersteigen; für Kinder im Alter von zwei bis fünf Jahren genügen 120—150 ^{grm}, von fünf bis acht Jahren 240 ^{grm}. Die Dosis muss geringer sein, wenn das Klystier ein bleibendes sein soll.

Blutentziehungen sind im Kindesalter meistens contraindicirt; in den Ausnahmefällen, in welchen sie unvermeidlich sind, bedient man sich gewöhnlich der Blutegel, deren Anwendung man mit grosser Sorgfalt überwachen muss; eine aus dem Stiche eines einzigen Blutegels herrührende Nachblutung kann bei einem jungen Kinde eine gefährliche Anaemie zur Folge haben. Der Aderlass ist bei Kindern unter drei Jahren in der Ellenbogenbeuge sehr schwer ausführbar; in den Fällen jedoch, in welchen man ihn für dringend nothwendig erachtet, muss man ihn an der Fussader vollziehen, nachdem man das Kind zuvor ein warmes Fussbad hat nehmen lassen.

Die Arzneimittel müssen im Allgemeinen je nach dem Alter des betreffenden Kindes in einer grösseren oder geringeren Dosis verschrieben werden; Gaubius hat folgende Regeln hierfür ertheilt:

Wenn man die Dosis einer Arznei, deren ein Erwachsener bedarf, mit der Ziffer 1 bezeichnet, so bekommt man je nach dem verschiedenen Alter folgende Zahlen:

Die einem	Kinde	unter	1	Jahr	zu reichende	Dosis	beträgt	$^1/_{15}$—$^1/_{12}$
„	„	„	von 2	Jahren	„	„	„	$^1/_8$
„	„	„	„ 3	„	„	„	„	$^1/_6$
„	„	„	„ 4	„	„	„	„	$^1/_4$
„	„	„	„ 7	„	„	„	„	$^1/_3$
„	„	„	„ 14	„	„	„	„	$^1/_2$

Wir müssen hinzufügen, dass gewisse Heilmittel bei den kleinen Kindern mit einer aussergewöhnlichen Vorsicht gebraucht werden müssen; zu diesen gehören hauptsächlich die Opiate; ein einziger Tropfen Opiumtinctur genügt, um die heftigsten Zufälle beim Neugeborenen hervorzurufen (Trousseau). Dagegen werden andere Heilmittel von den Kindern auffallend gut vertragen; so erzeugen z. B. die Mercurialien bei ihnen selten den Speichelfluss und die Präparate der Belladonna werden von ihnen oft besser vertragen als von Erwachsenen (Gubler); nichtsdestoweniger ist wohl zu bemerken, dass gerade vermöge besonderer Idiosyncrasien gewisse Kinder schon durch verhältnissmässig sehr kleine Dosen von Atropin vergiftet werden können.

Erster Abschnitt.

Allgemeine Krankheiten.

Erstes Capitel.

Scharlach (Scharlachfieber, Scarlatina).

§ 1. **Aetiologie.** — Das Scharlachfieber ist eine bei den Kindern ziemlich gewöhnliche Krankheit; es scheint bei Knaben häufiger als bei Mädchen, im Frühling häufiger als im Sommer aufzutreten.

Obgleich schon in den ersten Lebenstagen beobachtet, ist es doch vor dem zweiten Jahre verhältnissmässig selten; am häufigsten ist es zwischen dem dritten und zehnten Jahre. Es kann im Verlaufe einer anderen Krankheit eintreten, ist indessen bei tuberculösen Kindern sehr selten (Rilliet und Barthez).

Die einzige sicher constatirte Entstehungsursache des Scharlachfiebers ist die Ansteckung; diese Krankheit ist in allen Perioden und hauptsächlich während der Abschuppung ansteckend.

Die Ansteckung findet durch die unmittelbare Berührung der Kranken oder auch mittelbar durch Gegenstände, welche diese berührt haben, statt; sie kann auch durch Leute, welche in die Nähe der Kranken kommen, ohne selbst angesteckt zu sein, entstehen. Die Versuche der Impfung mit Scharlachgift sind fast immer missglückt.

Das Auftreten des Scharlachfiebers ist sporadisch beobachtet worden, allein häufiger zeigt es sich in milden oder bösartigen Epidemien, von denen jede ihren eigenthümlichen Character hat. Der Genius epidemicus offenbart sich oft durch das Vorherrschen gewisser Symptome oder Complicationen. Die Recidive des Scharlachfiebers sind höchst selten.

§ 2. **Symptomatologie.** — **Incubationsstadium.** — Dem Erscheinen des Scharlachfiebers geht ein Incubationsstadium voraus, das kürzere Zeit währt, als dasjenige der anderen Eruptionsfieber. Es dauert im Allgemeinen nur sieben bis acht Tage, oft sogar noch kürzere Zeit (24 Stunden in einem von TROUSSEAU erwähnten Falle).

Prodromalstadium. — Die Krankheit beginnt mit einem sehr starken Fieber, mit Frost und Uebelkeit, zuweilen mit Erbrechen, Kopfschmerz und mit einer Aufregung, die sich selbst in leichten Fällen bis zu Delirien steigern kann; seltener beobachtet man Nasenbluten. Das Fieber ist gleich beim Beginn des Scharlachs sehr hoch; die Temperatur kann schon am ersten Tage 40 Grad und der Puls 150 Schläge überschreiten. Zu derselben Zeit klagt das Kind über Schmerzen im Schlunde und bei Besichtigung desselben kann man darin eine mehr oder minder lebhafte Röthe entdecken.

Eruptionsstadium. — Der characteristische Ausschlag der Krankheit erscheint sehr schnell. Häufig kann man schon zu der Zeit, in welcher das Kind von den ersten Fiebersymptomen befallen wird, das Vorhandensein der Scharlachröthe constatiren; oft zeigt sie sich im Laufe des ersten, jedoch bei dem regelmässigen Scharlachfieber niemals später als am zweiten Tage. Gewöhnlich bemerkt man es an der vorderen Fläche des Halses und auf dem oberen Theile der Brust in Form einer allgemeinen Röthe oder unregelmässiger, wenig getrennter Flecke, die eine hellrothe Farbe tragen und mit dunkleren Puncten, welche ihnen ein characteristisches, punctirtes Ansehen geben, besäet sind. Die Eruption verbreitet sich schnell über das Gesicht und die anderen Körpertheile, die rothen Flecke confluiren und nach kurzer Zeit nimmt die ganze Hautoberfläche eine dunkelrothe Färbung an und sieht aus, als ob sie mit Himbeersaft begossen wäre. An einigen Stellen, an denen die Haut sehr dünn ist, wie z. B. am Unterleib und an den Gelenkfalten, ist die Färbung besonders dunkel, und gerade hier kann man in zweifelhaften Fällen am schnellsten die Anwesenheit des Exanthems erkennen. Die Füsse und Hände sind oft ein wenig steif und angeschwollen.

Der Ausschlag nimmt in den ersten drei oder vier Tagen an Ausdehnung und Intensität zu und hält sich höchstens ein bis zwei Tage auf seiner Höhe; zu dieser Zeit sieht man manchmal auf dem Halse, auf der Brust, auf dem unteren Theile des Abdomens kleine miliare Bläschen entstehen, anfangs durchsichtig, dann leicht getrübt, die nach zwei bis vier Tagen abtrocknen. Die Röthe blasst gegen den fünften Tag nach dem Erscheinen ab und verschwindet schnell; mit dem sechsten oder siebenten Tage bleibt keine Spur mehr von derselben übrig; manchmal sieht man sie jedoch bis zum zehnten Tage fortdauern, ebenso kann sie in sehr leichten Fällen ihre ganze Entwicklung in drei Tagen durchmachen. —

Die beim Beginn der Krankheit beschriebenen Erscheinungen dauern während des Ausbruches fort.

Die Angina nimmt zu, man nimmt eine allgemeine und einförmige Röthe des Velums, der Gaumenbögen sowie der Mandeln, welche geschwollen sind, wahr; das Schlucken ist schmerzhaft. Man muss indessen wissen, dass auch gar kein Halsschmerz vorhanden sein kann, und deshalb niemals versäumen, einem Kinde, bei welchem man Scharlachfieber vermuthet, den hinteren Abschnitt der Mundhöhle zu untersuchen. Nach Verlauf von zwei oder drei Tagen bemerkt man auf den Tonsillen ein loses, breiartiges Secret; die submaxillaren Drüsen sind mehr oder weniger angeschwollen und schmerzhaft. Alle diese Symptome verringern sich und verschwinden mit dem Ausschlag zwischen dem fünften und zwölften Tage.

Die Zunge ist beim Beginn der Krankheit mit einem gelblichweissen Belage auf ihrem Rücken bedeckt, während die Ränder und die Spitze lebhaft geröthet sind. Alsdann häutet sie sich ab, ihre ganze Oberfläche nimmt eine himbeerfarbene Röthe und ein sammetartiges Aussehen an, das von dem Hervorspringen der Papillen herrührt.

Die Appetitlosigkeit und die Stuhlverstopfung dauern fort; das Erbrechen hört im Allgemeinen auf.

Das Fieber zeichnet sich durch seine rapide Steigerung und durch das Beharren auf seiner Höhe aus. Das Thermometer zeigt zuweilen am ersten Tage 40°, es steigt in den folgenden Tagen mit sehr geringen Morgen-Remissionen und kann eine Höhe von 41° und sogar von 42° und darüber erreichen (in einem Falle 43°, 3, Böning). Dann folgt ein Stadium allmäliger Abnahme, die Temperatur fällt mit einigen geringen Abend-Exacerbationen von einem Morgen zum andern um 0,25° bis 1°. Eine plötzliche Entfieberung, wie bei andern acuten Krankheiten, findet nicht statt. In leichten Fällen ist das Fieber weniger intensiv, es kann während des ganzen Verlaufs der Krankheit unter 40° bleiben; Roger hat sogar einen Fall beobachtet, in welchem es nicht 38° überstieg. Wenn das Fieber heftig ist, erzeugt es auf der Haut eine zuweilen sehr unangenehme Empfindung von glühender Hitze; selten ist es mit grossem Schweiss verbunden. Die Unruhe und die Delirien stehen zu der Intensität des Fiebers im Verhältniss.

Der Urin ist sehr dunkel und sparsam; er erreicht erst am Ende des Eruptionsstadiums die normale Menge wieder; der Harnstoff, welchen er enthält, ist in gleicher Weise vermindert und man bemerkt selbst in leichten Fällen, häufig schon zu dieser Zeit, die Zeichen einer Congestion nach den Nieren.

Desquamationsstadium. — Sobald der Ausschlag verschwunden ist, beginnt auf der Hautoberfläche eine allgemeine Abschuppung; wenn das Fieber und das Exanthem heftig waren, so kann die Epidermis, schon ehe die Röthe vollständig abgeblasst ist, sich loszulösen beginnen (VIEUSSEUX). Die Desquamation fängt am Halse und auf dem Gesichte in kleinen Schuppen an; ein wenig später löst sich die Epidermis des Rumpfes in grossen Plaques ab, zuletzt die der Füsse und der Hände; dicker als an den andern Theilen, lässt sich letztere in grossen Fetzen abreissen; bisweilen kann man die ganze Epithelialbekleidung wie einen Handschuhfinger von der letzten Phalanx abziehen. Man hat sogar den Nagel mit der Epidermis abfallen sehen. Diese Art der Abschuppung ist dem Scharlachfieber eigen und lässt es noch nach dem Verschwinden des Exanthems diagnosticiren. Das Desquamationsstadium hat eine Dauer von 10 bis 30 Tagen; es ist völlig fieberlos, wofern nicht Complicationen vorhanden sind.

In einigen sehr seltenen Fällen hat man nach einer leichten und unvollständigen Eruption in den ersten Wochen der Abschuppung das Erscheinen eines neuen fieberhaften Erythems beschrieben (RAYER, TROJANUS).

§ 3. **Anomalien.** — Der gewöhnliche und normale Verlauf des Scharlachfiebers ist der eben beschriebene; diese Krankheit ist jedoch zahlreichen Anomalien unterworfen, durch welche sie mehr oder minder vollständig modificirt werden kann. Dieselben können sich hauptsächlich auf die Eruption, auf die Angina und auf die allgemeinen Symptome beziehen.

1. Anomalien des Ausschlages. — Bisweilen zeigt sich das Exanthem, anstatt sich gleichförmig über die Hautoberfläche auszubreiten, in der Gestalt von mehr oder weniger grossen Flecken, die während der ganzen Dauer des Ausbruchs isolirt bleiben (buntscheckiges Scharlach, Scarlatina variegata) oder es bilden sich kleine, dunkelrothe Papeln (Scarlatina papulosa).

Die Hautröthe ist zuweilen sehr intensiv, in gewissen schweren Formen nimmt die Haut eine dunkelblaue Färbung an, welche trotz einer beginnenden Abschuppung bis zum Tode fortdauert; manchmal hingegen unterscheidet sich das ausserordentlich helle Erythem kaum von der natürlichen Hautfarbe und ist nur von ganz kurzer Dauer; bisweilen kann es sogar gänzlich fehlen (verwischtes Scharlach nach TROUSSEAU). Die Diagnose der Krankheit kann sich dann nur auf die Angina, die Anamnese, die Abschuppung und möglicherweise auf Anasarca gründen. Diese manchmal milde Form des verwischten Scharlachs kann sich auch mit schweren anginösen Zufällen verbinden. Sie ist ebenso ansteckend wie die anderen Formen der Krankheit. Endlich hat man bei einigen Epidemien des bösartigen Scharlachs wahrgenommen, dass Petechien oder eine wirkliche Purpura die Eruption begleitet haben oder ihr vorausgegangen sind; zu gleicher Zeit hat man Nasenbluten, Haematurie, Haemorrhagien in inneren Organen beobachtet; die Mandeln und das Zahnfleisch nahmen eine sehr dunkle Farbe an. Dieses haemorrhagische Scharlach, das seltener auftritt als die analogen Formen der Variola und der Masern, nimmt wie diese, fast immer einen tödtlichen Ausgang, besonders wenn es sich mit Hirnzufällen complicirt.

2. Anomalien bei der Angina. — Hier ist es die Angina, welche den ersten Platz einnimmt; sie erlangt eine grosse Intensität; die Cervicaldrüsen und das Zellgewebe in der regio parotidea zeigen eine ungeheure Anschwellung; sie werden der Sitz von Abscessen (scarlatinöse Bubonen); die Dyspnoë ist ausserordentlich gross und das Kind erliegt der Asphyxie, den heftigen allgemeinen Symptomen oder später, während der Rekonvalescenz einer diffusen Phlegmone. Diese letztgenannte Complication tritt gewöhnlich bei Kindern, welche eine elende Körperconstitution haben, hinzu; sie wird durch eine Rückkehr des Fiebers und der adynamischen Symptome angezeigt; man bemerkt bald unter dem Winkel des Unterkiefers eine weiche und ödematöse Geschwulst, welche sich bis zum Schlüsselbein ausdehnen kann und nach Verlauf von einigen Tagen an mehreren Stellen fluctuirend wird; die Haut, welche auf ihrer Oberfläche zuerst blass und glänzend aussieht, wird dünner, röthet sich, ulcerirt und lässt einen stinkenden, mit gangraenösen Zellhautfetzen vermischten Eiter hindurchtreten. Das Kind stirbt nach einiger Zeit in einem Zustande von Entkräftung, welche von Cachexie herrührt, oder es wird durch die Septicaemie dahingerafft. Manchmal endlich sah man den Tod durch eine plötzliche Blutung, welche aus einer Ulceration der Jugularvenen herrührte, eintreten (Gross).[1]

Die Angina kann sich auch mit Diphtherie verbinden; der Pharynx, die Nasenhöhlen bedecken sich mit Pseudomembranen, ja sogar der Kehlkopf kann von diesen erreicht werden, obwohl er beim Scharlach gewöhnlich verschont bleibt (Trousseau) und das Kind geht am Croup oder an allgemeiner Erschöpfung zu Grunde. Bisweilen entwickeln sich Geschwüre und sogar Gangraen im Rachen; mitten unter diesen Zufällen ist die eigentliche Scharlacheruption oft sehr wenig markirt oder in ihrem Erscheinen verzögert.

3. Anomalien der allgemeinen Symptome. — Bei den sogenannten malignen Formen des Scharlachfiebers zeigen sich oft vor dem

---

[1] Arch. génér. de Médec. nov. 1871.

Ausbruch schwere nervöse Zufälle. Das Kind wird von heftigem Fieber befallen, welches mit grosser Aufregung oder Delirien verbunden ist; man bemerkt eine aussergewöhnliche Dyspnoe, Convulsionen und Contracturen (atactische Form); der Kranke kann in 1 bis 2 Tagen ganz plötzlich dahingerafft werden und stirbt im Coma.

Wenn die nervösen Symptome sich bessern, so ist die Genesung möglich; allein zu oft erscheint dann die schwere anginöse Form oder das Kind verfällt in einen adynamischen Zustand, der Ausschlag nimmt eine livide Färbung an und die Delirien dauern unter Convulsionen und Sehnenhüpfen bis zum Tode fort.

Zuweilen zeigt sich die Kraftlosigkeit von Anfang an (adynamische Form); das Scharlachfieber kündigt sich in diesem Falle durch einen intensiven Kopfschmerz an, der Ausschlag lässt eine ungewöhnlich lange Zeit auf sich warten, er erscheint erst nach Verlauf von zwei bis vier Tagen mit einer lividen dunkelblauen Färbung. Das Fieber ist heftig, der Tod tritt unter typhösen Symptomen nach einer mehr oder minder langen Zeit, bisweilen erst nach mehreren Wochen, ein. Bei anderen malignen Formen wird er durch eine sehr niedrige Temperatur nach einer nicht zu beseitigenden Diarrhoe und einem unstillbaren Erbrechen herbeigeführt; endlich hat man ihn ohne Convulsionen nach einem vollständigen Collaps in Folge von Ohnmachten und Syncope eintreten sehen.

§ 4. **Complicationen.** — Unter den Complicationen des Scharlachfiebers hat man ausser der schon erwähnten Diphtherie die Glossitis, eine auf die Angina folgende Otorrhoe, Gangraen an verschiedenen Stellen der Haut, welche gleichzeitig mit derjenigen im Pharynx auftritt, die Erweichung der Cornea, angeführt. Zu diesen Symptomen, welche alle ziemlich selten sind, gesellen sich schliesslich noch subcutane Abscesse während der Reconvalescenz. Die einzigen Complicationen, welche in Hinsicht auf ihre Wichtigkeit unsere Beachtung verdienen, sind der scarlatinöse Rheumatismus, die Entzündungen der serösen Häute und die scarlatinöse Nephritis.[1]

Scarlatinöser Rheumatismus. — Der scarlatinöse Rheumatismus wird durch Schmerzen in den Gelenken charakterisirt, welche während des Ausbruchs der Scarlatina oder später während der Abschuppung entstehen; diese Schmerzen sind in der Regel wenig heftig und von kurzer Dauer; sie können sich wie bei dem spontanen acuten Gelenkrheumatis-

[1] Da die néphrite albumineuse die verschiedenartigsten Zustände der Nieren bezeichnen kann, bei welchen sich Eiweiss im Urin findet, so ist hier dafür „Nephritis scarlatinosa“, an anderen Stellen nur „Nephritis“ gesetzt worden.

Der Uebers.

mus auf eine grosse Zahl der Gelenke erstrecken, allein häufiger bleiben sie auf ein oder zwei Gelenken localisirt. Sie befallen besonders die durch Erblichkeit für rheumatische Affectionen praedisponirten Kinder. Erkältung scheint am häufigsten ihre Veranlassung zu sein, auch findet man die Schmerzen hauptsächlich an den unbedeckten Gelenken. Nicht selten beobachtet man gleichzeitig mit ihnen oder isolirt auftretend eine Endocarditis, Pericarditis oder Pleuritis; alle diese Erkrankungen heilen gewöhnlich, ohne irgend welche Spuren zu hinterlassen; bisweilen jedoch wird die scarlatinöse Endo- und Pericarditis der Ursprung eines organischen Herzleidens.

Purulente Entzündungen. — In einigen Fällen nehmen diese Entzündungen der serösen Häute einen viel ernsteren Charakter an; es finden eiterige Ergüsse in die Gelenke, die Pleurahöhle oder den Herzbeutel statt; die Heilung erfolgt in solchen Fällen nur ausnahmsweise. Die eiterige Pleuritis hingegen heilt bisweilen bei einer zweckmässigen Behandlung.

Nephritis scarlatinosa. — Die Nierenentzündung ist eine dem Scharlachfieber eigenthümliche Complication. Die Mehrzahl der bei Kindern beobachteten Fälle dieser Krankheit lassen sich auf Scarlatina zurückführen.

Sie kann schon während des Eruptionsstadiums der Krankheit eintreten; indess zeigt sie sich gewöhnlich erst in der zweiten oder dritten Woche der Abschuppung und fast niemals nach der sechsten Woche. Manchmal bleibt ihr Auftreten latent bis das Anasarca als ihr erstes Zeichen erscheint; am häufigsten jedoch wird sie durch Fieber, Erbrechen und Schmerzen in der Nierengegend angekündigt. Der Urin ist sparsam und blutig, er enthält eine ansehnliche Menge Eiweiss und setzt ein Sediment ab, in welchem man mit dem Microscop rothe Blutkörperchen, Nierenepithel und Fibrincylinder erkennt. Zu derselben Zeit oder ein wenig später bemerkt man ein Gedunsensein des Gesichtes und Oedem an den Fussknöcheln.

Wenn die Complication eine leichte bleibt, so lässt das Fieber nach Verlauf von einigen Tagen nach und der Urin nimmt seine natürliche Farbe wieder an, obgleich er noch immer Eiweiss enthält; dieses verschwindet dann nach zehn bis fünfzehn Tagen. Das Anasarca bleibt dann und wann noch einige Zeit, oft verschwindet es auch vor der Albuminurie.

In andern Fällen verschlimmert sich das Nierenleiden, das Anasarca wird alsdann beträchtlich und kann sich über den ganzen Körper erstrecken; seröse Ergüsse erfolgen in die Pleurahöhle und den Herzbeutel, oder man beobachtet sogar Lungenödem, welches sich durch eine äusserst starke Dyspnoe und Knisterrasseln offenbart. Diese letztere Complication giebt besonders eine ernste Prognose und kann schnell ein tödtliches Ende herbeiführen.

Nicht selten findet man bei den Kindern unter dem Einfluss der scarlatinösen Albuminurie auch Hirnzufälle, die der Uraemie zugeschrieben werden. Sie kommen hauptsächlich zum Ausbruch, wenn das Anasarca wenig ausgedehnt ist und werden oft, wenn nicht immer, durch eine plötzliche Verminderung des Urins und des in demselben enthaltenen Harnstoffes angekündigt. Ihr Beginn ist bisweilen trügerisch; sie können sich auf Somnolenz oder Sehstörungen beschränken, allein im Allgemeinen offenbaren sie sich durch Anfälle von Convulsionen, welchen, wenn auch nicht constant, Kopfschmerzen und Erbrechen vorhergehen. Das Kind wird von Zufällen heimgesucht, welche in allen Puncten einen epileptischen Anfall mit tonischen Contractionen und soporösem Stadium vortäuschen; häufiger beschränkt sich der Anfall auf allgemeine oder theilweise clonische Krämpfe, welche von Coma begleitet sind. Diese Anfälle folgen mit kürzeren oder längeren Intervallen und können sich mehrere Tage hintereinander wiederholen. Sie endigen zuweilen mit dem Tode; häufiger jedoch hören sie nach Verlauf von einigen Tagen auf und die Wiedergenesung ist eine vollständige; eine Statistik über 29 Fälle von acuter urämischer Hirnaffection bei Kindern, die von L. Monod[1] aufgestellt ist, weist 22 Heilungen und 7 Todesfälle nach.

Endlich kann die scarlatinöse Albuminurie der Ursprung einer chronischen Bright'schen Nierenkrankheit werden.

Coexistenz mit anderen Affectionen. — Es ist zweifelhaft, ob sich Scharlach bei einem Kinde gleichzeitig mit Variola entwickeln kann; die meisten als Beispiele für diese Coincidenz berichteten Fälle waren wahrscheinlich nur solche, in welchen ein dem Scharlach ähnlicher Rash bei den Pocken auftrat. Masern und Scharlach sollen zu gleicher Zeit beobachtet worden sein; in diesen Fällen sollen gewöhnlich die Symptome der Scarlatina vorgeherrscht haben, während diejenigen der Masern momentan zurücktraten, um später ihren Verlauf wieder aufzunehmen.

Wenn in einem Krankensaal ein von den Masern oder Pocken befallenes Kind sich die Scarlatina zuzieht, so tritt diese erst hervor, wenn das andere Exanthem beendet ist. Chronische Hautausschläge sowie die in Folge der Krätze entstandenen verschwinden gewöhnlich während des Scharlachfiebers, um später wieder zu erscheinen.

§ 5. **Pathologische Anatomie.** — Die hauptsächlichen bei der Autopsie der Scharlachkranken gefundenen Veränderungen beziehen sich auf

[1] Th. de Paris 1868.

die Lymphdrüsen; nicht nur die Tonsillen und die Cervicaldrüsen, sondern auch die Mesenterialdrüsen, die Milz, die Peyer'schen Plaques und die solitären Follikel des Darms sind in der Mehrzahl der Fälle beträchtlich angeschwollen. Das Blut ist in den schweren Fällen auffallend flüssig und der Faserstoffgehalt ist darin vermindert.

Die Nieren sind meist der Sitz eines congestiven Zustandes oder einer katarrhalischen Nephritis, die Tubuli sind durch ein fibrinöses Exsudat und durch Trümmer von Epithelzellen verstopft; zuweilen trifft man bei den spät gestorbenen Kindern die interstitielle Nephritis an.

§ 6. **Diagnose.** — Die Diagnose des Scharlachs gründet sich auf das characteristische Aussehen des Exanthems und auf das Vorhandensein der Angina; sie kann nur in dem Prodromalstadium oder wenn der Ausschlag ziemlich leicht ist, Schwierigkeiten darbieten.

Im Anfange eines bösartigen Scharlachs können die atactischen oder adynamischen Symptome an eine Meningitis oder ein typhöses Fieber denken lassen; das Erscheinen des Exanthems und die Untersuchung des Schlundes werden alle Zweifel heben. Beim Scharlach ohne Exanthem, wie man es bisweilen bei schweren anginösen Formen beobachtet, kann man die Krankheit für eine genuine Angina halten; in diesem Falle kann sich die Diagnose nur auf die Anamnese und auf die bedeutende Temperaturerhöhung stützen.

Die anderen fieberhaften Exantheme können nicht mit dem Scharlach verwechselt werden.

Die Masern unterscheiden sich von demselben durch ihr langes Prodromalstadium, durch die Augenentzündung, den Schnupfen und den Bronchialcatarrh, welche dieselben begleiten, ferner durch das so verschiedene Aussehen des Exanthems, und das gewöhnliche Fehlen der Angina. Die Pocken können mit Scharlach nur verwechselt werden, wenn dem pustulösen Ausschlage ein Rash vorausgeht; aber auch selbst in diesem Falle muss die Gesammtheit der beim Beginn der Pocken auftretenden Erscheinungen, wie z. B. Rückenschmerzen, Pusteln im Pharynx, einen Irrthum verhindern, der in allen Fällen mit dem Erscheinen der variolösen Papeln vollständig beseitigt wird.

§ 7. **Prognose.** — Die Prognose des Scharlachfiebers kann im Allgemeinen als eine gute betrachtet werden; in der Mehrzahl der Fälle endet die Krankheit günstig, allein diese Regel ist zahlreichen Ausnahmen unterworfen; in einigen Epidemien war die Scharlach-Sterblichkeit erschreckend gross und in solchen Fällen ist nichts tückischer als diese Krankheit. Die malignen und haemorrhagischen Formen führen fast immer ein tödtliches

Ende herbei, ebenso muss das Auftreten von Convulsionen oder Petechien die ernstlichsten Besorgnisse erregen. Die Temperatur liefert bei der Prognose ebenfalls einen wichtigen Anhaltspunct; sobald das Thermometer nicht 39° bis 39,5° übersteigt, braucht man keine ernsten Befürchtungen zu hegen; wenn es jedoch eine Höhe von 41° oder sogar 42° erreicht und sich während einiger Zeit auf einer ähnlichen Höhe hält, so ist die Gefahr sehr drohend; sie ist es viel weniger, wenn die Temperaturerhöhung nur eine vorübergehende ist.

Schliesslich können die Complicationen und besonders die Entzündung der serösen Häute, die Diphtheritis, die scarlatinöse Nephritis und die Zufälle, welche sie verursacht, die Prognose ausserordentlich verschlimmern.

§ 8. **Behandlung.** — Die Belladonna ist als ein Präservativ gegen das Scharlachfieber gepriesen worden; diese Ansicht wird gegenwärtig von der Mehrzahl der praktischen Aerzte für vollständig illusorisch gehalten; dasselbe muss von der Carbolsäure, die zu demselben Zwecke neuerdings gerühmt ist, gesagt werden. Das einzige ernstlich prophylactische Mittel ist eine vollständige Isolirung und eine strenge Ueberwachung, um jede, selbst mittelbare Berührung der Kinder mit Scharlachkranken zu verhindern.

Wenn die Krankheit leicht ist, so erfordert sie keine eingreifende Behandlung. Erfrischende Getränke, ein erweichendes Gargarisma, ein leichter diaphoretischer Trank, zuweilen ein Laxirmittel, werden alle Indicationen erfüllen. Man muss das Kind in einem gut gelüfteten Zimmer bei einer Temperatur von 12 bis 14° C. halten und so lange die Abschuppung nicht beendet ist, mit grosser Vorsicht gegen Erkältung schützen. Im Winter dürfen die Scharlach-Reconvalescenten das Zimmer erst fünf oder sechs Wochen nach dem Verschwinden des Hautausschlages verlassen und es ist rathsam, sie vom Kopf bis zu den Füssen in Flanell zu kleiden, da durch eine einfache Erkältung Wassersucht herbeigeführt werden kann.

Wenn das Scharlachfieber eine grosse Intensität oder besorgnisserregende Anomalien zeigt, so werden sich verschiedene Indicationen darbieten. Wenn die Heftigkeit des Fiebers das Leben ernstlich bedroht, so ist es nothwendig, die übermässig hohe Temperatur durch kalte Begiessungen, durch oftmals wiederholte kalte Bäder oder durch Einwicklung des ganzen Körpers in ein nasses Tuch zu bekämpfen. Diese Mittel führen gewöhnlich eine schnelle Verminderung der Hitze herbei, wenn man sie erneuert, sobald das Thermometer eine neue Steigerung der Temperatur angiebt. Dies ist die vorzugsweise Behandlung des malignen

Scharlachs in seiner atactischen Form. Man muss hiermit den Gebrauch von Moschus (1 Gramm), mit Ammonium carbonicum (2 Gramm) vermischt, verbinden. In den Fällen, in welchen die Convulsionen heftig sind, hat man die Anwendung einer Eisblase auf den Kopf empfohlen.

Bei der adynamischen Form der Krankheit muss man Alkohol, China, bei Blutungen Säuren und schwefelsaures Chinin verordnen.

Wenn der Ausschlag schlecht hervorkommt, so sind Ammonium aceticum oder ein Dampfbad[1] indicirt; wenn das Exanthem sich mit einem schmerzhaften Brennen der Haut verbindet, so muss man demselben durch kalte oder auch lauwarme Waschungen oder durch Einreibungen mit einer Mischung von Cold-cream und Glycerin abhelfen (Meigs und Pepper). Dieses Mittel ist den von Schneemann empfohlenen Speckeinreibungen bei Weitem vorzuziehen.

Wenn die Angina eine grosse Heftigkeit erlangt und eine bedeutende Anschwellung des Halses verursacht, so wird manchmal die Anwendung von Blutegeln an der schmerzhaften Stelle angezeigt sein, jedoch muss man damit sparsam umgehen; kleine Eisstückchen, die man dem Kinde von Zeit zu Zeit zum Verschlucken giebt, können eine grosse Erleichterung herbeiführen.

Wenn das Kind während der Reconvalescenz von einer Nephritis, die sich durch Fieber und lebhafte Schmerzen in der Nierengegend ankündigt, befallen wird, so muss man in der letzteren trockene oder blutige Schröpfköpfe setzen lassen und zu gleicher Zeit ein leichtes diuretisches Getränk verordnen.

Gegen Anasarca und Lungenoedem sind drastische Abführmittel, Dampfbäder, Digitalis angezeigt; die serösen Ergüsse werden mit denselben Mitteln und wenn nöthig durch die Punction beseitigt.

Man muss sich auch in Fällen von uraemischer Hirnerkrankung der Drastica und Diuretica bedienen; ausserdem muss man, wenn das Kind nicht zu anaemisch ist, nicht zögern, bei den ersten Anzeichen derselben Blutegel hinter den Ohren anzuwenden und ihre Zahl im Verhältniss zu den Kräften des Kranken bestimmen; bei starken, über zehn Jahre alten Kindern muss, wenn der Puls kräftig und vibrirend ist, sofort ein allgemeiner Aderlass ausgeführt werden, sobald das Coma den Blutegeln nicht gewichen ist. Wenn Convulsionen vorherrschen und ihre Anfälle sich mehren, muss man ausserdem Inhalationen von Chloroform sowie Eisumschläge auf den Kopf anwenden.

---

[1] Diese Behandlungsweise ist in Deutschland nicht gebräuchlich. D. Ueb.

Zweites Capitel.

Masern (Morbilli).

§ 1. **Aetiologie.** — Die Masern sind eine sehr häufig vorkommende Kinderkrankheit, nur sehr Wenige entgehen derselben; sie befällt beide Geschlechter in gleicher Weise und tritt hauptsächlich vom dritten bis zum zehnten Jahre, selten in den ersten Lebensmonaten auf; man sieht oft die Neugeborenen von der Ansteckung, welche ihre Umgebung getroffen hat, verschont bleiben; diese Immunität ist indessen keine absolute. Die Masern können sporadisch entstehen, aber sie kommen gewöhnlich in Form von Epidemien vor; sie sind selbst mittelbar ungeheuer ansteckend und dies in allen ihren Stadien, sowohl vor als auch während des Ausbruchs. Mehreren Beobachtern ist es gelungen, die Masern, sei es vermittelst des Blutes oder der Thränen, des Nasen- oder des Rachenschleimes einzuimpfen.

Ein Recidiv der Masern findet nur sehr ausnahmsweise statt.

§ 2. **Symptomatologie.** **Incubationstadium.** — Die Incubation dauert gewöhnlich zehn Tage; das Exanthem erscheint fast ausnahmslos am dreizehnten oder vierzehnten Tage nach der Ansteckung.

Prodromalstadium. — Die Masern fangen mit einer Fieberbewegung und congestiven Erscheinungen seitens der Schleimhäute an, wie z. B. mit Prickeln in den Augen, verbunden mit Lichtscheu und Thränen, mit Verstopfung der Nasenhöhlen, mit Schnupfen, Niesen und oft mit ziemlich reichlichem Nasenbluten. Die Nase, die Augenlider sind angeschwollen, was dem Gesichte ein gedunsenes Aussehen giebt; das Kind wird von einem seltenen und trockenen Husten befallen, es fühlt eine Steifheit der Glieder, zuweilen ist es schläfrig oder im Gegentheil aufgeregt; wenn das Fieber lebhaft ist, so kann man Delirien beobachten, aber selten Convulsionen, wenigstens am ersten Tage nicht.

In den folgenden Tagen fällt das Fieber ab, es nimmt einen remittirenden oder intermittirenden Typus an, sehr verschieden von dem des Scharlachs und kann sogar gänzlich verschwinden. Der Husten bekommt einen rauheren Klang und wird bei etwas älteren Kindern von einem Auswurf durchsichtigen Schleims begleitet; gegen Ende des dritten Tages wird das Fieber von Neuem intensiver; die catarrhalischen Erscheinungen treten mehr hervor, die Stimme ist verändert, manchmal beobachtet man sogar einen ordentlichen Anfall von Laryngitis stridula. Man bemerkt auf dem Gaumensegel eine rosenfarbene Punctirung, die dem Erscheinen des Hautausschlages einige Stunden oder sogar noch länger vorausgeht.

In diesem Zeitpunkte werden die kleineren Kinder oft von Convulsionen befallen, welche jedoch aufhören, sobald die Eruption erfolgt ist.

Eruptionsstadium. — Der Ausschlag erscheint am vierten Tage, selten früher; bei den schweren oder complicirten Masern kann er noch später erfolgen. Er tritt in Form von hellrothen, den Flohstichen ähnlichen Flecken auf, welche beim Druck verschwinden, leicht erhaben, unregelmässig ausgezackt sind, die Tendenz haben zu confluiren und so förmlich wachsende Figuren bilden.

Das Exanthem zeigt sich zuerst im Gesicht, auf dem Kinn, der Nase und verbreitet sich dann über die übrigen Körpertheile, bemächtigt sich jedoch niemals wie beim Scharlachfieber der ganzen Hautoberfläche; es bleiben immer zwischen den Flecken Zwischenräume von normaler Haut übrig.

Der Ausbruch ist in ein oder zwei Tagen vollendet; nach Verlauf dieser Zeit wechselt der Ausschlag die Farbe und wird matter, die Flecke verschwinden nicht mehr unter dem Druck des Fingers, sie gehen in einen Zustand von dunkelblauer Marmorirung über und geben der Haut ein getigertes Ansehen; sie verschwinden nach Verlauf von 4 bis 7 Tagen in derselben Reihenfolge, in welcher sie erschienen sind. Man beobachtet alsdann oft, allein nicht constant, eine hauptsächlich im Gesicht deutliche kleienartige Abschuppung der Epidermis.

Der Ausschlag kann selbst in den regelmässigen Fällen einige Varianten in diesem Bilde darbieten; man hat ihn, obgleich selten, auch am Unterleib oder an den Extremitäten anfangen sehen; andere Male ist er auf das Gesicht oder den Hals beschränkt geblieben. Die Flecke können in einer aussergewöhnlichen Grösse erscheinen oder auch sehr markirte Erhabenheiten auf der Haut bilden (papulöse Masern); diese Papeln können sogar in gewissen Fällen von kleinen Bläschen bedeckt sein.

Endlich kommen bei einigen Eruptionen, in welchen die Hyperaemie der Haut sehr lebhaft war, kleine Blutextravasate in derselben vor, ohne dass die Krankheit den Charakter der schweren, haemorrhagischen Masern zeigt.

Während der Entwicklung des Exanthems dauern die im Beginn der Krankheit beobachteten Symptome fort, selten erneuert sich das Nasenbluten nach dem ersten Tage des Ausbruchs; hingegen bestehen der Schnupfen und der Augenkatarrh fort, das Gesicht ist gedunsen, die Lippen sind trocken, roth, dick, das Zahnfleisch bisweilen blutend und mit einem weisslichem Belage bedeckt. Die Zunge bleibt feucht, sie ist an den Rändern lebhaft roth gefärbt und auf dem Rücken gelblich weiss belegt. Der Schlund ist geröthet, aber er ist selten der Sitz einer wirklichen Angina, der Husten ist rauh, hat einen eigenthümlichen Klang (toux ferine) und wird, sobald der Ausschlag in der Abnahme begriffen ist, von einem schleimig-eiterigen Sputum, welches dem der Schwindsüchtigen ähnlich ist, begleitet.

Die Auscultation der Brust ergiebt zuweilen keine Anomalie, im Allgemeinen hört man Ronchi sonori, welche mit mehr oder minder reichlichem Schleimrasseln vermischt sind. Die Stimme ist heiser oder sogar kaum hörbar. Von Seiten des Digestionstractus kann man bald Stuhlverstopfung, bald Diarrhöe beobachten; bei Kindern unter fünf Jahren findet häufig ein leichter Darmkatarrh statt. In allen Fällen ist der Darm sehr reizbar und das mildeste Abführmittel kann eine hartnäckige Diarrhöe hervorrufen. So lange das Fieber dauert, ist der Urin sparsam, dunkel und reich an Salzen, die sich bei seinem Erkalten ausscheiden; zuweilen ist er in geringem Maasse eiweisshaltig. Alle diese Symptome lassen mit der Eruption nach, wenn sie nicht der Ursprung irgend einer Complication sind.

Das Fieber, welches sich im Moment der Eruption wieder erhöhte, steigt während zweier oder dreier Tage anhaltend, die Temperaturcurve zeigt ein regelmässiges Ansteigen, welches durch Morgenremissionen gemildert, ein Maximum von 40° erreichen kann und gewöhnlich mit der Acme der Eruption oder seltener mit ihrem Anfang zusammenfällt. Alsdann findet zwischen dem zweiten und siebenten, gewöhnlich am fünften Tage der Eruption die Entfieberung plötzlich statt; das Thermometer fällt in 24 Stunden unter die normale Temperatur. Manchmal indess geschieht die Defervescenz allmälig und dauert drei bis fünf Tage.

Sobald das Fieber gesunken ist, tritt das Kind in die Reconvalescenz ein und erholt sich schnell wieder.

Bisweilen bleiben die Symptome des Catarrhs der Augen sowie des Kehlkopfs und der Luftröhren noch einige Tage nach dem Verschwinden aller übrigen die Masern begleitenden Erscheinungen bestehen.

§ 3. **Anomalien.** — Ebenso wie das Scharlachfieber können auch die Masern in ihrem Verlauf und in ihren Symptomen Unregelmässigkeiten darbieten.

Das Prodromalstadium der Krankheit kann heftig und ungestüm sein; das Kind wird von Uebelkeit, Erbrechen, Kopfschmerz oder sogar von Convulsionen befallen; sobald jedoch der Ausschlag erscheint, legen sich alle diese Erscheinungen.

Bisweilen hat man das Exanthem plötzlich verschwinden sehen; wenn dies nicht durch eine Complication seitens innerer Organe oder durch starkes Nasenbluten veranlasst ist, so wird dadurch allein die Prognose nicht ernst.

In einigen Fällen ist der Ausschlag sehr mässig und kann leicht verkannt werden; allein das Vorhandensein von Masern ohne Exanthem ist sehr zweifelhaft, auch ist es wahrscheinlich, dass die von mehreren Beobachtern angeführten Beispiele von Masern ohne Catarrh der Roseola zugeschrieben werden müssen.

Unter dem Einfluss des Genius epidemicus können die Masern einen bösartigen Character annehmen, jedoch viel seltener als Scharlach; es treten atactische oder adynamische Symptome im Anfang oder im Verlaufe der Krankheit ein und vergrössern bei schwachen oder durch vorhergegangene Krankheiten heruntergekommenen Kindern durch Blutungen die Entkräftung; das Kind wird von profusem Nasenbluten und Haemorrhagien in innere Organe befallen, die Haut wird von Petechien und sogar von grossen Blutflecken bedeckt (schwarze Masern nach Willan). Diese Form verläuft meistentheils tödtlich.

§ 4. **Complicationen.** — Die Masern werden stets von einem Bronchialcatarrh begleitet, der bisweilen eine ungewöhnliche Heftigkeit annimmt; die Entzündung bemächtigt sich der Lungenalveolen und es entsteht dadurch eine der gefürchtetsten Complicationen dieser Krankheit, die Broncho-Pneumonie.

Diese wird viel häufiger im Krankenhause als in der Privatpraxis beobachtet und befällt vorzüglich Kinder unter fünf Jahren; ihre Frequenz verändert sich je nach den Epidemien. Sie entwickelt sich gewöhnlich in den ersten Tagen der Krankheit während des Prodromalstadiums oder im Anfang der Eruption, bisweilen während der Abnahme des Exanthems oder seltener nach seinem Verschwinden. Ihr Eintritt wird durch eine beträchtliche Steigerung des Fiebers und durch eine Beschleunigung der Respiration bezeichnet, welche eine Zahl von 40—50, ja sogar 80 in der Minute erreicht; das Kind hat Dyspnoe und bei der Auscultation hört man an einigen Stellen der Brust Bronchialathmen, welches mit dem schon früher vorhandenen Schleimrasseln vermischt ist. Wenn die Complication der Eruption vorangeht, so verzögert sich die letztere und wird unregelmässig, die Masernflecke erblassen; wenn sie schon entwickelt sind, so verschwinden sie zuweilen mit dem Moment, in welchem die Lungenentzündung ausbricht. Dieses Zurücktreten des Ausschlages ist die Wirkung und nicht die Ursache der Complication. Die Broncho-Pneumonie nimmt gewöhnlich bei den Masern eine acute congestive und entzündliche Form an, kann jedoch auch in den chronischen Zustand übergehen, eiterig werden und dann die Lungenschwindsucht vortäuschen. Wie schwer auch diese Complication sein mag, so heilt sie doch oft genug, wenn das Kind schon ein gewisses Alter erreicht hat und eine kräftige Constitution besitzt; im entgegengesetzten Falle führt sie gewöhnlich zum Tode. Der Broncho-Pneumonie muss man hauptsächlich die so grosse Masern-Sterblichkeit in den Kinder-Asylen und Spitälern zuschreiben.

Die übrigen catarrhalischen Erscheinungen der Masern können ebenfalls die Ursache von Complicationen sein und man bemerkt im Laufe oder in Folge der Krankheit eine Kehlkopfentzündung, welche sich bisweilen mit Diphtherie verbindet oder in den chronischen Zustand übergehen und zu Ulcerationen führen kann, ferner eine Conjunctivitis, Blepharitis, Keratitis und eiterige Otorrhoe, welche bei scrophulösen Kindern der Ausgangspunct von bleibenden Veränderungen in dem Gesichts- oder Gehörorgan werden können.

Nephritis ist einige Male in Folge von Masern beobachtet, doch viel seltener als nach dem Scharlachfieber.

Die Gangrän besonders des Mundes (Noma) ist eine der ernstesten Complicationen der Masern; sie erscheint in der Regel erst nach dem Verschwinden des Ausschlages; man beobachtet sie fast nur in Krankenhäusern und bei cachectischen Kindern.

Die Masern spielen bei der Aetiologie der Lungenphthise eine wichtige Rolle, da sie den Ausbruch derselben bei praedisponirten Individuen hervorzurufen und ihren Verlauf zu beschleunigen scheinen, sobald sie sich mit ihr verbinden. Nicht selten bemerkt man auch in Folge der Masern bei scrophulösen Kindern Entzündungen der Drüsen, Tumor albus und Knochencaries.

§ 5. **Pathologische Anatomie.** — Die bei der Autopsie der an den Masern gestorbenen Kinder gefundenen Laesionen gehören zum grössten Theile den Complicationen der Krankheit an; das Exanthem lässt nur dann eine Spur zurück, wenn es von Blutextravasaten begleitet war. Nach bösartigen Masern hat man die Milz geschwollen und erweicht, die Mesenterialdrüsen wie beim Typhus verändert, das Blut arm an Faserstoff und überaus flüssig gefunden.

§ 6. **Diagnose.** — Die Diagnose der Masern ist vor ihrem Ausbruch oft schwierig. Die beobachteten Symptome können einem einfachen Schnupfen, der Grippe, bisweilen einem Pseudocroup, auch einem typhösen Fieber oder endlich einer Meningitis zugeschrieben werden, wenn sie von Diarrhoe, Erbrechen oder nervösen Erscheinungen begleitet sind. Die Anamnese sowie das Gesammtbild der Symptome lassen in den meisten Fällen die wirkliche Natur der Krankheit erkennen; indess wird man, wenn eine Grippe-Epidemie mit einer Masern-Epidemie coincidirt, wenn die Masern von ihrem Beginn an complicirt sind oder sich im Verlaufe einer anderen Krankheit zeigen, bisweilen über die

Diagnose im Zweifel sein; das einzige Zeichen, welches das Vorhandensein der Masern vor dem Erscheinen des Exanthems zu constatiren gestattet, ist die röthliche Punctirung auf der Schleimhaut des Rachens, die dem Ausbruch im Gesicht 12 bis 24 Stunden vorausgeht.

Sobald die Eruption einmal erfolgt ist, sind die Masern leicht zu erkennen; ihre Unterscheidung vom Scharlach ist oben angegeben.

Die papulösen Masern (rougeole boutonneuse) sind oft für beginnende Pocken gehalten worden; man vermeidet diesen Irrthum, wenn man sich auf die Prodrome stützt und das Fehlen eines jeden zwischen den Papeln gebildeten Eiterbläschen constatirt. Die Unterscheidung von Roseola und Erythem wird später angegeben werden.

Unter dem Namen der Rötheln (Rubeola) hat man Zwitterformen beschrieben, in welchen sich einige Symptome der Masern mit denen des Scharlachs vermischen und über deren Natur die Autoren noch lange nicht einig sind. Wenn die Rubeolen, was unserer Meinung nach anzunehmen ist, nichts weiter sind als Scharlach oder seltener Masern, welche in ihren Symptomen mehr oder weniger modificirt sind, so muss man in diesen Ausnahmefällen die Diagnose auf das Vorherrschen der Erscheinungen der einen oder anderen von den beiden Krankheiten gründen.

§ 7. **Prognose.** — Die Prognose der Masern ist gewöhnlich keine ernste; die grösste Mehrzahl der von dieser Krankheit befallenen Kinder wird wieder völlig gesund; man muss jedoch bei den für die Tuberculose und Scrophulose praedisponirten Individuen, sowie bei denjenigen, welche in Krankenhäusern behandelt werden, wo man so häufig complicirte oder secundäre Masern beobachtet, eine Ausnahme machen.

Eine Verzögerung im Erscheinen des Ausschlags und die geringe Ausbreitung desselben machen die Prognose ungünstig; sie sind gewöhnlich die Anzeichen irgend einer Complication und zwar fast immer einer Broncho-Pneumonie. Dagegen sind die ungewöhnliche Heftigkeit der Prodrome und das Auftreten nervöser Zufälle im Beginn der Krankheit nur wenig beunruhigend, wenn man es mit einem bisher kräftigen und gesunden Individuum zu thun hat; diese Symptome verschwinden fast immer, sobald die Eruption erfolgt ist. Bei sehr jungen Kindern können indessen die Convulsionen während des Prodromalstadiums den Tod zur Folge haben.

Was die malignen Formen betrifft, die glücklicherweise sehr selten sind, so haben dieselben fast immer einen tödtlichen Ausgang.

§ 8. **Behandlung.** — Die einzige Prophylaxis gegen die Masern ist die Isolirung; da aber alle Individuen fast ausnahmslos früher oder später diese Krankheit erdulden müssen, so ist es unnöthig, dass man die Kinder davor zu schützen sucht, wenn sie eine kräftige Constitution haben und die Epidemie eine gutartige ist.

In den leichten Fällen muss man sich auf die expectative Behandlung beschränken. Das Kind muss in einem warmen Zimmer gehalten, vor zu starkem Licht geschützt werden und schleimige sowie schweisstreibende Getränke nehmen; eine Therapie muss man nur zur Bekämpfung der übermässig heftigen Symptome oder der Complicationen anwenden.

Wenn der Husten schmerzhaft ist, muss man Ipecacuanha, Hyoscyamus-Präparate u. s. w. verordnen; geht die Eruption schlecht von statten oder verschwindet sie plötzlich, so muss man sie durch Cataplasmen, Senfbäder oder besser durch Einwicklung des ganzen Körpers in ein mit Senf bestreutes Tuch[1] hervor- oder zurückzurufen suchen; gleichzeitig muss man innerlich Ammonium aceticum anwenden; eine kleine locale oder allgemeine Blutentziehung wird oft ein günstiges Resultat herbeiführen, wenn der Ausschlag ungenügend oder von Dyspnoe begleitet ist.

Die bösartigen Formen der Masern sind wie die des Scharlachs zu behandeln, jedoch muss man kaltes Wasser nur mit grosser Vorsicht anwenden, um keine Lungenentzündung hervorzurufen.

Die Behandlung der Complicationen wird bei Gelegenheit jeder einzelnen angeführt werden. Während der Masern-Reconvalescenz muss man das Kind sorgfältig gegen Kälte schützen und wenn es eine schwächliche Constitution hat oder für Tuberculose prädisponirt scheint, durch eine tonisirende Behandlung, durch Gebrauch von Leberthran und den Aufenthalt auf dem Lande zu kräftigen und der Entwicklung von Tuberkeln soviel als möglich vorzubeugen suchen.

Drittes Capitel.

Roseola.

Literatur:

BAZIN, Affections génériques de la peau.

J. V. NYMANN im Oest. Jahrbuch für Paediatrik, 1873, S. 123.

Mehrere Affectionen sind unter dem Namen Roseola beschrieben worden; einige von ihnen sind durch den Genuss gewisser Substanzen oder durch die Wirkung der Wärme, des Schweisses hervorgerufene künst-

[1] Diese Einwicklungen sind in Deutschland kaum gekannt und dürften durch grosse Sinapismen zu ersetzen sein. D. Uebers.

liche Ausschläge (Roseola aestiva), andere sind Symptome einer allgemeinen Erkrankung, besonders der Syphilis; endlich giebt es eine Art, welche alle Erscheinungen einer wirklichen exanthematischen Krankheit annimmt und vorzüglich bei Kindern beobachtet wird. Auf diese infantile Roseola, die sich in vielen Puncten ihrer Geschichte den Eruptionsfiebern nähert, wollen wir hier näher eingehen.

§ 1. **Aetiologie.** — Die Roseola infantilis ist eine ziemlich seltene Affection; sie kann sich sporadisch oder in Form von Epidemien, welche sich auf ein einziges Haus, auf ein Kinderpensionat etc. beschränken, zeigen. Es ist sehr zweifelhaft, ob diese Krankheit ansteckend ist; auch ist sie Recidiven unterworfen. Sie kann in jeder Periode des Kindesalters, hauptsächlich jedoch während des Zahnens auftreten.

§ 2. **Wesen der Krankheit.** — Ueber das Wesen der Roseola infantilis ist viel gestritten worden; einige Autoren sehen in diesem Leiden nur eine sehr leichte Art der Masern; diese Meinung wird jedoch durch die Thatsache widerlegt, dass man die Roseola bei Individuen, welche an den Masern gelitten haben, beobachtet und dass sie auch vor den letzteren durchaus nicht schützt.

§ 3. **Symptomatologie.** — Die Roseola fängt mit dem Erscheinen des Ausschlages, welcher immer länger als 24 Stunden währt, an, oder es gehen diesem Ausbruch vielmehr sehr kurze Prodromalerscheinungen voraus; das Kind klagt über Hitzegefühl in der Haut, Unbehagen und Kopfweh; bisweilen wird es von einem trockenen Husten, von einem leichten Augen- und Nasencatarrh, der mit einer geringen Schwellung des Gesichtes verbunden ist, befallen. Diese Symptome können in einigen Fällen gänzlich fehlen, in anderen erstrecken sie sich auf die ganze Dauer der Krankheit.

Die Roseola ist völlig fieberlos oder von einer ganz geringen und kurzen Fieberbewegung begleitet; ausnahmsweise kann die Temperatur bis 40° steigen. Der Ausschlag erscheint zuerst auf dem Gesicht, dann verbreitet er sich über die übrigen Körpertheile; er besteht aus kleinen abgerundeten, zuweilen ringförmigen, intensivrothen Flecken mit ausgezackten Rändern, welche den Masernflecken zum Verwechseln ähneln; diese Flecke können der Sitz eines ziemlich lebhaften Juckreizes sein; ihre Dauer ist sehr kurz, sie sind bisweilen schon im Gesicht verschwunden, wenn sie sich auf den Extremitäten zeigen; das Exanthem wird fast immer von einem punctirten Ausschlag auf der Rachenschleimhaut begleitet.

Die ganze Dauer der Krankheit übersteigt selten vier bis fünf Tage; sie kann auch nur einen einzigen Tag oder sogar blos einige Stunden währen. In einigen Fällen recidivirt der Ausschlag nach Verlauf einer kurzen Zeit, ohne dass das Allgemeinbefinden des Kindes alterirt wird. Der Ausschlag hinterlässt keine Spuren, einige kleienartige Epidermis-Schuppen ausgenommen, welche sich jedoch schnell abschilfern.

§ 4. **Diagnose.** — Wenn die Roseola fieberlos ist und kein Zeichen eines Catarrhs der Schleimhäute darbietet, wie dies gewöhnlich der Fall ist, so ist es leicht, sie von den Masern zu unterscheiden; wenn sie aber von Fieber und besonders von Röthung der Augen und Schnupfen begleitet ist, so wird die Diagnose sehr schwer; man hat keinen Grund, ein Vorhandensein der Roseola anzunehmen, wenn sie nicht epidemisch ist, oder wenn sie nicht bei einem Kinde auftritt, welches zuvor von den Masern befallen war.

Die Unterscheidung der infantilen Roseola von der artificiellen und symptomatischen muss vermittelst der Anamnese geschehen.

§ 5. **Prognose.** — Die Prognose ist immer günstig.

§ 6. **Behandlung.** — Sehr oft wird gar keine Behandlung nöthig sein; wenn die Krankheit fieberhaft ist, so muss man ein schweisstreibendes Getränk und Bettruhe verordnen.

Viertes Capitel.

Pocken (Variola, Blattern).

Die Pocken, die früher im jugendlichen Alter sehr häufig und gefürchtet waren, werden, seitdem die Schutzpockenimpfung eine allgemeine geworden ist, weniger oft beobachtet; sie zeigen sich gewöhnlich nur in der milderen Form, die unter dem Namen der Variolois bekannt ist; da sie beim Kinde mit Bezug auf ihre ganze Geschichte denselben Character wie beim Erwachsenen haben, so werden wir sie nur kurz beschreiben.

§ 1. **Aetiologie.** — Die Blattern haben nur in einer bekannten Ursache, in der Ansteckung, welche unmittelbar oder mittelbar sein kann, ihren Ursprung; sie scheint besonders während des Suppurations- und Decrustations-Stadiums zu fürchten zu sein. Die Pocken sind impfbar und hauptsächlich durch Epidemien gefährlich.

Sie können jedes Alter, sogar den Säugling und den Foetus während des intrauterinen Lebens befallen. Die Recidive sind bei den Blattern nur Ausnahmen.

§ 2. **Symptomatologie.** — **Incubationsstadium.** Dasselbe dauert bei den natürlichen Pocken 11—15, bei den eingeimpften nur 7—11 Tage.

Prodromalstadium. — Die Krankheit wird durch Uebelkeit, Erbrechen, durch lebhaftes Fieber, welches eine Höhe von 40° erreichen und sogar überschreiten kann, durch Steifheit der Glieder und Schmerz in der Lendengegend angekündigt. Dieses letztere Symptom fehlt sehr selten, jedoch ist seine Intensität ziemlich veränderlich; es wird bisweilen von Schmerz im Epigastrium begleitet. Zu gleicher Zeit beobachtet man Kopfschmerz, Aufregung, zuweilen Delirien, seltener Convulsionen, die bei sehr jungen Kindern eine grosse Heftigkeit annehmen und den Tod gleich beim Beginn der Krankheit verursachen können. Stuhlverstopfung tritt regelmässig, indessen bei Kindern seltener als bei Erwachsenen ein.

Eruptionsstadium. — Der Ausschlag zeigt sich am dritten, zuweilen am zweiten Tage; wenn er sich bis zum 4., 5., 6. oder sogar bis zum 7. Tage, was selten der Fall ist, verzögert, so ist er niemals confluirend. Der Eruption kann ein Exanthem, welches dem der Masern oder des Scharlachs, seltener dem des Herpes oder der Urticaria ähnlich ist, vorausgehen; dieser unter dem Namen Rash bekannte prodromale Ausschlag erscheint gewöhnlich im Laufe des zweiten Tages; bald ist er allgemein, bald ist er auf eine bestimmte Gegend, wie z. B. auf den Unterleib, die Schenkel, den Handrücken, die Dorsalseite des Vorderarmes und die Spanne des Fusses beschränkt. In einigen Fällen nimmt er eine intensiv- oder sogar purpurrothe Farbe an, die oft das Anzeichen der haemorrahagischen Pocken ist und wenn sie ausgebreitet ist, eine schlimme Prognose hat.

Der eigentliche Pockenausbruch fängt im Gesicht an und erstreckt sich alsdann über den Rumpf und die Glieder; bei sehr jungen Kindern kann er sich zuerst auf den Hinterbacken und in der Inguinalfalte zeigen. Er erscheint in der Form von rothen, abgerundeten Flecken, welche schnell papulös werden, sich dann nach Verlauf von 1—2 Tagen in weisse und durchsichtige Bläschen umformen, die von einem rothen Hof umgeben sind; diese Bläschen werden vom zweiten bis zum vierten Tage des Ausbruchs gedellt, pustulös und fangen vom sechsten bis zum neunten Tage an, abzutrocknen.

Die Anzahl der Pusteln ist sehr verschieden; je nach ihrer Menge unterscheidet man eine Variola discreta, corymbosa, cohaerens oder confluens. Bei den discreten Pocken sind die Pusteln zerstreut und bisweilen von so geringer Zahl, dass man sie leicht zählen kann; bei den confluirenden Pocken hingegen breitet sich der Ausschlag über die ganze Oberfläche des Körpers aus; die Pusteln, besonders diejenigen im Gesicht und bei kleinen Kindern die, welche in der Umgebung der Geschlechtstheile liegen, berühren sich alle an ihren Rändern und bilden auf der Haut einen dicken schwärzlichen und eiterigen Schorf.

Zu gleicher Zeit zeigt sich gegen den vierten oder fünften Tag der Eruption im Gesichte eine subcutane Anschwellung; die Lippen, die Augenlider, die Ohren, die Nase sind intumescirt; dieser Zustand kann neun oder zehn Tage lang dauern. Die Schwellung verbreitet sich vom sechsten bis zum neunten Tage über die Glieder; sie ist überall ausgeprägt, wo die Pusteln confluiren und zwar besonders an den Händen und Füssen, wo sie zuweilen sehr schmerzhaft ist; sie verschwindet vom zehnten bis zum vierzehnten Tage.

Die Pusteln treten ebenso auf den Schleimhäuten wie auf der äusseren Haut auf; selbst bevor noch letztere von denselben befallen ist, klagt das Kind über Schmerzen im Halse und man bemerkt in demselben einen papulösen, dann pustulösen Ausschlag, der sich über das Gaumensegel, über die Innenfläche der Wangen, über die Zunge, das Zahnfleisch und die Lippen ausbreitet; alle diese Theile sind roth, angeschwollen, mit pustelartigen Bläschen, die das Aussehen einer Pseudomembran haben, bedeckt; das Schlucken ist schmerzhaft und bei den mehr als 6 Jahre alten Kindern kann man einen reichlichen Speichelfluss beobachten; in den Fällen, in welchen die Pocken sehr confluirend sind, befallen sie sogar die Schleimhäute der Athmungsorgane; sie entwickeln sich in den Nasenhöhlen, dem Kehlkopf, der Trachea und in den grossen Bronchien; die Respiration ist alsdann erschwert, die Stimme schwach und das Kind kann einem Glottisoedem erliegen. Die Pusteln werden auch auf der Conjunctiva palpebrarum und bisweilen sogar auf der Sclerotica beobachtet; sie werden von Lichtscheu und Thränen der Augen begleitet; in einigen Fällen rufen sie eine heftige Augenentzündung hervor, die sich bis zu einer Erweichung und Perforation der Cornea steigern kann, welche eine eiterige Schmelzung des Auges zur Folge hat. Die Schleimhaut der Vulva, sowie des Praeputiums werden oft ebenfalls von dem Ausschlag befallen.

Das Fieber, welches schon am ersten Tage der Krankheit eine Höhe von 39° oder sogar 40° erreichen kann, zeigt in den folgenden Tagen geringe Morgenremissionen, bleibt jedoch bis am Ende des dritten oder vierten Tages, an welchem das Thermometer am Abend 41° zeigen kann, immer erhöht; darauf geht, sobald der Ausbruch beendet ist, eine sehr merkbare Remission vor sich, die in leichten Fällen sogar bis zur normalen Temperatur fallen kann.

Allein zur Zeit der Suppuration, wenn sich die Bläschen in Pusteln umbilden, erscheint das Fieber wieder oder es steigert sich (secundäres oder Eiterungs-Fieber) mit grossen täglichen Schwankungen, die des Abends eine Höhe von 39⁰ bis 40⁰ erreichen; es vermindert sich von Neuem allmälig, sobald die Eiterung gut im Gange ist und hört mit dem Abtrocknen der Pusteln gänzlich auf. In den Fällen, welche mit dem Tode endigen, hat das Fieber hingegen eine ausserordentliche Heftigkeit; man hat das Thermometer in den letzten Lebensstunden 42⁰, sogar 44⁰ erreichen und noch kurze Zeit nach dem Tode steigen sehen. Wenn das Fieber lebhaft ist, wird es bei der regelmässigen Variola von Aufregung und manchmal von selten heftigen, nicht langdauernden Delirien begleitet; endlich beobachtet man in schweren Fällen vor dem Tode Convulsionen, Sehnenhüpfen und Coma. Die Constipation dauert gewöhnlich während dieses ganzen Zeitabschnittes fort; nicht selten beobachtet man indessen bei sehr jungen Kindern auch Diarrhoe. Der Harn ist ein febriler, selten eiweisshaltiger.

Exsiccations- und Decrustationsstadium. — Vom sechsten bis zum neunten Tage fangen die Pusteln an, in derselben Reihenfolge, in welcher sie erschienen sind, zu vertrocknen; die Abtrocknung ist ungefähr vom zehnten bis zum vierzehnten Tage allgemein. Sie geschieht auf zweierlei Weise: bald bersten die Pusteln und lassen einen dicken Eiter ausfliessen, der sich ausbreitet und an der Luft erhärtet, so dass das Gesicht nach einem confluirendem Exanthem mit einer grindigen und schwärzlichen Larve bedeckt ist, bald werden die Pusteln durch die Resorption ihres Inhaltes runzelig, fallen zusammen und verwandeln sich in eine trockene Kruste; zu dieser Zeit exhalirt die Hautoberfläche einen foetiden Geruch, und es entsteht ein lebhaftes Jucken auf derselben.

Die Krusten lösen sich nach und nach ab und lassen bald dunkelblaue Flecke, die nach einigen Wochen verschwinden, bald eingezogene Narben zurück, welche als ein unauslöschlicher Stempel der Krankheit verbleiben; in einigen Fällen werden die Pusteln der Ursprung von wirklichen Ulcerationen, die hässliche Narben zur Folge haben, welche das Kind für das ganze Leben entstellen.

Die Abtrocknung und das Abfallen der Krusten können sich bis zum vierzigsten Tage hinziehen; wenn keine Complication hinzutritt, so ist dieses Stadium fast immer fieberlos.

§ 3. **Varietäten. Anomalien.** — Ebenso wie die anderen Eruptionsfieber können die Blattern Varietäten und Anomalien zeigen.

Diese können sich auf den Ausschlag allein beziehen; so sind bei kränklichen und entkräfteten Kindern die Pusteln oft blass und unregelmässig; ebenso kann bei sehr jungen Kindern die Dauer ihrer Entwicklung abgekürzt sein.

Variolois. — Man hat unter dem Namen der Variolois eine gewöhnlich gutartige Form der Krankheit beschrieben, welche man auch modificirte Pocken nennt, weil sie sich hauptsächlich bei Geimpften zeigen. Allein diese Form bestand schon vor der Entdeckung der Schutzblattern und da die wirklichen Blattern auch bei vaccinirten Individuen vorkommen können, so muss man folglich die Variolois als wenig heftige Variola betrachten, welche solche Menschen befällt, die sich, sei es von Natur, sei es durch den schützenden Einfluss einer vorhergegangenen Impfung, für die Entwicklung der Variola wenig empfänglich zeigen.

Die Variolois wird durch das Fehlen des secundären oder Eiterungs-Fiebers characterisirt. Die Krankheit beginnt mit denselben, jedoch nicht so heftig auftretenden Symptomen wie die wirkliche Variola. Die Eruption ist in der Regel spärlich, die Papeln gehen in seropurulente Vesikel über und werden am zweiten oder dritten Tage des Ausbruchs gedellt; sie zeigen nur einen unbedeutenden Entzündungshof und trocknen schnell ab. Die Krusten fangen am achten Tage an sich loszulösen. Die Abschälung ist am zwölften bis vierzehnten Tage beendet; sie hinterlässt Flecke, die sich verwischen und es bleiben keine Narben zurück; das bisweilen im Anfang ziemlich lebhafte Fieber sinkt gänzlich, sobald die Eruption beendet ist; das Gesicht und die Extremitäten sind nicht angeschwollen. In einigen Fällen tritt dieses Leiden so gutartig auf, dass es sich nur durch wenige zerstreute Pusteln auf dem Gesicht und den Gliedmaassen (bei sehr jungen Kindern auf der Inguinalfalte) zeigt. Das Fieber ist dann so leicht, dass die Kranken nicht genöthigt sind, das Bett zu hüten. Diese milden Formen sind indessen ebenso ansteckend wie die anderen und können die richtige Variola erzeugen.

Bösartige Variola. — Neben der eben angeführten gutartigen Form begegnet man anderen, bei welchen die Pocken im Gegentheil von schweren nervösen Zufällen und von Haemorrhagien begleitet sind.

Die beunruhigenden Symptome zeigen sich im Allgemeinen vom Anbeginn der Krankheit; das Kind wird von einem intensiven Fieber, von sehr lebhaften Schmerzen in der Lumbal- und Unterbauch-Gegend, von einer sehr grossen Unruhe oder von Delirien befallen. Die Brust scheint beklommen, die Dyspnoe ist aussergewöhnlich gross, ohne dass die Auscultation den Grund dafür ergiebt (nach den Untersuchungen

Brouardel's dürfte sie durch die ungenügende Blutoxydation verursacht werden, da die rothen Blutkörperchen die Fähigkeit verloren haben, die Gase zu absorbiren), die Haut bedeckt sich mit Schweiss und wird der Sitz von Petechien oder sogar von wirklichen Ecchymosen, denen oft ein scharlachähnlicher, mehr oder weniger ausgedehnter Rash von sehr dunkler Färbung vorausgeht. Gleichzeitig treten Haemorrhagien aus den Schleimhäuten ein und das Kind kann in einem oder zwei Tagen in einem Zustande von äusserster Beklemmung erliegen, ohne dass sich der Blatternausschlag gezeigt hat.

Wenn sich die Krankheit länger ausdehnt, so erscheint die Eruption gegen den vierten Tag, nimmt jedoch einen schlimmen Ausgang; die Pusteln collabiren, werden runzelig und in ihren Zwischenräumen ist die Haut bleich und livid; wenn zu dieser Zeit das Fieber und die Delirien nicht nachlassen, so stirbt das Kind fast immer am achten oder neunten Tage.

In anderen Fällen erscheinen die Haemorrhagien erst im Laufe der Krankheit, allein die gesammten Symptome sind von Anfang an schwer. Der Ausbruch geschieht unregelmässig, die Pusteln nehmen vom zweiten bis zum fünften Tage nach ihrem Erscheinen eine dunkelrothe Färbung an und werden besonders in der Umgebung der Trochanteren, des Kreuzbeins und hauptsächlich an den Körpertheilen, welche einem Drucke ausgesetzt sind, von einem ecchymotischen Hofe umgeben. In einigen Fällen ist die ganze Haut der Sitz einer weit ausgedehnten Eruption von Purpura (schwarze Pocken), bisweilen zeigen sich sogar pemphigusähnliche Blasen, die mit schwarzem Blut angefüllt sind; Haemorrhagien erfolgen aus der Nase, den Därmen, den Nieren u. s. w. und der Kranke erliegt an Entkräftung oder mitten unter atactischen und adynamischen Symptomen; die Heilung findet nur ganz ausnahmsweise statt.

§ 4. **Complicationen.** — Die Pocken können sich während der Eiterungsperiode mit Pyaemie verbinden; das Fieber wird dann deutlich remittirend oder sogar intermittirend und ist von heftigen Frostanfällen begleitet; in den Eingeweiden und in den Gelenken entwickeln sich Eiterheerde und der Tod tritt im Laufe der zweiten oder dritten Krankheitswoche ein.

Bisweilen beobachtet man Herzerkrankungen, wie Endocarditis oder eine leichte Pericarditis im Verlauf der discreten, sowie eine fettige Degeneration des Herzmuskels selbst während der confluirenden Pocken.

Auf diese Complication muss man wahrscheinlich die beschriebenen plötzlichen Todesfälle im Verlaufe der Variola zurückführen (Desnos und Huchard).

Die lobäre Pneumonie ist bei den Pocken häufiger als bei den anderen fieberhaften Exanthemen.

Während der Abtrocknung kann man eine ulceröse Colitis, die von einer übermässigen und zuweilen tödtlichen Diarrhoe begleitet wird, ferner eine eiterige Otitis, eine brandige Laryngitis, sowie verschiedene Paralysen, hauptsächlich der Stimmbänder, endlich und zwar sehr häufig Furunkeln und subcutane Abscesse beobachten.

§ 5. **Diagnose.** — Die Diagnose der Pocken kann nur vor dem Ausbruch ernste Schwierigkeiten verursachen; wenn das Fieber heftig und von Delirien oder Convulsionen begleitet ist, so kann man bis zum Erscheinen der Papeln an die Existenz einer Meningitis glauben; in den meisten Fällen ist indessen die Diagnose leicht und besonders zur Zeit einer Epidemie kündet bei einem nicht geimpften Kinde das Erscheinen eines von Verstopfung, galligem Erbrechen und Rückenschmerz begleiteten Fiebers fast unfehlbar die Pocken an; ein Zweifel kann nur bei sehr kleinen Kindern obwalten, die unfähig sind, den Sitz des Lendenschmerzes anzugeben. Der Rückenschmerz, das Fehlen der Angina oder der catarrhalischen Erscheinungen werden die Verwechslung eines Rash mit dem Masern- und Scharlach-Exanthem verhindern; indessen ist die Diagnose bisweilen vor dem Ende des ersten Tages unmöglich.

Sobald der Ausbruch einmal geschehen ist, kann man die Krankheit nicht mehr verkennen. Allein es giebt gewisse so discrete Varioloiden, dass sie ohne aufmerksame Untersuchung für einen Acne- oder Ecthyma-Ausschlag gehalten werden können; das Vorhandensein einer leichten Fieberbewegung sowie die Anamnese lassen den Irrthum, welcher für die Umgebung des Kranken sehr schädlich sein könnte, vermeiden.

§ 6. **Prognose.** — Die Prognose ist bei den Pocken sehr verschieden, je nachdem man es mit geimpften oder nicht geimpften Kindern zu thun hat. In allen Epidemien hat man einen ungeheuren Unterschied zwischen der Sterblichkeit der ersteren und der letzteren constatirt; unter 601 im Prager Kinderspital während 3 Jahre (1871 bis 1873) behandelten Pockenkranken, starben 269, d. h. 47 %; die Sterblichkeit betrug bei den nichtgeimpften Kindern 58,4 %, bei den geimpften 18,6 % (Neureutter). Für die Revaccinirten ist die Prognose noch günstiger.

Das Alter des Kranken muss ebenfalls in Betracht gezogen werden; je jünger ein Kind ist, desto mehr ist sein Leben durch die Variola bedroht. Bei den Kindern unter einem Jahre, die allerdings sehr oft ungeimpft sind, nimmt die Krankheit fast immer einen tödtlichen Ausgang, während schon gegen das Ende des zweiten Jahres die regelmässigen Blattern oft heilen; ihre Gefährlichkeit steht zu ihrer Confluenz und mit der Unregelmässigkeit ihrer Erscheinungen in Beziehung.

Gewisse Symptome haben eine besonders ernste Prognose und sind gewöhnlich die Vorboten des lethalen Ausganges; zu diesen gehören: die Heftigkeit der Erscheinungen im Beginn der Krankheit, die zu frühzeitige Eruption, das Fortbestehen des Fiebers und der Delirien, nachdem der Ausbruch des Exanthems beendet ist, das Collabiren der Pusteln, das Fehlen der Anschwellung des Gesichtes bei den confluirenden Blattern.

Unter den Complicationen sind folgende die schwersten: die Entwicklung der Pusteln auf der Schleimhaut des Kehlkopfes, die Pyaemie und die Haemorrhagien.

Die Bildung von Pusteln auf der Conjunctiva, besonders in der Nähe der Hornhaut, durch welche eine Vereiterung des Auges herbeigeführt werden kann, ist ebenfalls mit Bezug auf das Sehvermögen äusserst ernst. Dieses fürchterliche Vorkommniss hat sich seit der Einführung der Schutzblattern vermindert.

§ 7. **Behandlung.** — Die vorzüglichste **prophylactische Behandlung** der Pocken besteht in der Impfung; dieses Mittel kann sogar nützlich sein, wenn es während des Incubationsstadiums der Krankheit angewendet wird, jedoch unter der Bedingung, dass die Schutzblattern wenigstens fünf Tage vor der Entwicklung der ersten Symptome der Pocken eingeimpft sind; im anderen Falle würden sie nicht Zeit genug haben, um ihre Wirksamkeit zu entfalten. Unter ihrem Einfluss wird die Variola in ihren Erscheinungen gemildert und meistens in einfache Variolois verwandelt. Später ist die Wirkung der Impfung viel problematischer; die Versuche im Verlaufe der Variola Schutzpockenlymphe einzuimpfen oder sogar subcutan zu injiciren (Furley), haben nur sehr streitige Erfolge ergeben.

Die Einimpfung von Variolagift, welche früher als prophylactisches Mittel gegen die spontanen Pocken angewendet wurde, hat man als sehr gefährlich völlig verlassen; dieselbe ist der Schutzpocken-Impfung gewichen.

Es ist unnöthig anzuführen, dass die vollständige Trennung von den Pockenkranken, selbst für Geimpfte, das hauptsächlichste Schutzmittel ist.

Therapie. — Bei leichten Pockenfällen bedarf es keiner activen Behandlung; erfrischende Getränke, sowie eine sorgfältige Sauberkeit genügen. Man muss indessen, um einer Entstellung des Kindes vorzubeugen, die Pusteln im Gesicht nicht reif werden lassen; zu diesem

Zwecke muss man sie mit Argentum nitricum cauterisiren oder das Gesicht mit Collodium, Emplastrum de Vigo[1] oder irgend einer Mercurialsalbe, wie z. B. aus Sapo 10, Glycerin 4, Unguent. cinet. 20 Thle., bestreichen (Revilliod).

Wenn die Eruption und besonders die Desiccation von einer grossen Reizung der Haut begleitet ist, so werden Waschungen oder lauwarme Bäder, Einreibungen mit Fett oder Glycerin den Juckreiz vermindern und das Abfallen der Krusten befördern. Die lauwarmen Bäder sind auch indicirt, wenn die Temperatur sehr hoch ist.

Wenn die Krankheit einen adynamischen Character annimmt, so muss man Wein, Alcohol, China verordnen und bei Haemorrhagien damit saure Getränke, schwefelsaures Chinin, Ratanhiaextract, das man innerlich oder in Klystierform anwendet, verbinden.

Die Unruhe, die Delirien, die Convulsionen erfordern die Anwendung von Opium, Dower'schem Pulver, Chloral in kleinen Dosen. Wenn der Ausbruch schlecht von Statten geht oder sich verzögert, so wird bisweilen ein Brechmittel genügen, um sein Erscheinen zu bewirken.

Man muss zu gleicher Zeit die Haut durch ein Dampfbad[2] und durch den inneren Gebrauch von Ammon. acet. zu reizen suchen.

Die Eruption im Pharynx muss man durch Gargarismen zu bekämpfen suchen; ist sie heftig, so muss man das Kind kleine Eisstückchen verschlucken lassen.

Bei der variolösen Augenentzündung muss man sich von jeder activen Medication fern halten. Man legt einfach auf die Augenlider Compressen, die mit Glycerinsalbe bestrichen sind. Wenn diese Compressen vom Beginn der Krankheit an gemacht werden, so können sie sogar die Entwicklung von Pusteln auf den Augenlidern verhindern (Wecker). Wenn auf der Conjunctiva und auf den Rändern der Cornea eine Eruption entsteht, so muss man die Augen mit Compressen von warmem Wasser, welche durch einen Compressivverband festgehalten werden, bedecken und täglich mehrere Male zwischen die Augenlider eine Atropinlösung eintröpfeln, um den intraoculären Druck zu vermindern.

Ein noch wenig bekanntes Medicament, das jedoch eines Versuches werth ist, das Xylol, ist neuerdings von Burkhart bei der Behand-

---

[1] Emplastrum de Vigo besteht aus Hydrargyrum ca. 25 % und aus Emplastr. Plumb. simpl., Cera flava, Olibanum, Ammoniac Gummi, Bdellium, Myrrha, Crocus, Terebinth. comm., Styrax liquida, Ol. Lavandulae, zusammen 75 %. Es ist unserem officinellen Empl. oxycroceum ähnlich. D. Uebers.

[2] Die Anwendung von Dampfbädern, um die Pockeneruption zu befördern, ist in Deutschland nicht gebräuchlich, dürfte auch in der Privatpraxis mit sehr grossen Schwierigkeiten verknüpft sein. D. Uebers.

lung der Pocken empfohlen worden; man verschreibt es Kindern in einer Dosis von 0,50 bis 1 Gramm in einer Portion. Es soll hauptsächlich gegen die Eruption im Pharynx indicirt sein und durch seinen penetranten Geruch den stinkenden Ausdünstungen, welche den confluirenden Pocken folgen, abhelfen. Die ebenfalls unlängst als Desinficirungsmittel gepriesene Carbolsäure hat nicht den Erfolg ergeben, welchen man von ihr erwartete.

Fünftes Capitel.

Impfpocken (Schutzblattern, Vaccine).

Die Impfpocken werden beim Menschen durch die Einimpfung von Kuhpockenstoff, d. h. einer serösen Flüssigkeit hervorgerufen, welche den Pusteln entnommen ist, die sich auf dem Euter der cowpox[1] befallenen Kühe entwickelten.

§ 1. **Symptomatologie.** — Wenn ein Kind, sei es mit Kuhlymphe, sei es mit der bei einem andern Kinde gesammelten Vaccine geimpft worden ist, sieht man auf den geimpften Stellen nach drei Tagen oder im Laufe des vierten Tages einen kleinen rothen erhabenen Fleck erscheinen; am fünften Tage wird dieser Fleck zu einem Bläschen ohne speciellen Character; am sechsten ist das Bläschen breiter, abgeplattet, hat eine centrale Depression und eine weissliche perlmutterglänzende Farbe, seine Basis ist von einem rothen Hof umgeben. Es dehnt sich aus, entwickelt sich in den beiden folgenden Tagen und wird zu einer 2 bis 5 ^{mm} grossen Pustel von einer weissen, ein wenig azurblauen Farbe; sie ruht auf einer rothen, harten und erhabenen Basis; am zehnten Tage beträgt ihre Breite 2 ^{cm}; die darunter liegenden Gewebe sind noch infiltrirt und die benachbarten Drüsen sind zuweilen angeschwollen; sie ist der Sitz eines lebhaften Juckens und ruft oft eine leichte fieberhafte Reaction hervor.

Am zwölften oder dreizehnten Tage sind alle diese Erscheinungen verschwunden; die gänzlich verwelkte Pustel bildet nur eine schwärzliche Kruste, welche im Laufe der dritten oder vierten Woche abfällt und an ihrer Stelle eine vertiefte, bisweilen mit schwarzen Puncten besäete Narbe zurücklässt, die das ganze Leben hindurch bleibt.

[1] Wir verweisen mit Rücksicht auf Alles, was auf den Ursprung der cowpox und auf ihre Verhältnisse zu der Pferdemauke und den Schafpocken Bezug hat, auf die speciellen Abhandlungen.

Wenn man das Impfbläschen gegen den sechsten Tag untersucht, so sieht man mit dem blossen Auge, dass es aus einem alveolären Gewebe gebildet worden, welches mit einer klaren Flüssigkeit angefüllt ist, in welcher jedoch die Microscopiker das Vorhandensein von rothen sowie weissen Blutkörperchen und Trümmern von Epidermiszellen constatirt haben. Einige Beobachter (Keber, Chauveau, Cohnheim) haben darin ausserdem Körperchen mit freien Kernen und andere noch kleinere anatomische Elemente entdeckt; diese Körperchen oder die Leucocyten sollen den wirksamen Theil des Kuhpockengiftes bilden.

Anomalien und Complicationen. — Die Schutzblattern bieten bisweilen einige Unregelmässigkeiten in ihrem Verlaufe oder in einigen ihrer Symptome dar.

Das im Allgemeinen sehr leichte Fieber, welches die Pustelbildung begleitet, nimmt in einigen Fällen eine aussergewöhnliche Heftigkeit an und kann sogar bei sehr jungen Kindern von einer gewissen Gefährlichkeit sein; es ruft bisweilen auf der Haut einen Ausbruch von Sudamina hervor.

Die Entzündung der Cutis und des Unterhautbindegewebes in der Umgebung der Pustel kann einen phlegmonösen Character annehmen und eine Eiterung der benachbarten Drüsen hervorrufen; manchmal (dies ist hauptsächlich in Asylen und Kinderkrankenhäusern der Fall) wird sie die Ursache eines Erysipelas, welches tödtlich werden kann. Bei kränklichen Individuen kann die Pustel ulceriren und sogar gangraenös werden.

In einigen, übrigens sehr seltenen Fällen, hat man die Entwicklung einiger Pusteln ausserhalb der geimpften Stellen bemerkt, welche am Tage der Entwicklung der Impfpocken oder einige Tage später hervorkamen. Man darf diese Fälle, in denen die Schutzblattern den Character eines allgemeinen Eruptionsfiebers annehmen, nicht mit denjenigen verwechseln, in welchen man in Folge einer Wiedereinimpfung der Lymphe, die das Kind durch Kratzen mit den Nägeln bewirkte, sich nach den ersten Pusteln neue entwickeln sah.

Unter dem Einfluss einer anderen Krankheit kann der Ausbruch der Schutzblattern verzögert werden; so entwickelt sich die Pustel bei Individuen, welche mit einer vorgeschrittenen Tuberculose behaftet sind, selten vor dem zehnten Tage. Wenn Masern oder Scharlach im Verlauf der Schutzpocken auftreten, so werden letztere in ihrer Entwicklung bis nach dem Verschwinden des Exanthems aufgehalten.

Falsche Schutzblattern. — Bisweilen bildet sich in Folge der Vaccination auf der geimpften Stelle eine Entzündung ohne specifischen Character, welche keine Immunität gegen die Pockenansteckung und

Wirkung einer neuen Impfung gewährt; daher der Name falsche Schutzblattern. Sie erscheinen gewöhnlich ein oder zwei Tage nach der Impfung in Form von entzündlichen Knötchen, welche entweder sehr schnell verschwinden oder auch drei oder vier Tage hindurch wachsen, bläschenförmig werden und dann fast sofort abtrocknen. Bisweilen bleibt das Pseudo-Vaccinebläschen noch einige Tage länger, aber immer erhält es sich conisch; niemals nimmt es die abgeplattete, gedellte Gestalt und die weisse perlmutterartige Färbung der wirklichen Vaccine-Pustel an. Wenn man es öffnet, so entleert es mit einem Male seinen Inhalt, anstatt dies, wie die gefächerte Pustel der richtigen Schutzblattern, nach und nach zu thun. Endlich sind die falschen Schutzblattern nicht wieder impfbar und wenn sie eine Narbe hinterlassen, so bietet diese niemals das vertiefte Aussehen wie bei den wirklichen Schutzblattern dar.

§ 2. **Vaccination.** — Die Vaccination ist die Einimpfung des Schutzpockengiftes.

Wahl der Schutzpockenlymphe. — Die beste Lymphe ist diejenige, welche bei den von den cow-pox befallenen Kühen gesammelt ist; allein sie ist sehr selten und man ersetzt sie gewöhnlich durch die einem frisch geimpften Kinde entnommene. (Impfung von Arm zu Arm.)

Dieses Verfahren ist fast immer von Erfolg, doch ohne Vorsicht vollführt, hat es die Veranlassung zur Einimpfung der Syphilis gegeben; man hat es deshalb in den letzten Jahren durch eine künstlich erlangte animale Lymphe zu ersetzen gesucht. Zu diesem Zwecke veranlasst man die Bildung von Vaccinepusteln auf dem Bauche und den Brustwarzen eines Kalbes oder sogar auf dem Hodensack eines Stiers (de Wette) vermittelst Einimpfungen von Kuhpockengift oder der Lymphe eines vaccinirten Kindes (Retrovaccination). Man verschafft sich so gewissermaassen die Lymphe aus zweiter Hand, welche allerdings vor syphilitischer Ansteckung schützt, jedoch selten so sichere Resultate ergiebt, wie die Impfung von Arm zu Arm. Letztere ist also stets vorzuziehen, wenn man sich zur Abimpfung ein Kind verschaffen kann, welches genügende Garantien für eine gute Gesundheit bietet.

Conservirung der Lymphe. — In Folge der Schwierigkeit, immer ein Kind zum Abimpfen bereit zu haben, sind verschiedene Mittel zur Conservirung der Lymphe erfunden worden; das beste Verfahren besteht in der Anfüllung von sehr feinen Glasröhrchen, welche in ihrer Mitte eine Erweiterung haben, mit Schutzpockenlymphe; die Flüssigkeit dringt in dieselben vermittelst Capillarität ein und wenn die Röhre einmal angefüllt ist, so schmilzt man ihre beiden Enden über der Lampe zu.[1] Die so vor der Berührung der Luft geschütze Lymphe kann ihre Wirksamkeit ein Jahr hindurch und länger bewahren.

Man conservirt sie auch zwischen Glasplatten oder getrocknet auf der Spitze einer Lanzette, auf kleinen Elfenbeinstiften oder auf einer Nadel, welche man anfeuchten muss, sobald man sich ihrer bedienen will. Endlich kann der Pockenstoff in Form von getrockneten Vaccine-Krusten in einem hermetisch verschlossenen Gefässe aufbewahrt werden.

Wahl des zur Abimpfung zu benutzenden Kindes. (Stammimpfling). — Das Individuum, von welchem abgeimpft werden soll, muss ein zum ersten Male vaccinirtes Kind sein; man muss sich überzeugen, dass dasselbe überhaupt mit keiner und besonders mit keiner ansteckenden Krankheit behaftet ist; wenn möglich hat man sich auch über die Gesundheit der Eltern, hauptsächlich in Hinsicht auf die Syphilis zu informiren. Ein Kind, welches älter als fünf Monate ist, verdient vor jüngeren den Vorzug, da sich die angeborene Syphilis zu dieser Zeit fast unfehlbar gezeigt haben würde, wenn es an derselben litte.

Der günstigste Moment, um die Lymphe abzunehmen, erstreckt sich vom vierten bis zum sechsten Tage von der Impfung an gerechnet; zu dieser Zeit besitzt das Pockengift seine ganze Kraft; seine Wirksamkeit fängt mit dem siebenten Tage an, sich zu vermindern und verliert sich vom elften bis vierzehnten gänzlich; der fünfte Tag ist der beste.

Impfungen von Arm zu Arm. — Um die Inoculation von Arm zu Arm auszuführen, öffne man das Bläschen mit einer Lanzette und vermeide sorgfältig jede Blutung des Kindes, da das Blut die hauptsächlichste Ursache für die Uebertragung der vaccinalen Syphilis zu sein scheint; dann mache man auf der Haut des Impflings mit der mit Lymphe benetzten Lanzette ganz oberflächliche kleine Stiche, indem man mit dem Instrument unter die Epidermis gleitet; einige Aerzte ziehen den Stichen leichte Hauteinschnitte, auf welche man die Lymphe aufstreicht, vor. Man wählt zu dieser kleinen Operation gewöhnlich die Haut des oberen und äusseren Theiles des Armes und bringt auf jeden Arm drei Impfstiche an; man muss zwischen den Stichen einen Abstand von mindestens zwei Centimetern lassen; Pusteln, welche näher aneinander gerückt sind, können eine zu lebhafte locale Reaction hervorrufen.

Wenn das zu impfende Kind ein Muttermal zeigt (Naevus maternus),

---

[1] Die Zuschmelzung bedarf einiger Vorsicht, weil man sonst Gefahr laufen könnte, die Lymphe zum Gerinnen zu bringen. Der Verschluss der Lymphröhrchen mit Siegellack dürfte auch ausreichend sein. Der Uebers.

so impfe man auf diesem, da die Vaccine als ein Heilmittel gegen diese angeborenen Geschwülste gepriesen wird.

Nach beendeter Impfung muss man, sobald das geimpfte Kind irgend einer ansteckenden Krankheit verdächtig ist, das Instrument, dessen man sich bedient hat, vernichten oder im Feuer glühen lassen. Man kann in solchem Falle die Lanzette durch eine Nadel ersetzen.

Alter und Bedingung für die Impfung. — Man kann die Kinder in jedem Alter impfen; zur Zeit einer Pockenepidemie muss man es schon am achten Tage nach der Geburt thun, wenn man nicht lieber die sechste Woche abwartet, zu welcher Zeit das Kind der durch den Ausbruch der Schutzblattern hervorgerufenen allgemeinen Reaction besser Widerstand leisten kann.

Wenn eine erste Impfung misslungen ist, so darf man nicht zögern, dieselbe ein und im Nothfalle sogar mehrere Male zu wiederholen, bis sie Erfolg hat; es giebt nur sehr wenige Individuen, die für die Schutzblattern völlig unempfänglich sind.

Man darf, wenn irgend möglich, nur ganz gesunde Kinder impfen; LEGENDRE, RILLIET und BARTHEZ rathen sogar, sehr junge oder kränkliche Kinder, bei denen man das Incubationsstadium der Variola vermuthet, nicht zu impfen, aus Furcht, dass die gleichzeitige Entwicklung beider Affectionen bei einem sich in so ungünstiger Lage befindenden Kinde, noch ernster sei, als die Pocken allein.

Revaccination. — Die durch die Schutzblattern gewährte Immunität gegen die Pocken und eine neue Impfung, kann sich nach einer längeren oder kürzeren Zeit, die jedoch unmöglich im Voraus bestimmt werden kann, vermindern oder ganz verlieren; man thut also gut, die Kinder nach Verlauf einiger Jahre zu revacciniren.

TROUSSEAU will sogar, dass jedes Individuum alle 5 bis 7 Jahre[1] revaccinirt werde. Wir brauchen nicht zu bemerken, dass diese Vorsicht zur Zeit einer Pockenepidemie unerlässlich nothwendig ist.

Sechstes Capitel.

Windpocken (Varicella, Schafblattern).

§ 1. **Aetiologie.** — Die Varicella ist fast ausschliesslich eine Kinderkrankheit; man kann sie schon im ersten Jahre beobachten, jedoch ist sie vom zweiten bis sechsten Jahre besonders häufig. Sie

[1] Nach dem Impfgesetze des Deutschen Reiches muss die Revaccination im 12. Lebensjahre geschehen. Der Uebers.

zeigt sich oft in Epidemien und entsteht unter dem Einfluss der Ansteckung. Sie scheint gar nicht oder nur sehr schwer impfbar zu sein.

Die Windpocken sollen sich häufig nach dem Keuchhusten (West) und nach den Masern (Henoch) entwickeln.

Wesen der Krankheit. — Einige Autoren halten die Varicella nur für eine sehr milde Form der Variola; daher ihr Name Windpocken. Diese Ansicht hat nur die Analogie der beiden Eruptionen und die bisweilen beobachtete Coincidenz der Variola- und Varicella-Epidemien für sich, sie ist jedoch unhaltbar gegenüber der Thatsache, dass die Schafblattern einerseits weder vor den Pocken noch vor der Wirkung der Impfung schützen, und dass sie andererseits bei Kindern, welche geimpft sind oder schon Variola gehabt haben, auftreten können.

Uebrigens unterscheidet sich die Varicella durch ihren Verlauf, hauptsächlich aber durch das häufige Fehlen oder die Kürze ihres Prodromalstadiums wesentlich von der Variola.

§ 2. **Symptomatologie.** — Nach einem Incubationsstadium, welches 8 bis 19, am häufigsten 14—15 Tage dauern soll (Gerhardt), kündigen sich die Windpocken durch einen leichten Frost, Schwere in den Gliedern und ein gewöhnlich geringes Fieber an; das Thermometer schwankt zwischen 38° und 39°. Ausnahmsweise kann das Fieber von Anfang an eine Heftigkeit annehmen, welche an das Prodromalfieber der Variola erinnert. Man hat es, hauptsächlich während der Dentition am ersten Tage 40°,5 erreichen sehen (Henoch), allein es erhält sich nur sehr kurze Zeit auf dieser Höhe.

Die Eruption beginnt bisweilen gleichzeitig mit dem Fieber oder einige Stunden später; niemals dehnt sich das Prodromalstadium über mehr als zwei Tage aus. Das Exanthem erscheint in der Gestalt von kleinen papulösen, abgerundeten, dunkelrothen Flecken, welche sich meistentheils zuerst auf dem Rumpfe zeigen und erst später das Gesicht befallen, gerade entgegengesetzt der bei der Variola beobachteten Reihenfolge. Die Papeln werden nach Verlauf von einigen Stunden auf ihrer Spitze von einem Bläschen bedeckt und am folgenden Tage sind sie vollständig vesiculös.

Diese Bläschen sind bald klein und scharf zugespitzt, bald grösser und kugelförmig; sie können mehrere Millimeter im Durchmesser erreichen; sie werden von einer Flüssigkeit, die klar wie Quellwasser oder leicht gelblich aussieht, gewaltsam ausgedehnt; ihre Basis wird bisweilen von einem entzündeten Hof umgeben. Am dritten Tage wird ihr Inhalt etwas trübe und hat die Tendenz eiterig zu werden; am vierten Tage beginnt die Abtrocknung; die Bläschen werden runzelig, sinken zusammen und bilden kleine bräunliche Krusten, die gegen den achten Tag abfallen; oft werden sie vor ihrer gänzlichen Vertrocknung von den Kindern mit den Nägeln abgekratzt. An ihre Stelle treten röthliche Flecke, welche schnell und fast immer ohne Narben verschwinden.

Oft erfolgt die Eruption nicht mit einem Male, sondern wird durch einige Nachschübe bewirkt. Die Dauer der Varicellen wird alsdann ein wenig verlängert und man kann zu gleicher Zeit die Anwesenheit von Flecken, Bläschen und Krusten constatiren.

Das leichte Initialfieber verbleibt gewöhnlich bis zur Abtrocknung; selten ist die Krankheit während ihrer ganzen Dauer fieberlos.

§ 3. **Diagnose.** — Während des Prodromalstadiums kann die Diagnose der Varicellen zweifelhaft bleiben, doch ist die Krankheit, sobald sich die Eruption gezeigt hat, leicht zu erkennen; höchstens könnte man sie mit den Varioloiden verwechseln, von denen sie sich jedoch durch die Kürze ihrer Prodrome, durch den auf dem Rumpfe und nicht im Gesichte beginnenden Ausschlag und durch das gewöhnliche Fehlen einer centralen Delle auf den Bläschen unterscheidet.

§ 4. **Prognose und Behandlung.** — Die Prognose der Varicellen ist stets günstig. — Die Behandlung muss sich auf die Expectative beschränken.

Siebentes Capitel.

Typhus (typhöses Fieber, Nervenfieber).

Literatur.

Rilliet, De la fièvre typhoide chez les enfants. Thèse inaugurale. Paris 1840.

Traube, Deutsche Klinik, 1853, Nr. 27.

Fritz, Etude clinique sur divers symptômes spinaux observés dans la fiévre typhoide. Thèses de Paris, 1864.

Chedevergne, La fièvre typhoide et ses manifestations. Thèses de Paris. 1864.

Wunderlich, Das Verhalten der Eigenwärme bei Krankheiten. 2. Aufl. Leipzig, 1870.

Thaon. De la fièvre thyphoide chez les enfants. Mouvement médical 1872 p. 17 bis 21.

A. d'Espine, Quelques remarques sur la fièvre typhoide des enfants. Bulletin médical de la Suisse romande. Janvier 1875.

Lange Zeit mit anderen acuten Krankheiten unter dem Namen *Febris remittens infantilis* verwechselt, ist das typhöse Fieber der

Kinder erst seit Rilliet's Inaugural-Dissertation erkannt und beschrieben worden. Es unterscheidet sich durch seine Symptome wenig von demjenigen der Erwachsenen; indessen ist es lange Zeit wegen seiner relativen Gutartigkeit verkannt worden.

§ 1. **Aetiologie.** — Der Typhus kann das Kind in jedem Alter befallen. Man hat ihn schon bei Neugeborenen beobachtet (Charcellay, Bednar); er ist indessen vor dem vierten Jahre selten und kommt erst nach dem zehnten häufiger vor.

Nach Rilliet und Barthez werden Knaben viel häufiger von der Krankheit heimgesucht als Mädchen; nach anderen Statistiken und unseren eigenen Beobachtungen ist der Unterschied nur wenig bemerkbar.

Der Typhus ist eine durchaus primäre Krankheit, welche sich mit Vorliebe bei kräftigen und gesunden Kindern entwickelt. Er ist in Europa endemisch und nimmt von Zeit zu Zeit, besonders im Sommer und im Herbst, leicht die Dimensionen einer Epidemie an. Seine Verbreitung findet häufiger durch Infection als durch Contagion statt. Wir haben bei Kindern niemals ein sicher constatirtes Beispiel von directer Uebertragung der Krankheit beobachtet; alle Fälle, welche wir in Krankenhäusern gesehen haben, kamen von draussen herein und selbst wenn die Säle mit typhuskranken Kindern überfüllt waren, haben wir kein anderes Kind im Hospital vom Typhus befallen sehen. Unser Lehrer, Dr. Barthez, hat seit langen Jahren dieselbe Wahrnehmung im Hôpital St. Eugenie gemacht.

Das Typhusgift dringt, bald durch den Digestionscanal mit den Getränken und Speisen, bald durch die Respirationswege in den Organismus ein. Es ist in den typhösen Darmentleerungen enthalten und scheint sich oft in der Form von Staub, welcher aus den vertrockneten specifischen Excrementen herstammt, zu verbreiten (Biermer). Unreines Brunnenwasser ist mehrmals das erwiesene Beförderungsmittel des Giftes gewesen.

§ 2. **Pathologische Anatomie.** — Die characteristische Veränderung der Peyer'schen Plaques ist bei dem Kinde wie beim Erwachsenen vorhanden; allein sie ist bei ersterem weniger markirt, weniger vorgeschritten und kann sogar nach Rilliet und Barthez in einigen Fällen vollständig fehlen. Die weichen Plaques sind viel häufiger als die harten; die Geschwüre sind selten und Perforationen des Darmes bilden Ausnahmen. Diese Unterschiede verschwinden, je mehr man sich der Pubertät nähert.

Unter den Complicationen sind die Broncho-Pneumonie und die

cerebralen Affectionen häufiger, als beim Erwachsenen. Bei der dem Kindesalter eigenthümlichen Form der Meningitis sind die Pia mater und die graue Substanz der Hirnwindungen lebhaft injicirt; die Meningen sind stellenweise am Gehirn adhaerent und das Zellgewebe der Subarachnoidea ist bisweilen der Sitz eines serösen Ergusses.

§ 3. **Symptomatologie.** — Wir unterscheiden mit Rilliet und West beim Typhus der Kinder eine leichte und eine schwere Form.

I. Leichte Form. — Der Beginn der Krankheit ist oft unmerklich. Das Kind verliert die Munterkeit und den Appetit; es ermüdet leicht, sein Schlaf ist unruhig. Wenn man die Krankheit von Anfang an verfolgen kann, so beobachtet man eine ziemlich hohe Steigerung der Abendtemperatur mit Morgenremissionen; ebenso constatirt man, dass das Fieber mit jedem Tage mehr hervortritt, und dass die Prodrome sich mit der Krankheit selbst vermischen.

Nach Verlauf von 6 bis 8 Tagen wird die Mattigkeit beträchtlicher; gegen Ende des Tages ist die Haut glühend heiss, die Augen glänzen und die Wangen sind lebhaft geröthet; es ist eine geringe Unruhe vorhanden, die mit Somnolenz abwechselt. Am Morgen ist das Kind hingegen munter, es hat eine kühle Haut und eine natürliche Gesichtsfarbe. Dieser Unterschied zwischen der Morgen- und der Abendzeit rechtfertigt den Namen Febris remittens infantilis, welcher dieser Form des typhösen Fiebers von den alten Autoren gegeben ist.

Gegen Ende der ersten Woche constatirt man gewöhnlich folgende Symptome: Der Unterleib ist aufgebläht, bald unempfindlich, bald schmerzhaft beim Druck auf die rechte Regio iliaca; die Milz ist vergrössert und kann bei kleinen Kindern leicht unter dem Rippenrande gefühlt werden. Auf der Basis des Thorax oder auf dem Abdomen befinden sich meistens, jedoch nicht immer, einige linsengrosse hellrothe Flecke; dunkle kommen nur ausnahmsweise vor. Der Urin ist sparsam, febril, von dunkler Farbe und enthält bisweilen ein wenig Eiweiss. Die Diarrhöe besteht seit Beginn der Krankheit spontan oder nach einem Abführmittel; die Stuhlentleerungen, welche innerhalb 24 Stunden selten häufiger als 2 bis 3 Mal erfolgen, sind sehr dünn. Man hört sehr oft, trotz des Fehlens von Husten, ein helles Rasseln oder Ronchus sibilans über dem Thorax verbreitet. Die Kinder klagen über Kopfschmerz und haben manchmal Nasenbluten; gegen Abend sind sie aufgeregt und deliriren zuweilen in der Nacht. Die Temperatur, welche seit dem dritten oder vierten Tage am Abend eine Höhe von 39° bis 40° erreicht hat, zeigt vom sechsten oder achten Tage an starke Morgenremissionen, welche für das leichte typhöse Fieber characteristisch sind.

Im Laufe der zweiten Woche bleiben die Symptome dieselben oder ihre Intensität nimmt schnell ab. Die Morgenremissionen werden immer markirter und gewöhnlich ist die Temperatur vom elften bis fünfzehnten Tage Morgens bis zur Norm gesunken, während sie sich Abends noch zwischen 38°,5 und 39°,5 hält. Man kann die Krankheit in dem Augenblicke als beendet betrachten, wo die Apyrexie Abends und Morgens eine völlige ist; dies ist bei der leichten Form vom dreizehnten bis neunundzwanzigsten Tage der Fall. Wir haben mehrere Fälle von abortivem Typhus beobachtet, welche durch Milzvergrösserung und einige Roseolaflecke characterisirt waren, jedoch nicht länger als 8 oder 10 Tage dauerten; diese Fälle stimmen mit dem synochalen Fieber der alten Autoren überein.

Die Reconvalescenz geht trotz der Schwäche und Abmagerung des Kindes, die zu der Gutartigkeit und Kürze der Krankheit in keinem Verhältniss stehen, grösstentheils schnell und vollständig von Statten.

II. Schwere Form. — **Anfang.** — Das schwere typhöse Fieber beginnt oft mit Erbrechen, heftigem Kopfschmerz, Stuhlverstopfung und bisweilen mit Frost. Auch beobachtet man von den ersten Tagen an beunruhigende Symptome seitens des Nervensystems; am Tage zeigen sich Schlafsucht und Benommenheit, während der Nacht Unruhe, Delirien und bei kleinen Kindern mitunter Convulsionen.

Seltener ist der Anfang derselbe wie bei der leichten Form; die Symptome treten nach und nach auf und vom Beginn an ist Diarrhöe vorhanden.

Das Fieber nimmt schnell eine grosse Heftigkeit an; die Temperatur steigt am dritten oder vierten Tage bis auf 40° oder 40°,5 und erhält sich zehn bis vierzehn Tage lang in Form einer Febris continua ohne merkbare Remissionen auf dieser Höhe.

Acmestadium. — Wie auch immer der Beginn sein mag, der Zustand des Kindes verschlimmert sich am Anfang der zweiten Woche beträchtlich. Der Unterleib, welcher in der ersten Woche flach und sogar bisweilen eingezogen war, schwillt an und wird beim Druck, besonders in der rechten Regio iliaca schmerzhaft. Man sieht auf dem Abdomen einige Roseolaflecke, jedoch selten mehr als drei oder vier auf einmal, erscheinen. Die anfängliche Verstopfung macht der Diarrhöe Platz, die von nun an fortbesteht und eins der vorherrschenden Symptome bildet. Die Stuhlentleerungen sind sehr häufig und reichlich; es kommen im Laufe von 24 Stunden selten weniger als 4 oder 5 vor. Zuerst willkürlich, werden sie in allen Fällen unwillkürlich, wo die Delirien und die Schwäche sehr hervortreten. Die entleerten ochergelben Massen trennen sich, wenn sie ruhig stehen bleiben, in zwei Schichten, eine flockige, welche den Boden des Gefässes bedeckt und eine flüssige, welche darüber schwimmt (West). Je häufiger die Stühle sind, umsomehr nimmt der flüssige Theil im Verhältniss zum festen zu.

Zu gleicher Zeit wird die Zunge roth, wie gefirnisst, bald feucht, bald trocken und rauh, aber sie ist niemals fuliginös wie bei dem Erwachsenen. Das Zahnfleisch ist mehr oder weniger angeschwollen, bisweilen mit kleinen, weichen und weisslichen Plaques bedeckt; die Lippen sind fast stets trocken oder etwas borkig (Rilliet).

Das Gesicht drückt Apathie und Stupor aus. Das Kind ist gleichgültig gegen Alles, was sich in seiner Umgebung zuträgt, erwacht jedoch leicht, sobald man seine Aufmerksamkeit zu fesseln sucht und antwortet auf die ihm vorgelegten Fragen mit den Augen, wenn nicht mit den Lippen. Die Wangen, welche des Morgens sehr bleich sind, nehmen am Abend eine dunkelrothe Farbe an. Die Nacht ist immer unruhig; der Schlaf ist kein natürlicher, sondern eine von verworrenen Träumen und Delirien begleitete Betäubung. Die Respiration ist besonders am Abend rasch und beklommen; die Auscultation ergiebt nur ein sparsames dumpfes Rasseln. Der Urin ist immer reich an Salzen und ein wenig eiweisshaltig.

Dies sind die Symptome, welche allen schweren Formen des Typhus während seines Verlaufes eigen sind. Allein oft werden einige von ihnen vorherrschend und verleihen der Krankheit eine besondere Physiognomie; bald sind es die Symptome des Respirationsapparates, bald die des Nervensystems.

Man hat unter dem Namen thoracische Form die Fälle beschrieben, in welchen die Athmung sehr beschleunigt ist, in welchen man ein feinblasiges, feuchtes und reichliches Rasseln in den abhängigen Lungenpartien hört, in welchen ferner das Gesicht violett und kupferig, der Husten häufig wird und die Dyspnoe sich auf dem Gesichte kund giebt. Diese Symptomengruppe, welche sich vielmehr auf eine Lungenhypostase und auf eine Lähmung der vasomotorischen Nerven, als auf eine eigentliche Entzündung der Respirationsorgane bezieht, tritt bei Kindern gewöhnlich auf, sobald die Schwäche sehr hervortritt; je weniger physicalische Zeichen es giebt, um die beginnende Asphyxie zu erklären, desto ernster ist die Prognose, denn alsdann steht jene in directer Beziehung zu der Bösartigkeit des typhösen Fiebers.

Unter den vorherrschenden nervösen Symptomen bieten einige, wie z. B. die Delirien, die Benommenheit, die unwillkürlichen Harn- und Stuhlentleerungen, im Kindesalter nichts Besonderes dar. Andere hingegen, welche eine Meningitis vortäuschen, sind den Kindern eigen und haben zuweilen zu diagnostischen Irrthümern Veranlassung gegeben.

Diese meningitischen Symptome können von Anfang an oder erst im Verlaufe der Krankheit zum Ausbruch kommen; es sind Convulsionen, die selten allgemein, sondern am häufigsten auf die Augen- und Gesichtsmuskeln beschränkt sind; an den Augen bemerkt man Schielen, Ungleichheit der Pupillen, Injection des Augapfels und Empfindlichkeit desselben bei Druck, sowie gewöhnlich ein Runzeln der Augenbrauen. Zu gleicher Zeit kann sich die typhöse Benommenheit in ein tiefes Coma umwandeln. In manchen Fällen wird das Gesicht plötzlich roth und man kann mit dem Finger auf der Haut des Abdomens, wie bei der tuberculösen Meningitis, bleibende Linien ziehen. Der Puls ist bisweilen unregelmässig und die Athmung seufzend.

Oft beobachtet man auch eine Hyperaesthesie der Haut, Steifheit des Halses, manchmal Opistothonus und vorübergehende Contracturen der Glieder, begleitet von Harnverhaltung oder auch von einem allgemeinen Zittern bei den Bewegungen (Flockenlesen, Sehnenhüpfen, Jactitation.). Diese spinalen Symptome, auf welche Fritz seine Aufmerksamkeit bei Kindern gelenkt hat, sind prognostisch weniger ernst als die congestiven Erscheinungen am Auge oder die krampfhaften Kaubewegungen und das sardonische Lachen.

Man kann im Allgemeinen behaupten, dass sich diese meningitischen Erscheinungen im Verlaufe des typhösen Fiebers ohne die regelmässige Reihenfolge entwickeln, welche ihnen bei der tuberculösen Meningitis eigen ist. Sie beherrschen das Feld niemals lange und vermischen sich mit den anderen typhösen Symptomen.

Verlauf der Krankheit. — Der nachfolgende Verlauf des Typhus variirt je nach den einzelnen Fällen. Das durch die continuirliche Form des Fiebers characterisirte Acmestadium füllt die ganze zweite Woche und dehnt sich bisweilen bis zur dritten aus. Dann wird die Temperaturcurve unregelmässig und bietet zahlreiche Schwankungen dar; Wunderlich hat unter dem Namen amphiboles Stadium diese Periode der Exacerbationen und Remissionen, die sich einige Tage bis mehrere Wochen lang hinziehen kann und während welcher jede sichere Prognose unmöglich ist, beschrieben. Zu dieser Zeit zeigen sich hauptsächlich die Complicationen, welche sich meistentheils durch eine beträchtliche und bleibende Steigerung der Temperatur ankündigen (Wunderlich).

Wenn sich die Krankheit in die Länge zieht, so folgt dem amphibolen Stadium in der dritten, vierten oder sogar in der fünften Woche das Stadium decrementi; es wird durch eine grössere Morgenremission angezeigt. Die Temperatur wird endlich, nach Verlauf einer Zeit, die zwischen einigen Tagen und 1 bis 2 Wochen variiren kann und deren Länge zu der Schwere der vorhergegangenen Stadien im Verhältniss steht, zuerst am Morgen, dann auch am Abend normal.

Ausgang der Krankheit. — Der Tod ist ein bei Kindern seltener als bei Erwachsenen vorkommender Ausgang des typhösen Fiebers. Wir hatten Gelegenheit, ihn bei malignen Formen schon am Ende der ersten Woche, mitten im Coma eintreten zu sehen; allein gewöhnlich erfolgt er vom elften bis zum einundzwanzigsten Tage durch progressive Asphyxie oder atacto-adynamische Erscheinungen. Nach dem einundzwanzigsten Tage ist der Tod viel seltener und es ist alsdann fast immer eine Complication die Ursache desselben.

Die Genesung ist beim Kinde der gewöhnliche Ausgang des Typhus. Das erste günstige Zeichen ist das allmälige Fallen der Morgentemperatur, welche schliesslich die Norm erreicht; zu gleicher Zeit verringern und verwischen sich sämmtliche beunruhigenden Symptome.

Die Verminderung der Stühle, die willkürliche Defaecation und die Veränderung der Beschaffenheit der Diarrhöe, welche homogen wird und eine dunkelbraune Farbe annimmt, sind ebenfalls Zeichen von guter Vorbedeutung. Das Erscheinen der geformten Stuhlausleerungen kündigt gewöhnlich die Reconvalescenz an.

Diese Symptome der Besserung zeigen sich im Allgemeinen gegen den Anfang der dritten Woche; in vielen Fällen bleibt das Kind noch mehrere Tage nach ihrem Auftreten bewusstlos; es spricht nicht und erkennt Niemand (West).

Rilliet und Barthez legen mit Recht auf den vortheilhaften Werth der Rückkehr der Geistes- und Gemüthsfunctionen ein besonderes Gewicht. „Wenn“, sagen sie „das erste Lächeln den Anfang der Reconvalescenz andeutet, so ist das freie Lächeln und besonders das Lachen ein Zeichen, dass der Kranke jeder Gefahr entronnen ist.“

Die Reconvalescenz tritt bei der schweren Form des Typhus nicht vor dem einundzwanzigsten Tage ein; sie fängt gewöhnlich mit dem fünfundzwanzigsten bis fünfunddreissigsten Tage, manchmal sogar erst nach Verlauf von 6 oder 8 Wochen an. Je schwerer und länger das typhöse Fieber gewesen ist, desto langsamer und allmäliger geschieht die Reconvalescenz. Die Kinder sind sehr abgemagert und behalten noch lange eine grosse physische und geistige Schwäche bei. Die Gesichtszüge machen zuweilen einen stupiden Eindruck, welcher an Blödsinn glauben lassen kann. Wir haben bei einem kleinen Knaben, trotz des Erwachens der Intelligenz, eine vollständige Aphasie beobachtet; er konnte sich mehrere Tage hindurch nur durch Geberden oder durch unarticulirtes Brummen verständlich machen und erlangte nur nach und nach den Gebrauch der Sprache wieder. — Die Untauglichkeit zur Arbeit verbleibt bei den schweren Formen, wo die Delirien heftig und protrahirt gewesen sind, noch lange Zeit nach der Heilung. Während der Reconvalescenz gehen die Haare aus und die Kopfhaut ist oft in Schweiss gebadet.

Man beobachtet zuweilen Anasarca, ohne Albuminurie, im Umkreis der Maleolen, im Gesicht und bei den Knaben manchmal am Hodensack, seltener eine wirkliche Phlegmasia alba dolens des linken Beines oder der beiden unteren Gliedmaassen, oder auch Lähmung der Streckmuskeln des Fusses (Paramyotrophie, Gubler).

Die Otorrhoe ist in Folge des typhösen Fiebers, besonders bei scrophulösen Kindern, ziemlich häufig. In anderen Fällen besteht nur Taubheit, welche sehr langsam verschwindet. Die Genesung kann durch leichte vorübergehende Fieberanfälle erschwert werden, welche gewöhnlich von Furunkeln oder Abscessen im subcutanen Gewebe oder in den Muskeln herrühren.

Complicationen. — Unter den wirklichen Complicationen, welche im Verlaufe des Typhus eintreten, sind einige beim Kinde viel seltener, andere etwas häufiger als beim Erwachsenen. Darmblutungen sind im Kindesalter fast unbekannt; wenn die Stuhlentleerungen schwarz sind, so rührt das Blut fast immer aus dem Magen oder aus der Nase her. Darmperforationen sind sehr selten; wir haben diese Complication nur einmal, Taupin hat sie zweimal, Rilliet und Barthez haben sie ebenfalls zweimal beobachtet; sie veranlasst fast immer eine subacute rasch lethale Peritonitis. Der Decubitus am Ossacrum ist ebenfalls ziemlich selten; Rilliet und Barthez haben ihn unter 107 Fällen sechs Mal vom siebzehnten bis funfzigsten Tage der Krankeit bei Kindern beobachtet, welche gestorben sind.

Die Affectionen des Respirationsapparates sind häufiger.

Die Diphtheritis des Pharynx oder Larynx kann zur Zeit einer Epidemie oder in einem Krankenhause hinzukommen.

Die gangraenöse Laryngitis (Laryngotyphus) ist bei den Kindern selten; wir haben sie am dreizehnten Tage eines typhösen Fiebers eintreten und den Tod beschleunigen sehen.

Die Pneumonie ist die häufigste Complication; fast immer lobulär und allgemein, befällt sie beide Lungen, ist bisweilen von Pleuritis begleitet und endigt grösstentheils mit dem Tode (Rilliet und Barthez); sie entwickelt sich hauptsächlich bei jungen Kindern und tritt vom zwanzigsten bis vierzigsten Tage ein. Die lobäre Pneumonie ist viel seltener. Wir haben bei einem jungen sechszehn Monate alten Kinde, eine lobäre Spitzenpneumonie beobachtet, welche sich in der zweiten

Woche eines schweren typhösen Fiebers entwickelte; die Dämpfung und das Bronchialathmen dauerten 8—10 Tage lang fort und blieben auf die Regio subclavicularis beschränkt; das Kind wurde gesund.

Recidive. — Die Recidive sind nicht selten; sie werden durch eine Exacerbation des Fiebers und häufig durch einen neuen Ausbruch von Roseolaflecken gekennzeichnet; in einem von uns beobachteten Falle trat der Rückfall am dreiundzwanzigsten Tage ein, wo ein günstiger Ausgang bevorstehend schien und die wirkliche Reconvalescenz begann erst am sechszigsten Tage. In einem anderen Falle folgten zwei typhöse Fieber von je zweiwöchentlicher Dauer aufeinander, die durch einen fieberfreien Intervall von neun Tagen getrennt waren. Die Recidive nach langer Frist kommen nur ausnahmsweise vor.

§ 4. **Diagnose.** — Die Eruption von linsenförmigen Roseolaflecken ist das einzige pathognomonische Zeichen des Typhus; wenn dieses fehlt, so kann man sich nur auf Vermuthungen stützen.

Die **leichte Form** kann unbemerkt vorübergehen oder auch für eine fieberhafte gastrische Störung, einen einfachen Darmcatarrh oder für ein intermittirendes Fieber gehalten werden. In Ermangelung der Roseolaflecke gründet sich die Diagnose des typhösen Fiebers auf die Anamnese (Epidemie im Hause, im Bezirk oder in der Stadt), auf den Gang der Temperatur, auf die Vergrösserung der Milz, welche vom vierten bis zehnten Tage eintritt, auf die Coincidenz von dumpfen Rasselgeräuschen, die über den Thorax verbreitet sind, mit Tympanitis und einer ochergelben Diarrhöe, endlich auf die Somnolenz und Benommenheit.

Die **schwere Form** ist gewöhnlich leicht zu erkennen. Wenn das Fieber heftig und continuirlich ist, so könnte man es in der ersten Woche mit einer genuinen Lungenentzündung und besonders mit einer Spitzenpneumonie, welche sich sehr spät durch die physicalische Untersuchung des Thorax kund giebt und oft von Delirien und Convulsionen begleitet ist, verwechseln; wir werden später sehen, dass das Aussehen bei einer Pneumonie characteristisch genug ist, um einen erfahrenen Arzt beim ersten Blick die beiden Krankheiten unterscheiden zu lassen.

Im Anfange der zweiten Woche bietet die Diagnose, wenn die Roseola fehlt, bisweilen grosse Schwierigkeiten dar, da das Vorherrschen gewisser Erscheinungen seitens des Nervensystems oder des Thorax eine tuberculöse Meningits oder eine allgemeine acute Tuberculose vermuthen lassen kann.

Zwischen dem typhösen Fieber und der tuberculösen Meningitis kann ein Zweifel im Allgemeinen nur 1 oder 2 Tage obwalten und wenn ein solcher vorhanden ist, so hat es der Arzt fast sicher mit einem Typhus mit cerebralen Symptomen zu thun. Ausserdem lässt das über die Brust verbreitete Rasseln, die Auftreibung des Abdomens, die Diarrhöe, das allgemeine Zittern der Glieder, die Möglichkeit, das Kind immer aus dem Stupor oder dem Coma zu erwecken, das typhöse Fieber erkennen. Dagegen sind ein tiefes und langes Coma, paralytische Symptome und hauptsächlich ein zugleich verlangsamter und unregelmässiger Puls characteristische Zeichen für die tuberculöse Meningitis.

Die Diagnose zwischen dem Typhus und der allgemeinen acuten Tuberculose kann unbestimmbar sein, wenn sich mit den thoracischen und nervösen Symptomen abdominale, wie z. B. Meteorismus, Diarrhöe, Milzschwellung u. s. w. verbinden, die von der Verallgemeinerung der tuberculösen Granulationen herrühren. Allein diese Form der Tuberculose ist im Kindesalter sehr selten und tritt vielmehr in der reiferen Jugend ein.

Man hat manchmal die diffuse phlegmonöse Periostitis für ein schweres typhöses Fieber in seinem Acmestadium gehalten. Wenn man genaue Aufschlüsse über den Beginn der Krankheit erhalten kann, so ist ein Irrthum unmöglich. Ausserdem ist es, wenn man die Möglichkeit einer Periostitis angenommen hat, sehr leicht, ihr Vorhandensein festzustellen, indem man eine Anschwellung des Gliedes und oft eine Fluctuation in der Tiefe constatirt; das Leben des Kranken hängt in diesem Falle von der richtigen Diagnose ab.

§ 5. **Prognose.** — Die Prognose geht aus unserer Beschreibung genügend hervor. Man muss stets hoffen, wenn man es auch mit einem sehr schwer am Typhus erkrankten Kinde zu thun hat. Vor dem zehnten Lebensjahre ist der Tod eine Ausnahme; je mehr man sich der Pubertät nähert, desto grösser werden seine Chancen.

Die Sterblichkeit ist im Allgemeinen in Hospitälern grösser als in der Privatpraxis. Unter 43, von einem von uns im Hôpital St. Eugénie beobachteten Typhusfällen, nahmen 7 einen tödtlichen Ausgang; allein von dieser Zahl unterlagen nur 5 Kinder dem typhösen Fieber selbst und vier von ihnen waren älter als 10 Jahre; von den beiden anderen Todesfällen, war der eine durch eine Pleuropneumonie, der andere durch Croup verursacht; Rilliet und Barthez, welche im Hospital den vierten Theil ihrer Patienten, wahrscheinlich in Folge von intercurrenten Krankheiten, verloren haben, hatten in der Privatpraxis kaum eine Sterblichkeit von 10 %.

§ 6. **Behandlung.** — Frühzeitig nähren und stärken, so wenig als möglich verordnen, das ist die bei der Behandlung des typhösen Fiebers zu befolgende Regel; Kinder vertragen noch viel weniger als Erwachsene eine strenge Diät oder schwächende Arzneimittel und man kann bei ihnen viel von der Natur erwarten.

Bei der **leichten Form** muss man sich darauf beschränken, durch milde Abführmittel den Leib offen zu erhalten, auf eine angemessene Ventilation zu achten, die Kräfte durch Milch und Bouillon, die abwechselnd alle zwei oder drei Stunden gereicht werden müssen, zu unterstützen, während der ganzen Dauer des Fiebers jede feste Nahrung zu verwerfen und die übermässigen abendlichen Steigerungen desselben (40° bis 41°) durch ein oder zwei am Morgen zu verabfolgende Dosen von 25 Centigr. Chinin. sulfur. zu bekämpfen. Wenn das remittirende Fieber sich über zwei oder drei Wochen lang hinzieht, so wird man bisweilen die Reconvalescenz durch eine Luftveränderung beschleunigen, welche man jedoch mit aller nur möglichen Vorsicht bewerkstelligen muss.

Bei der **schweren Form** können sich einige therapeutische Indicationen darbieten.

1. Wenn die Temperatur sehr hoch und von übermässigem Meteorismus, Delirien, Schwäche oder cerebrospinalen Complicationen begleitet wird, so ist die Antipyrese dringend angezeigt; dem Arzte steht zu diesem Zwecke kaltes Wasser (kalte Bäder, Waschungen und kalte Umschläge), ferner Chinin. sulfur. in grosser Dosis und endlich Alcohol (Rum oder Portwein) zur Verfügung. Die Kaltwasser-Behandlung hat sich seit den Arbeiten von Brandt, Jürgensen, Liebermeister, Ziemssen u. A. beim Typhus bewährt. Bei Kindern darf man sie in allen Fällen, wo die Temperatur eine Höhe von 40° überschreitet, nicht schablonenmässig anwenden; es müssen, damit die Indication für die hydropathische Behandlung eine dringende sei, gleichzeitig schwere, von der übermässig hohen Temperatur (Hyperpyrexie) abhängige Symptome, wie Somnolenz, Coma, Delirien, Adynamie, starker Meteorismus, vorhanden sein; das kalte Wasser leistet alsdann, wenn es energisch angewendet wird, die grössten Dienste.

Man muss in 24 Stunden dem Kinde wenigstens 3—4 Bäder geben oder 5 bis 6 Einwicklungen machen und keine 12 Stunden vorübergehen lassen, ohne einzuschreiten. Wenn das Kind sehr deprimirt ist, so muss man zu gleicher Zeit in grosser Dosis Stimulantia oder Tonica, wie Wein, Café, China, anwenden. Weder kaltes Wasser, noch Chinin. sulfur. können das Fieber coupiren, allein, indem sie die Temperatur erniedrigen und das Nervensystem tonisiren, bekämpfen sie wirksam die Entwicklung von Complicationen. Die allgemeine Congestion nach den Lungen, die grösstentheils von der Schwäche abhängt, wird durch kalte

Bäder vermindert; man muss hingegen angesichts einer wirklichen Bronchopneumonie vorsichtiger sein.

2. Wenn die Dyspnoe und der Husten vorherrschend sind und wenn die Auscultation das Vorhandensein zahlreicher feuchter Rasselgeräusche ergiebt, so muss man Moschus (0,15—0,30 grm.) in Verbindung mit Ammon. carbon. (0,30—0,60 grm.) in einem leichten Infus von Ipecacuanha oder Polygala oder auch in einer Brustlatwerge mit Rum, je nach den Kräften des Kindes anwenden. Endlich darf man, wenn die Dyspnoe ausserordentlich gross ist, nach dem Rathe Béhier's nicht zögern, ein oder mehrere Male trockene Schröpfköpfe auf die Brust setzen zu lassen.

3. Gegen Ende der zweiten oder in den folgenden Wochen kann die Diarrhöe, wenn sie sehr reichlich und häufig ist, eine wirkliche Complication werden; man muss sie alsdann bekämpfen, aus Furcht, dass sonst die Schwäche des Kindes zunehmen und Erbrechen, welches aus der Unmöglichkeit, die Nahrung zu assimiliren entspringt, hinzukommen könnte. Zu diesem Zwecke muss man kleine Stärkeklystiere und reizende Umschläge auf den Unterleib anwenden. Es ist nothwendig, den Kranken mit Milch, die zum dritten Theil mit Kalkwasser vermengt ist, zu nähren und ihm vor allen Dingen Tinct. Opii croc. zu geben; die Wirkung dieses Medicamentes, welches alsdann ein wahrhaftes Tonicum ist, ist eine wunderbare, vorausgesetzt dass man sie genau überwacht und die Zahl der Tropfen zu dem Alter und der besonderen Empfänglichkeit des Kindes in das richtige Verhältniss bringt; es verändert die Beschaffenheit der Stühle, vermindert ihre Zahl und begünstigt die Assimilation. Während des Acmestadiums muss man hingegen, so lange das Fieber lebhaft und continuirlich ist, das Opium vermeiden.

4. Die Reconvalescenz erfordert die äusserste Schonung und eine beständige Wachsamkeit. Die Ernährung muss stufenweise jedem Fortschreiten des Kindes zur Besserung angepasst werden; wir haben uns bei kleinen Kindern als Nahrungsmittel mit vielem Erfolge der Eselsmilch bis zu der Zeit bedient, in welcher die Stuhlentleerung wieder natürlich wurde. Die Luftveränderung ist nach den schweren Formen ebenfalls indicirt, sobald der Ortswechsel ohne Gefahr geschehen kann.

Jede geistige Anstrengung und jede Beschäftigung, welche eine grosse Aufmerksamkeit erfordert, müssen nach einem typhösen Fieber während eines Zeitraumes, der zwischen zwei Monaten und 1 bis 2 Jahren variiren kann, verboten werden.

Achtes Capitel.

Febris intermittens (Wechselfieber, kaltes Fieber).

Literatur:

Bohn, Das Wechselfieber und seine verschiedenen Formen im Kindesalter. Jahrbuch für Kinderheilkunde. April 1873.

§ 1. **Aetiologie.** — Das Wechselfieber wird schon im jugendlichen Alter beobachtet; es soll sogar bei Kindern häufiger als bei Erwachsenen vorkommen. Nach den Untersuchungen Bohn's, welcher 465 Fälle dieser Krankheit im Kindesalter zusammengestellt hat, tritt es gewöhnlich zwischen dem zweiten und siebenten Jahre auf; allein selbst der Foetus wird nicht davon verschont. Man hat mehrmals bei Kindern, welche von an Malaria erkrankten Frauen geboren wurden, Milzhypertrophie und andere Zeichen einer Sumpfcachexie unmittelbar nach der Geburt constatirt. Auch kann sich das neugeborene Kind das kalte Fieber während der Säugung zuziehen, wenn es von einer Frau genährt wird, welche mit dieser Krankheit behaftet ist (Boudin).

§ 2. **Symptomatologie.** — Vom sechsten Lebensjahre an bietet die Febris intermittens gewöhnlich denselben Character wie beim Erwachsenen dar; die folgende Schilderung bezieht sich also besonders auf jüngere Kinder.

Man kann bei ihnen eine acute, eine chronische und verschiedene larvirte Formen der Krankheit unterscheiden.

Die acute Form nimmt grösstentheils den quotidianen Typus an; der tertiane ist weniger häufig, der quartane ziemlich selten; der initiale Frost ist wenig markirt und verräth sich nur durch eine allgemeine Blässe, verbunden mit Kühle der Extremitäten und einer bläulichen Färbung der Nägel. Bei Säuglingen beobachtet man Zittern der Extremitäten, spastische Contracturen der Augenmuskeln und eine allgemeine Depression. Diese Erscheinungen dehnen sich von einigen Minuten bis zu einer Stunde aus; hierauf erscheint das Hitzestadium; das Kind wird von einem aussergewöhnlichen Unbehagen, von Erbrechen, bisweilen von Delirien und Convulsionen befallen, ohne dass die Fieberhitze sehr hervortrittt. Der Anfall endet nicht plötzlich durch ein Schweissstadium, die Haut wird nur feucht und das Kind verbleibt in einem Zustand des Unbehagens, welcher bis zum nächsten Anfall fortdauert. Das Fieber zeigt einen eher remittirenden, als intermittirenden Typus, die Anfälle kehren nicht sehr regelmässig zu denselben Stunden wieder und werden oft in der Nacht wahrgenommen.

Die Milzschwellung ist bei den Kindern das am meisten characteristische Zeichen der Krankheit; sie ruft bisweilen nach der Basis der Brust hin ausstrahlende Schmerzen hervor, behindert die Athmung und kann eine Erkrankung des Brustfelles oder der Lungen vortäuschen.

Sehr oft wird das Wechselfieber im Kindesalter von gastro-intestinalen Störungen begleitet, welche durch Erbrechen, gefolgt von einer, während des fieberfreien Intervalls andauernden Diarrhöe, characterisirt werden; auch complicirt sich die Krankheit nicht selten mit einem Bronchialcatarrh oder mit einer Bronchopneumonie (Meigs und Pepper).

Die chronische Form folgt gewöhnlich ziemlich rasch auf die acute; das Kind verfällt schneller als der Erwachsene in einen cachectischen Zustand; es ist alsdann abgemagert, sein Teint hat eine erdfahle Farbe und ist aussergewöhnlich blass; es verliert den Appetit, die Verdauung geht schlecht vor sich. Die Milzschwellung ist beträchtlich und die Diarrhöe profus; zuweilen, allein seltener als beim Erwachsenen, beobachtet man Hydrops. Der Körper ist manchmal mit Purpuraflecken bedeckt; endlich hat man als letzte Erscheinung die amyloide Entartung der Leber, der Milz und der Nieren beschrieben; das Kind wird dadurch von allen Zufällen der Albuminurie heimgesucht, welche sich bisweilen mit uraemischen Convulsionen compliciren.

Die larvirten Formen der Febris intermittens sind bei Kindern unter sieben Jahren ziemlich selten; Bohn hat indessen bei ihnen die comatöse, die convulsivische und die dysenterische Form beobachtet. Die neuralgische Form ist sehr selten.

§ 3. **Diagnose.** — Das Wechselfieber kann bei Kindern leicht verkannt werden, da die dasselbe gewöhnlich characterisirenden Symptome oft unregelmässig und wenig markirt sind; in sehr vielen Fällen ist zur Erkennung der Krankheit eine lange und sehr aufmerksame Beobachtung nöthig. In den Ländern, wo das Wechselfieber endemisch ist, muss man indessen dieses Leiden stets vermuthen, wenn ein Kind ohne wahrnehmbare Ursache von einem Fieber mit Remissionen befallen wird; die Untersuchung der Milz und die Wirkung einer Behandlung mit Chinin lassen dann die wirkliche Natur der Krankheit erkennen.

§ 4. **Prognose.** — Die Prognose des Wechselfiebers ist im Kindesalter dieselbe wie im vorgerückteren Alter; bei einer zweckmässigen Behandlung tritt fast immer Heilung ein; erfolgt erstere jedoch nicht bei Zeiten, so kann sich die Krankheit schnell mit einer ernsthaften Cachexie compliciren; endlich giebt es perniciöse Formen wie z. B. die comatöse, welche nach wenigen Anfällen den Tod herbeiführen können sobald sie nicht rechtzeitig erkannt und behandelt worden sind.

§ 5. **Behandlung.** — Die beste Behandlung des Wechselfiebers beim Kinde wie beim Erwachsenen besteht in der Anwendung von Chinin. sulfur. Dieses Medicament muss bei Kindern von einem Jahre und darunter in einer Dosis von 15 bis 20 ^{cgrm}, auf mehrere Gaben vertheilt, verordnet werden. Das schwefelsaure Chinin muss als Pulver in Honig aufgelöst oder in einem süssen Arzneitrank eingegeben werden. Wenn das Kind einen zu grossen Widerwillen hat, es innerlich einzunehmen, so muss man es ihm durch ein Klystier oder durch subcutane Injectionen beibringen; in letzterem Falle jedoch reducire man die Dosis des Mittels auf die Hälfte oder auf den dritten Theil.

Wenn das Chinin. sulfur. im Stiche lässt, so versuche man die Tinctura Eucalypti (12 bis 20 Tropfen täglich) oder Arsenik in der Form von Solutio Fowleri (1 bis 3 Tropfen täglich).

Nach dem Verschwinden der Anfälle muss das Chinin noch einige Zeit lang angewendet werden, da die Recidive häufig sind. Gleichzeitig muss man die Anaemie, welche dem kalten Fieber folgt, durch Eisen- und Arsenik-Präparate bekämpfen und das Kind von dem miasmatischen Herde entfernen.

Gegen die chronische Form der Febris intermittens sind Seebäder und die Kaltwasser-Behandlung sehr nützlich.

Neuntes Capitel.

Diphtherie.

Man bezeichnet seit Bretonneau unter dem Namen Diphtherie eine acute, dyscrasische, ansteckende Krankheit, welche anatomisch durch eine Exsudation einer fibrinösen Pseudomembran auf der Oberfläche der Schleimhäute oder der von Epidermis entblössten Haut und ganz besonders auf der Mucosa der Luftwege, characterisirt wird.

§ 1. **Geschichtliches.** — Der erste unbestreitbare Bericht über eine Diphtherie-Epidemie ist dem griechischen Arzte Aretaeus zu verdanken; die Krankheit, welche er mit dem Namen Ulcus syriacum oder egyptiacum bezeichnet, wüthete besonders im ersten Jahrhundert unserer Zeitrechnung in Egypten und Syrien, traf hauptsächlich Kinder und junge Leute und bot alle Hauptzüge der zu unserer Zeit von Bretonneau beschriebenen Krankheit dar.

Mit Anfang der neuen Aera erscheinen wieder Berichte von analogen Epidemien, und werden häufiger. Man muss offenbar die grossartigen Bräune-Epidemien, welche Deutschland und Holland in der Mitte des

16. Jahrhunderts verwüsteten (PETER FOREST in Alkmaar 1557 — JOHANN WIERUS in Basel 1565), ferner den Garrotillo, welcher gegen Ende des 16. und in der ersten Hälfte des 17. Jahrhunderts in Spanien, Portugal und in den neapolitanischen Staaten seine Verheerungen anrichtete und die gangraenösen Halsleiden, welche in den Jahren 1743 bis 1748 zu Paris durch MALOUIN und CHOMEL sen., in der Grafschaft Cornouailles im Jahre 1748 durch J. STARR und in Cremona in demselben Jahre durch GHISI u. A. beobachtet wurden, auf die Diphtherie zurückführen.

Bei all diesen Epidemien, von denen wir nur die bekanntesten anführen, hat man zwei Reihen von Thatsachen beobachtet.

Die einen boten als vorherrschende Erscheinungen adynamische Symptome und gangraenöse Pseudomembranen im Hals und in der Nase dar; die anderen waren von keinem schweren Allgemeinleiden begleitet, bedrohten indess nichtsdestoweniger das Leben durch die Ausbreitung der Pseudomembranen nach dem Larynx und der Trachea; sie wurden durch Erstickungsanfälle characterisirt. Beide Arten wurden von den Aerzten, welche sie beschrieben, auf ein und dieselbe Krankheit bezogen, die je nach den Symptomen, die bei jeder Epidemie vorherrschten, bald gangraenöse oder pestartige Angina, bald Garrotillo, bald Morbus strangulatorius oder suffocatorius, bald Cynanche membranacea genannt wurde.

Die Beschreibung des Croup als Krankheit sui generis datirt von dem berühmten Werke F. HOME's (1765), in welchem der schottische Arzt die Symptome, die pathologische Anatomie und die Behandlung der pseudomembranösen Laryngitis meisterhaft schildert; allein er verkennt, da er nur sporadische Fälle vor Augen hatte das Band, welches zwischen der gangraenösen Angina seiner Vorgänger und der neuen Krankheit, die er entdeckt zu haben glaubte, bestand.

SAMUEL BARD beging in seiner Beschreibung der Epidemie, welche im Jahre 1771 in New-York wüthete, nicht denselben Irrthum. Er hatte drei Varietäten von Angina beobachtet; bald blieb die Krankheit auf den Rachen beschränkt, bald localisirte sie sich sofort im Kehlkopf, d. i. der von F. HOME beschriebene Croup, bald endlich (und dies war am häufigsten der Fall) fing sie im Halse an und verbreitete sich von da über den Larynx und die Bronchien. In Europa trug das Fehlen jeder beträchtlichen Epidemie von Diphtherie am Ende des 18. und im Anfang des 19. Jahrhunderts, verbunden mit dem Wiederhall des HOME'schen Buches zur Bestärkung der Lehre, welche die Dualität zwischen der Angina maligna und dem Croup proclamirte, bei; diese Idee culminirte in den Arbeiten, welche dem im Jahre 1807 durch NAPOLEON veranlassten berühmten Concurs über die Natur und die Behandlung des Croup vorgelegt wurden.

Wenn man das gekrönte Werk des berühmten JURINE und die Mittheilungen von ALBERS zu Bremen, welcher mit ihm den Preis theilte, liest, so ist man über die zwischen dem wirklichen membranösen Croup und der suffocativen Laryngitis gestiftete Verwirrung, sowie über die Seltenheit der begleitenden Angina erstaunt.

Die Ehre, die Identität der pseudomembranösen Angina mit dem Croup des Larynx, der Trachea und der Bronchien zu erweisen, war BRETONNEAU aus Tours vorbehalten; nachdem er in den Jahren 1815 bis 1821 drei mörderischen Epidemien in der Touraine beigewohnt hatte, schöpfte er aus diesen die Elemente zu seiner unsterblichen Abhandlung über die Diphtherie, eine allgemeine Erkrankung, welcher er die localen Laesionen unterordnete und deren specifische Eigenschaft er deutlich zeigte.

Die heutige französische Schule, deren berühmtester Repräsentant TROUSSEAU, ein Schüler BRETONNEAU's ist, hat die Ideen des Meisters angenommen, indem sie dieselben vervollständigte und in einzelnen Puncten modificirte. Man verdankt den zahlreichen Dissertationen der Assistenzärzte der Pariser Kinderhospitäler, den gelehrten Discussionen der Academie der Medicin (1858) und der medicinischen Gesellschaft der Krankenhäuser, sowie den Kliniken des Hôtel-Dieu die allgemeine Verbreitung und den entscheidenden Triumph der Tracheotomie beim Croup.

Die Diphtherie hat sich in den letzten Jahren sehr verbreitet; sie ist fast in allen grossen Städten Europa's und Nordamerika's endemisch geworden und lenkt in allen Ländern die Aufmerksamkeit der Aerzte auf sich. Der Unterschied zwischen dem Croup und der Diphtherie ist noch lange in England und Deutschland aufrecht erhalten worden; er verschwindet immer mehr und mehr vor den Thatsachen, welche TROUSSEAU's Satz enthält: „Die anatomischen Formen und der Sitz sind veränderlich, die Ursache ist nur eine einzige.[1]"

§ 2. **Aetiologie.** — **Praedisponirende Ursachen.** 1. Alter. Die Diphtherie ist eine Kinderkrankheit. Im ersten Jahre selten, wird sie im zweiten häufiger und befällt besonders die Kinder von zwei bis

---

[1] TRAUBE hat in der medicinischen Gesellschaft zu Berlin behauptet, dass jeder klinische Unterschied zwischen dem Croup und der Diphtherie unmöglich sei, und hat sich als Anhänger der Lehre von BRETONNEAU über die specifische Eigenschaft erklärt. Diese Anschauung ist von einem um so grösseren Werthe, als SCHÖNLEIN, dessen Nachfolger und Freund TRAUBE war, mit VIRCHOW der Hauptvertheidiger der localen Natur des Croup war. (Verhandlungen der med. Gesellschaft zu Berlin, in Berl. Klin. Wochenschrift 1872.)

bis fünf Jahren; sie nimmt in den folgenden an Häufigkeit ab und wird bei Erwachsenen nur selten beobachtet. Diese besondere Empfänglichkeit im Jugendalter ist für den Croup eine noch grössere als für die diphtheritische Angina.

2. Erblichkeit. Revilliod aus Genf hat, indem er sich auf viele Thatsachen stützte, bewiesen, dass die Diphtherie oft mehrere Kinder in ein und derselben Familie nicht nur zu gleicher Zeit, sondern auch in einem Zwischenraum von mehreren Jahren befällt; andere Familien hingegen, obgleich an einem epidemischen Herde wohnend, bleiben immer verschont. Hieraus geht practisch hervor, dass eine Familie, in welcher ein Mitglied an der Diphtherie erkrankt ist oder war, zur Zeit einer Epidemie die strengsten prophylactischen Massregeln ergreifen muss.

3. Vorheriger Gesundheitszustand. Die Diphtherie kann primär oder secundär sein. Die primäre Form befällt starke und kräftige Kinder ebenso wie schwache und kränkliche. Beim Beginn einer Epidemie wüthet sie mehr unter den armen als unter den wohlhabenden Klassen; ist die Epidemie sehr heftig, so fordert sie aus allen Ständen, ohne Unterschied, ihre Opfer. Die secundäre Form wird hauptsächlich in den Kinderspitälern beobachtet; sie tritt im Laufe der Masern oder des Scharlachs, seltener während des typhösen Fiebers oder des Keuchhustens hinzu.

Ein Anfall der Diphtherie schützt nicht immer vor einem zweiten.

4. Clima. — Jahreszeit. — Land. — Man hat in allen Climaten und zu jeder Jahreszeit Diphtherie-Epidemien beobachtet. Trotzdem geht aus den zahlreichen Veröffentlichungen hervor, dass die Kälte und die Feuchtigkeit die Entwicklung der Krankheit begünstigen.

So hat man bei der Epidemie, welche im Jahre 1862 auf der Insel Norderney grosse Verheerungen anrichtete, immer dann eine Zunahme der Krankheit constatirt, wenn Ostwind wehte und die Nebel zurückführte (Wiedasch).[1] Die Diphtherie scheint seit einigen Jahren in Norddeutschland, Holland, Dänemark, England und dem Norden Frankreichs häufiger zu werden. Nach Radcliffe[2] ist diese Krankheit, welche sich seit dem Anfang des Jahrhunderts in England nur sporadisch gezeigt hatte, seit 1859 ordentlich epidemisch geworden. In Paris ist die Diphtherie mit Recrudescenzen, die je nach den Jahren und Jahreszeiten veränderlich sind, seit 1856 endemisch. Endlich ist sie kürzlich in einige Länder, welche sich seit langer Zeit einer gewissen

[1] Die gegenwärtige Epidemie Ostfriesland's. Deutsche Klinik, 1862, Nr. 14.

[2] On the recent Epidemie of Diphtheritis. Lancet, July 12, 1862.

Immunität erfreuten, wie z. B. in die Schweiz und in Italien eingedrungen.

Veranlassende Ursachen. — Der miasmatische Ursprung der Diphtherie wird heute allgemein angenommen. Ueber die Natur des Miasma's und die Art seiner Fortpflanzung stimmt man weniger überein.

1. Wesen der Krankheit. Es ist natürlich, dass man in einer Epoche, in welcher man den Parasitismus bei der Entstehung der Krankheiten eine so grosse Rolle spielen lässt, den Pilz der Diphtherie zu erforschen sucht. Die Arbeiten von OERTEL,[1] NASSILOFF,[2] CLASSEN,[3] EBERTH,[4] HUETER und TOMMASI[5] haben das Vorhandensein von Sporen in den Pseudomembranen, im Blute und in den verschiedenen Eingeweiden der Kranken entdeckt; allein diese Resultate sind von geringem Werthe und die Frage erfordert noch neue Untersuchungen; eine kürzlich erschienene Arbeit von SENATOR[6] hat die Anwesenheit derselben Sporen in den im Munde verbleibenden Speiseresten und in den Producten einer nicht specifischen Stomatitis erwiesen.

Alles dies lässt nichtsdestoweniger die Existenz eines specifischen Miasma's der Diphtherie zu, welches sich in den Athmungswegen festsetzt und auf der Stelle der Einimpfung eine membranartige Exsudation erzeugt. Die Pseudomembranen sind vermuthlich, wie bei der Syphilis, der Chanker, das erste secundäre Zeichen der Infection.

2. Verbreitungsart. Die Diphtherie kann sich durch endemische Epidemien, durch Ansteckung oder durch Einimpfung fortpflanzen. Die erstgenannte Art ist die allgemeinste und häufigste; sie herrscht vor allen anderen vor. Die Ansteckung ist in gewissen wohl beobachteten Fällen augenscheinlich; sie ist jedoch in ihrer Wirkung sehr beschränkt und völlig unzureichend, um über die rasche Ausdehnung der Landplage in den letzten Jahren Rechenschaft zu geben.

Die Einimpfung ist bei den Thieren mit Erfolg versucht worden. TRENDELENBURG,[7] der 68 Einimpfungen von menschlichen Pseudomembranen auf die Trachea und den Larynx von Kaninchen vorgenommen, hat 11 Mal eine Croup-Asphyxie erhalten, an der die Thiere erlegen sind; niemals jedoch konnte er eine Diphtheritis des Pharynx mit herab-

---

[1] Aerztl. Intelligenzblatt 1868 Nr. 31.
[2] Virchow's Archiv, Band 50.
[3] Centralblatt, 1870.
[4] Correspondenzblatt der Schweiz. Aerzte 1872 Nr. 1.
[5] Centralblatt, 1868.
[6] Virchow's Archiv, Bd. 50, 1872.
[7] Ueber die Contagiosität und locale Natur der Diphtheritis. (Arch. f. klin. Chirurgie, X, p. 720 – 743.)

steigendem Croup erzeugen; andere faulige oder reizende Substanzen, die ebenfalls eingeimpft wurden, haben nur einen einfachen Catarrh ohne Pseudomembranen veranlasst.

Die Experimente OERTEL's[1] scheinen noch beweisender zu sein. Einige mit menschlichen diphtheritischen Pseudomembranen geimpfte Kaninchen starben an Erstickung, andere an allgemeiner Intoxication; sie boten bei der Autopsie, ausser den Pseudomembranen im Larynx und in der Trachea, Hyperaemien und vielfache capillare Haemorrhagien in den Eingeweiden dar; die Wiedereinimpfungen der Pseudomembranen hatten Erfolg.

Die Impfbarkeit der Diphtherie beim Menschen erscheint durch einige erwiesene Thatsachen festgestellt.[2] Es handelt sich im Allgemeinen um Aerzte, welche sich bei Ausführung einer Tracheotomie am Finger verwundet hatten und 8 bis 14 Tage später von Angina befallen wurden. Die von TROUSSEAU und PETER an sich selbst gemachten fruchtlosen Impfversuche beweisen nur, dass die Empfänglichkeit für das diphtherische Gift bei allen Individuen nicht dieselbe ist.

§. 3. **Pathologische Anatomie.** — **Athmungswege.** — Die characteristische Laesion der Diphtherie, die Pseudomembran, trifft man nur auf den der Luft zugänglichen Theilen an (Empis, Isambert); sie hat ihren Lieblingssitz auf den Schleimhäuten des Pharynx, des Larynx und der Trachea, seltener auf denen der Bronchien, der Nase, des Mundes oder auf der Conjunctiva.

Die unter der Pseudomembran liegenden Gewebe bieten dem blossem Auge bei der primären Form so wenig Laesionen dar, dass BRETONNEAU sie für vollständig normal hielt; bei der secundären hingegen kann besonders der Pharynx der Sitz schwerer und tiefer Verletzungen sein.

Die Pseudomembran löst sich leicht von der Schleimhaut des unter der Glottis liegenden Theiles des Kehlkopfes, der Trachea und der Bronchien, wo man sie oft in der Gestalt einer häutigen Röhre halb flottirend findet, los. Sie haftet der Mucosa des Pharynx und der unter der

---

1 Experimentelle Untersuchungen über Diphtherie (Deutsches Archiv f. klin. Med. VII., 1871).

2 Wir konnten 4 derselben sammeln;
a) Einen von O. WEBER angeführten Fall (Artikel Ichorhaemie in LANGENBECK's Archiv I. 1864, S. 306).
b) Einen von THOMAS HILLER angeführten Fall (London, Brit. Med. Journal, 24. Sept. 1864).
c) Zwei von BERGERON in der Soc. méd. des. hôpitaux angeführte Fälle (Union Méd., 1859).

Glottis liegenden Partie des Larynx fest an. Die cadaveröse Fäulniss löst die Pseudomembranen schnell auf; bei verspäteten Autopsien und in einer heissen Jahreszeit kann man an ihrer Stelle nur eine Glasur von verdicktem Schleim finden.

1. Pseudomembran. — Die neuen microscopischen Untersuchungen[1] bestätigen die Ansicht der alten Autoren, welche in der Pseudomembran eine fibrinöse, aus der Submucosa herrührende Ausschwitzung erblickten.

Die Pseudomembranen bestehen wesentlich aus Faserstoff und jungen Zellen (Laboulbène).[2] Die Unterschiede in der Structur, welche sie, ihrem Sitze gemäss, darbieten, sind nur von der Textur der verschiedenen Schleimhäute abhängig. In der Trachea und im unteren Theil des Larynx wird die Pseudomembran von parallelen Faserstoffschichten, die in ihren Interstitien oder in ihren Maschen Leucocyten enthalten, gebildet. Man kann zuweilen die verschiedenen Lagen wie die concentrischen Schichten einer Zwiebel theilen (Boldyrew). Der Faserstoff ist leicht an seinen characteristischen Reactionen zu erkennen.[3] Die Zahl der Leucocyten ist veränderlich; sie vermehrt sich in den tiefen Schichten, je mehr man sich der Schleimhaut nähert. Die Pseudomembran ruht direct auf der glasigen, amorphen Bowmann'schen Schicht (basement membrane); überall ist das Epithelium der Schleimhaut verschwunden. An der Mündung der Drüsen ist die Pseudomembran durch eine Schleimschicht abgehoben und losgelöst (Rindfleisch); dieser Vorgang, welchen wir oft bei unseren Schnitten constatirt haben, erklärt die Leichtigkeit, mit welcher die Pseudomembranen der Trachea und der Bronchien sich in der Gestalt von verzweigten Röhren losreissen.

Im Pharynx und in dem unter der Stimmritze gelegenen Theil des Larynx setzt sich die Pseudomembran mit der Schleimhaut, welcher sie fest anhaftet, fort, was von dem Fehlen der Bowmann'schen Membran herrührt. Wagner[4] hat eine besondere Veränderung des Pflasterepithels des Pharynx, eine Art fibrinöser Infiltration, beschrieben, welche dasselbe aus

---

[1] Rindfleisch, Lehrbuch der pathologischen Gewebelehre. Vierte Aufl. Leipzig 1874. — Boldyrew, Arch. f. Anat. und Physiol., 1872, Heft I. — Steudener, Virchow's Arch. Bd. 54, 1872 S. 500. — Senator, a. a. O.

[2] Recherches cliniques et anatomiques sur les affections pseudo-membraneuses. Paris, 1861.

[3] Die Essigsäure bringt in den Pseudomembranen ein sehr feines faseriges Netz hervor. Wenn man sie mit Alkali und schwefelsaurem Kupfer behandelt, so erhält man eine dunkelviolette Färbung (Denis Monnier); sie reduciren sofort das mit Sauerstoff gesättigte Wasser und das microscopische Präparat füllt sich vor den Augen des Beobachters mit Gasblasen an.

[4] Archiv der Heilkunde, 1866, S. 481.

der Form bringt und seine erkennbaren abgeplatteten Kerne nur noch in den Räumen des Fasernetzes fortbestehen lässt.

Diese Veränderung wird nur am Anfang des Fortsatzes und an den Grenzen der Pseudomembran beobachtet; sie scheint nur eine unwichtige Episode der Faserstoff-Exsudation zu sein, da man in Pseudomembranen von einer gewissen Dicke oder von zweiter Formation keine Spur von Epithelium mehr wiederfindet. Man beobachtet in den Pseudomembranen des Rachens, ausser dem Faserstoff und den Leucocyten, Vibrionen, Sporen und Mycelien von Lepthotrix buccalis und von Monas crepusculum (Senator).

Diese im Kehlkopf seltenen Parasiten zeigen sich hauptsächlich in den in Zerfall begriffenen Pseudomembranen des Schlundes in der Gestalt von kleinen, runden, stark lichtbrechenden, deutlich contourirten Körperchen von 1—2 μ., welche dem Aether und dem caustischen Kali Widerstand leisten; man findet sie auch bei anderen Affectionen des Mundes und des Pharynx (Stomatitis aphtosa, mercurialis etc.).

2. Laesionen der Schleimhaut. — Man kann zwei anatomische Formen der Diptheritis unterscheiden: eine oberflächliche und eine tiefere oder interstitielle. Die erstere ist die gewöhnliche; die letztere seltenere, kommt nur bei der secundären Diphtheritis des Pharynx oder bei den diphtheritisch gewordenen Wunden vor.

Bei der oberflächlichen Form hat die unter den Pseudomembranen liegende Schleimhaut ihr normales Aussehen.

Eine lebhafte Congestion oder auch eine erodirte und leicht blutende Oberfläche sind bisweilen die einzigen mit dem blossen Auge wahrnehmbaren Laesionen; diese lassen sich jedoch, selbst in leichten Fällen deutlich mit dem Microscop erkennen.

Besonders ist die Schleimhaut an den Grenzen der Pseudomembran mit Leucocyten infiltrirt. Diese Infiltration vermindert sich, je mehr man sich von der Oberfläche entfernt. Die Capillaren sind sehr erweitert, mit Blutkörperchen vollgepfropft und von einer Anhäufung von Leucocyten umgeben. Dieser Zustand, welchen wir oft constatirt haben, verbunden mit dem Mangel jeder sichtbaren Proliferation der Bindegewebszellen des Chorium, kann mit grosser Wahrscheinlichkeit den vasculären Ursprung der cellulären und fibrinösen Infiltration zulassen. Rindfleisch vermuthet als Ausgangspunct der diphtheritischen Exsudation eine pathologische Porosität der Capillargefässe in den dem Contact mit der Luft ausgesetzten Schleimhäuten.

Bei der interstitiellen oder tiefen Form, welche man hauptsächlich nach dem Scharlach beobachtet, ist die Schleimhaut des Pharynx verdickt, erweicht, oft ulcerirt. Die Ulceration, welche gewöhnlich auf den Mandeln ihren Sitz hat, ist bald oberflächlich und serpiginös, bald tief und senkrecht zugeschnitten. Manchmal bewirkt die Infiltration die Gangraen einer ganzen Mandel oder eines Theiles der Gaumenbögen, welche in der Gestalt von Schorfen abgestossen werden; wenn die Krankheit heilt, so hinterlässt sie ungeheure Narben (Becquerel). Unter dem Microscop findet man in einem solchen Falle eine beträchtliche Infiltration der Schleimhaut, erweichte und durch Schleimkörperchen oder Fettkörnchen getrennte Bindegewebsfasern (Wagner), sowie kleine haemorrhagische im Chorium und unter der Pseudomembran zerstreute Herde.

Innere Organe. — Die Lungen bieten oft ausser den von der Asphyxie verursachten mechanischen Veränderungen (Emphysem, subpleurale Ecchymosen, Atelectase) Herde von lobulärer Pneumonie mit purulenter oder croupöser Bronchitis oder auch seltener Lungenapoplexien dar.

Die Nieren sind oft hyperaemisch, bisweilen entzündet und zeigen aldann die acute parenchymatöse Nephritis.

Die Milz und die Leber bieten niemals eine bemerkenswerthe Veränderung dar.

Das Herz ist in einer grossen Anzahl von Fällen normal.

Manchmal weist es wichtige Laesionen auf, welche seit einigen Jahren die Aufmerksamkeit auf sich gelenkt haben.

Die häufigste ist die Thrombose;[1] man findet bei dieser die Herzkammern, besonders die rechte, mit aufgeschichteten, entfärbten, am Endocardium haftenden Gerinnseln angefüllt.

Die Endocarditis, welche Bridger[2] zuerst beschrieben hat, ist seltener; die Klappen des linken Ventrikels sind in diesem Falle genarbt, ausgerandet, roth und gleichsam durch eine interstitielle Ablagerung verdickt.[3]

Die fettige Entartung[4] der Herzmuskelfasern, welche oft nur in einem schwachen Grade besteht, ist bei einigen während der Reconvalescenz gestorbenen Kindern über den ganzen Herzmuskel verbreitet

---

1 Richardson, Brit. Med. Journal, 16. Februar u. 7. April 1860. — Med. Times and Gaz., 8. März 1866. — Beau, Gaz. des Hôp., 10. April 1858. — Meigs, American Journ. of Med. Sc., April 1864. — Beverly Robinson, De la thrombose cardiaque dans la diphthérie. Thèses de Paris, 1872.

2 Med. Times and Gazette II, 1864, p. 204.

3 Labadie-Lagrave et Bouchut, Comptes rendus de l'Acad. des Sc., 1872.

4 Bristowe, Med. Times and Gaz., II. 1859. p. 211. — Greenhow, Med. Times and Gaz., II. 1859. p. 294. — Hiller, ebend. II. 1864. p. 204.

gefunden worden. Oft wird sie dann von Ecchymosen auf dem Peri- und Endocardium begleitet.

Blut. — Das Blut hat grösstentheils sein normales Aussehen. In manchen Fällen der malignen Diphtherie zeigt es eine Sepiafarbe und bildet schlammige Gerinnsel, welche ausgekochtem Harze ähnlich sind (Millard). Zuweilen ist eine gewisse Dünnflüssigkeit des Blutes die einzige wahrnehmbare Anomalie (Peter).

Nervensystem. — Es bleiben in der pathologischen Anatomie der diphtherischen Lähmung noch viele Puncte unaufgeklärt.

Die Nervencentra zeigen grösstentheils keine merkliche Laesion. Wir haben in denselben bei einer mit der grössten Sorgfalt im Hôpital St. Eugénie ausgeführten Autopsie weder mit dem blossen Auge noch mit dem Microscop die geringste Veränderung constatiren können.

Die Paralyse soll nach Einigen durch eine körnige Degeneration der Nerven und Muskeln des Gaumensegels verursacht werden (Charcot und Vulpian), nach Anderen durch eine aufsteigende Entzündung der Nervenstämme (Buhl, Leyden) oder durch capillare Haemorrhagien in der Scheide der vorderen Nervenwurzeln und unter der Dura mater des Hirns und des Rückenmarks (Oertel).

§ 4. **Symptome.** — Die Angina diphtheritica und der Croup sind die beiden häufigsten zum klinischen Ausdrucke kommenden Zeichen der Diphtherie. Sie sind bei ein und demselben Kinde bald isolirt, bald vereinigt und gehen fast immer den anderen Localisirungen (in den Bronchien, der Nase, auf der Haut u. s. w.), welche man als Complicationen betrachten kann, voraus oder begleiten dieselben.

I. Angina diphtheritica. — Dieselbe ist bei $^4/_5$ der Fälle das erste und ungefähr bei der Hälfte das einzige Symptom der Diphtherie. Man kann je nach dem vorhergegangenen Gesundheitszustande primäre und secundäre und nach dem Intoxicationsgrade leichte oder gutartige und schwere oder bösartige Anginen unterscheiden.

1. Primäre Angina. — Der Anfang kann unbemerkt vorübergehen; man sieht oft Kinder, welche seit mehreren Tagen Pseudomembranen im Halse haben, ihr gewöhnliches Leben fortsetzen und ihre Munterkeit sowie ihren Appetit behalten. Meistens jedoch wird die Krankheit durch ein leichtes Unwohlsein angekündigt; am ersten Tage wird das Kind von einem flüchtigen Fieber befallen, an den folgenden Tagen bemerkt man Mattigkeit, Verstimmung, Appetitlosigkeit und etwas Blässe im Gesicht.

Man constatirt keine eigentliche Dysphagie, allein die Aufmerksamkeit ist durch die Grimassen, welche das Kind beim Schlucken macht und durch eine leichte Veränderung im Klange der Stimme, dem Halse zugewendet. In Ausnahmefällen wird das Kind, wenn es sehr jung ist, von einem heftigen Halsschmerz, begleitet von lebhaftem Fieber, Kopfschmerz, Erbrechen oder Convulsionen, befallen (Roger und Peter).

Wenn man den Hintergrund des Halses gleich in den ersten Stunden untersuchen kann, so bemerkt man im Allgemeinen auf einer ein wenig gerötheten Mandel eine dünne, milchweisse, halb durchsichtige Schicht, welche dem Eiweiss oder verdicktem Schleime ähnlich sieht. Einige Stunden später hat dieser leichte Belag schon das Aussehen einer weisslichen Haut angenommen und ist ziemlich adhaerent. Manchmal sieht man keine eigentliche Plaque, sondern nur eine Reihe von kleinen weissen Puncten, welche über die Mandeln oder über den ganzen Hintergrund des Halses ausgebreitet sind. Diese Angina en miniature entgeht oft dem Beobachter oder wird für Herpes gehalten und enthüllt erst ihre wahrhafte Natur, wenn ihr laryngitische Erscheinungen folgen.

Es giebt noch trügerischere Fälle, in denen die Krankheit als einfache Angina auftritt (Barthez).

Die Anschwellung der submaxillaren Drüsen ist fast das einzige constante und den verschiedenen Formen der Angina mit speckartigem Belag gemeinsame Zeichen.

Der Gang der Krankheit variirt je nach dem Grade der Intoxication beträchtlich.

a. Leichte Formen. — Die localen Symptome beschränken sich auf das Vorhandensein von ein oder zwei dünnen Plaques auf den Tonsillen, oder der diphtheritische Belag dehnt sich bis auf das Zäpfchen und die Gaumenbögen aus und verschwindet schnell; bisweilen bleibt er jedoch trotz aller Therapie 8 bis 14 Tage bei einem befriedigenden Allgemeinbefinden bestehen.

Wie leicht und local die Krankheit auch immer erscheinen mag, so kann sie sich gleichwohl bis zum letzten Augenblick auf den Kehlkopf fortpflanzen. Im Allgemeinen vermindert sich nach Verlauf von 1 oder 2 Wochen die Drüsenschwellung, die Pseudomembranen verschwinden definitiv und das Kind ist geheilt; es bleibt indessen noch von der consecutiven Paralyse bedroht.

b. Schwere Formen. — Die schwere Form kann sich sofort entwickeln oder einer leichten folgen. Sie wird durch eine grössere Dicke und Ausdehnung der Pseudomembranen characterisirt; diese erstrecken sich oft auf die hintere Pharynxwand, die Nasenhöhlen u. s. w. und erscheinen, wenn man sie abreisst, sehr schnell wieder; man beobachtet eine beträchtliche Anschwellung des Halses, bisweilen Haemorrhagien und stets eine allgemeine Entkräftung. Diese Symptome sind bei ein und demselben Individuum nicht immer vereinigt, allein das Vorhandensein eines jeden einzelnen von ihnen bezeichnet einen gewissen Grad der Intoxication.

Die Pseudomembranen bilden über den ganzen Rachen einen dicken Ueberzug; ihre Farbe geht von einem gelblichen Weiss in ein schmutziges Grau über und der zuerst fade und wenig bemerkbare Geruch des Athems wird bald stinkend und widerlich. Wenn sie sich bis zu den Nasenhöhlen ausdehnen, so fliesst aus den Nasenlöchern eine seröse übelriechende Flüssigkeit, welche sich verhärtet und dicke röthliche Krusten bildet.

Die submaxillare Anschwellung tritt deutlich hervor und die der oberen und seitlichen Halsgegenden ist bisweilen so markirt, dass die Grenze zwischen dem Halse und dem Kiefer verwischt wird; dieses Zeichen ist von der schlimmsten Vorbedeutung.

Die Athmung kann durch die Verstopfung des Pharynx und der Nase behindert sein, selbst wenn keine Complication seitens des Larynx vorhanden ist. Man sieht alsdann die Kinder in ihrem Bett aufsitzen, den Hals leicht nach vorn gestreckt, den Mund weit geöffnet, so dass der Speichel aus demselben herausfliesst. Die Gesichtszüge drücken Ermattung und Gleichgültigkeit aus; der Teint ist blass, bleifarbig. Der Verstand ist grösstentheils erhalten, aber das Kind ist sehr apathisch; es hat einen unüberwindlichen Widerwillen gegen die Nahrungsmittel, sei es aus Furcht vor dem Schlucken, sei es in Folge der Intoxication, zu deren constantesten Zeichen die Appetitlosigkeit gehört. Die febrilen Symptome sind sehr veränderlich; das initiale Fieber kann im Verlaufe der Krankheit wieder entbrennen oder die Temperatur fällt auch andererseits unter die Norm. Bisweilen kommen Haemorrhagien vor; am häufigsten ist das Nasenbluten, welches gewöhnlich mit der Nasendiphtheritis zusammentrifft und durch seine Stärke und Wiederholung das Leben in Gefahr bringen kann.

Die Blutung aus dem Pharynx überträgt sich durch Extravasation auf die Pseudomembranen, welche alsdann das Aussehen einer schwärzlichen Putrescenz annehmen. Die Petechien der Haut und die Haemorrhagien aus anderen Schleimhäuten sind viel seltener. — Die Krankheit verläuft verschieden; sie kann sehr rasch enden; das Kind stirbt nach Verlauf von 3—5 Tagen in einem Zustand grosser Adynamie oder mit lebhaftem Fieber und Delirien. Meistens ist der Verlauf langsamer und die Prognose bleibt 8 bis 14 Tage lang ungewiss. Das Kind kann der Intoxication oder der Complication seitens des Kehlkopfes erliegen. Wenn der Ausgang günstig ist, so hebt sich der Puls, der Appetit erscheint wieder und der Schlund reinigt sich, aber das Kind wird nur langsam, nach einer langen Reconvalescenz, während welcher es noch immer Complicationen seitens des Herzens oder der Nerven ausgesetzt ist, wiederhergestellt.

2. Secundäre Angina. — Bei der secundären diphtheritischen Angina, wie man sie im Verlaufe des Scharlachfiebers beobachtet, ist die Entzündung des Pharynx immer sehr lebhaft; sie wird von hohem Fieber, sowie von heftigen Schlingbeschwerden begleitet und kann mit Ulceration oder Gangraen enden. Die Geschwüre sind bald serpiginös ausgebreitet, bald kreisförmig, tief, wie ausgemeisselt und auf eine Mandel, auf das Velum oder den hinteren Theil des Pharynx beschränkt (Rilliet und Barthez).

Die wirkliche Gangraen ist selten; man hat dieselbe oft mit dem eiterigen Zerfall der Pseudomembranen verwechselt (Bretonneau); allein die Berichte über verschiedene Epidemien und die Beschreibungen Becquerel's lassen keinen Zweifel über die Thatsächlichkeit dieser Complication zu. Die Mandeln oder die Gaumenbögen nehmen alsdann ein mattes, aschgraues Aussehen an, stossen sich nach Verlauf einer mehr oder minder langen Zeit in Fetzen ab und lassen weit ausgedehnte, grauliche und übelriechende Ulcerationen zurück. Diese Complication kann, so schwer sie auch ist, ausnahmsweise mit der Heilung enden; es verbleiben dann als Spuren ihres einstigen Vorhandenseins unförmliche Narben auf den Fauces.

II. Croup. — Prodrome. — Ungefähr bei zwei Dritteln der Fälle geht dem Croup eine Angina follicularis (angine couenneuse) voraus.

In anderen Fällen (plötzlicher Croup) tritt er bald inmitten der vollsten Gesundheit auf, bald geht ihm ein leichter Schnupfen, ein Kehlkopfs- oder Luftröhrencatarrh voran. Er erscheint auch bisweilen während des Eruptionsstadiums der Masern; sein Beginn wird alsdann mit den Symptomen der Laryngitis morbillosa verwechselt.

1. Stadium. — Eine geringe Rauhigkeit des Hustens und der Stimme ist bisweilen das einzige Zeichen, welches die Entwicklung von Pseudomembranen im Larynx ankündigt. In anderen Fällen ist das Kind fieberhaft, unruhig, klagt über einen Schmerz in der Gegend des Kehlkopfes und führt beim Husten die Hand nach demselben, gleichsam um die Erschütterung des kranken Organs zu dämpfen. Manchmal endlich, wie beim Pseudocroup, wird das Kind, welches am Abend ein wenig heiser war, in der Nacht von heftigen Anfällen eines rauhen und bellenden Hustens aufgeweckt; sobald der Anfall vorüber ist, schläft das Kind wieder ein und die zuerst ruhige Respiration wird nach und nach pfeifend und erschwert.

Der Croup kann mehrere Tage lang im ersten Stadium verbleiben;

manchmal geht er in einigen Stunden in das zweite Stadium über oder wird gleich im Beginn durch einen Erstickungsanfall angekündigt.

2. Stadium. — Der Anfang des zweiten Stadiums wird durch den Eintritt der Dyspnoe angezeigt; diese ist je nach dem Antheil, welchen das nervöse Element daran nimmt bald paroxismenweise und intermittirend, bald langsam und allmälig zunehmend.

Im ersteren Falle kann sich der Zustand des Kranken plötzlich durch einen Erstickungsanfall ändern. Das Kind erhebt sich, aus dem Schlafe aufgeschreckt, wirft ängstliche Blicke um sich, gleichsam um gegen das Uebel, welches es befallen, Hilfe zu suchen. Das Gesicht wird blass und cyanotisch und die Nase, die Stirn und die Lippen bedecken sich mit Schweiss. Zu gleicher Zeit ziehen sich sämmtliche Respirationsmuskeln convulsivisch zusammen, der Mund ist weit geöffnet, der Kopf nach hinten zurückgeworfen und die Hände klammern sich an nahe Gegenstände an; die Inspiration ist pfeifend, krampfhaft, aber sehr langsam und tief; es folgt ihr eine bald kurze und oberflächliche, bald lange und mühsame Exspiration. Nach Verlauf von drei bis zehn Minuten kehrt die Ruhe nach und nach wieder, die Athmung nimmt ihren gewöhnlichen Rhythmus und das Gesicht seine normale Farbe an. Diese suffocatorischen Anfälle hinterlassen eine mehr als zuvor behinderte und pfeifende Respiration. Sie kommen bald ohne sichtbare Ursache, bald unter dem Einfluss einer Gemüthsbewegung (Furcht, Zorn) oder eines Eindrucks von aussen, wie z. B. durch ein lebhaftes Licht, eine Berührung u. s. w. zum Ausbruch. Sie werden hauptsächlich bei kleinen Kindern beobachtet und können rasch tödtlich werden. Ihre Zahl ist sehr veränderlich.

Im anderen Falle ist die Dyspnoe eine stufenweise und dauernde; man kann Schritt für Schritt der zunehmenden Verengerung des Kehlkopfes folgen. Anfangs ist nur die Inspiration pfeifend und erschwert, später wird die Exspiration lang, selten und geräuschvoll; man sieht, dass das Kind eine ordentliche Anstrengung macht, um die Luftsäule durch den Kehlkopf hindurch zu treiben. Jede Inspiration wird von einer Einziehung, d. h. von einer starken Depression des Epigastriums und von einer Biegung der durch die Contraction des Zwerchfells nach einwärts gezogenen falschen Rippen begleitet (substernale Einziehung); später nimmt man eine zweite Depression des vorderen, hinter dem Manubrium liegenden Theiles des Halses wahr (suprasternale Einziehung).

Bei der Auscultation des Thorax constatirt man ausser dem Wiederhall des laryngo-trachealen Pfeifens, eine beträchtliche Abschwächung des vesiculären Athmens.

Die Auscultation des Kehlkopfes lässt bisweilen ein fahnen- oder ventilartiges Geräusch vernehmen, das durch die Verschiebung der Pseudomembranen durch die Luftsäule entsteht (BARTH); zuweilen expectorirt das Kind pseudomembranöse Fetzen.

Die Stimme und der Husten haben ein rauhes, dumpfes, characteristisches Timbre; sie sind oft vollständig klanglos.

Das zweite Stadium ist durch seine intermittirenden Symptome bemerkenswerth. Die Remissionen können einige Stunden oder sogar einige Tage dauern; sie folgen bisweilen auf die Expectoration von Pseudomembranen; dann nimmt die Krankheit ihren Verlauf mit erneuter Intensität wieder auf oder die Remission wird der Ausgangspunct der Heilung.

3. Stadium. — Das dritte Stadium, hinsichtlich der Erkennung das wichtigste, wird durch die Asphyxie characterisirt.

Sein Eintritt wird oft für eine Remission gehalten, weil es durch Benommenheit und Somnolenz angekündigt werden kann. Das Kind ist ruhiger, als im zweiten Stadium; es beginnt im Kampfe um das Dasein zu weichen. Sein Blick wird trübe, sein Teint ist mattweiss; bisweilen treten dunkelblaue Marmorirungen auf seinen Wangen hervor und seine Lippen werden bläulich. Von Zeit zu Zeit wird diese trügerische Ruhe von einem neuen Kampfversuch unterbrochen. Das Kind richtet sich im Bett in die Höhe, versucht zu husten und sich von dem Hinderniss, welches ihm die Luft raubt, zu befreien; es strampelt mit Händen und Füssen, wird unruhig und fällt bald wieder in den Sopor zurück.

Ist die Asphyxie vorgeschritten, so befindet es sich in einem solchen Zustande von Unempfindlichkeit und Auflösung, dass es sich wie eine todte Masse auf den Operationstisch tragen lässt. Wenn man es sich selbst überlässt, so erliegt es nach Verlauf von kurzer Zeit, bald nach einem sehr peinlichem Todeskampfe, bald plötzlich in einem letzten Erstickungsanfall.

In den sehr seltenen Fällen, in welchen das Kind ohne chirurgische Intervention wieder gesund wird, wird der Husten reichlicher, loser und weniger dumpf, das Pfeifen und die Einziehung vermindern sich, die dyspnoetischen Anfälle haben grössere Intervalle und sind weniger heftig, das Kind erholt sich nach und nach wieder und behält nur eine geringe Reizung im Larynx zurück, welche nach einigen Tagen verschwindet; die Stimme kann ziemlich lange etwas dumpf bleiben.

Die Gesammtdauer des Croup variirt zwischen 3 und 14 Tagen; die beiden letzten Stadien währen im Allgemeinen nicht über 1 bis 3 Tage.

§ 5. **Complicationen.** — **1. Diphtheritische Complicationen.** — Die pseudomembranöse Coryza complicirt oft die maligne Form der diphtheritischen Angina und zeigt einen gewissen Grad der Intoxication an; auch ist sie immer von einer ernsten Prognose. Sie wird durch einen serösen Ausfluss gekennzeichnet, welcher die Umgebung der Nasenöffnung, sowie den entsprechenden Theil der Oberlippe röthet. Es entstehen hieraus zuweilen Excoriationen, welche sich mit einem graulichen Häutchen bedecken. Gleichzeitig kann man ein oder mehrere praeauriculäre Drüsen angeschwollen finden (Trousseau). Die Nasendiphtherie ist Anfangs häufig einseitig. Wenn sie sehr entwickelt ist, so ist die Nase glatt, gespannt, bisweilen äusserlich roth; die Nasenlöcher sind mit Pseudomembranen bekleidet oder mit Krusten verstopft, durch welche eine röthliche, sehr stinkende Flüssigkeit durchsickert.

Häufig ist Nasenbluten und manchmal Thränenfluss vorhanden (Trousseau).

Die Diphtherie des Mundes ist seltener als die der Nase. Die Pseudomembranen bemächtigen sich erst des Mundes, nachdem sie den Rachen eingenommen haben. Wir haben bisweilen im Laufe der Angina oder des Croup diphtheritische Plaques sich auf aphthösen Geschwüren bilden sehen. Diese Complicationen sind immer ohne Belang gewesen und haben sich sowohl bei Kindern, welche genesen, als auch bei solchen, die der Krankheit unterlegen sind, gezeigt. Die Diphtherie des Zahnfleisches ist heute sehr selten und es ist wahrscheinlich, dass die alten Autoren die Stomatitis ulcerosa mit derselben verwechselt haben.

Die pseudomembranöse Tracheo-Bronchitis ist eine der furchtbarsten Complicationen des Croup; sie ist ungefähr bei der Hälfte der Fälle die Todesursache (Peter [1]). Nach der Tracheotomie gewöhnlich und von Natur wenig ernst, sobald sie auf die Trachea und die grossen Bronchien beschränkt bleibt, ist sie fast immer tödtlich, wenn sie in die letzten Verzweigungen der Luftröhren eindringt; sie tödtet durch Asphyxie, indem sie das Feld der Haematose beschränkt. Die Expectoration einer ramificirten häutigen Röhre ist vor dem Luftröhrenschnitt das einzige Zeichen, welches diese Complication erkennen lässt. Man kann ihr Vorhandensein nach der Operation vermuthen, wenn die Respiration behindert bleibt und das vesiculäre Athmen undeutlich ist oder stellenweise dem bronchialen ähnlich wird.

Bisweilen nimmt die pseudomembranöse Bronchitis einen subacuten Verlauf. Sie erzeugt alsdann wenig Dyspnoe und heilt gewöhnlich. Nachdem die Kinder die Symptome des Croup im ersten oder zweiten Stadium dargeboten haben, geben sie von Zeit zu Zeit Stücke von verzweigten Pseudomembranen von sich, welche genau die Form des Bronchialbaumes

---

[1] Gazette Hebdom. 1863, Nr. 29 und 31.

darstellen können; sie befinden sich nach jeder Expectoration besser und werden schliesslich nach Verlauf von zwei oder drei Wochen gesund. Diese seltene Form, die wir bisweilen zu beobachten Gelegenheit hatten, stimmt mit derjenigen überein, welche BARTHEZ unter dem Namen „chronischer Croup“ beschrieben hat.

Die Diphtherie der Haut entwickelt sich auf den von der Epidermis entblössten Theilen derselben, wie z. B. auf den eczematösen Excoriationen der Ohren, der Nase oder der Kopfhaut, auf Ulcerationen der Lippen, der Vulva und des Anus, auf Blutegelstichen oder auf der Oberfläche einer durch ein Zugpflaster erzeugten Wunde. Diese Complication ist selten und wenig ernsthaft, wenn man jede oberflächliche Verletzung der Haut im Verlauf der Diphtherie vermeidet und mit gehöriger Sorgfalt den Pseudomembranen gleich bei ihrem Erscheinen entgegentritt. Es giebt übrigens diphtheritische Anginen und Croups, bei welchen die Wunden von jeder Pseudomembran verschont bleiben, ohne dass es möglich wäre, diese Unterschiede zu erklären oder prognostische Schlüsse aus ihnen zu ziehen. TROUSSEAU beschreibt die schwere Hautdiphtherie folgendermaassen:

„Sobald die Diphtherie eine Wunde befällt, so wird diese schmerzhaft, secernirt eine grosse Menge von farbloser, stinkender, seröser Flüssigkeit und bedeckt sich bald mit einer graulichen, welken, speckigen Schwarte von verschiedener Dicke. Die Wundränder schwellen an, nehmen eine violettrothe Färbung an und erheben sich weit über den Geschwürsgrund; indessen dehnt sich das Uebel gewöhnlich nicht aus und kann stationär bleiben; trotzdem sieht man manchmal, selbst wenn nur die Epidermis abgehoben ist, wie sich die Lederhaut unmittelbar mit einer weissen Schwarte bedeckt, welche derjenigen, die man auf Vesicatoren beobachtet, ähnlich ist. Bald kann sich um die excoriirte Stelle ein Erysipel entwickeln. Das Eindringen der Diphtherie geschieht nach und nach, gewöhnlich von den übereinander liegenden in die abhängigen Theile; die äussersten Schichten, in Strömen seröser Flüssigkeit gebadet, werden weich, gehen in Fäulniss über, verändern die Farbe, nehmen eine graue, bisweilen schwärzliche Färbung an und verbreiten einen abscheulichen Gestank; man begeht alsdann den Irrthum, zu glauben, dass die ganze Haut vom Brande ergriffen ist.“

2. Complicationen seitens der inneren Organe. — Wir führen unter diesem Titel die Albuminurie, die Lungenentzündung und die Complicationen seitens des Herzens an.

Die Albuminurie, im Verlaufe der Diphtherie zuerst von WADE im Jahre 1857 beschrieben, ist genau genommen keine Complication, denn sie kann sowohl bei den leichten, als auch bei den schweren

Formen vorkommen. Wir haben sie mehrere Male nach der Tracheotomie sich entwickeln und die Heilung durchaus nicht hemmen sehen; dies beweist, dass die Albuminurie nicht von der Asphyxie, wohl aber von der Dyscrasie abhängt und keinen prognostischen Werth hat. Ein merkwürdiger Umstand ist, dass sie fast niemals von Anasarca begleitet wird; sie verschwindet gewöhnlich nach 7—8 Tagen und verwandelt sich nur ausnahmsweise in eine Bright'sche Nierenkrankheit.

Die Lungenentzündung complicirt bisweilen den Croup vor der Tracheotomie; sie ist in solchem Falle sehr schwer zu erkennen; man kann sie indessen vermuthen, wenn sie eine wahrnehmbare Dämpfung erzeugt und von einer sehr hohen Temperatur, sowie von einer beträchtlichen Beschleunigung der Respiration begleitet wird. Nach der Operation ist sie eine verhältnissmässig häufige Complication. Sie bricht bald am zweiten oder dritten Tage aus und endet alsdann fast immer lethal, bald erscheint sie gegen den fünften oder sechsten und bietet dann mehr Wahrscheinlichkeit für die Heilung dar. Um diese Zeit ist ihre Diagnose leicht, vorausgesetzt, dass man den Kranken sorgfältig auscultirt und percutirt.

Die Complicationen seitens des Herzens, von denen wir bereits bei Gelegenheit der pathologischen Anatomie gesprochen haben, sind schwer zu diagnosticiren. Sie erscheinen gewöhnlich, jedoch nicht immer, im Anfang der Reconvalescenz, nachdem jedes locale Symptom verschwunden ist und oft im Verlaufe der diphtheritischen Lähmung. Die Thrombose kann alsdann unmittelbar auf die Parese des Herzens folgen; sie kündigt sich durch Blässe des Gesichts, Kühle der Extremitäten, Beklemmung, äusserste Prostration und Dyspnoe an; gleichzeitig wird der Puls schwach und fadenförmig, die Herztöne sind dumpf und verschleiert (Meigs, Robinson). Die Endocarditis ist bald im Verlaufe des Croup und der Angina, bald erst während der Reconvalescenz beobachtet worden. In den von uns bei der Autopsie constatirten Fällen von Endocarditis, hatte während des Lebens Nichts die Aufmerksamkeit auf das Herz gelenkt und der Tod war wenige Stunden oder Tage nach der Tracheotomie eingetreten. Bridger hat in einigen Fällen einen syncopalen Zustand, dem ein systolisches Geräusch und ein Schmerz in der Praecordialgegend vorausgingen, beobachtet.

3. Complicirende Lähmungen[1]. — Die Paralyse, eine Complication während der Reconvalescenz, kann den leichtesten wie den schwersten Formen

[1] Maingault, De la Paralysie diphthéritique. Paris 1860. — H. Roger, Recherches cliniques sur la paralysie consécutive à la diphthérie (Arch. gén. de Med. Jan.-Fevr. 1861). — H. Weber, Ueber Lähmungen nach Diphtherie (Virchow's Archiv, 1862, Band 25, S. 115; 1864, Bd. 28, S. 489).

der Diphtherie folgen. Nach einer Aufstellung H. Roger's soll sie sich beim vierten oder sogar beim dritten Theil der Kinder, welche der primären Affection nicht erlegen sind, entwickeln.

Die Lähmung kann auf das Gaumensegel beschränkt sein oder auch allgemeiner werden.

Die Lähmung des Pharynx oder des Velum's tritt gewöhnlich ein, wenn die Angina geheilt ist; man beobachtet sie nichtsdestoweniger bisweilen im Verlaufe der Krankheit selbst. Die ersten Symptome, welche die Aufmerksamkeit fesseln, sind näselnde Sprache, Herausfliessen der Getränke durch die Nase und heftige Hustenanfälle beim Schlucken. Man kann sich aldann durch die directe Untersuchung überzeugen, dass das Gaumensegel unbeweglich ist, das Zäpfchen herabhängt und bisweilen eine mehr oder weniger vollständige Anästhesie des ganzen Schlundes besteht. Manchmal ist der Kranke häufigen Uebelkeiten, welche durch die wiederholte Berührung der Uvula mit der Zungenbasis entstehen, unterworfen.

In den Fällen von schwerer Paralyse wird das Schlingen fast unmöglich; Brei und Flüssigkeiten können nicht mehr in die Speiseröhre hinuntergleiten; bisweilen geräth ein Bissen in den Kehlkopf und veranlasst plötzlichen Tod. Das Kind kann weder Athem schöpfen noch saugen; jede Anstrengung wird ihm schwer, weil die Schliessung der oberen Theile des Respirationsapparates unmöglich ist. Der Husten hat einen dumpfen und kläglichen Klang und hört sich peinlich an; das Kind kann seinen Speichel nicht mehr zurückhalten, wenn sich die Lähmung auf die Zunge und die Lippen erstreckt. Die Lähmung bleibt alsdann selten localisirt.

Der allgemeinen Lähmung gehen fast immer eine Lähmung des Pharynx[1] und eine Alteration im Allgemeinbefinden voraus. Die Kinder, welche, nachdem sie der primären Erkrankung entronnen sind, ihre Kräfte wieder erlangen und in die Reconvalescenz eintreten, werden verdriesslich und jähzornig; sie erblassen und magern ohne sichtbare Ursache ab, bis die näselnde Sprache und das Herausfliessen der Getränke durch die Nase die Complication ankündigen.

Das Sehorgan wird zuerst betroffen. Die Lähmung befällt die motorischen und Accommodations-Muskeln, seltener den Nervus opticus. Es ist Schielen oder auch nur die Unmöglichkeit zu lesen und die Gegenstände genau zu unterscheiden vorhanden. Weitsichtigkeit ist häufiger als Kurzsichtigkeit. Selten tritt vollständige Erblindung ein.

---

[1] Man hat ein oder zwei Beispiele von allgemeiner diphtheritischer Lähmung ohne Lähmung des Pharynx citirt (Trousseau, Tillé).

Bald nachher oder zu derselben Zeit bemerkt man, dass der Kopf vom Halse schlecht getragen wird und vornüber auf die Brust fällt. Der Gang wird schwankend und schwer. Das Gefühl von Ameisenlaufen auf den Extremitäten ist der Vorläufer der Lähmung der Glieder. Welches auch ihre Form oder ihre Ausdehnung sein mag, sie tritt stets langsam und progressiv ein. Die unteren Extremitäten werden zuerst befallen, dann die oberen, in letzter Linie die Rumpf- und besonders die Respirationsmuskeln. Die Lähmung kann die Sensibilität ebenso wie die Motilität treffen; sie ist selten vollständig und nicht auf einen Nerv oder auf eine Muskelgruppe beschränkt. Bisweilen ist sie unstät und verändert den Sitz von Tag zu Tag (Easton [1]). Die hemiplegische Form ist am seltensten (Trousseau), die paraplegische mit Vorherrschen auf einer Seite am häufigsten. In gewissen Fällen nähern sich die Störungen der Motilität mehr der Ataxie als der Paralyse und können sogar ausnahmsweise mit denjenigen der Sclerose der hinteren Rückenmarksstränge identisch sein.

Die Lähmung der Sphincteren ist selten; sie offenbart sich durch die Incontinenz des Harns und der Fäcalmassen.

Die Lähmung der Respirationsmuskeln wird durch die Verminderung der Exspirationskraft angezeigt; der Husten wird eine Qual, weil das Kind nicht die Kraft hat, die Luft und den Schleim aus den Bronchien auszustossen. Dieser paralytische Husten hat einen characteristischen Klang, welchen man nicht vergessen kann, sobald man ihn einmal gehört hat. Die Inspirationskraft kann ebenfalls gelähmt sein; das Epigastrium sinkt ein oder bleibt flach, anstatt sich bei jeder Einathmung zu heben; zu gleicher Zeit bleibt der obere Theil des Thorax unbeweglich, während die falschen Rippen sich erweitern und entfernen. Bis zu diesem Grade angelangt, ist die Lähmung des Zwerchfells sehr ernsthaft und das Kind stirbt in der grösseren Anzahl der Fälle asphyctisch.

Die Parese des Herzens, die schwerste aller Complicationen, wird von Erbrechen und einer beträchtlichen Verlangsamung des Pulses, welcher auf 24 und sogar auf 16 Schläge in der Minute fallen kann, angekündigt (H. Weber). Der plötzliche Tod durch Syncope steht alsdann nahe bevor.

Die Dauer der allgemeinen Lähmung variirt zwischen zwei und acht Monaten. Sie endet ungefähr beim zehnten Theil der Fälle tödtlich. Der Tod tritt bald schnell durch Syncope, respiratorische Lähmung oder durch das Hineingerathen von Speisebissen in den Kehlkopf, bald

---

[1] Glasgow Med. Journal, 1869, II, 4, p. 453.

langsam durch Inanition und nervöse Erschöpfung ein. Die Heilung erfolgt oft rasch unter dem Einfluss der Electricität und der Tonica; in anderen Fällen geht sie trotz aller Sorgfalt sehr langsam von Statten. Die zuerst gelähmten Muskeln erlangen zuletzt ihre functionelle Thätigkeit wieder; ebenso sind die näselnde Sprache und die Schlingbeschwerden diejenigen Symptome, welche am längsten bestehen bleiben.

§. 6. **Diagnose.** — Die Diagnose der Diphtherie ist in der Mehrzahl der Fälle sehr leicht; die diphtherische Angina wird durch das Vorhandensein von weissen Plaques im Rachen und durch einen Kranz kleiner Drüsen unter dem Unterkiefer characterisirt; der Croup ist durch die Existenz einer vom Larynx herrührenden Dyspnoe, die gleichzeitig mit den vorher genannten Symptomen auftritt, zu erkennen. Die Diagnose kann indessen in einigen Fällen schwierig sein:

1. Bei dem plötzlich entstandenen Croup, welchen man mit einer einfachen acuten Laryngitis oder mit Pseudo-Croup, Glottisoedem, einem retropharyngealen Abscess oder einem in den Luftwegen befindlichen fremden Körper verwechseln kann. Wir verweisen übrigens auf die differentielle Diagnose der Laryngitis und des retropharyngealen Abscesses.

Wir wollen bei dieser Gelegenheit in Betreff der letztgenannten Affection nur bemerken, dass man immer, wenn ein Kind von einem Erstickungsanfall befallen wird, mit dem Finger die Mundhöhle sorgfältig exploriren und sich überzeugen muss, dass in dieser Gegend kein Abscess vorhanden ist. Die Symptome des Croup werden viel seltener für die eines fremden Körpers in den Luftwegen gehalten werden, da letztere plötzlich nach dem Verschlucken beginnen und fast unmittelbar sehr heftige Erstickungsanfälle erzeugen. Im Uebrigen wird die Anamnese stets die Diagnose aufklären.

2. Bei der diphtheritischen Angina ohne Complication, welche man für eine einfache Angina mit einer weissen Auflagerung halten könnte, kann die Diagnose bisweilen im Falle einer scheinbar einfachen Angina (erythematosa, follicularis, herpetica), welche jedoch unter dem epidemischen Einfluss einer diphtherischen Infection entsteht und durch Ansteckung eine typische diphtheritische Angina zu übertragen vermag, unmöglich sein. In der Mehrzahl der Fälle kann man jedoch eine differentielle Wahrscheinlichkeits-Diagnose zwischen den verschiedenartigen Anginen aufstellen. Man muss sich erinnern, dass bei der diphtheritischen Angina das Fieber wenig markirt, die Drüsen deutlich angeschwollen sind, dass ferner die Gesichtsfarbe blass, Appetit nicht vorhanden ist und dass sich die weisse Auflagerung im Rachen in

Plaques ausbreitet, welche an einer entzündeten Schleimhaut adhaeriren, dass bei der folliculären Angina die entzündliche fieberhafte Form die Regel ist, dass die weisse Auflagerung das Aussehen eines rahmartigen, lockeren Ueberzuges und ihren Sitz nur auf den Mandeln hat, und dass bei der Angina herpetica, welche bei Kindern sehr selten ist, die durch die Vereinigung von aufgeschwollenen oder ulcerirten Bläschen gebildete Pseudomembran einen ausgeschweiften Rand zeigt.

3. Bei gewissen Fälle der diphtheritischen Lähmung mit fehlender Anamnese. Die diphtheritische Angina kann leicht genug sein, um unbemerkt vorüber zu gehen und der Arzt weiss alsdann nicht, auf welche Ursache er die nervösen Erscheinungen, die er vor Augen hat, beziehen soll. Maingault[1] resumirt in einem solchen Falle die Diagnose folgendermaassen: „Man könnte im Zweifel sein und eine beginnende tuberculöse Meningitis oder Hirntuberkel sehr befürchten, wenn man eine allgemeine Schwäche, Unempfindlichkeit oder Apathie des Kranken, Strabismus, Amaurose, Abmagerung und langsamen Puls beobachtet. Die erschwerte Sprache, die näselnde Stimme, der traurige Gesichtsausdruck, der unsichere Gang geben den Kindern zuweilen das Ansehen von Idioten; allein dieser Torpor ist nur ein scheinbarer, der Verstand schlummert nur, man erweckt ihn leicht und wenn man an die kleinen Patienten Fragen richtet, so ist man über die Klarheit ihrer Antworten erstaunt.

„ . . . . . Der Verlauf, welchen die Krankheit genommen hat, die Art und Weise, in welcher sich die Symptome gruppiren, müssen den Arzt aufklären. Man muss sich ins Gedächtniss zurückrufen, dass die Muskelschwäche bei der diphtheritischen Lähmung langsam anfängt, dass sie fast beständig von einem Gefühl von Ameisenlaufen auf der Haut und von Sensibilitätsstörungen an den Extremitäten begleitet ist, dass zwischen der Beendigung der diphtheritischen Affection und dem Zeitpunct, in welchem sich die allgemeinen paralytischen Erscheinungen zeigen, ein mehr oder weniger langer Intervall, von 12 oder 14 Tagen bis zu 2 Monaten, besteht . . . . .

„In diesem Stadium der augenscheinlichen Reconvalescenz sieht man die Lähmung des Gaumensegels eintreten; es gehen ihr immer entfernte Innervationsstörungen voraus; bisweilen hat sie schon aufgehört, grösstentheils aber besteht sie noch, wenn sich diese offenbaren."

§ 7. **Prognose.** — Die Prognose der Diphtherie hängt von vielen Umständen ab. Man muss sich hierbei richten:

---

[1] A. a. O. p. 104—107.

1. Nach der Aetiologie; der Croup ist vor dem zweiten Lebensjahre sehr ernsthaft, die secundäre Diphtherie fast immer tödtlich.

2. Nach der Localisirung; der Croup ist ernst durch die Asphyxie, welche er veranlasst, die Coryxa diphtheritica ist ernst durch den Grad der Intoxication, welchen sie bezeichnet.

3. Nach dem Werth gewisser Symptome. Die Haemorrhagien der Schleimhäute oder der Haut und die allgemeine Schwellung des Halses sind fast absolut lethal. Die bleigraue Gesichtsfarbe, die Prostration der Kräfte sind sehr bedenklich.

Gewisse Complicationen, wie z. B. die Bronchitis pseudomembranacea, und die Pneumonie sind, obgleich sehr ernsthaft, nicht durchaus tödtlich und bilden keine Contraindication gegen die Tracheotomie.

Die Mortalität des sich selbst überlassenen Croup beträgt 80 bis 90 % (Guersant, Andral, Trousseau). Die Heilung ist bei einem Croup, welcher das zweite Stadium überschritten hat, eine völlige Ausnahme.

§ 8. **Behandlung.** — 1. **Allgemeine Behandlung.** — Man kennt trotz der Zahl der gegen die Diphtherie gepriesenen Heilverfahren, wozu die localen und allgemeinen Blutentziehungen, die Mercurialien, die Alkalien, Kali chloricum (Chaussier, Blache, Isambert), die Cubeben (Trideau), Ammonium carbonicum, Polygala, Hepar sulfuris u. s. w. gehören, doch kein specifisches Mittel gegen diese Krankheit.

Von den angeführten Heilmitteln können einige, wie z. B. Cubeben, Ammon. carbon. gewissen Indicationen entsprechen; andere, wie die Mercurialien und der Aderlass müssen definitiv als unnütz und zuweilen gefährlich verworfen worden.

Die tonisirende und stimulirende Medication wird stets die Basis der antidiphtheritischen Behandlung bilden. Die Indicationen für dieselbe sind je nach den einzelnen Fällen mehr oder weniger dringend; so wird es bei den leichten Formen genügen, ein besonderes Gewicht auf gute Diätetik, gehörige Lüftung und eine zugleich roborirende und leichte Ernährung (Bouillon, Milch, Fleischgelée u. s. w.) zu legen, während man bei den infectiösen Formen China (3 grm. Extract in Wein oder 30—50 grm. Syrup täglich), Portwein, schwarzen Café und Ferr. sesquichl. zum inneren Gebrauch hinzufügen muss. Der vom Dr. Aubrun[1] empfohlene Liq. Ferr. sesquichl. leistet bei den asthenischen oder haemorrhagischen Formen der Diphtherie wirkliche Dienste. Er verhindert nicht immer die Verbreitung der Krankheit auf die Athmungswege,

[1] Mémoire sur une nouvelle méthode de traitement de la diphthérie par le perchlorure de fer à l'intérieur et à hautes doses (Académie des Sciences, 1860).

bekämpft jedoch wirksam die Intoxication. Man kann ihn halbstündlich oder stündlich in einer Dosis von 5 bis 6 Tropfen in Zuckerwasser verabreichen.

2. Locale Behandlung der diphtheritischen Angina. — Die Hoffnung, die Diphtherie örtlich zu vernichten und so ihre Verbreitung auf den Kehlkopf zu verhindern, hat seit langer Zeit die Aerzte veranlasst, die Pseudomembranen in der Rachenhöhle zu cauterisiren. Die Alten wandten schon zu diesem Zwecke die egyptische Salbe (wahrscheinlich aus Grünspan und Honig zusammengesetzt) und Alaun an. Bretonneau und Trousseau haben energische und wiederholte Aetzungen mit Salzsäure oder Höllenstein empfohlen.

Heute sind die eigentlichen Aetzmittel im Allgemeinen aufgegeben. Man weiss, dass sie die infectiöse Diphtherie nicht hindern, sich auf die Nase und den Kehlkopf fortzupflanzen, und dass andererseits die gutartigen Formen der Diphtherie im Pharynx localisirt bleiben, gleichviel ob man cauterisirt oder nicht. Uebrigens erschöpft diese grausame Procedur das Kind durch die beständigen Kämpfe, welche sie erheischt; sie kann eine wirkliche Gangraen des Pharynx verursachen, wenn sie zu energisch angewendet wird, und erschwert die Ernährung sehr, indem sie die Dysphagie vermehrt (Barthez).

Wir wollen damit nicht gesagt haben, dass man die Hände in den Schoss legen soll; man muss immerhin bemüht sein, die Pseudomembranen der Nase und des Pharynx so viel als möglich verschwinden zu lassen, denn diese können in Fäulniss übergehen und die diphtheritische Infection durch eine septische und putride compliciren. Wir haben deshalb, wie so viele Andere, Inhalationen und Gargarismen von Kalkwasser (Küchenmeister), Vichy-Wasser und Carbollösung, die Pinselungen mit Citronensaft, Milchsäure [1:20] (Adrian und Bricheteau), das Einblasen von Alaun und Tannin (Barthez), von Schwefelblüthe u. s. w. versucht; die verschiedenen Behandlungsweisen hatten abwechselnd, je nachdem die Fälle gut- oder bösartig waren, Erfolg oder nicht; man wird immer gut thun, sie zu probiren. Das topische Mittel, das wir jetzt gern wieder anwenden, ist die Abkühlung durch Eiswasser, wie es in Deutschland und Frankreich angepriesen ist. Wir verordnen in kurzen Zwischenräumen theelöffelweise zerstossenes, mit Zucker bestreutes Eis, welches die Kinder sehr gern einnehmen; man muss sein Möglichstes thun, sie dasselbe langsam einsaugen zu lassen; auch kann man, wenn sich hinter dem Gaumensegel und in den Nasenhöhlen eine dicke Lage von Pseudomembranen befindet, mit einer gebogenen Spritze häufige Injectionen von Eiswasser oder Carbollösung machen.

Wenn dieses Mittel nicht ausreicht, so kann man die dem Auge zugänglichen Theile mit einer Mischung von Glycerin und Ferr. sesquichlor., zu gleichen Theilen, bepinseln. Diese Mischung, die mehr als Adstringens, denn als Causticum wirkt, lässt die Pseudomembran zusammenschrumpfen und reinigt die Rachenhöhle ziemlich schnell (Revilliod).

3. Behandlung der diphtheritischen Lähmung. — Die Faradisation muss stets gegen die allgemeine Form, bisweilen auch gegen die Lähmung des Gaumensegels angewendet werden, wenn diese beträchtlich genug ist, um die Ernährung zu hindern. Eine gut geleitete electrische Behandlung wird in vielen Fällen die Heilung beschleunigen.

Man hat zum innerlichen Gebrauch Strychnin. sulfuricum in Syrup, theelöffelweise (jeder Theelöffel enthalte ein halbes Milligramm Strychnin. sulfur.) und die Tonica, zum äusseren Gebrauch Salz- und Schwefelbäder besonders empfohlen. In schweren Fällen wird man bisweilen genöthigt sein, das Kind mit Hülfe der Schlundsonde zu ernähren. Man muss gegen die Abkühlung der Extremitäten trockene Frictionen oder stimulirende Einreibungen mit Campher- und Terpentin-Spiritus anwenden. Wenn die Respirationsmuskeln und das Herz gelähmt werden, wird man gut thun, die Faradisation häufiger vorzunehmen; eine energische Ableitung (grosse Sinapismen) und Alcohol innerlich sind in den Fällen grosser Schwäche indicirt.

4. Behandlung des Croup. — Medicamentöse Behandlung. — Von allen gegen den Croup angepriesenen Medicamenten sind Cubeben (Trideau) dasjenige Mittel, welches uns am wenigsten unzuverlässig erschienen ist. Wir verbinden dieselben mit Ammon. carbon. und Syrup. Polygalae in der folgenden Mixtur, welche die Kinder ohne zu grossen Widerstand einnehmen:

Extr. Cubebar. . . .	1—3 grm.
Ammon. carbon. . .	60 cgrm.
Syrup. Polygalae . .	30 grm.
Emuls. amygdalina .	70 grm.

Ein- oder zweistündlich einen Theelöffel voll.

In dem ersten Stadium muss man zu gleicher Zeit äusserlich einige leichte Ableitungsmittel, wie z. B. einen heissen Schwamm, Senfpflaster oder Einwicklungen des Halses in eine in Essig eingetauchte Compresse anwenden. Man muss sich vor Zugpflastern, welche sich mit Pseudomembranen bedecken können, in Acht nehmen.

Sobald sich die Dyspnoe zeigt, verordne man ein Brechmittel, vermeide jedoch dabei stets den Tartar. stibiat., dessen abführende und deprimirende Wirkung beim Kinde sehr zu fürchten ist. Wir wenden bald die Ipecacuanha (je nach dem Alter als Pulver oder Syrup), bald

Hydrarg. sulfur. basic. (in einer Dosis von 10 cgrm. in 2 Pulvern, in einem Zeitabstande von 10 Minuten auf einen Löffel Milch) an.

Wir suchen durch das Brechmittel gleich RILLIET und BARTHEZ die mechanische Wirkung, die Ausstossung der Pseudomembranen zu erzielen. Wenn die Remission unbedeutend ist und die Asphyxie beginnt, so wiederholen wir das Brechmittel nicht. Wenn eine Besserung erfolgt, so warten wir eine neue Steigerung der Dyspnoe ab, um es nochmals einzugeben; wenn das Vomitiv nicht gewirkt hat, so muss man sich hüten, die Dosis zu verdoppeln; die Anhäufung von unwirksamen Brechmitteln während der Asphyxie kann choleraartige Anfälle nach der Tracheotomie veranlassen (BARTHEZ).

Wenn die Asphyxie beginnt, so muss man sie durch Essig- oder Senfumschläge, durch ein reizendes Clystier (z. B. von Rum und Ammoniaksalz) zu bannen, wenn der Tod droht, das Kind zu beleben suchen, indem man ihm ein Fläschchen Ammoniak unter die Nase hält oder die Uvula stark kitzelt, während man schnell alles zur Ausführung der Tracheotomie Nothwendige vorbereiten lässt.

Tracheotomie.[1] — **Indicationen.** — Die Operation ist indicirt, sobald die Asphyxie festgestellt ist, allein man darf erst operiren, wenn man sich durch eine genaue Untersuchung überzeugt hat, dass das Athmungshinderniss sich im Larynx und nicht im Pharynx (retropharyngealer Abscess) oder in den Lungen (Pneumonie) befindet. Man hat lange Zeit ein sehr jugendliches Alter (unter 2 Jahren), die diphtheritische Coryza und das bleifarbene Aussehen der Haut als Contraindicationen der Operation betrachtet; einige trotz dieser ungünstigen Bedingungen erhaltene gute Erfolge erlauben es dem gewissenhaften Arzte nicht, dem Kinde eine letzte Möglichkeit der Rettung zu versagen.

Wenn man den Zeitpunct wählen kann, so muss man im Beginn des dritten Stadiums operiren, indess ist es niemals zu spät, den Luft-

---

[1] Siehe hauptsächlich: TROUSSEAU, Clin. de l'Hôtel Dieu et Arch. de Méd., Mars 1855, p. 259. ROGER et G. SÉE, Recherches statistiques sur la mortalité par le croup et le nombre des guérisons par la trachéotomie. Acad. des Sc., Nov. 1858. — Discussion sur la trachéotomie. Bulletins de l'Acad. de Médecine, tome XXIV, 1858. — MILLARD, De la trachéotomie dans le cas de croup. Thèses de Paris, 1858. — POUQUET, Considérations pratiques sur la trachéotomie dans le cas de croup. Thèses de Paris, 1863. — ARCHAMBAULT, De la trachéotomie à la période ultime du croup. Bullet. de la Soc. méd. des hôp., 1867. — BARTHEZ, Lettre à Rilliet. Des résultats comparés du traitement du croup par la trachéotomie et par les moyens médicaux. Gaz. Hebdom. 1859, p. 758. — SANNÉ, Etude sur le croup après la trachéotomie. Thèses de Paris, 1869. — Dr. REVILLIOD, Croup et trachéotomie à Genève (travail lu à la Société médicale de Genève en décembre 1875).

röhrenschnitt zu vollziehen, so lange das Kind noch einen Lebenshauch in sich hat (Trousseau, Archambault). Die Somnolenz muss den Moment des Handelns eher beschleunigen als verzögern. Die paroxismenweise auftretende Dyspnoe kann zur sofortigen Operation zwingen, wenn die Asphyxie gefahrdrohend wird; allein im Allgemeinen muss man warten, bis der Erstickungsanfall vorüber ist und sich nach dem Grade der Dyspnoe oder Asphyxie während der ruhigen Momente richten. Angesichts einer dauernden und fortschreitenden Dyspnoe ist es unnöthig, zu warten bis die Zeichen der Asphyxie erscheinen.

Operationsmethode. Da der Luftröhrenschnitt eine dringende Operation ist, welche man auf der Stelle zu jeder Stunde und an jedem Orte zu machen gezwungen sein kann, so muss der Arzt sein Operationsbesteck völlig bereit haben und ohne ärztliche Assistenten zu operiren verstehen. Nichtsdestoweniger sichere man sich, wofern dies nur irgend möglich ist, die Assistenz zweier Aerzte, des einen, um den Kopf des Kindes zu halten, des anderen, um mit Schwämmchen abzutupfen. Der Operationstisch muss einem Fenster gegenüber aufgestellt werden; des Nachts muss man sich durch einen besonderen Assistenten leuchten lassen. Das Kind darf nicht, wie man es bisweilen thut, in Windeln gewickelt oder festgebunden sein, sondern muss einfach durch eine genügende Anzahl von Händen auf dem Bette festgehalten werden, so dass man ihm die Arme leicht bewegen und die künstliche Athmung, wofern die Respiration ganz ausbleibt, bewirken kann (Revilliod).

Ein cylindrisches, sehr festes Kissen muss zugleich den Hals und die Schultern des Kindes stützen (Trousseau), sonst senkt sich die Trachea und weicht unter dem Messer aus. Der Kopf muss fest nach hinten gehalten werden; er darf aber nicht zu sehr zurückgeworfen sein, um die Asphyxie nicht zu vermehren.

Der Operateur stellt sich zur Rechten des Kindes und legt ein gerades und ein geknöpftes Bistouri, ein oder zwei völlig ausgerüstete Canülen, ein Dilatatorium mit zwei Branchen und zwei Sperrhaken neben sich. Die beweglichen Canülen von Lüer sind die besten; man muss zwei von verschiedenem Caliber bereit haben.

Folgende Caliber passen für nachstehende Altersstufen:

Nr. 00 bis zu 15 Monaten
„ 0 „ „ 22 oder 24 Monaten
„ 1 von 1 und 2 bis 4 Jahren
„ 2 „ 4 zu 6 Jahren
„ 3 über 6 Jahre.

Es giebt jedoch grosse individuelle Unterschiede und man muss immer versuchen, zuerst die möglichst grösste Canüle einzuführen.

Die Vereinigungspuncte während der ganzen Operation müssen die mediane Linie und der Ringknorpel sein.

In einem ersten Tempo macht der Operateur einen Einschnitt in die Haut; er fängt diesen ein wenig oberhalb des Ringknorpels an und verlängert ihn in der Mittellinie um 2—3 cm. nach unten. Der erste Schnitt mit dem Bistouri darf nur die Haut betreffen (REVILLIOD), mit Rücksicht auf die Venen, die sich im Zellgewebe hinziehen und die man sorgfältig bei Seite schieben muss, um im Beginn der Operation eine Blutung zu vermeiden.

In einem zweiten Tempo incidirt man mit dem geraden Bistouri die oberflächliche Aponeurose, dann trennt man die Muskeln mit Hülfe des Fingers oder des geknöpften Bistouri's, wenn sich das Zellgewebe nicht leicht zerreissen lässt. Man hat bisweilen Mühe, den Zwischenraum zwischen den Muskeln genügend auseinanderzuhalten; in solchen Fällen ist es ausreichend, die Gewebe dadurch leicht zu lösen, dass man das gerade Bistouri in den oberen Wundwinkel bis zum Ringknorpel einsenkt, um leicht auf die Trachea und die tiefe Aponeurose zu gelangen.

In einem dritten Tempo, welches das misslichste ist, legt der Operateur die Trachea bloss, sticht ein und incidirt dieselbe. Da Alles in der Tiefe geschieht, so muss man darauf verzichten, Ligaturen anzulegen, und die Operation im Falle einer Blutung ohne Furcht fortsetzen; man muss in gleicher Weise eine zu grosse Langsamkeit wie eine zu grosse Ueberstürzung vermeiden. Der linke Zeigefinger, welcher von Anfang bis zu Ende der unerlässliche Führer des Operateurs ist, darf die Trachea nicht mehr verlassen; er leitet die Spitze des Bistouri auf die Mittellinie und taxirt den gemachten Einschnitt (REVILLIOD). Wenn der Körper der Thyreoidea sehr gross ist, so muss man ihn mit dem Finger nach unten zurückzustossen suchen. Auch muss man die tiefe Aponeurose über dem unteren Rande des Ringknorpels in einer Fläche von ungefähr 2 cm. einschneiden, bis man unter der Spitze des Bistouri die knorpeligen Ringe der Trachea bloss fühlt. Dann senkt man, ohne den Finger zu entfernen, nachdem man das ausfliessende Blut mit einem Schwamm hat abtupfen lassen, die Spitze des Bistouri auf der medianen Linie, unmittelbar unter dem Ringknorpel in die Trachea ein, bis man das Gefühl eines überwundenen Widerstandes hat und eine Luftblase die Oeffnung des Luftcanals anzeigt. Nun muss man langsam, ohne das Instrument, welches man ganz nahe an seiner Spitze zwischen den beiden Fingern hält, zurückzuziehen, von oben nach unten 2 oder 3 Ringe incidiren, indem man darauf achtet, nicht von der rechten Seite abzuweichen, wie man es instinctiv zu thun versucht ist.

Die Luft und das Blut treten in diesem Momente mit Getöse heraus, wofern das Kind nicht in extremis operirt worden ist; in diesem Falle ist es möglich, dass das Kind in dem Augenblicke, wo man die Trachea fixirt und incidirt, zu athmen aufhört (siehe die Zufälle bei der Operation). Sobald die Incision der Trachea geschehen ist, legt der Arzt den linken Zeigefinger zwischen die Ränder der Wunde, um ihre Länge zu schätzen und die Canüle zu leiten. Man muss bei der Einführung der Canüle des Sprichwortes: „Eile mit Weile" eingedenk sein. Man ergreift die Canüle mit der rechten Hand, führt sie senkrecht in die Wunde bis zur Trachea ein, schiebt ihre Mündung sanft zwischen die Ränder des Trachealschnittes und zieht zu gleicher Zeit den linken Zeigefinger zurück; bevor man das Röhrchen ordentlich hineinschiebt, überzeugt man sich durch das Geräusch der Luft, welche sich in demselben verfängt (Canülegeräusch), dass es sich wirklich in der Trachea befindet; alsdann erübrigt nur, das Röhrchen durch einen mässigen Druck eindringen, die Bänder um den Hals befestigen und das Kind sich aufsetzen zu lassen.

Die beiden ersten Tempo's der Operation können einige Minuten dauern; nichts drängt, so lange das Kind nicht den Athem verliert und keine ernstliche Blutung vorhanden ist. Das dritte Tempo darf nur eine Minute in Anspruch nehmen; es erfordert viel kaltes Blut und Geistesgegenwart. Das Dilatatorium muss sich immer zur Seite des Operateurs befinden, jedoch nur im Falle einer Verzögerung oder eines Unfalls angewendet werden (Pouquet).

Zufälle während der Operation. — a) Blutung. — Eine mässige Blutung während der Operation hat keine Bedeutung, wenn zwischen dem Einschnitt in die Luftröhre und der Einführung der Canüle kein Intervall stattgefunden hat. Selbst das Eindringen des Blutes in die Trachea kann ohne Bedeutung sein, wenn das Kind die Kraft zum Expectoriren behalten hat und die absorbirte Menge eine geringe ist.

Die ernsten Blutungen kommen fast immer hinzu, wenn man von der Mittellinie abgewichen ist, oder wenn man das Bistouri zu tief in den unteren Wundwinkel eingesenkt hat.

Wenn eine subcutane Vene gleich beim Beginn der Operation eine starke Blutung veranlasst, so muss man sie mit dem Finger zu comprimiren, mit einer Pincette zu fassen oder zu unterbinden suchen, um die Operation ohne Ueberstürzung fortsetzen zu können. Wenn die Haemorrhagie aus der Tiefe kommt, darf man nicht erst eine Unterbindung versuchen, sondern muss sogleich eine dicke Canüle einführen; das Blut wird alsdann wie durch Zauber gestillt. Wenn das

Blut zwischen der Canüle und der Wunde reichlich weiterfliesst, so liegt dies gewöhnlich an dem zu schwachen Caliber der Canüle. Man muss es dann durch ein stärkeres ersetzen und eine äussere Compression bewirken, indem man den Zwischenraum, welcher das Schild der Canüle von der Wunde trennt, mit einfacher oder mit Liq. ferr. sesquichl. imprägnirter Watte ausfüllt.

In den sehr seltenen Fällen, in welchen die Blutung nicht aufhört, muss man die Compression der Carotis communis auf dem Tuberculum des sechsten Halswirbels bewirken.

b) Apnoe. — Wenn man in extremis operirt, so kommt es häufig vor, dass das Kind in dem Augenblicke zu athmen aufhört, wo man die Trachea zu fixiren sucht, um sie blosszulegen und zu incidiren. Man ist alsdann zuweilen genöthigt, die Operation zu unterbrechen, das Kind aufzurichten und die künstliche Athmung zu bewerkstelligen. Hierauf führt man die Canüle so schnell als möglich ein und bläst durch sie direct die Luft ein. Der Mangel des Athmungsbedürfnisses kann noch ein oder zwei Stunden nach der Operation fortdauern. Die Ableitungsmittel und die Faradisation sind bisweilen nothwendig, um eine normale Respiration herzustellen. Man darf das Kind nicht verlassen, ehe man es gehörig athmen sieht.

c) Syncope. — Die Syncope ist ein seltenerer, aber viel bedenklicherer Zufall als die Apnoe; man hat Kinder ohne wahrnehmbare Ursache inmitten der Operation sterben und alle zu ihrer Wiederbelebung angewendeten Mittel fehlschlagen sehen.

d) Operationsfehler. — Der gewöhnlichste Fehler besteht in der Abweichung von der Mittellinie beim Einschnitte der tiefen Theile und in dem Aufsuchen der Trachea auf der rechten Seite, wenn sie sich auf der linken befindet. Die Folge davon ist nämlich, dass man die Incision auf der rechten Seite und dadurch die Einführung der Canüle unmöglich macht. Der Dilatator ist alsdann sehr nützlich, um Zeit zu gewähren, sich über den Sitz und die Lage der Incision zu orientiren. Es wird in solchen Fällen durch eine geringe Erweiterung mit dem geknöpften Bistouri leicht sein, den Einschnitt zu vergrössern oder zu rectificiren.

Die Einführung der Canüle in das Zellgewebe vor der Trachea passirt allen Neulingen, welche sich des Dilatatoriums bedienen; dieser Zufall ist unmöglich, wenn man die Canüle an dem Finger einführt.

Der Einschnitt in die hintere Wand der Trachea und in den Oesophagus geschieht nur, wenn man blind darauf los operirt, ohne sich nach dem Finger zu richten. Ein traumatisches Emphysem und bisweilen eine diffuse Phlegmone am Halse sind die Folge der Verletzung des Oesophagus;

die Wunde der hinteren Wand der Trachea kann heilen, ohne schlimme Folgen nach sich zu ziehen.

Nachbehandlung. — Das scheinbar Unwesentliche ist bei der Pflege und beim Verbande der Operirten von grosser Wichtigkeit (TROUSSEAU).

Das Kind muss, wenn irgend möglich, in einem geräumigen Zimmer placirt werden, dessen Temperatur auf 15° oder 16° C. und dessen Luft bei trockenem Wetter mit Hülfe eines permanent aufgestellten Wasserkessels feucht erhalten wird. Der Hals des Kindes muss mit einer feinen, mehrmals zusammengelegten Gaze umwickelt sein. Die Einführung einer warmen und feuchten Luft in die Bronchien vermindert die Möglichkeit einer Complication seitens der Lungen und beugt der Bildung von Krusten in den Bronchien oder in der Canüle vor einem Zufalle, der bisweilen zur Herbeiführung des Todes genügt (TROUSSEAU).

Die innere Canüle muss jedesmal, wenn sie mit expectorirten Massen angefüllt ist, gereinigt werden.

Der erste Wechsel der äusseren Canüle muss im Allgemeinen 24 oder 30 Stunden nach der Operation erfolgen; wenn Alles gut geht, so ist es besser, noch länger zu warten (36 oder 48 Stunden). Wenn hingegen die Pseudomembranen sich schwer lösen und unter der Canüle flottirende Fetzen bilden, so muss man den ersten Verbandwechsel, welcher ihre Ausstossung sehr erleichtert, beschleunigen.

Die Cauterisation der Wunde ist unnöthig. Man begnüge sich damit, ihre Ränder während der ersten zwei oder drei Tage mit Collodium zu bestreichen und ihre Innenfläche mit einer Mischung von Glycerin und Liqu. ferr. sesquichlor. zu pinseln, wenn der speckartige Belag dick und ausgedehnt ist.

In den Fällen, in welchen die Canüle trocken, eine Expectoration nicht vorhanden und die Athmung schnell ist, muss man vor die Oeffnung der Canüle einen mit kochendem Wasser durchfeuchteten Schwamm halten. Dieses einfache, von REVILLIOD empfohlene Mittel, erleichtert das Kind fast augenblicklich und genügt bisweilen, um wieder eine gute Expectoration herbeizuführen.

Wenn der Auswurf zähe wird und die Consistenz von Gummi arabicum annimmt, so wenden wir gern Inhalationen von alkalischem Wasser durch die Canüle an; nach Verlauf von zwei oder drei Minuten wird ein Röcheln vernehmbar, es folgt ein Hustenstoss und man erhält ein Sputum.

Bisweilen flottiren grosse Fetzen von Pseudomembranen in der Trachea oder an der Bifurcationsstelle der Bronchien umher; man kann sie alsdann in einigen Fällen mit der in dem Kasten für die Tracheotomie befindlichen gebogenen Pincette oder noch besser mit schwach angefeuchteten Taubenfedern herausangeln (Revilliod).

Man vermeide jedes innere Medicament so lange das Kind schleimige Sputa auswirft; wenn die Expectoration aufhört, so kann man die Cubeben oder Ammon. carbon. wieder anwenden. Bei den infectiösen Formen, die mit einer reichlichen Production von Pseudomembranen verbunden sind, muss man den Gebrauch von Liqu. ferr. sesquichlor. in grosser Dosis fortsetzen.

Vor allen Dingen muss man seine Aufmerksamkeit auf die Ernährung, welche oft durch die Ungelehrigkeit und den Eigensinn der Kinder erschwert wird, lenken; man verordne Milch, Bouillon, Fleischgelée u. s. w.

Sobald das Fieber gefallen ist, muss man die Kinder aufstehen lassen und, wenn es das Wetter erlaubt, alle Tage einige Minuten in der frischen Luft, welche bisweilen eine wahrhaft wunderbare Wiederherstellung bewirkt, spazieren führen.

Der Zeitpunct der definitiven Entfernung der Canüle ist durch einen Versuch festzustellen (Trousseau); dieser muss so bald als möglich gemacht werden. Am häufigsten nimmt man die Canüle vom fünften bis zehnten Tage nach der Operation heraus. Man muss täglich versuchen, das Kind durch den Kehlkopf athmen zu lassen, indem man die Trachealwunde einen Augenblick verschliesst.

Sobald die Luft und die Sputa ohne zu grosse Schwierigkeiten hindurchgehen, muss man die Canüle fortnehmen.

Dies ist ein bedenklicher Moment; wenn wir es an der Zeit halten oder wenn eine besondere Indication uns zur Beschleunigung zwingt, so entfernen wir die Canüle des Abends und bringen die Nacht im Hause zu, um bei einem etwaigen Unfalle bei der Hand zu sein.

Verlauf. Prognose. — 1. Temperatur. — Wenige Stunden nach der Tracheotomie steigt die Temperatur schnell und erreicht oft am ersten Tage 39° oder 40°. Dieses Wundfieber, welches niemals fehlt, dauert im Allgemeinen 2—4 Tage und sinkt vom dritten bis zum fünften allmälig durch Lysis. Eine normale Temperatur am zweiten oder dritten Tage ist von einer fast absolut guten Prognose. Eine Recrudescenz des Fiebers in diesem Zeitpuncte ist ein schlimmes Zeichen, weil dieselbe eine Complication seitens der Lungen befürchten lässt.

2. Respiration. — Sobald die Canüle sich in der Trachea befindet, hört die Dyspnoe auf und das Kind empfindet immer eine unmittelbare Erleichterung, wenn das Respirationshinderniss nicht unterhalb des Larynx seinen Sitz hat.

In der ersten Stunde nach der Tracheotomie kann ein beständiges Hüsteln eintreten, welches durch das Eindringen von Blut in die Trachea hervorgerufen wird, jedoch gewöhnlich rasch aufhört.

Wenn die Respiration frequent und erschwert bleibt, wenn besonders die Exspiration stossweise geschieht, so ist die Prognose sehr ungünstig; sie zeigt eine tiefe Störung in den Functionen der Lungen an.

Das beste Zeichen ist eine ruhige Respiration, welche nur von Zeit zu Zeit durch ein Röcheln, dem die Expectoration eines schleimigen Sputum's folgt, unterbrochen wird. So lange die Athemzüge nicht eine Zahl von 40 bis 50 in der Minute übersteigen, hat man keine Veranlassung, sich zu beunruhigen. Bei Kindern von zwei Jahren und darunter ist eine grosse Respirationsfrequenz ein weniger ernstes Zeichen als bei älteren.

Eine Respiration mit sägeartigem Geräusch (TROUSSEAU) giebt eine schlimme Prognose; sie deutet an, dass die Canüle trocken ist; allein sie ist nicht absolut schlecht und kann bisweilen durch einen mit heissem Wasser getränkten Schwamm oder durch Inhalationen mit Erfolg modificirt werden. Ein beständiges Plätschern (clapottement) in der Canüle ist von einer absolut ernsten Prognose. Die Bewegung der Nasenflügel ist auch ein schlimmes Zeichen; dieselbe zeigt an, dass der Sitz der Dyspnoe sich in der Lunge oder in den letzten Ramificationen der Bronchien befindet.

3. Expectoration. — In den ersten Stunden nach der Operation wirft das Kind blutige Sputa aus, dann wird der Auswurf ganz schleimig. TROUSSEAU hat schon auf das günstige Anzeichen des dicken, zusammenhängenden, nicht lufthaltigen Auswurfes, welcher sich nicht im Wasser auflöst und wenigstens in den ersten Augenblicken obenauf schwimmt, besonderes Gewicht gelegt.

Die Expectoration von Pseudomembranen in Form von dicken Ballen und Röhren ist eher von einer guten Prognose; der Auswurf ganz kleiner cylindrischer Stücke, welcher das Vorhandensein der Diphtherie in den kleinen Bronchien andeutet, ist weniger gut, jedoch nicht absolut ungünstig.

Der Auswurf eines gelben oder grauen blutigen Eiters, welcher beständig die Musselincravatte beschmutzt und im Wasser kein Sputum bildet, ist ebenso wie die Expectoration von feinen Schaumblasen von einer lethalen Prognose.

Das Wiedererscheinen des Blutes im Auswurf nach dem dritten oder vierten Tage muss eine Ulceration der Trachea oder eine secundäre Blutung befürchten lassen.

4. Gesichtsfarbe. — So lange die Gesichtsfarbe natürlich oder klar und roth bleibt, kann man hoffen. Hingegen zeigt das Erscheinen

von violetten Marmorirungen, die auf dem bleichen Gesichte hervortreten, das nahe Bevorstehen des Todes' durch Asphyxie an, welche durch bronchitische oder pneumonische Affectionen bedingt ist.

5. Stimmung. — Appetit. — Ein Kind, welches viel und gern isst und sich die Zeit vertreibt, wird immer gerettet. Jedes Zeichen von Angst wie z. B. das Bedürfniss aus dem Bette zu steigen, die umgebenden Personen krampfhaft zu umklammern, die Lage zu wechseln, muss ein verhängnissvolles Ende befürchten lassen.

6. Nervöse Symptome. Unwillkürliches Lächeln, Verziehen des Gesichts, hauptsächlich der Unterlippe während des Schlafes, krampfhafte Bewegungen des Auges oder allgemeine Zuckungen kündigen den nahen Tod an.

Complicationen. — 1. Zufälle an der Wunde. — Die Zufälle an der Wunde, wie Phlegmone, Diphtheritis und Gangraen, können alle, wie schwer sie auch auftreten mögen, mit der Heilung endigen; die beiden ersteren haben keine grosse Bedeutung.

Die tiefe Gangraen hingegen kann tödtlich sein oder wenigstens die Heilung wesentlich verzögern. Sie wird durch einen foetiden Geruch und durch Schwarzwerden der Canüle angekündigt. (Die Canüle kann auch durch oberflächliche Gangraen, welche durch den Druck derselben entsteht, geschwärzt werden; diese letztgenannte Erscheinung ist nicht ernst und kommt sehr häufig vor). Die Wunde vertieft sich trichterförmig und kann erschreckliche Dimensionen annehmen. Die Canüle tritt in den ersten Tagen durch das Anschwellen der umgebenden Gewebe nach vorn vor, dann stossen sich nach und nach die Brandschorfe ab, die Eiterung tritt ein, die Granulationen erscheinen und die Heilung beginnt.

Die beste Behandlung besteht darin, die umgebende Haut täglich mit Collodium zu bepinseln; sie hat den Vortheil, die Anschwellung schnell verschwinden zu lassen. Die Wunde kann mit Carbolsäurelösung mit Hülfe eines Zerstäubungsapparates gereinigt oder sogar mit Glycerin und Liq. ferr. sesquichlor. bestrichen werden, wenn sie ein schlechtes Aussehen behält.

Die Canüle muss so oft und so lange als möglich entfernt werden; sie darf erst in der Nacht und nur im Falle einer absoluten Nothwendigkeit wieder eingesetzt werden. Der innerliche Gebrauch der Tonica und besonders das Spazierengehen in frischer Luft werden der Wunde eine neue Vitalität geben und das Fortschreiten der Gangraen aufhalten, wenn der Allgemeinzustand nicht zu schlecht ist.

2. Broncho-pneumonische und diphtheritische Complicationen. — Die Operirten, welche in Folge einer Lungenaffection

sterben, unterliegen am häufigsten am zweiten, seltener am ersten oder dritten Tage; es ist alsdann schwer zu erkennen, welches in diesen Fällen die das Leben bedrohende anatomische Laesion ist, zu wissen, ob es sich um eine Congestion nach den Lungen, um eine Beschränkung des Gebietes für die Haematose durch die Pseudomembranen der letzten bronchialen Verzweigungen oder einfach, wie LALLEMENT und REVILLIOD meinen, um eine Lähmung der REISSEISSEN'schen Muskeln handelt. Diese Ursachen sind wahrscheinlich oft vereinigt. Das Krankheitsbild ist fast immer dasselbe; die Gesichtsfarbe wird cyanotisch, das Gesicht ist ein wenig gedunsen, die Züge sind abgespannt; die Temperatur ist im Allgemeinen ziemlich hoch, die Canüle trocken oder nur noch mit Schaum oder wässerigem Eiter angefüllt; die Exspiration geschieht stossweise, der Husten befördert Nichts mehr heraus und die Kinder sterben ruhig oder erliegen im Gegentheil inmitten der schrecklichsten Angstanfälle.

Man muss diese Zufälle durch Alcohol, schwarzen Café, Moschus und Ammon. carbon. bekämpfen. Diese rationelle Behandlung, welche unglücklicherweise grösstentheils keinen Erfolg hat, ist uns dennoch ein oder zwei Male geglückt.

Bisweilen entwickelt sich gegen den fünften oder sechsten Tag eine verspätete Broncho-Pneumomie, welche einen sehr beschränkten pneumonischen Herd, der durch die Dämpfung, das bronchiale Athmen und das Rasseln leicht zu erkennen ist, darbietet; diese Broncho-Pneumonie muss wie alle anderen Broncho-Pneumonien behandelt werden; sie heilt zuweilen.

3. Lähmung des Larynx. — Diese Complication ist von keiner sehr ernsten Prognose. Sie wird bald durch einen heftigen convulsivischen Husten, sobald das Kind zu trinken versucht, bald nur durch das Herauskommen der Flüssigkeiten und der Speisereste zwischen der Wunde und der Canüle, angekündigt. Das, was sie bedenklich machen kann, ist das Hinderniss, welches sie für die Ernährung des Kindes herbeiführt. Das beste Mittel, um dieses zu beseitigen, besteht darin, flüssige Speisen zu verordnen und dem Kinde nur Brei oder sehr dicke Suppen zu geben (TROUSSEAU). Man kann zu gleicher Zeit die allgemeine Behandlung, welche wir oben gegen die diphtheritische Lähmung angeführt haben, anordnen.

Bisweilen besteht nach der Entfernung der Canüle einige Zeit lang eine Parese der Mm. cricoarytaenoidei posteriores, welche sich durch eine geräuschvolle, lauttönende Inspiration, ein ordentliches Schnarchen, das sich während des Schlafes vermehrt, verräth. Wenn es von inspiratorischer Einziehung des Thorax begleitet ist, so zwingt es bisweilen zur Wiedereinlegung der Canüle. Mit etwas Geduld und einigen Faradisationen des Larynx kommt man damit leicht zu Stande.

Wir haben bei keinem unserer geheilten Operirten dauernde Aphonie beobachtet.

4. Granulationen der Trachea. — Eine noch häufigere Ursache für unangenehme Zufälle nach der Entfernung der Canüle ist das Vorhandensein von gestielten Granulationen, die in der Trachea beweglich und grösstentheils in einem der Wundwinkel eingepflanzt sind. Bei einem nervösen Kinde genügt eine Gemüthsbewegung, ein Widerspruch, um einen Erstickungsanfall hervorzurufen, welcher oft durch die Anwesenheit einer granulösen Wucherung an dem Stimmritzeneingang unterhalten und verschlimmert wird.

Der Tod kann sehr schnell, zuweilen augenblicklich eintreten, wenn es nicht sofort gelingt, die Canüle wieder einzuführen.

Je jünger das Kind ist, desto mehr ist dieser Zufall zu befürchten. In einem Alter von zwei Jahren und darunter wird der Luftcanal leichter durch die Granulationen verschlossen und die Wände lassen sich leichter durch die inspiratorische Einziehung des Thorax, welche den Suffocationsanfall beschliesst, eindrücken.

Man muss die Granulationen mit einer Pincette oder einem Aetzmittelträger, welcher durch die Wunde eingeführt wird, zu vernichten suchen, das Kind streng überwachen und sich darauf vorbereiten, im Nothfalle die Canüle wieder einzulegen. Die Wunde ist manchmal schon einige Minuten nach der Wegnahme der Canüle undurchgängig, wenn ihr Canal mit Granulationen angefüllt ist. Wir bedienen uns in diesen Fällen gern der Canüle von Dr. Bourdillat, welche es gestattet, selbst durch eine Wunde, deren Oeffnung birnenförmig geworden ist, in die Trachea einzudringen. In einigen Fällen ist man genöthigt, eine Erweiterung mit dem geknöpften Bistouri oder sogar eine neue Tracheotomie zu machen. Zuweilen ist man gezwungen 1, 2 oder 3 Monate zu warten, ehe man das Kind von seiner Canüle gänzlich befreien kann. Man muss einen günstigen Augenblick wählen, die Entfernung schnell beendigen und das Kind erst verlassen, wenn die Athmung eine ganze Nacht hindurch in gehöriger Weise geschehen ist.

Statistisches. — Die Resultate des Luftröhrenschnittes sind sehr ermuthigend; da der Arzt nur sterbende oder einem sicheren Tode geweihte Kinde zu operiren bekommt, so kann er mit vollem Rechte jeden geheilten Operirten als durch die Operation gerettet ansehen.

Die in Frankreich, Deutschland, Amerika veröffentlichten Statistiken geben durchschnittlich auf drei, vier oder fünf Fälle eine Heilung. Wir stellen in der folgenden Tabelle einige Statistiken über die Resultate der Tracheotomie beim Croup zusammen:

Aerzte.	Städte.	Zahl der Geheilten.	Zahl der Operirten.	Heilungen nach Procenten.
ROGER et SÉE[1]	Paris	126	446	28 %
ARCHAMBAULT[2]	Paris	17	53	32 „
WEST[3]	London	7	30	23 „
JACOBI[4]	New-York	50	213	23 „
Prof. BARTELS[5]	Kiel	17	61	27 „
Geh.-Rath WILMS[6]	Berlin	103	330	31 „
REVILLIOD[7]	Genf	38	87	45 „

Zehntes Capitel.

Keuchhusten (Stickhusten, Tussis convulsiva, Pertussis).

§ 1. **Aetiologie.** — Der Keuchhusten kann in allen Perioden der Kindheit vorkommen und ist sogar bei Neugeborenen, deren Mutter von dieser Krankheit befallen war, beobachtet worden; er ist indessen in den ersten sechs Lebensmonaten nicht sehr häufig und zeigt sich hauptsächlich zwischen dem ersten und siebenten Jahre. Er wird mit Ausgang des zehnten Jahres ziemlich selten; unter 1367 Fällen von WEST berichteten Fällen von Keuchhusten waren nur 11 Kinder beobachtet, welche dieses Alter überschritten hatten. Er ist bei Mädchen ein wenig häufiger als bei Knaben. Der Keuchhusten zeigt sich im Allgemeinen in der Form von Epidemien, welche zu jeder Jahreszeit, hauptsächlich im Frühling und im Herbst auftreten können und bisweilen mit Masernepidemien zusammenfallen.

Der Keuchhusten ist ansteckend; der Ansteckungsstoff scheint hauptsächlich in den Producten der Respiration und Expectoration der Kranken zu ruhen; die durch die Sputa beschmutzten Gegenstände können die Uebertragung der Krankheit vermitteln. Die Recidive des Keuchhustens sind Ausnahmen.

§ 2. **Pathologische Anatomie.** — Man kennt fast Nichts über die pathologische Anatomie des Keuchhustens. Bei der Autopsie

---

1 A. a. O.

2 A. a. O. Bemerkenswerthe Statistik, weil sie aus Fällen zusammengesetzt ist, bei welchen in extremis operirt worden ist.

3 Pathologie und Therapie der Kinderkrankheiten. Deutsche Ausg., 5. Aufl. 1872.

4 In MEIGS and PEPPER, Diseases of Children, 5. edition, 1874, p. 109.

5 Deutsches Arch. f. klin. Medicin, 1866, II., Heft 4 und 5, S. 367.

6 Jahrbuch der Heilkunde, 1872, V, S. 400.

7 A. a. O.

der an dieser Krankheit erlegenen Kinder findet man die Schleimhaut des Larynx, der Trachea und der Bronchien mit einer catarrhalischen Exsudation bedeckt. Alle anderen Affectionen, wie z. B. Emphysem, Atelectase und Lungenhepatisation gehören zu den Complicationen. HENKE[1] hat beständig im Auswurf der vom Keuchhusten befallenen Kinder runde Zellen von 10—20 μ Grösse gefunden, welche einen oder mehrere an ihrer Peripherie befindliche Kerne einschliessen; sie enthalten auch eine grosse Menge kleiner, sich lebhaft und rasch bewegender Körperchen, deren Bewegungen aufhören, sobald man zum Präparat eine Chininlösung hinzusetzt. Diese Zellen befinden sich niemals in dem Sputum der einfachen Bronchitis und sind nach HENKE die Ursache des Keuchhustens. Nach POULET würde der Keim der Krankheit das Bacterium termo, welches er in der von den Kranken ausgeathmeten Luft gefunden hat, sein. GUÉNEAU DE MUSSY[2] erklärt die Innervationsstörungen, welche die zweite Periode des Keuchhustens characterisiren, durch die Reizung des Vagus, die durch die Anschwellung der bronchialen Drüsen hervorgerufen wird; er hat in allen von ihm untersuchten Fällen von Keuchhusten bei der Percussion diese Drüsen mehr oder weniger vergrössert gefunden und schreibt diese Intumescenz der Bronchitis zu, welche den Anfang der Krankheit ausmacht. Die Aehnlichkeit, welche die Hustenanfälle bei der Pertussis mit denen bei der Tuberculose oder Bronchialdrüsen zeigen, ist ein Beweisgrund zu Gunsten dieser Theorie.

Wie dem auch immer sein mag, der Keuchhusten scheint durch eine Reizung des Vagus zu entstehen, ohne dass es noch möglich ist zu bestimmen, ob diese Reizung aus einer specifischen Wirkung des bronchialen Schleimes auf die Endigungen der Kehlkopfsnerven oder aus einer Erkrankung der Bronchialdrüsen oder endlich aus einer besonderen Hyperaesthesie jenes Nerven selbst entspringt.

§ 3. **Symptomatologie.** — Die Incubationsdauer des Keuchhustens kann nicht ganz sicher bestimmt werden, da der genaue Zeitpunct des Krankheitsbeginnes schwer festzustellen ist; sie währt gewöhnlich 2 bis 7 Tage (GERHARDT).

Der Verlauf des Keuchhustens kann in drei mehr oder weniger unterschiedene Stadien eingetheilt werden.

1. Stadium. — Während dieses Stadiums bietet die Krankheit die Symptome einer einfachen Bronchitis dar; es beginnt mit einem trockenen Husten, der bisweilen, besonders in der Nacht, sehr häufig und durch

---

[1] Deutsches Archiv für klinische Medicin, 1874, XII, S. 630.

[2] Union médicale, 1875.

seine Hartnäckigkeit bemerkenswerth ist (Trousseau); das Gesicht ist roth und die Conjunctivae sind injicirt; man beobachtet bisweilen Schnupfen und Niesen. Bei jüngeren Kindern kann der Keuchhusten mit einem Anfall von Laryngitis stridula beginnen. Ausser diesen Symptomen zeigt das Kind keine krankhafte Erscheinung; nur bisweilen wird es, hauptsächlich Abends, von einem geringen Fieber befallen. Dieses Stadium dauert im Allgemeinen etwa 14 Tage; allein es kann sich einen Monat und noch länger ausdehnen, ebenso wie es manchmal nur 4 bis 5 Tage anhält. Bei ganz jungen Kindern kann es sogar fast vollständig fehlen und die Krankheit wird von vornherein durch die Stickhustenanfälle angekündigt.

2. Stadium. — Dieses Stadium wird durch eine Veränderung in der Art des Hustens, welcher keuchend wird, characterisirt. Die Anfälle der Pertussis nehmen nicht sofort ihren ganzen Character an; sie werden zuerst von Hustenstössen gebildet, welche sich sieben bis acht Mal hintereinander wiederholen, ohne dass ihnen Pfeifen folgt und welche erst nach und nach ihr pathognomonisches Gepräge annehmen. Sie bestehen alsdann aus einer Reihe kurz dauernder Exspirationen, denen eine lange Inspiration folgt. Diese wird von einem helltönenden Pfeifen, welches durch die Rückkehr der Luft durch die krampfhaft contrahirte Stimmritze erzeugt wird, begleitet. Während des Paroxismus ist das Gesicht des Kindes gedunsen, geröthet, bisweilen sogar cyanotisch; die Augen sind roth und thränen. Der Anfall endigt gewöhnlich mit der Expectoration von zähem Schleim und, wofern er heftig gewesen ist, mit dem Erbrechen von Nahrungsstoffen.

Die Keuchhustenparoxysmen erfolgen bald spontan, bald werden sie durch eine Gemüthsbewegung, durch Schlucken, durch die Untersuchung der Rachenhöhle oder sogar durch eine einfache Lageveränderung hervorgerufen. Sie brechen plötzlich ohne Prodrome aus und kündigen sich durch einen Kitzel im Schlunde oder hinter dem Brustbein, zuweilen durch ein Gefühl von Uebelkeit an. Wenn das Kind merkt, dass der Anfall herannaht, klammert es sich alsbald an den benachbarten Gegenständen an und sucht Stützpuncte zu erfassen, um den heftigen Kampf, zu welchem es sich verurtheilt sieht, auszuhalten. Es ist selten, dass sich der Keuchhusten auf einen Anfall beschränkt; kaum ist dieser beendet, so beginnt schon ein neuer, dem ebenfalls ein Pfeifen folgt. Jeder Anfall besteht aus mehreren auf einander folgenden Absätzen.

Je heftiger und häufiger diese sind, desto stärker wird die Congestion nach dem Gesichte; oft bleibt es sogar während der von Paroxysmen freien Zeit aufgedunsen und verleiht dem Kinde eine characteristische Physiognomie.

Diese Anfälle dauern im Allgemeinen 15 Secunden bis 1 oder 2 Minuten; indess können sie sich, wenn die Krankheit heftig ist, eine viertel und sogar eine halbe Stunde lang ausdehnen. Sie wiederholen sich mit einer sehr veränderlichen Häufigkeit; in Fällen von mittlerer Intensität zählt man deren 20 oder 30 in 24 Stunden; in sehr schweren Fällen erhöht sich ihre Zahl auf 40 oder 50, man hat sogar schon bis zu 80 oder 100 Anfällen gezählt. Diese sind des Nachts gewöhnlich häufiger als am Tage; in sehr leichten Fällen beobachtet man sie bisweilen nur beim Aufstehen und Schlafengehen der Kinder (West).

Nach den Untersuchungen Hauke's[1] sind die Paroxysmen des Keuchhustens um so hänfiger, je mehr die Luft mit Kohlensäure überladen ist; ihre Zahl soll mit der Vermehrung der Sauerstoffmenge eine geringere werden.

Bei sehr jungen Kindern entsprechen die Anfälle nicht immer dem characteristischen Typus; das Pfeifen fehlt oder ist wenig markirt, die Dyspnoe und die Cyanose des Gesichtes herrschen vor.

So lange der Keuchhusten ohne Complication bleibt, erhält sich der allgemeine Gesundheitszustand zufriedenstellend; man nimmt ausser einigen ganz kurzen Anwandlungen kein Fieber wahr; der Appetit ist ungestört und die Verdauung geht gut von Statten, wenn sie nicht durch das Erbrechen, welches den Anfällen folgt, gehemmt wird. Die im paroxysmenfreien Intervall vorgenommene Auscultation der Lungen ergiebt hier und da einige sonore Rasselgeräusche, sonst keine Anomalien; während der Hustenanfälle ist das Athmungsgeräusch suspendirt. Gibb und Johnston haben fast in allen von ihnen untersuchten Fällen von Keuchhusten das Vorhandensein von Zucker im Urin constatirt.

Die Zahl der Hustenparoxysmen vermehrt sich im Allgemeinen während der ersten 2 oder 3 Wochen des zweiten Stadiums, bleibt einige Tage hindurch stationär und vermindert sich hierauf; die Hustenanfälle verschwinden grösstentheils nach Verlauf von 4 bis 5 Wochen gänzlich; dessenungeachtet werden sie in einigen Fällen nur etwa 14 Tage lang beobachtet, während sie sich in anderen Monate hindurch ausdehnen.

3. Stadium. — In diesem Stadium verliert der Husten seinen convulsivischen Character und wird nicht mehr von Pfeifen begleitet; die Krankheit nimmt vor ihrem Verschwinden wieder das Ansehen eines einfachen Bronchialcatarrh's an; der Auswurf ist nicht mehr fadenziehend, sondern schleimig und gelblich; die Häufigkeit des Hustens vermindert sich und dieser hört im Allgemeinen nach Verlauf von 10 bis 14 Tagen

---

[1] Jahrbuch für Kinderheilkunde, 1863.

auf. In einigen Fällen verbleibt der Husten indessen Wochen und Monate lang; man muss alsdann befürchten, dass der Keuchhusten die Entwicklung von Lungen- und Bronchial-Tuberkeln hervorgerufen hat; in anderen Fällen kehrt die Krankheit unter dem Einfluss einer Erkältung zum zweiten Stadium zurück und der Husten wird wieder stickhustenartig. West hat im Frühling Fälle von Keuchhusten beobachtet, welche sich während des Sommers nur durch einen leichten Husten offenbarten und beim Herannahen des Winters mit erneuter Heftigkeit auftraten; diese Rückfälle der Krankheit heilen im Allgemeinen schneller als der erste Anfall. Bisweilen behalten Kinder, welche von der Tussis convulsiva befallen waren, Jahre lang eine bemerkenswerthe Disposition für das Wiedererscheinen des pertussisartigen Hustens, sobald sie den geringsten Catarrh bekommen.

§. 4. **Zufälle und Complicationen.** — Einige Zufälle können durch die heftigen Anstrengungen, welche den Keuchhusten begleiten, erzeugt werden.

Geschwürsbildung unter der Zunge. — Man beobachtet zuweilen bei den vom Keuchhusten befallenen Kindern ein kleines linien- oder eiförmiges Geschwür mit graulichem Grunde senkrecht zum Zungenbändchen; Bouchut hat bei einem Kinde dieses Geschwür so tief gesehen, dass es den Nerv. hypoglossus bloss gelegt hatte. Diese Laesion entsteht durch den während der Stickhustenanfälle stattfindenden Druck der Schneidezähne auf das Zungenbändchen; man nimmt sie bei zahnlosen Kindern nicht wahr.

Blutungen. — Man beobachtet häufig in Folge heftiger Pertussisanfälle die Bildung von Ecchymosen unter der Conjunctiva; in einigen Fällen, jedoch viel seltener, hat man Epistaxis, Haemoptysis oder Haemorrhagien aus dem äusseren Gehörgang in Folge von Zerreissung des Trommelfells beschrieben.

Erbrechen. — Das Erbrechen, welches den Hustenparoxysmen folgt, kann durch seine Häufigkeit und Reichlichkeit, eine wirkliche Complication werden und die Ernährung ernstlich beeinträchtigen; bei gewissen Individuen genügt der geringste Hustenanfall, um das Erbrechen der Speisen hervorzurufen.

Emphysem. — Das vesiculäre Emphysem entwickelt sich selten bei Kindern in Folge des Keuchhustens; allein bisweilen führen die heftigen Anstrengungen beim Husten die Ruptur einiger Lungenbläschen herbei, der ein interlobuläres Emphysem folgt; in einigen Fällen dringt dieses Emphysem in das Zellgewebe des Mediastinum's und des Halses ein und bildet alsdann eine sehr ernste Complication.

Endlich kann der Husten bei gewissen Kindern unwillkürliche Stuhlentleerungen veranlassen und die Ursache von Hernien werden.

Von den eigentlichen Complicationen des Keuchhustens sind folgende die wichtigsten:

1. Die Erstickungsanfälle, welche durch den Stimmritzenkrampf und die tonischen Contractionen der exspiratorischen Muskeln hervorgerufen werden. Jeder Keuchhustenanfall ist von einer Contraction der Glottis und von convulsivischen Exspirationsbewegungen begleitet, allein in gewissen Fällen können diese Erscheinungen eine solche Heftigkeit annehmen, dass sie eine protrahirte Asphyxie herbeiführen und das Leben des Kindes in Gefahr bringen.

Diese Zufälle werden hauptsächlich in einem Alter unter 4 Jahren beobachtet. Sie waren jüngst der Gegenstand einer Arbeit von du Castel (Th. de Paris, 1872), aus der wir folgende Beschreibung ausziehen:

„Anstatt dass auf die convulsivischen Hustenstösse eine plötzliche und pfeifende Inspiration während einer mehr oder minder langen Zeit folgt, zögert der kleine, durch die Anstrengungen bei den Exspirationen erschöpfte Patient, wieder Athem zu holen, und alle Erscheinungen der Asphyxie kommen zur Entwicklung. Grösstentheils macht eine verlängerte und pfeifende Inspiration der Suffocation ein Ende; doch kommt durch diese momentane Athmungsstockung, welche sich, bevor die Athmung wieder eintritt, wiederholt, die Gefahr zum Vorschein; allein bisweilen kann sich dieser Stillstand der Athmungsbewegungen soweit verlängern, dass er den Tod nach sich zieht. Man kann auch die Erstickungsanfälle ohne jeden convulsivischen Hustenanfall eintreten sehen.“

In einem Falle, welchen einer von uns zu beobachten Gelegenheit hatte, wiederholten sich diese Anfälle von Asphyxie sehr oft während des Tages und führten schliesslich den Tod des Kindes herbei.

2. Die allgemeinen Convulsionen. — Diese werden hauptsächlich im Verlauf des frühen Kindesalters während der Zahnung und selbst später bis zum Alter von fünf Jahren beobachtet. Sie zeigen sich im Allgemeinen beim heftigen Keuchhusten und zwar vom achtzehnten bis fünfunddreissigsten Tage der Krankheit (Rilliet und Barthez). Sie werden bisweilen durch Unruhe oder durch Somnolenz und hochgradige Dyspnoe angekündigt (West); sie treten in Folge des Hustens in den Intervallen oder während der Hustenparoxysmen ein, welche sie alsdann modificiren oder sogar gänzlich aufheben. Diese Complication ist immer sehr ernsthaft; den Convulsionen folgt in der Regel ein comatöser Zustand und das Kind unterliegt 1 bis 3 Tage nach dem Auftreten der Convulsionen; die Genesung ist eine Ausnahme.

3. Die Bronchitis und die Broncho-Pneumonie. — Diese letztgenannte Complication ist besonders in Krankenhäusern und bei kleinen Kindern sehr häufig. Sie entwickelt sich selten in den ersten 8 Tagen des Stickhustens; grösstentheils erscheint sie erst nach mehreren Wochen. Sie wird durch Fieber angekündigt und ist an ihren gewöhnlichen auscultatorischen Zeichen zu erkennen. Wenn sie vor dem convulsivischen Stadium eintritt, so werden die Keuchhustenanfälle verzögert und die Diagnose der Krankheit wird fast unmöglich; sind diese jedoch schon vorhanden, so ändert sich ihr Character; das nervöse Element tritt weniger hervor, das Pfeifen wird schwächer und die Pertussisanfälle wechseln mit einem einfachen catarrhalischen Husten ab. Wenn die Lungenentzündung erst im dritten Stadium erscheint, so wird sie oft chronisch und täuscht die Phthise vor.

Die Broncho-Pneumonie beim Keuchhusten ist immer eine bedenkliche Complication; sie ist häufig, besonders wenn sie Kinder unter zwei Jahren oder solche, die sich unter schlechten hygienischen Bedingungen befinden, heimsucht, tödtlich.

4. Wir führen schliesslich noch die pulmonäre und bronchiale Phthise an, welche die für die Tuberculose praedisponirten Kinder ziemlich häufig in Folge des Keuchhustens befällt.

§. 5. **Diagnose.** — Die Diagnose des Keuchhustens ist im ersten Stadium schwer; da zu dieser Zeit der Husten noch nicht seinen eigentlichen Character angenommen hat, so gestatten es nur die aetiologischen Umstände, die wahrhafte Natur der Krankheit zu vermuthen. Allein sobald die von Pfeifen begleiteten Hustenparoxysmen erscheinen, ist der Keuchhusten sofort zu erkennen und kann mit keiner anderen Krankheit des Respirationsapparates verwechselt werden. Bei Kindern unter 5 Jahren ist das Vorhandensein von Auswurf ebenfalls pathognomonisch.

Bei gewissen Entzündungen der Bronchien und bei der Tuberculose der Bronchialdrüsen beobachtet man auch einen pertussisartigen Husten, jedoch folgt den Anfällen weder Pfeifen noch Erbrechen. Ausserdem sind bei der bronchialen Phthise der chronische Verlauf der Krankheit, die Hectik, das Fehlen einer Ansteckung ebenfalls diagnostische Momente.

Wenn der Keuchhusten, besonders bei seinem Beginn durch eine Broncho-Pneumonie complicirt ist, kann er sehr schwer zu erkennen sein; oft täuscht er alsdann eine Bronchitis suffocativa mit Hustenparoxysmen vor; in diesem Falle ist die Anamnese die einzige Grundlage für die Diagnose.

§. 6. **Prognose.** — Die Prognose des Stickhustens ist im Allgemeinen günstig; sehr selten erliegt ein Kind nach den ersten Lebensmonaten an einer Pertussis ohne Complicationen; indessen können sehr heftige und häufig wiederholte Keuchhustenanfälle das Leben bedrohen. TROUSSEAU hält die Prognose der Krankheit für bedenklich, wenn die Zahl der Anfälle täglich vierzig, für eine ausserordentlich schlechte, wenn sie sechszig übersteigt. Wenn eine Broncho-Pneumonie, Erstickungsanfälle und allgemeine Convulsionen die Krankheit compliciren, so ist die Prognose, besonders bei jungen Individuen, sehr ernst. Bei den für die Tuberculose praedisponirten Kindern ist der Keuchhusten ganz besonders zu fürchten, da er die Entwicklung dieser Krankheit begünstigt.

§ 7. **Behandlung.** — Das einzige Mittel, um die Kinder vor dem Keuchhusten zu schützen, besteht darin, ihnen jeden Verkehr mit den an demselben Erkrankten streng zu verbieten. Letztere müssen so lange sie nicht völlig wiederhergestellt sind isolirt werden, denn es ist unmöglich, den Augenblick genau zu bestimmen, wo der Keuchhusten aufhört ansteckend zu sein. Diese Vorsichtsmassregeln sind besonders bei sehr jungen Kindern und bei solchen, welche eine schwächliche Constitution haben oder zur Tuberculose geneigt scheinen, indicirt.

Die Behandlung des Keuchhustens muss während des ersten Stadiums die der einfachen Bronchitis sein; die Ipecacuanha und die Application eines ableitenden Pflasters auf die Brust werden oft angezeigt sein. Während des zweiten Stadiums muss man sich auf die expectative Behandlung beschränken, so lange die Hustenparoxysmen eine mässige Intensität und Frequenz darbieten. Man muss die Kinder aufmerksam überwachen, ihren Kopf während des Hustens halten und wenn es nothwendig ist, durch Getränke die Ausstossung des Schleimes aus dem Halse befördern. Wenn die Ernährung durch das Erbrechen, welches den Hustenanfällen folgt, beeinträchtigt wird, so muss man die kleinen Patienten unmittelbar nach den Anfällen Nahrung nehmen lassen, da in diesem Augenblick die Wiederkehr eines neuen Hustenparoxysmus am wenigsten zu befürchten ist.

Es ist unnöthig, die Kinder, wenn sie fieberfrei sind, im Zimmer zu halten; man muss sie stets, wenn es das Wetter gestattet, im Freien spazieren führen lassen.

Wenn die Anfälle täglich mehr als etwa zwanzig betragen, wenn der Schlaf gestört ist, so muss man eins der zahlreichen gegen den Keuchhusten vorgeschlagenen Arzneimittel versuchen, obwohl keins die genügenden Erfolge geliefert hat, um in der Praxis definitiv zugelassen zu werden.

Die Narcotica sind besonders empfohlen worden; das Opium in kleinen wiederholten Dosen kann nützlich sein, wenn der Husten den Schlaf hindert; allein hauptsächlich sind die Belladonna und das Atropin gegen die Tussis convulsiva angepriesen worden; das Extract. Belladonnae wird in Pillen oder in Syrup in der Dosis von 0,05 oder 0,1 grm. genommen. Das Atropin muss man Anfangs in einer sehr schwachen Dosis ($^1/_4$ oder $^1/_2$ mgrm. täglich) verschreiben und dann nach und nach bis auf 2 oder 3 mgrm., je nach dem Alter des Kindes, steigern. Dieses Mittel scheint manchmal die Zahl der Pertussisanfälle vermindert zu haben.

Bromkali innerlich genommen oder inhalirt soll denselben Nutzen gewähren (GERHARDT); ausserdem vermindert dieses Medicament, ebenso wie das Chloral, wenn es eine halbe Stunde vor der Mahlzeit angewendet wird, das Erbrechen und giebt dem Kinde Zeit, sich in dem Intervall zwischen den Hustenparoxysmen zu ernähren. Zu demselben Zwecke ist ein Caféaufguss mit Vortheil angewendet worden.

Man hat bisweilen bei der Behandlung des Stickhustens durch Cauterisation des Schlundes mit einer Höllensteinlösung gute Resultate erzielt, allein es ist dies ein schmerzhaftes Mittel, dessen häufige Wiederholung schwierig ist. Chinin. sulfur. in grosser Dosis ist von BINZ mit Erfolg angewendet worden, um die Heftigkeit und Häufigkeit der Pertusissanfälle zu vermindern; dieses Medicament ist auch zu Inhalationen empfohlen worden, in der Hoffnung, den Krankheitskeim an Ort und Stelle zu zerstören (HENKE). N. GUÉNEAU DE MUSSY empfiehlt Aufpinselungen von Jodtinctur in der Gegend der Bronchialdrüsen, um gegen die Drüsenerkrankung zu wirken. Was die Coccionella, die Asa foetida, das Zincum. oxydat., den Syrup. Urticae und die Herb. Rorellae betrifft, so sind diese Mittel im Allgemeinen verlassen; ebenso ist es mit der Behandlung, welche darin bestand, die Kinder flüchtige Substanzen einathmen zu lassen, die aus den Stoffen, welche zur Reinigung des Leuchtgases gedient haben, stammen, einer Behandlung, welche sich einige Zeit hindurch eines unverdienten Rufes erfreut hat.

Die Complicationen des Keuchhustens erfordern häufiger ein actives Einschreiten, als die Krankheit selbst. Wenn die Bronchien der Sitz eines reichlichen Catarrh's sind, welcher während der Intervalle persistirt, so ist ein Brechmittel indicirt. Gesellen sich Convulsionen zu der Krankheit, so muss man sie durch Chloroforminhalationen und den innerlichen Gebrauch der Antispasmodica bekämpfen. Treten Erstickungsanfälle mit Asphyxie und Syncope ein, so muss man sofort die künstliche Athmung, die Faradisation der Respirationsmuskeln bewirken und das Kind durch energische Ableitungsmittel, wie z. B. durch den MAYOR'schen Hammer wieder zu beleben suchen. Der kleine Patient darf nicht eine Minute lang unbewacht gelassen werden, so lange die Anfälle nicht aufgehört haben, da nur eine schnelle Hülfe von Erfolg ist.

Das dritte Stadium des Keuchhustens bietet keine besondere therapeutische Indication dar; man muss hauptsächlich in dieser Krankheitsperiode die Luftveränderung, welche bisweilen wunderbare Erfolge gewährt hat, anempfehlen; in einigen Fällen genügt schon eine geringe und kurze Zeit dauernde Ortsveränderung, um eine bedeutende Besserung herbeizuführen.

Endlich sind während der Reconvalescenz roborirende Diät, Jodeisen, Leberthran etc. für die schwächlichen oder die für die Tuberculose praedisponirten Kinder unbedingt nothwendig.

Neuntes Capitel.

Parotitis epidemica (Oreillons, Mumps).

§. 1. **Aetiologie.** — Die Ohrspeicheldrüsenentzündung findet man am häufigsten zwischen 5 und 15 Jahren; dieses Leiden ist in den ersten Lebensjahren sehr selten; Rilliet und Barthez haben es niemals vor dem zweiten Jahre beobachtet. Gerhardt soll jedoch einen Fall dieser Krankheit bei einem Neugeborenen gesehen haben. Die Knaben scheinen derselben ein wenig mehr unterworfen zu sein, als die Mädchen.

Die Parotitis ist höchst wahrscheinlich ansteckend; sie kann sporadisch vorkommen, tritt jedoch am häufigsten epidemisch und hauptsächlich im Frühling auf; sie ist in kalten und feuchten Ländern, wie z. B. in Holland endemisch.

Sie recidivirt gewöhnlich nicht.

§. 2. **Pathologische Anatomie.** — Das wirkliche Wesen der Entzündung der Ohrspeicheldrüsen ist noch dunkel; die Krankheit scheint in einem congestiven oder fluxionären Zustande der Speicheldrüsen und des umgebenden Zellgewebes zu bestehen, welcher mit einem Erguss von seröser Flüssigkeit in die Gewebe und selten mit einer wirklichen Entzündung endigt. Nach Bamberger ist das Gewebe der Speicheldrüsen bei der Parotitis epidemica mit einem mehr oder weniger faserstoffreichen Exsudat infiltrirt, welches in sehr acuten Fällen eiterig werden kann.

Man muss den Mumps von der eigentlichen Parotitis unterscheiden, welche im Allgemeinen eine secundäre Affection ist, im Verlaufe von ernsten fieberhaften Zuständen eintritt und durch eine eiterige Entzündung der Parotiden characterisirt wird.

§ 3. **Symptomatologie.** — Dem Erscheinen des Mumps geht ein Incubationsstadium voraus, welchem Gerhardt eine Dauer von 1 bis 3 Wochen zuschreibt.

In einigen Fällen wird die Krankheit durch Uebelkeit, Schwere in den Gliedern, Fieber und Erbrechen angekündigt; diese Erscheinungen gehen dem Auftreten der localen Symptome um einige Stunden oder einen, höchstens zwei Tage vorher. Am häufigsten zeigen sich letztere von vorn herein; das Kind empfindet beim Oeffnen des Mundes oder beim Schlucken einen mehr oder weniger lebhaften Schmerz, welcher in der Gegend der Ohrspeicheldrüsen und in der Nähe des Unterkiefers seinen Sitz hat.

Zu gleicher Zeit constatirt man in dieser Gegend eine weiche, teigige, mehr oder minder gespannte und elastische Anschwellung, welche schnell zunimmt; sie wird besonders in der Gegend des Ohrläppchens vorspringend, gewölbt und dehnt sich oft über die Regio parotidea aus; sie erreicht sogar in einigen Fällen die seitlichen Partien des Halses und den oberen Theil der Brust. Wenn die Parotitis epidemica gleichzeitig auf beiden Seiten besteht, so giebt die Geschwulst dem Kopfe ein sehr seltsames birnförmiges Aussehen. Die Haut behält ihre normale Farbe oder ist ein wenig blassroth.

Die Geschwulst ist gewöhnlich etwas schmerzhaft, besonders, wenn man einen Druck im Niveau des Kiefergelenks unter dem Processus mastoid. und in der Nähe der Submaxillardrüse ausübt. Das Schlucken und das Oeffnen des Mundes sind oft behindert; der Speichel ist zuweilen etwas vermindert, seine Zusammensetzung ist nicht verändert.

Die Geschwulst wächst im Allgemeinen drei bis sechs Tage lang, verkleinert sich dann fast sofort und verschwindet ungefähr zwischen dem sechsten und zehnten Tage gänzlich; in einigen Fällen hinterlässt sie eine leichte Induration der Glandula submaxillaris, welche eine gewisse Zeit lang verbleibt.

Die Parotitis epidemica bleibt bisweilen aut eine Seite des Gesichts beschränkt; am häufigsten ist sie doppelseitig, jedoch werden selten beide Seiten gleichzeitig befallen; die Krankheit fängt grösstentheils auf der linken Seite an, während sie die andere erst nach einer Zwischenzeit, die sich von einigen Stunden bis zu drei oder vier Tagen ausdehnen kann, befällt.

Zur Parotitis epidem. gesellt sich eine Fieberbewegung, welche in leichten Fällen nur 1 bis 2 Tage dauert; oft beobachtet man zu gleicher Zeit Erbrechen, Unruhe, bisweilen sogar geringe nächtliche Delirien.

Die Krankheit dauert acht bis zehn Tage; in den leichten Fällen durchläuft sie ihre ganze Entwicklung in fünf Tagen; fast immer endet sie durch Zertheilung. In Ausnahmefällen kann die Parotitis epidem. indessen in Eiterung übergehen (Dionis); es bildet sich alsdann in der Regio parotidea ein Abscess, welcher sich nach aussen oder nach dem äusseren Gehörgang öffnet und die Ursache einer Speichelfistel oder einer Otorrhoe werden kann.

Dieser Ausgang ist im Kindesalter so selten, dass ihn Rilliet und Barthez niemals beobachtet haben. In einigen Fällen nimmt man in Folge der Parotitis epidem. eine grosse allgemeine Schwäche wahr.

§ 4. **Complicationen.** — Der Mumps bietet bei Kindern fast niemals Complicationen dar; man hat in einigen Ausnahmefällen schwere Hirnzufälle, wie z. B. heftige Delirien, Convulsionen u. s. w. beschrieben. Die Affectionen der Hoden, der Eierstöcke und der Brustdrüsen, welche bei Erwachsenen im Verlauf der Parotitis angegeben sind und welche man einer Metastase der Krankheit zugeschrieben hat, sind bei Kindern äusserst selten.

§ 5. **Diagnose.** — Der Mumps ist immer, besonders wenn er doppelseitig ist, leicht zu erkennen; die Entzündungen der Speicheldrüsen, die Adenitis in der Regio parotidea, die Zahngeschwülste und die Periostitis des Unterkiefers bestehen immer nur gleichzeitig auf einer Seite und werden von einer harten Intumescenz, sowie von einer Hautröthe begleitet, so dass es unmöglich ist die Parotitis epidem. mit ihnen zu verwechseln.

§ 6. **Prognose.** — Die Prognose des Mumps gehört im Kindesalter fast immer zu den gutartigsten.

§ 7. **Behandlung.** — Die Ruhe im Bett, diaphoretische Getränke, Einreibungen der Geschwulst mit Ol. Chamom. camphor., linderndem Balsam, sowie Cataplasmen, müssen in leichten Fällen die ganze Medication bilden. — Wenn das Fieber lebhaft und von Kopfschmerz begleitet ist, so muss man Senfpflaster auf die Waden legen. Ein Vomitiv ist indicirt, wenn das Kind Zeichen von gastrischen Störungen darbietet;

endlich muss man, wenn es nöthig ist, während der Reconvalescenz auf die kräftigende Diät ein besonderes Gewicht legen und es vermeiden, dass sich das Kind zu schnell der Kälte aussetzt.

Zwölftes Capitel.

Rheumatismus.

Literatur:

H. ROGER, Recherches cliniques sur la chorée, le rhumatisme et les maladies du coeur chez les enfants. Arch. gén. de méd. Décembre 1866 et nos suivants.

CLAISSE, Du rhum. art. aigu chez les enfants. Thèses de Paris, 1864.

C. PICOT, Du rhumatisme aigu et de ses diverses manifestations chez les enfants. Thèses de Paris, 1872.

§ 1. **Aetiologie.** — Der Rheumatismus ist bei Kindern weniger häufig als bei Erwachsenen und zeigt sich selten vor dem fünften Lebensjahre. Einige Aerzte haben ihn indessen im Laufe des zweiten und sogar des ersten Jahres beobachtet, allein diese Fälle sind sehr grosse Ausnahmen; erst vom achten bis zehnten Jahre an wird der Rheumatismus ziemlich häufig.

Die Erblichkeit spielt bei der Aetiologie des Rheumatismus im jugendlichen Alter eine wichtige Rolle; CHOMEL, FULLER, JACCOUD stimmen in diesem Puncte überein; unter 26 vom Rheumatismus befallenen Kindern haben wir 14 gefunden, deren Verwandte ebenfalls an dieser Krankheit litten.

Die wichtigste Veranlassung der rheumatischen Affectionen ist, wie bei dem Erwachsenen, die Einwirkung der Kälte und zwar besonders der nassen; ausserdem können sich einige Kinderkrankheiten, hauptsächlich das Scharlachfieber, mit rheumatischen Erscheinungen in den Gelenken und den serösen Herzhäuten verbinden. (Siehe Scharlach, S. 24).

§ 2. **Symptomatologie.** — Fast immer wird der Rheumatismus bei den Kindern in der acuten oder subacuten Form beobachtet, der chronische Rheumatismus ist bei denselben zu selten, um hier eine besondere Beschreibung zu verdienen.

Die Symptome des acuten Rheumatismus bieten im jugendlichen Alter keinen wesentlichen Unterschied von denen beim Erwachsenen dar, jedoch treten sie im Allgemeinen weniger hervor. Selten nimmt man bei rheumatischen Kindern ein heftiges Fieber, reichlichen Schweiss und unerträgliche Schmerzen wahr; die Krankheit befällt in sehr vielen Fällen nur eine kleine Zahl von Gelenken; sie beginnt gewöhnlich an den unteren Extremitäten und bleibt oft auf dieselben beschränkt; die Gelenke sind selten sehr geröthet und angeschwollen. Das Fieber ist mässig, oft überschreitet die Temperatur nicht 38°; in Ausnahmefällen kann indessen der Rheumatismus bei Kindern eine eben so grosse Heftigkeit wie bei Erwachsenen annehmen.

Die Krankheit dauert, wenn sie auf die Gelenke beschränkt bleibt, gewöhnlich nur 8 bis 14 Tage, allein sie kann durch Rückfälle verlängert werden oder manchmal in den chronischen Zustand übergehen; so sieht man sie sich häufig mit ziemlicher Beharrlichkeit auf die Gelenke der Phalangen fixiren; endlich kann sie sich mit lange dauernden extraarticulären Affectionen verbinden.

Der Rheumatismus wird fast immer von einem anaemischen Zustande, welcher bei den Kindern zuweilen ziemlich lange nach dem Verschwinden aller anderen Symptome verbleibt, begleitet.

Bemerkenswerth ist die von allen Autoren, welche sich mit dem Rheumatismus beschäftigt haben, angeführte Thatsache, dass sich diese Affection im Kindesalter leicht von den Gelenken auf innere Organe, insbesondere auf das Herz wirft. Bouillaud sagt, dass sich dieses Organ im jugendlichen Alter wie ein Gelenk verhält und Roger betrachtet die Coincidenz des Rheumatismus und der Herzaffectionen bei den Kindern fast als ausnahmslos.

Unter 47 Rheumatismusfällen im Kindesalter, welche einer von uns zusammengestellt, haben sich nur 10 gefunden, in welchen die Herztöne völlig normal waren. Man beobachtet nicht allein, in gleicher Weise wie bei den Erwachsenen, wenn der Rheumatismus eine grosse Intensität annimmt, die Entzündungen der Serosa des Herzens; diese Complicationen kommen auch im Verlaufe des subacuten Rheumatismus vor und nicht selten sieht man bei den Kindern eine Endocarditis oder eine Pericarditis sich zu einer leichten Gelenkaffection oder sogar zu einem Caput obstipum gesellen.

In Ausnahmefällen beginnt der Rheumatismus am Herzen; meistentheils wird dieses Organ erst nach den Gelenken befallen; der Eintritt der Herzentzündung wird alsdann durch eine Steigerung des Fiebers angekündigt; bisweilen jedoch, hauptsächlich in Fällen einer einfachen Endocarditis, wird diese Fieberzunahme leicht übersehen und die Complication kann bisweilen unbemerkt vorübergehen, wenn man die tägliche Auscultation des Herzens vernachlässigt.

Die rheumatische Pleuritis ist ebenfalls in der Jugend häufiger als im reifen Alter und nicht selten sieht man bei Kindern den Gelenkrheumatismus sich gleichzeitig mit einer Endo- und Pericarditis und einer doppelseitigen Pleuritis verbinden. Die Pneumonie ist bisweilen, jedoch viel seltener als die Pleuritis, beim Rheumatismus im Kindesalter beobachtet worden. Endlich hat man in einigen Fällen Kinder im Verlaufe des Rheumatismus durch heftige dyspnoetische Anfälle, die bald durch die Bildung von Blutgerinnseln im Herzen, bald durch eine plötzliche Congestion nach den Lungen erzeugt waren, sterben sehen.

Der Rheumatismus verschont auch im Kindesalter das Nervensystem nicht, aber beachtenswerth ist, dass er grösstentheils durch das Auftreten der Chorea seine Wirkung auf das Gehirn oder Rückenmark äussert; bald geschieht dies durch eine einfache Chorea, bald durch choreaartige Convulsionen, die sich mit anderen Nervenzufällen vereinigen. Wir werden bei Gelegenheit der Chorea den Zusammenhang derselben mit dem Rheumatismus erörtern.

Der eigentliche Gehirnrheumatismus ist im Kindesalter selten; wir haben dennoch dreizehn Beobachtungen desselben zusammenstellen können.[1] Die meisten gehören den delirirenden und meningitischen Formen an.

In einigen Fällen offenbart sich die Complication durch einfache Delirien, in anderen ernsteren folgt den Delirien ein comatöser Zustand, welcher gewöhnlich dem Tode vorangeht. Die Körpertemperatur ist alsdann oft übermässig hoch; bei einem kleinen Knaben von 10 Jahren, der im Jahre 1872 im Hôpital des Enfants zu Paris beobachtet wurde, erreichte sie 41°,2. In manchen Fällen zeigt die Autopsie keine nennenswerthe Veränderung der Nervencentra, in anderen hingegen, constatirt man den Befund der acuten Meningitis.

Alle diese Formen können sich mit choreaartigen Erscheinungen verbinden; alsdann bietet sich folgendes Krankheitsbild dar: das Kind wird im Verlaufe eines acuten, gewöhnlich mit einer Herzaffection complicirten Rheumatismus von Delirien und bisweilen von Hallucinationen befallen; dann werden die Augen, das Gesicht, die Glieder der Sitz von unzweckmässigen Bewegungen, welche bis zum Tode fortdauern oder, wenn die Krankheit einen günstigen Ausgang hat, manchmal noch nach dem Verschwinden der anderen nervösen Symptome persistiren. Diese Varietät der Chorea beim cerebralen Rheumatismus heilt häufiger als die anderen, allein sie kann eine vorübergehende Geistesschwäche hinterlassen.

---

[1] Diese Beobachtungen sind in folgenden Werken gedruckt: Roger, a. a. O. obs. 12, 27 u. 28. — Picot, a. a. O. p. 66. — Scudamore, On Rheumatism. London 1827, p. 265. — Inmann, Edinb. med. and. surg. Journ., 1845, LXIV., p. 311. — Bouillaud, Progrès médical, 1860, p. 683. — Ardoin, Thèses de Strasbourg, 1861, p. 11. — Baker-Brown, Lancet, 1862, p. 520. — Trousseau, Clin. méd., 3me éd. 1868, II. p. 224. — Fuller, On Rheumatism, etc. 3. ed., London, 1870, p. 204 und 218. — Hallez, Thèses de Paris, 1870, p. 103.

Was den eigentlichen rheumatischen Wahnsinn und die apoplectische Form des Gehirnrheumatismus betrifft, so sind diese im Kindesalter fast unbekannt.

Der spinale Rheumatismus ist im jugendlichen Alter bisweilen beobachtet worden; TROUSSEAU, GRISOLLE, BOUCHUT haben den Rheumatismus bei jungen Individuen von einer vorübergehenden Paraplegie begleitet gesehen. Einer von uns hat eine ähnliche Thatsache bei einem kleinen Knaben von 9 Jahren beobachtet, bei welchem eine rheumatische Paraplegie ausserdem noch mit Veitstanz complicirt war.

Andere rheumatische Erscheinungen der inneren Organe kommen fast niemals im Kindesalter vor, ausgenommen die rheumatische Angina, welche den Beginn eines Anfalls von Gelenkrheumatismus andeuten kann.

Der Muskelrheumatismus ist bei Kindern sehr selten, obwohl der Torticollis bei denselben gewöhnlich beobachtet wird; grösstentheils ist dieses Leiden im Kindesalter das Symptom eines Rheumatismus der Halswirbelgelenke.

§ 3. **Diagnose.** — Die Diagnose des acuten Gelenkrheumatismus ist im Allgemeinen leicht; der Sitz der Schmerzen, ihre Veränderlichkeit, das sie begleitende Fieber genügen, um die Krankheit zu characterisiren.

In einigen Fällen treten diese Symptome indessen so wenig hervor, dass der Rheumatismus leicht verkannt und für einfache Wachsthumsschmerzen oder für ein von Schwere in den Gliedern begleitetes ephemeres Fieber gehalten werden kann. Die Auscultation des Herzens wird alsdann oft die Diagnose rectificiren, indem sie die Zeichen einer Herzentzündung erkennen lässt.

Zur Rachitis gesellen sich bisweilen bei sehr jungen Kindern Fieber und schmerzhafte Anschwellungen der Knochen, hauptsächlich in der Nähe der Gelenke; das wenig vorgerückte Alter der Kranken wird den Gedanken an Rheumatismus entfernen und das Erscheinen der rachitischen Deformitäten wird alle Zweifel heben.

Die Arthritis purulenta der Neugeborenen, welche auf die puerperale Septicaemie folgt, kann nicht für Rheumatismus gehalten werden, da sich dieser niemals in den ersten Lebenstagen zeigt.

Die diffuse phlegmonöse Periostitis (epiphysäre Ostitis) ist bisweilen bei ihrem Beginn mit Rheumatismus verwechselt worden, besonders wenn sie gleichzeitig mehrere Epiphysen befiel; das ausserordentlich heftige Fieber, der Sitz des Schmerzes ober- oder unterhalb und nicht im Niveau der Gelenke, sowie die rasche Bildung einer Eiteransammlung werden sie stets, selbst wenn sie, wie man es zuweilen beobachtet, mit einer Herzentzündung complicirt wäre, erkennen lassen.

§. 4. **Prognose.** — Die unmittelbare Prognose des Rheumatismus ist im Allgemeinen für das Kind besser als für den Erwachsenen; die Krankheit ist im jugendlichen Alter selten sehr schmerzhaft und endet fast immer, auch dann noch, wenn sich zu ihr eine Endocarditis und eine doppelseitige Pleuritis hinzugesellen, günstig; ausserdem beweisen einige Beobachtungen, dass die rheumatische Endocarditis beim Kinde heilen kann, ohne Spuren zu hinterlassen. Der Gehirnrheumatismus ist im Kindesalter sehr selten und scheint in demselben weniger oft verhängnissvoll zu sein, als in einem vorgerückteren Alter.

Allein dafür ist die anderweitige Prognose der Krankheit für das Kind oft ernster; die ausserordentliche Häufigkeit der Herzerkrankungen beim Rheumatismus des Kindes bewirkt, dass dieser sehr oft der Ursprung von organischen Herzleiden wird, die manchmal schnell tödtlich und in allen Fällen eine beständige Drohung für die Zukunft sind. Ueberdies ist der Rheumatismus den Recidiven sehr unterworfen und praedisponirt das Kind viel mehr als den Erwachsenen für den Veitstanz, der häufig eine sehr hartnäckige Krankheit ist.

§ 5. **Behandlung.** — Der Rheumatismus erfordert beim Kinde dieselbe Behandlung wie beim Erwachsenen; indessen macht es die geringe Intensität der Symptome selten nöthig, zu einer energischen Medication seine Zuflucht zu nehmen. Die Einwicklung der empfindlichen Gelenke in Watte, welche mit einem schmerzstillenden Liniment durchtränkt ist, kleine Dosen Extr. Opii, Pulv. Doweri, Tinctura Colchici, Kali nitric., Alkalien und, wenn das Fieber lebhaft ist, Chinin. sulfur. in einer Dosis von 0,5—1,0 grm., salicylsaures Natron in einer Dosis von 1—4 grm., müssen die hauptsächlichsten therapeutischen Hilfsmittel bilden. Man darf nur ganz ausnahmsweise Blutegel oder einen Aderlass anwenden.

Die Behandlung der Complicationen wird in den einschlägigen Abschnitten angegeben werden; wir wollen hier nur sagen, dass man, wenn sich der Rheumatismus mit Hirnerscheinungen und einer aussergewöhnlich hohen Temperatur verbindet, nicht zögern darf, kalte Begiessungen oder Bäder anzuwenden (Wilson Fox); Blutegel und Eisumschläge auf den Kopf sind bei der meningitischen Form des cerebralen Rheumatismus indicirt.

Während der Reconvalescenz vom Rheumatismus muss man Eisen und Tonica verordnen; endlich muss man das Kind abzuhärten und vor Rückfällen des Rheumatismus durch den Gebrauch der Hydrotherapie zu schützen suchen, wenn der Zustand des Herzens dies nicht contraindicirt.

Dreizehntes Capitel.

Werlhoff'sche Krankheit.

Literatur:

WERLHOFF, Opera Medica collegit et auxit Wichmann, Hannoverae, 1775, S. 425, 540, 748.

BATEMANN, De Hemorrhaea petechiali Edimburgi, 1801. A pratical synopsis of cutaneous diseases. London, 1819, p. 105.

RAYER, Traité des maladies de la peau. Paris, 1827, tome II, p. 159, article Hémacélinose.

OGIER WARD, Trans. of the London Med. chir. Soc. 1857.

AUG. SCHMITT, Ueber Peliosis Rheumatica der Kinder. Memorab. aus der Praxis, V, 3, 1860.

HENOCH, Purpura im kindlichen Alter. Berlin. klin. Wochenschrift, 1867, Nr. 15 — 1868, Nr. 50, — 1874, Nr. 51.

BAUER, Ueber Purpura und die Anwendung des Secale cornutum dagegen. Deutsche Klinik 1868, Nr. 35.

KALTENBACH, Ueber den Fieberlauf bei Peliosis Rheumatica. Jahrb. für Kinderheilk. 1872, VI, 1. Heft.

LANE, Hypodermic injections of ergotin in Purpura Hemorrhagica. Brit. Med. Journ., 1874, 5. Sept.

H. MOLLIÈRE, Recherches cliniques sur la nosographie du Purpura Hemorrhagica et des affections pétéchiales. Mémoires de la Soc. des Sc. Méd. de Lyon, 1874, p. 142.

LAGET, Etude sur le Purpura Simplex à forme exanthèmatique. Thèses de Paris, 1875.

BAYLON, Purpura Hemorrhagica accidentel. Bull. méd. de la Suisse rom., 1875. p. 318.

Wir verstehen unter dem Namen WERLHOFF'sche Krankheit (Morbus maculosus Werlhoffii)[1] eine vorübergehende haemorrhagische, gewöhnlich primäre Diathese, welche sich durch Purpuraflecke und oft auch durch Blutungen seitens der inneren Organe oder der Schleimhäute kundgiebt. Wir fassen unter diesem Titel alle von den Autoren unter dem Namen Purpura haemorrhagica beschriebenen Fälle und eine gewisse Zahl derjenigen von Purpura simplex, welche leichtere Anfälle derselben Krankheit sind, zusammen. Die symptomatische Purpura, welche zuweilen bei Eruptionsfiebern hinzutritt und die cachectische, welche gegen das Ende mehrerer chronischer Krankheiten erscheint, müssen davon getrennt werden.

§ 1. **Aetiologie.** — Die WERLHOFF'sche Krankheit ist im vorgerückten Kindesalter häufiger als in jeder anderen Lebensepoche; man findet sie hauptsächlich vom neunten bis funfzehnten Jahre. Man hat sie aus-

---

[1] Synonima: Blutfleckenkrankheit. — Purpura haemorrhagica. — Peliosis (ALIBERT). — Haemacelinose (RAYER).

nahmsweise auch bei Säuglingen beobachtet (DRECHSLER,[1] DUVAL);[2] auch ist sie beiden Geschlechtern gemeinsam (RILLIET und BARTHEZ). Wir unterscheiden zwei klinische Formen der Krankheit und zwar eine active und eine passive.

Die **active Form** ist ohne genügenden Grund von SCHÖNLEIN mit dem Rheumatismus unter dem Namen Peliosis rheumatica in Verbindung gebracht worden; sie ist, wie die passive Form, durch die haemorrhagische Diathese characterisirt und unterscheidet sich von jener nur durch die congestiven Erscheinungen, welche jeder Eruption vorausgehen und jede begleiten. Sie tritt gewöhnlich bei kräftigen und gut genährten Kindern auf, oft inmitten der besten Gesundheit, manchmal nach einem leichten Unwohlsein, grösstentheils jedoch ohne nennenswerthe Ursachen; bisweilen auch in Folge einer Erkältung, einer lebhaften Gemüthsbewegung (WARD), oder einer übermässigen Muskelanstrengung (BAYLON).

Die **passive Form** entwickelt sich wie der Scorbut, mit welchem sie sehr nahe verwandt ist, bei zarten, schwachen Kindern, welche Entbehrungen und schlechten hygienischen Verhältnissen, wie z. B. einer niedrigen, feuchten und finsteren Wohnung oder einer fehlerhaften und ungenügenden Ernährung unterworfen sind. Sie erscheint bisweilen während der Reconvalescenz von acuten Krankheiten, wie z. B. von der Lungenentzündung, dem Wechselfieber, der Diphtherie u. s. w.

Die Pathogenese der Krankheit ist unbekannt. Bei der activen Form scheinen vasomotorische Innervationsstörungen, bei der passiven eine Veränderung der Blutmischung die vorherrschenden Ursachen zu sein.

§. 2. **Symptomatologie.** — 1. **Active Form.** — Der Purpura gehen oft Fieber, Schwere in den Gliedern und gastro-intestinale Störungen, wie z. B. Appetitlosigkeit, Erbrechen, Coliken oder lebhafte Schmerzen in den unteren Extremitäten voran.

In anderen Fällen ist die Invasion plötzlich; sie geschieht alsdann oft während der Nacht und man findet das Kind beim Erwachen mit Petechien bedeckt (BATEMAN).

Die Eruption erscheint in der Gestalt von lebhaft rothen Flecken oder erhabenen Papeln (Purpura urticans), welche zwischen der Grösse eines Flohstiches und einer Linse variiren und unter dem Fingerdruck nicht verschwinden. Ausser diesen sehr deutlichen und begrenzten Flecken kann man andere ausgedehntere, mehr diffuse finden, welche den auf Hautquetschungen folgenden Ecchymosen ähnlich sind.

---

[1] Arch. de Derm. et de Syph. 1869 p. 583.
[2] Mündliche Mittheilung.

Der Ausschlag, welcher schnell von einem violetten Roth in ein gelbliches Blau und schmutziges Gelb übergeht, verwischt sich endlich nach Verlauf einiger Tage; da er allmälig und schubweise fortschreitet, so findet man zu derselben Zeit bei dem nämlichen Kinde Flecke von sehr mannigfacher Farbe und sehr verschiedenem Alter.

Die Eruption erscheint zuerst auf den unteren Extremitäten, dehnt sich alsdann über den Rücken und den Unterleib aus, wo sie oft still steht; in anderen Fällen bemächtigt sie sich auch der oberen Extremitäten, wo sie, wie an den Beinen, fast ausschliesslich die Streckseite einnimmt. Der Hals und das Gesicht bleiben fast immer verschont oder sind nur der Sitz einiger zerstreuter Flecke. Die Eruption wird fast immer von lebhaften Schmerzen der Glieder, hauptsächlich der Waden und der Knie, ebenso von einem harten und resistenten Oedem des Zellgewebes der Schenkel, der Füsse oder seltener der Vorderarme, in Ausnahmefällen von einer Anschwellung der Knie-, Fuss- oder Handgelenke begleitet.

Man bemerkt bisweilen gleichzeitig eine leichte Fieberbewegung, welche bei jedem neuen Nachschub wiedererscheint. In einem von Kaltenbach bei einem 10jährigen Knaben beobachteten Falle war das Fieber intermittirend; der tägliche Fieberanfall zeigte sich drei Wochen lang am Mittag und später des Abends; die Entfieberung erfolgt langsam und progressiv.

In den leichten Fällen erscheint die Krankheit in der Form eines Pseudo-Exanthems in einem oder mehreren Schüben und beschränkt sich auf die äussere Haut (Purpura simplex). Gewöhnlich wird der rheumatische Erethismus allgemein oder verlässt in gleichsam eigensinniger Weise seinen Platz und wirft sich auf die inneren Organe. Ebenso wird das Kind, bald gleich im Beginn, bald erst im Laufe der Krankheit, von einer sehr grossen Angst, von lebhaften Schmerzen im Epigastrium, von heftigen Coliken oder auch von einem starken Rückenschmerz befallen; man beobachtet zu derselben Zeit oder kurz nachher Haematurie, Darmblutung oder seltener Blutbrechen. In den von Henoch mitgetheilten Fällen war jede Eruption von heftigen Coliken, denen blutige Stuhlausleerungen folgten, begleitet, wonach die Kinder Linderung fühlten und die Purpura verschwand.

Das Allgemeinbefinden ist gewöhnlich befriedigend; die Kinder gewinnen ihre Munterkeit wieder, sobald die Schmerzen gewichen sind; man bemerkt bisweilen im Augenblick der Crisis einen beunruhigenden syncopalen Zustand, welcher jedoch bald wieder verschwindet. Die Zahl der Flecke, die Dauer und der Zeitpunct des Erscheinens des haemorrhagischen Ausschlages sind nicht regelmässig. Dessenungeachtet haben mehrere

Beobachter wahrgenommen, dass die Blutflecke am Abend reichlicher als am Morgen sind und dass sie sich durch die Ruhe im Bett schnell vermindern (Rapin).[1]

Die Dauer der Krankheit beträgt durchschnittlich 1—3 Wochen; sie kann sich auf einen einzigen Schub beschränken und ist alsdann nach Verlauf von 4 bis 5 Tagen gänzlich beendet (Rapin) oder es können auch nach zwei oder drei Wochen, zu einer Zeit, wo man das Kind völlig geheilt glaubt, neue Nachschübe erfolgen. Sie können wie die vorhergehenden von congestiven Erscheinungen begleitet sein oder auch im Gegentheil, ohne Symptome, auf passive Weise geschehen.

Die active Form nimmt immer einen günstigen Ausgang.

Passive Form. — Der Invasion der Krankheit gehen bisweilen einige Tage oder Wochen lang eine grosse Mattigkeit und Schwäche voraus, welche die Kinder für jede längere körperliche Anstrengung unfähig machen (Bateman). In anderen Fällen bedeckt sich die Haut mit Blutflecken ohne vorherige Symptome. Die Purpura kann sich über den ganzen Körper ausbreiten, herrscht jedoch immer auf dem Rumpf und den Gliedern vor. Oft sieht man auch, wie sich auf allen Theilen, die einem anhaltenden Druck ausgesetzt sind, weit ausgedehnte Ecchymosen bilden oder wie die Epidermis sich durch eine sanguinolente Flüssigkeit abhebt. Bisweilen bersten diese Blasen und lassen an ihrer Stelle Geschwüre zurück, welche nur langsam zuheilen.

Gleichzeitig zeigen sich Blutungen aus verschiedenen Schleimhäuten. Am häufigsten ist das Nasenbluten, welches durch Stärke und öftere Wiederholung das Leben des Kindes gefährden kann. Rilliet und Barthez haben Blutungen aus dem Munde unter 19 Fällen neun Mal, allein fast immer in Gemeinschaft mit anderen Haemorrhagien beobachtet; in gewissen Fällen bietet die Mundschleimhaut keine wahrnehmbare Veränderung dar; in anderen ist das Zahnfleisch geröthet, jedoch nicht fungös wie beim eigentlichen Scorbut. Die Kinder speien ohne Anstrengung etwas geronnenes Blut aus, oder, wenn die Haemorrhagie reichlicher ist, fliesst durch die Commissuren flüssiges Blut ab. Die Darmblutung ist fast ebenso häufig wie das Nasenbluten; sie wird weder von Colik, noch von Tenesmus begleitet und ist nur durch das Vorhandensein von Blut in den Stuhlentleerungen zu erkennen. Sie ist gewöhnlich wenig profus und dauert nur zwei oder drei Tage. Das Blutbrechen ist sehr selten; Rilliet und Barthez haben es nur

---

[1] Wir verdanken dem Dr. Rapin zu Genf die Mittheilung einiger nicht veröffentlichten Beobachtungen der Purpura bei Kindern, in welchen der Einfluss der Muskelanstrengung auf die Erzeugung der Blutflecke offenbar ist.

drei Mal beobachtet und in diesen Fällen gingen demselben Blutungen aus Nase und Mund voraus. Die Haematurie und die Haemoptisis bilden Ausnahmen. Papavoine hat in einem Falle Ecchymosen in der Conjunctiva sich entwickeln und eine Haemorrhagie aus den Augen und Ohren erfolgen sehen.

Anfangs und so lange die Blutungen nicht sehr stark sind, behalten die Kinder ihre Munterkeit und ihren Frohsinn, allein die Blutverluste schwächen sie in kurzer Zeit, ohne ihnen die geringste Erleichterung zu verschaffen. Nach Verlauf einer gewissen Zeit nimmt die Haut eine characteristische wachsweisse Farbe an, auf welcher die Purpuraflecke und die ecchymotischen Tüpfel, mit denen sie bedeckt ist, hervortreten. Das Gesicht und die Fussknöchel sind zuweilen oedematös geschwollen. Zu gleicher Zeit kommen die anderen Zeichen der Anaemie, wie Schwäche, Ohnmachten, Kälte der Extremitäten, intensives systolisches Geräusch an der Herzbasis und an den Carotiden, zu welchem sich bisweilen Ohrensausen gesellt, zum Vorschein. Fieber ist entweder gar nicht oder nur wenig vorhanden; der Appetit ist schwach. Trotz dieser beunruhigenden Symptome können die Kinder völlig wiederhergestellt werden, aber die Reconvalescenz dauert lange und die Besserung geschieht nur sehr allmälig.

Die Purpura haemorrhagica heilt in den meisten Fällen. Bei einem unglücklichen Ausgang erfolgt der Tod bald plötzlich durch Syncope nach einer profusen Lungen- oder Darmblutung, bald, und dies häufiger, durch Erschöpfung in Folge wiederholter Haemorrhagien. Seine Vorboten sind alsdann eine aussergewöhnliche Blässe des Gesichts und der Lippen, ein kleiner Puls und ein starrer Blick (Rilliet und Barthez).

Der Verlauf der Purpura haemorrhagica ist kein regelmässiger; die Recidive sind häufig und obwohl in einigen Fällen die Heilung nach zwei oder drei Wochen erfolgen kann, dehnt sich die Krankheit oft Monate lang mit Intervallen von relativem Wohlbefinden, denen neue Nachschübe folgen, aus.

§ 3. **Diagnose.** — Die Diagnose der Werlhoff'schen Krankheit ist sehr leicht. Die mit Haemorrhagien verbundenen Eruptionsfieber, die Anfangs mit der Krankheit verwechselt werden könnten, unterscheiden sich von derselben durch die heftige Fieberbewegung und die einem jeden von ihnen eigenthümlichen Prodrome.

Die Haemophilie, welche eine erbliche und dauernde haemorrhagische Diathese ist, zeigt sich selten vor dem reiferen Jugendalter und offenbart sich gewöhnlich in Folge eines Trauma's.

Die Purpura cachectica, welche bisweilen im Verlaufe der Tuberculose, der BRIGHT'schen Nierenkrankheit, der Herzaffectionen oder der Malaria eintritt, ist sehr beschränkt, besteht aus sparsamen Flecken und wird gewöhnlich von keiner inneren Haemorrhagie begleitet.

§ 4. **Prognose.** — Die primäre Purpura heilt immer, wenn sie auf die äussere Haut beschränkt bleibt. Die Purpura haemorrhagica, selbst in der passiven Form, endet gewöhnlich mit Genesung; die Todesfälle sind selten, wenn die Kranken frühzeitig einer stärkenden Diät und einer passenden Behandlung unterworfen werden.

§ 5. **Behandlung.** — Die Behandlung bei der activen Form ist sehr einfach. Die wichtigste Indication bildet die Vermeidung von heftigen Körperbewegungen und von langem Stehen (LAGET, RAPIN). Unter dem Einfluss der ruhigen Lage im Bette werden die Ecchymosen resorbirt und kein neuer Nachschub erzeugt.

Eine andere wesentliche Aufgabe besteht darin, die intensiven Schmerzen, welche zuweilen die Purpuraeruption begleiten, zu bekämpfen; Compressen von Kleienwasser oder kalte Umschläge auf die schmerzhaften Theile und innerlich DOWER'sches Pulver in einer Dosis von 0,2—0,4 grm. werden im Allgemeinen zu ihrer Linderung genügen. Man hat in ähnlichen Fällen Bäder sehr empfohlen, allein nach LAGET leisten sie nur geringe Dienste, während die Schwefelbäder die Krankheit sogar verschlimmern können.

Die allgemeine Behandlung muss sich auf eine leichtverdauliche Diät und erfrischende Mittel, bestehend in Citronenlimonade, Milch, Eiern, Gemüse und Früchten und zuweilen auf die Anwendung von Chinin. sulfur. beschränken (RAPIN); dieses letztgenannte Medicament scheint die Zahl und Heftigkeit der congestiven Nachschübe zu vermindern.

Bei der passiven Form muss man auf die Tonica, Adstringentia und Acida ein besonderes Gewicht legen. Syrup. Ratanhae (in einer Dosis von 30 bis 50 grm. täglich), Liquor ferri sesquichl. (alle 2 bis 3 Stunden fünf Tropfen in Zuckerwasser), Extr. Chinae (2 oder 3 grm. täglich in süssem Wein), sowie Citronenlimonade sind von allen Autoren empfohlen worden.

Allein es giebt hartnäckige Fälle, gegen welche die tonischen Mittel erfolglos sind. Alsdann bleiben dem Arzte zwei mächtige blutstillende Mittel: der Alcohol und das Ergotin. Dr. DUVAL in Genf hat ausgezeichnete Resultate erhalten, indem er in den Fällen, in welchen die gewöhnliche Behandlung vergeblich war, Portwein in grosser Dosis verabreichte.

Bei einem 12jährigen Mädchen seiner Clientel fing die Haemorrhagie jedes Mal wieder an, wenn die Alcoholwirkung sich zu äussern aufhörte und das Kind wurde erst gesund, nachdem es sich mehr als 48 Stunden hindurch in einem vollständigen Rausche befunden hatte.

Was das Ergotin anbetrifft, so empfiehlt es BAUER, der es oft in einer Gegend, wo die Purpura häufig ist, angewendet hat, lebhaft. Man muss das Ergotin zuerst innerlich in einem Kühltrank in einer Dosis von 2 oder 3 grm. täglich einnehmen lassen und es, falls dies nicht genügt, nach dem Rathe LANE's subcutan injiciren.

Die verschiedenen Haemorrhagien müssen ausserdem, wenn möglich, örtlich bekämpft werden, das Nasenbluten durch Eisumschläge auf die Nase oder durch die Tamponade derselben, das Blutbrechen und die Darmblutung durch Eis und Liq. ferri sesquichl. innerlich.

Die Reconvalescenz wird durch eine Luftveränderung ausserordentlich beschleunigt; ein Sommeraufenthalt im Gebirge oder am Meeresstrande und einige während des Winters im Süden verbrachte Monate werden das Kind kräftigen und der Wiederkehr der Blutungen vorbeugen.

Vierzehntes Capitel.

Rachitis.

Literatur:

RUFZ, Gaz. médicale de Paris, 1834.
J. GUÉRIN, ebend., 1837 u. 1838.
BOUVIER, Leçons cliniques sur les maladies chroniques de l'appareil locomoteur, p. 265.
RITTER VON RITTERSHAIN, Die Pathologie und Therapie der Rachitis, Berlin 1863.
TROUSSEAU, Clin. med., 3me ed., III, p. 457.
CORNIL et RANVIER, Manuel d'histol. pathol., p. 389.
LÉON TRIPIER, article Rachitisme. Dict. Encyclop. des Sc. médic., 1874.

Die Rachitis ist eine constitutionelle, besonders im frühen Kindesalter vorkommende Ernährungsstörung des Knochengerüstes, welche am häufigsten aus schlechten hygienischen Bedingungen hervorgeht.

Wir sprechen hier weder von der beim Foetus beobachteten Rachitis, noch von der späten im vorgerückteren Jugendalter, welche beide selten vorkommen und deren Identität mit der eigentlichen Rachitis nicht genügend erwiesen ist.

Seit langer Zeit in England unter dem populären Namen „rickets" und in Deutschland unter dem Namen „englische Krankheit" bekannt, ist die Rachitis zuerst im 17. Jahrhundert von englischen Aerzten beschrieben worden (WHISTLER 1645, GLISSON 1650).

§ 1. **Aetiologie.** — Die Rachitis ist keine erbliche Krankheit, obgleich alle Leiden der Eltern, wie Scrophulose, Syphilis, Entkräftung der Mutter durch wiederholte Schwangerschaften oder zu langes Nähren, als praedisponirende Ursachen angesehen werden können.

Die Rachitis erreicht das Maximum ihrer Ausdehnung in grossen Städten, in kalten und feuchten Ländern, wie in Holland, England, Nordfrankreich und an den Küsten der Ostsee.

Sie erscheint nur ausnahmsweise in den ersten Lebensmonaten und nach dem dritten Jahre, fast immer im Laufe des zweiten Jahres und zwar gewöhnlich vom achtzehnten bis zum zwanzigsten Monate.

Der Mangel an Luft und Sonne, eine ungenügende oder zur Assimilationsfähigkeit des Kindes nicht im richtigen Verhältniss stehende Ernährung sind die beiden hauptsächlichsten veranlassenden Ursachen der Rachitis, auf welche man alle anderen (Ueberfüllung der Wohnung, Absperrung von der freien Luft, zu frühes Entwöhnen oder ungeeignete Nahrung, eine schlechte Amme, eine dünne und wenig nahrhafte oder zu fette und vom Kinde schlecht verdaute Milch etc.) zurückführen muss. Diese Umstände haben eine unzureichende Assimilation der Nahrungssäfte in dem critischen Augenblick zur Folge, in welchem die Anstrengungen des Organismus sich auf die Verknöcherung des Skelettes concentriren.

Die acuten Krankheiten und besonders die Eruptionsfieber können als Gelegenheitsursachen wirken und das Erscheinen der Rachitis beschleunigen.

§ 2. **Pathologische Anatomie.** — Die vorderen Rippenenden, die Knochen der Schädelwölbung, sowie die des Vorderarmes und Unterschenkels sind diejenigen Theile des Skelettes, welche am häufigsten von der Rachitis befallen werden. Die Oberschenkel- und Beckenknochen, sowie die Wirbel sind seltener erkrankt.

In den Knochentheilen, in denen die Ossification am wirksamsten vor sich geht, sind die Veränderungen am meisten markirt, d. h. im Niveau des Epiphysenknorpels oder unter dem Periost der Diaphyse bei den langen und auf den beiden Flächen im Niveau der Ossificationspuncte bei den platten Knochen. Die der Rachitis eigene Neubildung ist zuerst von J. Guérin unter dem Namen spongoides Gewebe beschrieben worden; es ist dies ein osteoides, wie ein feiner Schwamm durchlöchertes, in seinen Maschen ein weinrothes Mark enthaltendes Gewebe, welches in die Knochen in unregelmässiger Weise eindringt und nach und nach die Stelle des wirklichen, von der Verknöcherung freien Knorpels und des normalen osteoiden oder des praeformirten Knochengewebes ersetzt, welches sich durch einen analogen Process wie bei der rareficirenden Ostitis resorbirt. „Bei der Rachitis," sagt VIRCHOW, „ist alles bunt durcheinander; man kann ein krankes Gewebe neben einem gesunden, ohne wahrnehmbare Anordnung finden." Es hat also nicht nur ein Stillstand in der Verknöcherung statt, sondern es wird auch ein pathologisches Gewebe erzeugt, wie es die chemische Analyse und die microscopische Untersuchung der erkrankten Knochen beweisen.

Die chemische Analyse zeigt in den rachitischen Knochen eine beträchtliche Verminderung der Kalksalze, deren Verhältniss von 63 % auf 20 % fällt, woher auch die Biegsamkeit und Weichheit derselben, welche ihnen gestattet, sich leicht zu deformiren, kommt. FRIEDLEBEN hat ausserdem eine bedeutende Vermehrung des Wassers, sowie eine geringe Zunahme des Fettes und der Kohlensäure gefunden.

Mit dem Microscop findet man mitten im Epiphysenknorpel eine Verkalkung der secundären Kapseln, welche, anstatt sich in Knochenkörperchen umzuformen, zusammenschrumpfen und kleine unregelmässige, der Kanälchen beraubte und mitten unter einer faserigen Grundsubstanz zerstreute Körperchen bilden. In den Maschen dieses pathologischen Gewebes machen neugebildete Gefässe ein weit ausgedehntes cavernöses Netz aus, welches mit den Gefässen des alten Knochens communicirt (TRIPIER).

In den Theilen, in welchen die normale Ossification auf Kosten des faserigen Gewebes geschieht (in den platten Knochen und Diaphysen der langen Knochen), sind die Veränderungen identisch, mit dem Unterschiede, dass das spongoide Gewebe sich aus dem in Marksubstanz übergehenden Bindegewebe bildet, da kein praeexistirender Knorpel vorhanden ist. Im Uebrigen existiren dieselben Unordnungen und dieselben Unregelmässigkeiten bei der Verkalkung; auf Bälkchen wirklichen Knochengewebes folgen Plättchen von spongoidem Gewebe.

Die subperiostale osteogene Schicht erlangt bisweilen eine beträchtliche Dicke; sie erleidet eine Modification, über deren Natur man nicht im Klaren ist und welche in dem Erscheinen von wellenförmigen, anastomosirenden, transparenten Bälkchen besteht, die aus einer directen Umformung der Intercellularsubstanz resultiren. Diese Balkenzüge sind mit den SHARPEY'schen Fasern analog (RANVIER und CORNIL).

Dies sind die hauptsächlichsten Veränderungen der Rachitis in ihrem Acmestadium. Ihre Ausgänge sind verschieden. In den von J. GUÉRIN unter dem Namen „rachitische Consumption" beschriebenen seltenen Fällen dauert der Krankheitsprocess fort und dehnt sich bis zur gänzlichen Destruction der Knochen aus; die Räume, welche die Balkennetze des spongoiden Gewebes begrenzen, erweitern sich, anstatt sich, wie bei der normalen Ossification zu verengern; der Knochen ist durch eine weite, mit einer öligen, röthlichen Flüssigkeit und mit unregelmässigen Lamellen angefüllte Höhle excavirt, welche nach aussen von einer feinen Knochenschale begrenzt wird. — Gewöhnlich erleidet das spongoide Gewebe die fibröse Umbildung; die erweiterten Markräume füllen sich nach und nach mit einem sehr dichten fibrillären Gewebe an, welches von Kalksalzen durchsetzt werden kann. Der ganze kranke Theil des Knochens bildet sich alsdann in ein sehr hartes compactes Gewebe, welches das Aussehen von Elfenbein hat, um. Die Eburnation hält, wenn sie ausgedehnt ist und in einem wenig vorgeschrittenen Alter stattfindet, die Entwicklung des Skelettes auf, indem sie die verfrühte Verschmelzung der Epiphysen mit der Diaphyse veranlasst.

Die wirkliche Heilung soll durch langsame Resorption des spongoiden Gewebes und Wiederaufnahme der normalen Ossification stattfinden (Broca); dieser Ausgang der Krankheit, welcher der häufigste zu sein scheint, ist in histologischer Beziehung wenig bekannt.

§ 3. **Pathologische Physiologie.** — Die Pathogenese der Rachitis ist trotz der Zahl der aufgestellten Theorien noch dunkel.

Nach Einigen erzeugt die durch eine fehlerhafte Ernährung veranlasste Verminderung in der Ablagerung der Kalksalze die Rachitis. Die Versuche von J. Guérin, Trousseau, Friedleben, Tripier u. A. beweisen, dass man bei Thieren, wenn man sie einer besonderen Fütterung unterwirft, weichere, schwammigere und weniger kalkhaltige Knochen, als im normalen Zustande erhalten kann; allein man hat bei ihnen noch nicht die Bildung des spongoiden Gewebes feststellen können (Tripier).

Nach Anderen handelt es sich um eine übermässige Ausscheidung der Kalksalze durch die Excretionen, welche in der anomalen Erzeugung einer Säure ihren Grund hat. Dies ist jedoch durch Nichts bewiesen; denn, wenn man oft bei Rachitischen saure Ausleerungen und eine Vermehrung der Erdphosphate im Urin zur Zeit der Knochenerweichung beobachtet, so haben die Knochen selbst, die gesunden wie die rachitischen, eine neutrale und sogar schwach alkalische Reaction (Lehmann).

§ 4. **Symptome.** — Die der Rachitis eigene Symptomatologie reducirt sich meistens auf die Deformitäten des Skelettes und auf die functionellen Störungen, welche aus ihnen resultiren; die allgemeinen Störungen in der Gesundheit der Kinder dagegen gehören in den meisten Fällen den Complicationen an und stehen mit der Rachitis speciell nicht in Verbindung.

Wir wollen uns nacheinander mit den Deformitäten an den verschiedenen Theilen des Skelettes genau bekannt machen.

1. **Schädel.** — Am Schädel offenbart sich die Rachitis durch drei Hauptzeichen und zwar durch das Offenbleiben der grossen Fontanelle, durch die Deformität der Schädelwölbung und durch die Anomalien bei der ersten Zahnung.

Die vordere Fontanelle, welche beim gesunden Kinde stets am Ende des zweiten Jahres geschlossen ist, bleibt offen und persistirt oft bis zum dritten oder vierten Jahre (Bouvier). Die Schädelsuturen verwischen sich sehr spät und bleiben beim Anfühlen lange als Rinnen wahrnehmbar, die durch die Verdickung der Knochenränder entstehen (W. Jenner).

Der Kopf erscheint im Vergleich zum Körper übermässig gross; die Zunahme des Volumens bezieht sich ausschliesslich auf die Schädelwölbung; sie ist nicht regelmässig und erstreckt sich nicht, wie beim Hydrocephalus, auf alle Durchmesser. Der Arcus orbitalis ist nicht deformirt. Die Stirnhöcker springen nach vorn vor und zwar oft auf der einen Seite mehr als auf der anderen; der Durchmesser des Schädels von vorn nach hinten ist verlängert. Zu gleicher Zeit erweicht in den Fällen vorgeschrittener Rachitis der Hinterkopf, er plattet sich durch den Druck des Kopfes auf dem Kissen ab und wird zuweilen stellenweise dünner (Craniotabes nach Elsaesser). Die Zahl der erweichten Puncte kann zwischen einem oder zwei bis zehn oder zwanzig variiren; man hat mit Unrecht der spontanen Durchlöcherung des Hinterkopfes schwere Nervenzufälle, wie z. B. allgemeine Convulsionen oder den Spasmus glottidis zugeschrieben.

Die Verzögerung beim Zahnen ist oft das erste und einzige Anzeichen der Rachitis; der Zahndurchbruch ist gehemmt oder verschoben, die schon hervorgekommenen Zähne behindern einander oder werden cariös und fallen schliesslich aus; es giebt indessen Fälle, in denen die Zähne bis zur zweiten Dentition stehen bleiben (Trousseau).

2. **Rumpf.** — Die Deformitäten des Brustkastens sind von allen die wichtigsten und häufigsten. Der rachitische Rosenkranz ist der frühzeitigste und constanteste Ausdruck der Krankheit; er ist pathognomonisch. Er wird durch eine Reihe von Knoten gebildet, die durch die Anschwellung der vorderen Rippenenden, sowie durch einen leicht vorspringenden Winkel der knorpeligen Rippengelenke hervorgebracht werden (Bouvier).

In einem vorgerückteren Grade bildet sich durch die Erschlaffung dieser Gelenke und die Vertiefung der Rippen eine doppelte laterale Rinne. Das Brustbein ist nach vorn gewölbt und der Brustkasten nimmt die Gestalt eines Schiffskiels oder einer Vogelbrust an. Hieraus resultirt eine Verengerung der Brusthöhle, welche ihr Maximum an der Vereinigungsstelle der wahren und falschen Rippen hat, d. h. an dem schwächsten Puncte des Brustkastens, dessen oberer dicker und stark befestigter Theil dem atmosphärischen Drucke besser widersteht und dessen Basis sich schirmförmig erweitert, indem sie sich auf die abdominalen Eingeweide stützt. Diese Deformität führt in der Lage der intrathoracischen Organe wichtige Veränderungen herbei, welche von RILLIET und BARTHEZ[1] hinlänglich studirt worden sind. Das Herz ist der Thoraxwand mehr genähert, woher eine Vergrösserung der Herzdämpfung nach links und ein Fehlen des Respirationsgeräusches an den Puncten, an welchen man es gewöhnlich hört, resultiren. Die Verengerung der Brusthöhle kann eine Hemmung der Circulation beim Rückfluss des Blutes und eine compensatorische Hypertrophie mit Dilatation der Ventrikel zur Folge haben. Die zu sehr beengten Lungen entwickeln sich schlecht; sie werden oft emphysematös. Bei der Auscultation ist das Athmungsgeräusch rauher als im normalen Zustande und kann sogar schnarchend sein. Wenn die Deformität sehr markirt ist, so geschieht die Respiration gewöhnlich stossweise, keuchend und die Lungenerkrankungen nehmen einen ganz besonders ernsten Character an.

Die Wirbelsäule ist selten von der Rachitis befallen; sie bietet oft compensatorische Krümmungen dar; die häufigsten sind eine Kyphose ihres Rücken- und eine Lordose ihres Lendentheils, welche rachitische Kinder förmlich bucklig machen können. Das Becken ist ausgeweitet, bietet jedoch im jugendlichen Alter selten sichtbare Veränderungen dar. Bei jungen Mädchen kann zur Zeit der Pubertät seine normale Entwicklung beeinträchtigt werden und es erleidet eine Verengerung von vorn nach hinten, welche später ein Geburtshinderniss abgiebt. Der Unterleib der Rachitischen bietet einen ganz besonderen Anblick dar; er ist kugelförmig, an den Seiten ausgedehnt und gleicht dem Bauch der Frösche. Diese anomale Entwicklung, welche die Eltern oft für eine Auftreibung des Leibes halten, rührt einerseits davon her, dass die abdominalen Eingeweide durch den engen Brustkasten und den nach vorn prominirenden Lendentheil der Wirbelsäule nach unten und vorn zurückgedrängt werden, andererseits davon, dass die Rachitischen starke Esser sind und dass ihre Gedärme gewöhnlich durch Gase gewaltsam ausgedehnt sind.

3. Extremitäten. — Es giebt zwei Arten von Deformitäten der Glieder: die einen bestehen aus Anschwellungen der Gelenkköpfe (Doppelglieder); sie sind früh entwickelt und haben hauptsächlich an den Handgelenken, den Malleolen und den Knien ihren Sitz; die anderen sind Krümmungen der Diaphyse der Röhrenknochen und werden durch das

---

[1] Déformations de la poitrine dans le rachitisme. (Journal des Connaissances médico-chirurgicales, avril 1840.)

Körpergewicht und die Muskelwirkung erzeugt; sie fehlen in leichten Fällen oder wenn die Kinder von Anfang an gut behandelt sind (J. Guérin). Ueberdies treten die Verkrümmungen der unteren Extremitäten bei den Kindern, welche während des Erweichungsstadiums der Knochen gelaufen, vielmehr hervor, als bei denen, welche liegen geblieben sind. Bei ganz kleinen Kindern, die noch getragen werden oder die auf der Erde herumzukriechen anfangen, sind die Verkrümmungen der oberen Extremitäten markirter als die der unteren. Das zu frühzeitige Laufen und Stehen, sowie zu hastige Bewegungen veranlassen bisweilen Infractionen, welche unbemerkt vorübergehen können und alsdann der Ausgangspunct bleibender Deformitäten sind.

An den unteren Extremitäten krümmen sich die Schienbeine zuerst. Die Convexität der Krümmung liegt bald nach vorn, bald nach innen, bald nach aussen; die beiden ersteren sind die gewöhnlichsten. Die Oberschenkelknochen bieten eine Zunahme ihrer natürlichen Krümmung dar; das Collum wird horizontal und die Diaphyse beschreibt einen grossen, nach vorn und nach aussen convexen Bogen (Bouvier); hieraus geht eine Schrägheit des Beckens nach vorn, eine Geraderichtung des Os sacrum nach hinten, eine Lordose der Lendenwirbel während des Stehens und bisweilen eine Subluxation der Hüfte oder der Knie hervor.

An den oberen Extremitäten bieten die Vorderarme und die Schlüsselbeine die am meisten hervortretenden Deformitäten dar. Der Vorderarm biegt sich gewöhnlich von hinten nach vorn, von der Dorsalnach der Volarseite (Bouvier). Das Schlüsselbein zeigt eine Zunahme seiner doppelten **S**-förmigen Krümmung. Wenn sich der Humerus krümmt, so geschieht dies fast immer nach seiner Mitte zu; er bildet alsdann einen nach vorn und aussen convexen Bogen.

Das Auftreten der Rachitis an den Extremitäten wird bei hochgradiger Erkrankung von lebhaften Schmerzen angekündigt und begleitet.

§ 5. **Verlauf.** — Das Invasionsstadium der Krankheit kann völlig latent sein oder sich nur durch das anomale Offenbleiben der vorderen Fontanelle oder durch die Verzögerung der Dentition offenbaren.

Die verschiedenen, von den Autoren angeführten prodromalen Symptome, wie Ermattung, profuse Schweisse und gastro-intestinale Störungen können in leichten Fällen fehlen.

Nichtsdestoweniger erbrechen die Kinder gewöhnlich leicht; sie werden blass und verlieren ihre gute Laune. Die Verdauung geht schwer von Statten; die Stuhlentleerungen verbreiten einen stark sauren Geruch und enthalten Klümpchen von unverdauter Nahrung; diese Dyspepsie ist hartnäckig und trotzt jeder Behandlung.

Das Acmestadium wird durch die Knochenerweichung und die Deformitäten characterisirt. In leichten Fällen beschränken sich letztere auf den rachitischen Rosenkranz, auf leichte Schwellungen an den Hand-, Knie- und Fussgelenken, auf eine Biegung der Schienbeine oder der Vorderarmknochen und auf eine geringe Prominenz der Stirnhöcker. Diese Deformitäten werden übrigens von keinem Schmerz und bisweilen von keiner besonderen Störung im Allgemeinbefinden des Kindes begleitet.

In den schweren Fällen, welche viel weniger häufig sind, kann sich zur Invasion eine Fieberbewegung hinzugesellen. Dieses Fieber, zuerst vorübergehend, dann continuirlich, scheint mit dem Zeitpunct der grössten Knochenerweichung zusammenzufallen und hört auf, sobald das Skelett wieder ein wenig Festigkeit annimmt (Bouvier). Es wird von profusen Schweissen, hauptsächlich am Kopfe und an den Handflächen begleitet. Die kleinen Patienten zeigen eine grosse Ermattung, schreien, sobald man sie berührt und scheinen an den Knochen Schmerzen zu haben. Die äussere Haut wird blass und erdfahl, das Fleisch welk, die Haare werden spärlich und seidenartig. Die Gesichtszüge sind ausdruckslos; nur der Blick hat seine ganze Lebhaftigkeit bewahrt und die Geisteskräfte haben eher zu- als abgenommen. Sobald das Fieber gefallen ist, kehrt der Appetit wieder und wird sogar übermässig. Die Verdauung bleibt nichtsdestoweniger erschwert und wird von Gasanhäufung in den Därmen begleitet.

Die Ausgänge sind je nach den Fällen verschieden. Die Heilung, der bei weitem häufigste, wird durch die grössere Festigkeit der Knochen und das allmälige Verschwinden der Deformitäten angekündigt. In leichten Fällen oder in solchen, die frühzeitig behandelt worden sind, können die Verkrümmungen und die Doppelglieder in dem Zeitraum von 1 oder 2 Jahren völlig unsichtbar werden. Die Kinder behalten alsdann nur bis zum vierten oder fünften Jahre etwas dicke Gelenke und eine leicht prominirende Stirn. In den schweren und allgemeinen Fällen bleiben die Glieder, da das Wachsthum des Skelettes eine ernste Schädigung durch die verfrühte Verlöthung der Epiphysen erlitten hat, schlank, im Vergleich zum Rumpfe sehr kurz, bisweilen sogar gekrümmt und verbogen. Wenn die Deformität des Thorax sehr ausgesprochen ist, werden die Kinder emphysematös und für Herzerkrankungen prädisponirt. Sie bleiben zart, erkälten sich leicht und erreichen niemals ein sehr hohes Alter. Der Tod tritt in einigen, glücklicherweise sehr seltenen Fällen durch die Fortschritte der Rachitis selbst ein. Er wird fast immer durch Complicationen, wie z. B. durch Eclampsie, Spasmus glottidis, amyloide Degeneration der abdominalen Eingeweide, Bronchopneumonie oder

Darmcatarrh, viel seltener durch Tuberculose veranlasst; auch werden die kleinen Rachitiker durch eine intercurrente Krankheit, wie z. B. durch ein Eruptionsfieber hinweggerafft. Die Dauer der verschiedenen Stadien ist sehr veränderlich. PUJOL hat eine acute Rachitis beschrieben, die mit Fieber, blitzartigen Schmerzen in den Gliedern, multiplen Gelenkanschwellungen einhergeht und in einer verhältnissmässig sehr kurzen Zeit mit dem Tode oder der Heilung endigt.

STEINER[1] hat diese Form bei Kindern von 4 bis 9 Monaten beobachtet und nach Verlauf von 6 bis 8 Wochen günstig endigen sehen. Gewöhnlich ist die Rachitis chronisch und gebraucht 8 bis 10 Monate, um ihre verschiedenen Stadien zu durchlaufen, allein oft ist die Consolidirung des Knochengerüstes erst nach Verlauf von 2 oder 3 Jahren vollständig.

Die Rachitis kann recidiviren (LÉON TRIPIER).

§ 6. **Diagnose.** — Wenn bei einem Kinde von 1 bis 2 oder 3 Jahren die Dentition entweder gar nicht vor sich geht oder verzögert wird, wenn das Gesicht bleich, sein Ausdruck traurig und niedergeschlagen wird, wenn die Verdauung erschwert ist, kann man mit vieler Wahrscheinlichkeit diese Störungen des Allgemeinbefindens der latenten Rachitis zuschreiben. Die Diagnose wird sehr einfach, sobald die Deformitäten erscheinen.

Alle anderen Deformitäten des Skelettes, welche sich zu dieser Zeit zeigen können, unterscheiden sich von den rachitischen durch ihre Localisirung selbst und durch das Fehlen des Rosenkranzes am Thorax.

Man hat bisweilen die hydrocephalischen Schädel mit den rachitischen verwechselt, allein beim Hydrocephalus geschieht die Entwicklung des Schädels gleichförmig nach allen Richtungen und die Form der umgekehrten Pyramide, die der Kopf des Kindes annimmt, zeigt jedem aufmerksamen Beobachter, dass die Erweiterung der Schädelwölbung von innen nach aussen erfolgt. Die POTT'sche Kyphose erzeugt bisweilen secundäre Deformitäten des Brustkastens, welche man beim ersten Anblick der Rachitis zuschreiben könnte; sie ist aus dem Fehlen des Rosenkranzes und der lateralen Rinnen, sowie aus der besonderen Form der Deformität der Wirbelsäule zu erkennen. Die paralytischen Deformitäten der Glieder können in keinem Falle mit den rachitischen verwechselt werden, wenn man sich Mühe giebt, die erkrankten Theile genau zu untersuchen.

---

[1] Compendium der Kinderkrankheiten, S. 345.

§ 8. **Prognose.** — Die Rachitis ist durch die Verzögerungen und Hindernisse, welche sie der Entwicklung des Knochengerüstes entgegensetzt, immerhin ein ernsthaftes Leiden, allein die Prognose hängt wesentlich von den hygienischen Verhältnissen ab, in welchen sich das Kind befindet; eine frühzeitige, verständig angeordnete und ertheilte Pflege, freie Luft, eine für das Verdauungsvermögen des kleinen Wesens angepasste genügend stärkende Nahrung werden fast immer die Rachitis beseitigen.

§ 8. **Behandlung.** — Eine gute Diätetik bildet die ganze Prophylaxis und den wichtigsten Theil bei der Therapie der Rachitis.

Unter den zahlreichen gegen diese Krankheit angepriesenen Medicamenten verdienen der Leberthran und der phosphorsaure Kalk allein beibehalten zu werden. Der Leberthran ist von vielen Aerzten als Specificum gegen die Rachitis betrachtet worden, allein er wird nicht immer vertragen und kann die Dyspepsie vermehren. Luftveränderung, See- oder Solbäder, stärkende Einreibungen und der Syrup. magistralis[1] müssen alsdann der Anwendung des Leberthrans vorausgehen oder dieselbe begleiten. Der phosphorsaure Kalk kann direct mit den Speisen in einer Dosis von 40—80 ctgrm. täglich vermischt angewendet werden.

Was die Behandlung der Deformitäten betrifft, so genügen die hygienischen Mittel. Wenn die kleinen Rachitischen noch gar nicht oder nur wenig laufen, so muss man sie immer mit Vorsicht tragen, alle ungestümen passiven oder activen Bewegungen vermeiden und sie in der schönen Jahreszeit auf sehr trocknem und von der Sonne erwärmtem Sande in der möglichst leichtesten Kleidung spielen lassen.

Wenn die Kinder schon laufen und man sie nicht im Bette halten kann, ist die Anwendung von Schienen für die gekrümmten Beine von Nutzen.

Die LING'sche Gymnastik (schwedische Gymnastik) kann im Beginn des Consolidirungsstadiums grosse Dienste leisten.

---

[1] Dieser in Genf als Tonicum sehr gebräuchliche Syrup für schwächliche und anaemische Kinder hat folgende Formel:

Ferri pulverat.	part.	96
Sol. Tartar. depur. (1 : 4)	„	500
Cinnamomi	„	16
Sacchari	„	2000
Cort. Aurant. excortic. } Rhei }	ana „	32
Vin. generosi. albi. q. s. p. (1225)		

Abends und Morgens einen Theelöffel voll einzugeben.

Die rachitischen Deformitäten müssen nach den von Bouvier vorgezeichneten Principien behandelt werden, welche wir hier folgen lassen:

„Die durch die Rachitis veranlassten Deformitäten, Verkrümmungen und partiellen Biegungen der Knochen erfordern oft die Anwendung von Mitteln, welche sie wieder in die gehörige Form bringen. Die Maschinen haben während des Verknöcherungsstadiums nur eine sehr beschränkte Wirkung. Sie können hauptsächlich während des Erweichungsstadiums wirksam und nützlich sein, haben aber die Unannehmlichkeit, die Circulation und die Bewegungen zu hemmen; auch muss man sie grösstentheils bei sehr jungen und geschwächten Kindern ausschliessen; im Allgemeinen darf man sie nur gebrauchen, wenn die Kinder zu laufen vermögen.

Wenn eine Indication für die Anwendung eines dieser Apparate vorhanden ist, so muss ein Druck auf der Convexität der Knochenbögen und ein anderer auf jedem Endpunct der Concavität ruhen. Auch erhält man ziemlich gute Resultate, wenn nur eine Erschlaffung der Gelenke stattgefunden hat, wie z. B. bei den Deviationen der Knie, allein die genannten Apparate wirken auf die Continuität der langen Knochen, sowie bei den rachitischen Deviationen der Wirbelsäule weniger kräftig.“

Die Osteotomie ist zur Abhilfe der persistirenden rachitischen Deformitäten der Extremitätenknochen vorgeschlagen worden (Boeckel). Sie ist nur indicirt, wenn jene seit mehreren Jahren andauern und den gewöhnlichen, zu ihrer Beseitigung angewendeten Mitteln widerstanden haben.[1]

Fünfzehntes Capitel.

Scrophulose.

Literatur:

Lugol, Recherches et observations sur les causes des maladies scrofuleuses. Paris, 1844.
Guersant, article Scrofule. Dict. en 30, T. 28, p. 204.
Lebert, Traité pratique des maladies scrofuleuses et tuberculeuses. Paris, 1849.
Marc d'Espine, Influence de l'aisance et de la misère sur la mortalité. Annales d'Hyg. publ., 1847, T. 38 p. 21 — Statisque mortuaire comparée. Paris, 1858.
Bazin, Leçons sur la scrofule, 1861.
Grisolle, Traité de pathologie interne, 9me édit. II., p. 567.

Man versteht unter scrophulösen Krankheiten eine Gruppe entzündlicher Affectionen der Lymphdrüsen, der äusseren Haut, der

---

[1] Discussion à la Soc. de chir. de Paris, 16. u. 23. Februar 1876.

Schleimhäute, des subcutanen Bindegewebes, der Knochen und der Gelenke, welche sich klinisch durch ihre Neigung chronisch zu werden, ihren hartnäckigen Widerstand gegen die Behandlung und anatomisch durch rückgängige Metamorphosen (Verkäsung, fettige Degeneration) oder durch destructive Neoplasmen (eiterigen Zerfall, Geschwürsbildung) auszeichnen. Man nennt Scrophulose das constitutionelle Leiden, die Diathese, deren Ausdruck nur die scrophulösen Krankheiten sind.

Die Scrophulose ist keine eigentliche Krankheit wie die Syphilis; sie ist eine constitutionelle Praedisposition, die durch Erblichkeit geschaffen oder unter dem Einfluss nicht specifischer Ursachen erworben ist, die sich bei der geringsten inneren (Zahnung, Wachsthum u. s. w.) oder äusseren Reizung (Trauma, Unreinlichkeit und Feuchtigkeit) zeigt und Entzündungen hervorruft, die alle ein gemeinsames Gepräge darbieten.

§ 1. **Aetiologie.** — Die Scrophulose zeigt sich, ohne das ausschliessliche Loos des jugendlichen Alters zu sein, grösstentheils im vorgerückten Kindesalter; sie ist in den ersten Lebensmonaten selten.

Chaussier berichtet den Ausnahmefall, dass ein Kind mit einer eiternden scrophulösen Drüsengeschwulst zur Welt kam. Die ersten Zeichen der Scrophulose fallen im Allgemeinen mit dem Entwöhnen oder mit dem Erscheinen der ersten Backenzähne zusammen, allein die meisten Scrophulösen sieht man im Alter von 5 bis 15 Jahren (Guersant). Nach Lebert vermehrt sich ihre Zahl bis zur Pubertät, bleibt bis zum zwanzigsten Jahre dieselbe und nimmt darauf ziemlich schnell ab.

Der Einfluss des Geschlechtes variirt nach den verschiedenen Localisirungen der Scropheln. Nach Lebert soll eine gleiche Praedisposition beider Geschlechter für die Knochenerkrankungen, ein Vorherrschen beim männlichen für die Gelenkaffectionen, die Abscesse und die Geschwüre, beim weiblichen für die Augenleiden und die Hautkrankheiten bestehen.

Die Erblichkeit spielt eine unbestreitbare und überwiegende Rolle. Nicht nur die Scrophulose, sondern Alles, was bei den Eltern eine Entkräftung verursacht, wie Syphilis, Elend, Alcoholismus u. s. w. kann sich in Form der Scrophulose auf die Kinder übertragen; allein die Tuberculose scheint von allen diesen Ursachen die mächtigste und wichtigste zu sein; viele Aerzte haben hieraus sogar auf die Identität der Tuberculose und der Scrophulose geschlossen.

Die Verwandtschafts-Ehen sollen bei der Aetiologie der angeborenen Scrophulose ebenfalls eine grosse Rolle spielen; Lugol schreibt dem Kreuzungsmangel der Racen die Fortschritte der Scrophulose bei den Juden, bei den Granden von Spanien und den Edlen der Insel Jersey, die nur untereinander heirathen, zu.

Die erworbene Scrophulose ist hauptsächlich eine Krankheit des Elends, woher ihre Häufigkeit unter den armen Classen kommt. Marc d'Espine findet, indem er sich auf genaue in Genf gesammelte Documente stützt, dass von allen Todesfällen auf die in Folge scrophulöser Leiden 21 ‰ und zwar 6 ‰ auf die reiche Classe und 34 ‰ auf die arme entfallen.

Schlechte Ernährung, verdorbene und feuchte Luft und kaltes Clima scheinen die gewöhnlichsten Ursachen der acquirirten Scrophulose zu sein. Nichtsdestoweniger sieht man von Zeit zu Zeit die Kinder gesunder Eltern, die in den besten hygienischen Verhältnissen leben, in Folge der Scropheln abzehren (Grisolle).

§ 2. **Symptome.** — Die Autoren haben einen scrophulösen Habitus beschrieben und zwei verschiedene Typen desselben geschildert.

Der erste (torpide Form) schliesst die Körperfülle nicht aus, jedoch ist das Fleisch weich und welk, die Oberlippe dick, die Nase birnförmig, der Unterkiefer viereckig, die Knochenvorsprünge sind plump markirt, das Fettpolster ist sehr entwickelt, die Musculatur schwach und die Intelligenz träge. Bei dem zweiten Typus (nervöse Form) ist die Haut weiss, dünn, sammetweich, die Gestalt schlank und graziös. Die Individuen sind sehr klein oder sehr hoch aufgeschossen, mager, wenig musculös; sie haben schöne Augen mit einer bläulichen Sclerotica, langen seidenartigen Wimpern und erfreuen sich einer grossen Intelligenz.

Diese Typen bestehen in Wirklichkeit, allein ihre Beziehung zu den Scropheln ist nicht hinlänglich festgestellt. Man kann dagegen einwenden, dass der scrophulöse Habitus nichts Characteristisches in sich hat und daher je nach der Race oder dem Lande variirt.

Localisirungen. — Die Haut, die Schleimhäute, die Lymphdrüsen, die Knochen und die Gelenke sind der gewöhnliche Sitz der Aeusserungen der Diathese.

Steiner hat gefunden, dass die Scropheln bei 1192 Scrophulösen localisirt waren[1]:

972 Mal in den Drüsen
684 „ „ der Haut
622 „ „ den Schleimhäuten und in den Sinnesorganen
588 „ „ den Knochen
312 „ „ den Gelenken.

[1] Compendium der Kinderkrankheiten, S. 351.

1. Die Haut und das subcutane Zellgewebe. — Die gutartigste und zuerst auftretende Form der Scrophulose bei den Kindern sind im Allgemeinen die Hautscropheln. Zur Zeit der ersten Dentition oder im Laufe des dritten Jahres sieht man auf dem Gesichte, um die Augen, in den Nasenlöchern, den Lippen, hinter den Ohren oder am Anfang des Gehörganges und auf der Kopfhaut ein impetiginöses Eczem sich entwickeln; dieser Ausschlag erscheint selten auf dem Rumpf oder den Gliedern. Er ist im Volke unter dem Namen Drüsen bekannt und hat als eigenthümliche Kennzeichen eine reichliche und beständige Secretion einer serös-purulenten Flüssigkeit, das Fehlen von Schmerzen oder Jucken, die Rückwirkung auf die Lymphdrüsen der afficirten Gegend, eine grosse Chronicität und eine Neigung, sich unter dem Einfluss der äusseren Reize (Kälte, Unreinlichkeit, Kopfläuse, Favus u. s. w.) leicht wieder zu erzeugen.

Auf der Kopfhaut sieht man die Impetigo sich häufig mit subcutanen Abscessen compliciren, welche die Haut des Schädels abheben und das Wachsen der Haare beeinträchtigen. Später und hauptsächlich beim Herannahen der Pubertät sieht man, wie sich im Gesichte eine Acne punctata, varioliformis oder sebacea entwickelt (Bazin).

Die bösartigen scrophulösen Hautausschläge (Lupus) zeigen sich vor dem zwanzigsten Jahre selten; bei den Kindern beobachtet man sie nur unter der Form der Impetigo rodens.

Die scrophulösen Abscesse (kalte Abscesse) sind bald oberflächlich, bald tief; sie können sich unabhängig von jeder Drüsen- oder Knochenerkrankung bilden.

Die oberflächlichen Abscesse entwickeln sich in der Cutis oder im subcutanen Zellgewebe.

Die Hautabscesse sind klein, äusserst weich und von einer dunkelblauen Farbe; wenn sie im Gesicht liegen, so schwellen sie an und färben sich in dem Augenblicke, wo die Kinder schreien, wodurch sie bei einer oberflächlichen Untersuchung für cavernöse Geschwülste gehalten werden könnten (Guersant). Sie endigen oft durch Zertheilung, indem sie eine violette Färbung auf der Haut hinterlassen; wenn sie sich öffnen, entfliesst ihnen ein dünner Eiter. Die subcutanen Abscesse sind selten isolirt; sie zeigen sich oft in Form von weichen, schmerzlosen Geschwülsten, ohne anfängliche Farbenveränderung der Haut an den Gliedern entlang. Wenn sie im Begriff sind sich zu öffnen, wird die Haut roth, gewährt einem serösen, bisweilen käsigen Eiter Ausgang, und die Wunde bildet sich in ein langdauerndes scrophulöses Geschwür um.

Die tiefen Abscesse liegen an den Lenden, in den tiefen Muskelinterstitien der Nates, der Schenkel u. s. w. Es ist zuweilen schwer, sie vor ihrer Eröffnung von den Knochenabscessen zu unterscheiden. In Ausnahmefällen können diese kalten Abscesse resorbirt werden.

2. Schleimhäute und Sinnesorgane. — A. Augen. — Die Augen sind sehr häufig der Sitz scrophulöser Entzündungen. Die gewöhnlichste ist die Blepharitis ciliaris mit der Entzündung der MEIBOM'schen Drüsen; sie ist in den ersten Kinderjahren häufiger als in den späteren. Bei dieser Affection sind die Lider roth, secernirend, zuweilen etwas oedematös; es bilden sich auf ihrem freien Rande Krusten und unter diesen kleine Erosionen.

Diese Blepharitis kann sich mit Hordeolis, Dacryocystitis, Thränengeschwülsten verbinden; sie ist an sich wenig ernst, allein oft sehr hartnäckig.

Die Binde- und die Hornhaut sind oft gleichzeitig erkrankt; die scrophulöse Kerato-Conjunctivitis wird bei Kindern jedes Alters beobachtet und hat als Hauptcharactere Photophobie, Blepharospasmus, einen leichten purulenten Catarrh und einen papulösen oder phlyctenösen Ausschlag auf der Conjunctiva bulbi. Sie kann von der Bildung vasculärer Büschel, die sich bis zum Rande der Hornhaut erstrecken, manchmal sogar in chronischen Fällen von einem wirklichen Pannus begleitet werden. Man bemerkt auf der Hornhaut bald Ulcerationen, bald interstitielle Infiltrationen, die sich mit Hypopyon verbinden und bleibende Spuren, in der Form von Hornhauttrübungen, von Synechien oder auch von Staphylom hinterlassen können, wenn die Ulceration mit der Perforation der Cornea geendigt hat.

B. Nasenhöhlen. — Die scrophulöse Coryza gehört hauptsächlich den späteren Kinderjahren an; sie wird gleich chronisch und kann sich mit Impetigo rodens der Nasenlöcher verbinden. Die Nase schwillt an und wird hypertrophisch; die Nasenhöhlen füllen sich mit Krusten an, welche die Athmung hindern und unter welchen man mit dem Rhinoscop Erosionen der Schleimhaut sehen kann. Wenn sich der Catarrh mit einer Ozaena complicirt, was nur vom siebenten oder achten Jahre an vorkommt, so ist fast immer eine tiefe Necrose des knöchernen Gerüstes der Nase vorhanden.

C. Ohren. — Die scrophulöse Otitis ist viel seltener als die Ophthalmie und folgt im Allgemeinen auf eine morbillöse oder scarlatinöse Otitis. Sie befällt gewöhnlich nur eine Seite (BAZIN); sie wird, wie jede Otorrhoe, von Taubheit, eiterigem und stinkendem Ausfluss, bisweilen von Perforation des Trommelfelles begleitet und kann sich mit Caries des Felsenbeines und mit Meningo-Encephalitis verbinden.

D. Schleimhäute des Uro-Genitalapparates. — Die scrophulöse Entzündung der äusseren uro-genitalen Organe kommt besonders bei kleinen Mädchen vor und tritt spontan oder unter dem Einflusse einer Reizung (Masturbation, Oxyuren) auf. Die grossen Schamlippen werden dick und sondern Schleim ab; es findet ein chronischer eiteriger Ausfluss statt, der seinen Ursprung in den Falten der Vulva oder in der Vagina hat. Die grossen Schamlippen und die angrenzende Haut sind bisweilen der Sitz von sehr hartnäckigen Impetigo- oder Ecthymaausschlägen.

3. Lymphdrüsen. — Die Verstopfung der Lymphdrüsen und die Geschwülste, welche sie veranlasst (Scropheln, Kropf) sind bei den Scrophulösen so häufig, dass man sie immer als characteristisches Zeichen der Diathese angesehen hat.

Diese Anschwellung kann primär oder secundär sein; die Rückwirkung der benachbarten Entzündungen oder der allgemeinen Krankheiten auf die Drüsen ist die häufigste Veranlassung für die scrophulösen Drüsenentzündungen. VELPAU[1] hat bei 900 Fällen, 730 Mal Drüsengeschwülste, die aus Entzündungen des Zellgewebes oder der benachbarten Haut hervorgingen, gefunden. Die scrophulöse Adenitis hat vornehmlich in der Cervicalgegend, sei es an der Basis des Unterkiefers, sei es unter den Mm. sterno-mastoidei, sei es im Nacken ihren Sitz. Die geschwollenen oberflächlichen Drüsen sind gewöhnlich isolirt und rollen leicht unter dem Finger fort; die tiefliegenden lassen Anfangs bei der Palpation perlenschnurartige Tumoren wahrnehmen; später, wenn sich die Krankheit ausdehnt und ernsthaft wird, gruppiren sie sich in mehr oder minder beträchtlichen, ungleichmässig entwickelten Haufen an jeder Seite des Unterkieferwinkels.

Die Drüsenanschwellungen haben einen sehr langsamen Verlauf; sie können mit Resorption, Induration oder mit Abscedirung endigen. In diesem letzteren, sehr häufigen Falle werden die Tumoren schmerzhaft; nach mehreren auf einander folgenden Entzündungen werden sie schliesslich unbeweglich und adhaeriren an der Haut, welche sich röthet, sich verdünnt, ulcerirt und einem Anfangs zuweilen phlegmonösen, jedoch später serösen und mit käsigen Klümpchen vermischten Eiter Durchgang gewährt. Die Fisteln, welche auf diese Weise entstehen, eitern lange Zeit, schliessen sich erst nach Verlauf mehrerer Monate und hinterlassen eine unvertilgbare Narbe. Die Eröffnung dieser Drüsenabscesse wird nur ausnahmsweise von Fieber begleitet. Die reactive Entzündung kann lebhaft sein, wenn das die Drüsen umgebende Bindegewebe an derselben Theil nimmt und in Eiterung übergeht; es können sich alsdann nach der Entleerung des Eiters mehr oder weniger ausgedehnte Geschwüre mit unterminirten Rändern von einer lividen, rothen Farbe bilden,

---

[1] Arch. gén. de Méd., 1836, 2me série, T. X. p. 12.

welche untereinander durch indurirte Hautbrücken verbunden sind. Die Geschwüre haben einen unebenen, gelblichgrauen Grund, aus welchem ein dünner, unzusammenhängender und spärlicher Eiter fliesst. Sie heilen sehr langsam und hinterlassen hässliche Narben in Form von vorspringenden Leisten, die manchmal die Bewegungen des Halses behindern.

4. **Knochen und Gelenke.** — Ein sehr grosses Capitel der Chirurgie des Kindesalters bezieht sich auf die Scrophulose. Die Caries, die Ostitis und die chronische Periostitis, die Knochentuberkel, die Osteomyelitis, sind die elementaren Erkrankungen; das Malum Pottii, die Spondilitis der Halswirbel, die Coxalgie, der Tumor albus der Extremitäten sind die in ihrem Verlauf ebenso langen, wie bisweilen in ihren Ausgängen ernsten Krankheiten, welche die Scrophulose der Knochen und der Gelenke bilden. Im frühen Kindesalter unbekannt, erreichen sie das Maximum ihrer Häufigkeit in dem späteren, hauptsächlich vom 8. bis 14. Jahre. Diese Affectionen entwickeln sich spontan oder unter dem Einflusse von Gelegenheitsursachen, wie z. B. von Trauma, grosser Anstrengung, Erkältung, welche, wenn sie ein praedisponirtes Individuum treffen, scrophulöse Entzündungen veranlassen.

§ 3. **Verlauf.** — Die Reihenfolge und die Natur der scrophulösen Erscheinungen variiren zwischen einem Individuum und dem anderen zu sehr, als dass es möglich wäre, ihren allgemeinen Verlauf zu beschreiben. Die leichteste scrophulöse Erkrankung dauert nicht weniger als mehrere Monate; wenn die Affection schwer ist, verlängert sie sich ein oder mehrere Jahre (Guersant).

Wenn die Erscheinungen leicht und auf die oberflächlichen Weichtheile beschränkt sind, so wird die Diathese bald unter dem Einfluss einer passenden Behandlung und guter hygienischer Verhältnisse abgeschwächt; die Constitution wird kräftiger und das Kind erreicht das reifere Jugendalter, ohne neue Symptome dargeboten zu haben. Nichtsdestoweniger kann man zuweilen nach einer mehrere Jahre lang bestandenen scheinbaren Heilung, die Diathese im reifen Alter in der Form von Lupus oder Tumor albus wieder auftauchen sehen.

Bei den schweren Formen folgen die Localisirungen von Jahr zu Jahr auf einander; zuerst sind sie oberflächlich, dann werden sie tief und setzen sich auf den Knochen oder Gelenken fest. Die Kinder sterben, durch lange Eiterungen erschöpft oder werden schnell durch eine Lungenphthise, eine tuberculöse Meningitis oder eine Resorption von Eiter hinweggerafft. — Die Heilung ist ein viel häufigerer Ausgang der Scrophulose als der Tod und dies ist keiner der geringsten angeführten

Gründe, um die Scrophulose von der Tuberculose zu trennen. So gab es in Genf, während 155 $^0/_{00}$ Todesfälle an Tuberculose stattfanden nur 21 $^0/_{00}$ an Scrophulose; nach anderen Aufstellungen ist der Tod an Scrophulose achtmal weniger häufig als der an Tuberculose (Marc d'Espine).

§ 4. **Behandlung.** — **Allgemeine Behandlung.** — Die Wichtigkeit und die Wirksamkeit der allgemeinen Behandlung gegen die scrophulösen Erkrankungen ist einer der besten Beweise zu Gunsten des ihnen gemeinschaftlichen, constitutionellen Characters. Diese Behandlung muss frühzeitig angewendet und ohne Unterbrechung während der ganzen Dauer der Krankheit fortgesetzt werden.

Die Hygiene ist einer der wichtigsten Factoren derselben. Eine gesunde und kräftigende Ernährung (schwarzes, gebratenes oder geröstetes Fleisch, guter Wein, fette Substanzen, Milch, Butter, Oel u. s. w.), eine gut gelüftete und recht sonnige Wohnung, eine stärkende Luft (am Meeresstrand, im Gebirge) genügen bisweilen, um der Krankheit Einhalt zu thun und sind unerlässliche Hilfsmittel der ärztlichen Behandlung.

Gewisse warme Mineralquellen haben sich mit Recht einen grossen Ruf bei der Behandlung der scrophulösen Leiden erworben. Dies sind in erster Linie die brom- und jodhaltigen Mutterlaugen der Salinen zu Kreuznach, Nauheim, Bex und die Quellen von Salins in Savoyen; dann die Schwefelquellen der Pyrenäen, die zu Marlioz und Challes in Savoyen, zu Lavey in der Schweiz, wo die Schwefelquellen mit Mutterlaugen der Salinen aus Bex vermischt werden und so ihre heilsame Wirkung verdoppeln u. s. w. Die See- und Kaltwasserbäder leisten bei der Behandlung der Scrophulösen ebenfalls grosse Dienste.

Was die eigentliche medicamentöse Behandlung anbetrifft, so bilden der Leberthran und das Jodeisen die Grundlage derselben. Man muss im Winter dem Leberthran den Vorzug geben und ihn in mässigen, jedoch lange wiederholten Dosen (nur 1 bis 2 Esslöffel Morgens und Abends) anwenden. Im Sommer muss man statt seiner den Syrup. Ferri jodati, welchen die Kinder gern einnehmen und leicht vertragen, gebrauchen lassen.

Café aus gerösteten Eicheln, Wallnussblätter-, Hopfen-, Chinarinden-Thee, Enzian- und China-Wein werden nützliche Adjuvantia dieser Behandlung sein.

Endlich ist gegen gewisse hartnäckige scrophulöse Hautausschläge der Arsenik indicirt, wenn man mit der äusseren Behandlung und dem Leberthran keinen Erfolg hat. Man kann ihn in der Form der Solutio Fowleri (10 bis 15 Tropfen in einer Mixtur von 100 $^{grm.}$) anwenden.

Locale Behandlung. — Die locale Behandlung der scrophulösen

Hautausschläge wird bei Gelegenheit der Hautkrankheiten angeführt werden.

Die adstringirenden Injectionen (Zinc. sulfur. zu 1 : 250) sind bei den scrophulösen Catarrhen des Ohres, der Nase, der Vulva und der Vagina angezeigt; das Unguent. Hydrargyri rubrum (Quecksilberhydratbioxyd), die adstringirenden Collyrien, das Touchiren mit Lapis mitigatus (Kali sulfur. et argent. nitr.) oder mit Cupr. sulfur. werden bei der scrophulösen Ophthalmie ihre Indication finden; man muss das Atropin für die Fälle reserviren, in welchen die Cornea oder die Iris erkrankt sind.

Gegen die Drüsenanschwellungen muss man Anfangs eine der zahlreichen, von den Autoren angepriesenen zertheilenden Salben (Salbe mit einer Basis von Extract. Conii, Extract. Belladonnae, Plumbum jodatum oder Jodkalium) oder noch besser Pinselungen mit Jodtinctur anwenden. Wenn trotz dieser Behandlung die Drüsen in Eiterung übergehen, so muss man sich nicht mit der Eröffnung des Abscesses beeilen, sondern noch die Compression versuchen, wofern die Entzündung sich nicht auf das Bindegewebe erstreckt und der Eiter nicht schon unter der Haut vorhanden ist. Man muss alsdann mit einem geraden Bistouri eine Punction machen oder durch den Abscess ein fadenförmiges Haarseil ziehen, um die Ausdehnung der Narbe an den entblössten Theilen so viel als möglich zu verhindern. Die kalten und die Congestions-Abscesse dürfen nur im äussersten Nothfalle geöffnet werden und muss man hierbei die Punction und die Aspiration, der Incision beim Zutritt der Luft vorziehen.

Die scrophulösen Geschwüre müssen mit Vinum aromaticum, Jodoform oder Diachylumstreifen, je nach ihrem Sitz, ihrer Ausdehnung oder ihrer Vitalität verbunden werden.

Die Drüsen-, Zellgewebs- oder Knochenfisteln (Caries, Necrose) müssen je nach den Fällen medicamentös oder chirurgisch behandelt werden. Gewöhnlich muss man sich darauf beschränken, in dieselben alle zwei Tage eine Einspritzung mit VILLATE'schem Liquor[1] zu machen; bei Fungositäten des Canals oder des Knochens muss man sich durch eine Incision zu informiren suchen und alle fungösen Theile, welche man mit dem BRUNS'schen Löffel erreichen kann, ausschaben. Wenn ein Sequester vorhanden ist, so muss man ihn durch die Necrotomie extrahiren.

---

[1] rp. Liq. Plumbi acet. part. 120. — Zinc. sulf. part. 60. — Cupr. sulf. part. 60. — Acet. alb. part. 800. Der Uebers.

Wir verweisen in Betreff der localen Behandlung des Tumor albus, des POTT'schen Uebels auf die speciellen chirurgischen Abhandlungen.

Sechszehntes Capitel.

Tuberculose.

Literatur:

DAMASCHINO, Etiologie de la tuberculose, Thèse de concours, Paris, 1871.
GRANCHER, De l'unité de la phtisie, Thèses de Paris, 1873.
THAON, Recherches sur l'anatomie pathologique des tubercules. Thèses de Paris, 1873.

§ 1. **Wesen der Krankheit.** — Die Tuberculose ist eine specifisch constitutionelle Krankheit; sie ist einzig in ihrer Art, aber veränderlich in ihren anatomischen Producten und ihren klinischen Erscheinungen.

Die Lehre von der Specificität der Tuberculose, welche von LAËNNEC herrührt, hat in den letzten Jahren durch die experimentellen Versuche eine neue Bestätigung erhalten. Aus den schönen Arbeiten von VILLEMIN (1867) und von CHAUVEAU (1869—1872) geht hervor, dass die Tuberculose sich auf die Thiere durch Inoculation oder Einführung verschiedener tuberculöser Producte (Auswurf, Granulationen, käsigen Eiter) fortpflanzen kann, während dieselben mit käsigen Massen von nicht tuberculösem Ursprung versuchten Experimente missglücken, wenn man sich vor Fehlerquellen schützt. Ebenso fällt vor den Thatsachen die BUHL'sche Hypothese, welche jeden käsigen Herd, welches auch immer sein Ursprung sein mag, als einen tuberculösen Infectionsherd betrachtet. Die pathologische Anatomie bestätigt heute ebenfalls die Lehre von der Einheit der Tuberculose und beweist, dass die tuberculösen Entzündungen und Granulationen Producte von ein und derselben Krankheit sind.

§ 2. **Pathologische Anatomie.** — Es besteht zwischen dem Kindesalter und dem reifen Alter kein Unterschied in dem Character und der Natur der elementaren Veränderungen der Tuberculose; allein die Localisirung und die Verallgemeinerung dieser Veränderungen bieten bei dem Kinde bemerkenswerthe Eigenthümlichkeiten dar, deren Beschreibung man RILLIET und BARTHEZ verdankt.

1. Obgleich die Tuberkel mit Vorliebe die Lungen befallen, können sie dieselben verschonen und sich in anderen Organen festsetzen. Diese Ausnahme vom LOUIS'schen Gesetze ist dem Kindesalter fast eigenthümlich.

Papavoine hatte schon beobachtet, dass bei 50 tuberculösen Kindern die Lungen 12 Mal gesund waren. Rilliet und Barthez haben unter 312 Fällen nach einer sorgfältigen Untersuchung die Lungen 47 Mal von Tuberkeln frei gefunden.

2. Die Tuberculose ist bei dem Kinde allgemeiner als beim Erwachsenen.

Nur ausnahmsweise sieht man sie auf ein einziges Organ beschränkt; sie nimmt in der Regel mehrere zugleich ein. „So," sagen Rilliet und Barthez, „fällt die Phthise der Lungen oft mit derjenigen der Bronchialdrüsen und ebenso oft mit der des Darmes zusammen. Die Phthisis der Mesenterialdrüsen coincidirt in der Hälfte der Fälle mit der Darmtuberculose."

3. Gewisse Localisirungen sind in der Kindheit viel häufiger als später; dies sind die Tuberculose der bronchialen und mesenterialen Drüsen, die des Hirns und der Meningen, die der Nieren, der Milz und der Leber. Andere beim Erwachsenen gesehene Localisirungen sind hingegen bei dem Kinde sehr selten, wie z. B. die Tuberculose des Kehlkopfes, der Mundhöhle u. s. w.

§ 3. **Aetiologie.** — **Praedisponirende Ursachen.** — 1. Alter. — Die Tuberculose ist vor dem ersten Lebensjahre sehr selten. Unter 996 im Findelhause zu Paris gestorbenen Kindern hat Hervieux bei der Autopsie nur 31 tuberculöse gefunden, von denen nur 10 jünger als ein Jahr waren.

Nach Marc d'Espine[1] nimmt die Zahl der Todesfälle an Tuberculose mit Ausgang des ersten Jahres in einem starken Verhältnisse zu und erreicht ihr Maximum für die abdominale Tuberculose zwischen 1 und 3, für die Hirntuberculose zwischen 3 und 10, für die Brusttuberculose erst zwischen 20 und 30 Jahren. Gegen das fünfte Jahr sind mehr als die Hälfte der Todesfälle bei den Kindern durch Tuberculose (Papavoine, Rilliet und Barthez) veranlasst. Nach Barrier[2] soll die Zahl der tuberculösen Kinder betragen:

1 %	von	2	bis	5	Jahren
2 %	„	5	„	11	„
16 %	„	11	„	15	„

2. Geschlecht. — Rilliet und Barthez gelangen, indem sie das Alter ihrer Kranken in Anschlag bringen, zu folgendem Resultat: Von 1 bis $2^1/_2$ Jahren werden die Knaben in einem ziemlich starken

[1] Essai des statistique mortuaire comparée, 1858, p. 354.

[2] Maladies des enfants, section II., chapitre 1.

Verhältniss leichter von der Tuberculose befallen, als die Mädchen; das Gegentheil findet vom 3. bis 5. Jahre statt, doch ist hier der Unterschied wenig beträchtlich. Von 6 bis $10^1/_2$ Jahren sind beide Geschlechter der Tuberculose gleichmässig unterworfen, allein von 11 bis 15 Jahren, d. h. in der Nähe und zur Zeit der Pubertät, werden die Mädchen von ihr viel stärker heimgesucht als die Knaben.

3. Sociale Stellung. — Der praedisponirende Einfluss des Elends und die schützende Wirkung des Wohlstandes hinsichtlich der Tuberculose sind sehr richtig, jedoch weniger markirt als bei der Scrophulose. Die Hirntuberculose macht allein eine Ausnahme; sie fordert aus der wohlhabenden Classe ebensoviel Opfer wie aus der armen (Marc d'Espine).

4. Erblichkeit. — Die Fortpflanzung der Tuberculose von den Eltern auf die Kinder durch Erblichkeit ist häufig. Obgleich es schwer ist, zu einem genauen Resultat zu gelangen, kann man behaupten, dass es im Kindesalter weniger erworbene und mehr erbliche Tuberculose giebt als im reiferen Alter.

Die Tuberculose ist, wie Pidoux[1] gesagt hat, die gemeinschaftliche Berührung aller organischen Verschlechterungen. Auch können alle die Gesundheit der Eltern schwächenden Ursachen, wie Scrophulose, Syphilis, Alcoholismus u. s. w. das Aufblühen von Tuberkeln bei den Kindern begünstigen.

Gelegenheitsursachen. — 1. Hygienische. — Ausser den alltäglichen Ursachen, welche in jedem Alter die Tuberculose veranlassen können, müssen besonders die zu frühe Entwöhnung, die Masturbation, der sehr lange Aufenthalt in einem Krankenhause (Rilliet und Barthez) und die zu frühzeitige Arbeit in den Fabriken als Ursachen der Krankheit im Kindesalter bezeichnet werden.

2. Pathologische. — Von allen Kinderkrankheiten sind der Keuchhusten, die Masern und die Bronchopneumonie diejenigen, denen am häufigsten Tuberculose in der Form von pulmonärer und bronchialer Phthise und oft auch in der Gestalt von acuter allgemeiner Tuberculose folgt (Barthez).

Die angeborene Verengerung der Lungenarterien[2] (siehe angeborene Cyanose) endet sehr häufig mit der Lungentuberculose, welcher ungefähr der dritte Theil der Kranken im Kindes- oder im Jugendalter unterliegt.

---

1 Discussion à l'Académie de Médecine, 3. December 1867.

2 Damaschino, a. a. O., p. 168. — Traube, Med. Centr. Zeitung, 14. December 1864. — Lebert, Berlin Klin. Woch., 1867, Nr. 22. — Constantin Paul, Soc. méd. des Hôp., August 1871.

Die Tuberculose entwickelt sich sehr selten bei rheumatischen und besonders bei den mit Affectionen der Mitralklappe behafteten Kindern. Der Antagonismus zwischen der Scarlatina und dem Typhus einerseits und der Tuberculose andererseits ist thatsächlich, jedoch weniger absolut. Die Autoren sind über die Beziehungen, welche zwischen der Tuberculose und der Scrophulose bestehen, nicht einig. Die Einen betrachten die beiden Diathesen als identisch (Lugol, Rilliet und Barthez, Sangalli), die Anderen halten, obwohl sie eine enge Verwandtschaft zwischen ihnen anerkennen, die Unterscheidung aufrecht. Die Tuberculose ist eine specifische Krankheit, die Scrophulose ist dies nicht, wie es die klinische Beobachtung und die experimentellen Versuche beweisen.

§ 4. **Symptome.** — In Betreff der Symptome, der Diagnose und Prognose sehe man die verschiedenen Localisirungen der Tuberculose (pulmonäre, bronchiale und intestinale Phthisis; tuberculöse Meningitis und Peritonitis).

§ 5. **Behandlung.** — Die allgemeine Behandlung der Tuberculose ist dieselbe wie die der Scrophulose. Die Localisirungen der Krankheit können zu speciellen therapeutischen Verordnungen Veranlassung geben, die bei Gelegenheit einer jeden von ihnen geprüft werden sollen.

Eine Frage von der grössten Wichtigkeit in der Pathologie des Kindes bleibt die der Prophylaxis gegen die Tuberculose bei den von phthisischen Eltern geborenen Kindern. Der Hausarzt hat die Mission, dem Ausbruch der Diathese vorzubeugen und den Keim derselben wenn möglich zu ersticken, indem er mit allen Hilfsmitteln der Hygiene und Therapie auf die Constitution des Kindes einwirkt.

Die Fürsorge muss gleich von der Geburt an eine wachsame sein. Die Wahl einer Amme ist von hauptsächlicher Wichtigkeit. Man darf einer schwindsüchtigen Mutter nicht gestatten, ihr Kind zu säugen. Wenn sich die tuberculösen Antecedentien auf Seiten des Vaters befinden, darf man nur dann zur Ernährung an der Mutterbrust seine Einwilligung geben, wenn die Mutter alle Eigenschaften einer guten Amme darbietet; im entgegengesetzten Falle muss man eine Amme von bester Auswahl vorziehen. Die künstliche Ernährung muss absolut verworfen werden. Man darf das Kind nicht vor dem Ende der ersten Zahnung oder wenigstens nicht vor dem Durchbruch der Augenzähne von der Brust entwöhnen. Zur Zeit der Entwöhnung müssen die grössten Vorsichtsmassregeln getroffen werden. Wenn das Kind die Speisen schlecht verträgt, wenn Diarrhöe, Nervenzufälle hinzutreten, so muss man nicht zögern, ihm noch einige Zeit lang wieder die Brust geben zu lassen.

Später kann die diätetische Verordnuug von rohem Fleisch grosse Dienste leisten. JACCOUD war damit so zufrieden, dass er sie nicht nur als prophylactisches, sondern auch als therapeutisches Mittel bei der Tuberculose in allen ihren Stadien anwandte. Fleischbrei, gehörig zubereitet, mit Zucker bestreut und mit Rum oder Cognac vermischt, wird vom Kinde ebenfalls gern genommen.

Auch müssen Fettsubstanzen zum grossen Theil bei der Ernährung participiren.

Sobald das Kind gehen, laufen und ausgehen kann, muss man es an kalte Waschungen des Morgens und an tägliche Promenaden in die freie Luft gewöhnen, und, wenn es das Alter von 10 bis 12 Jahren erreicht hat, muss man es Gymnastik treiben oder reiten lassen. Diese letztere Methode ist für die lymphatischen oder tuberculösen Kinder schon von SYDENHAM und CULLEN warm empfohlen worden.

In Betreff der Bekleidung muss sich der Arzt von den Umständen und dem Clima leiten lassen. Man muss die richtige Mitte zwischen der Methode der Abhärtung und der des übertriebenen Schutzes gegen die äussere Kälte zu nehmen verstehen, aber eher zu ersterer hinneigen. In allen Fällen muss man dafür Sorge tragen, den obersten Theil der Brust frei zu lassen, so dass die Athmungsbewegungen die ganze wünschenswerthe Ausdehnung haben. Dagegen müssen die Füsse stets vor Feuchtigkeit und Kälte geschützt werden. Es giebt besonders zarte Kinder, die nicht so leicht wie andere eine energische Behandlung vertragen. In diesem Falle muss man in Nichts von den Regeln einer strengen Hygiene abweichen, ihre Anwendung jedoch erleichtern, indem man diese Kinder einen oder mehrere Winter im Süden, vorzüglich in den an der See liegenden Stationen (Cannes, Nizza, Mentone, Palermo, Algier) zubringen lässt.

Endlich scheint der längere Aufenthalt auf hohen Bergen (Davos, St. Moritz) auf lymphatische, von tuberculösen Eltern abstammende Kinder sehr günstig zu wirken. Hauptsächlich muss die Eltern bei der Erziehung von Kindern, welche zur Tuberculose praedisponirt sind, die körperliche Entwicklung derselben bis zu dem Alter, in welchem sie sich ohne Nachtheil ernsten Studien widmen können, beschäftigen und leiten; ebenso muss man jede längere oder angestrengte geistige Thätigkeit bis zum 10. oder 12. Jahre vermeiden, einer Zeit, in welcher die Entwicklung einer tuberculösen Meningitis weniger zu befürchten ist.

Siebenzehntes Capitel.

Syphilis.

Literatur:

DIDAY, Traité de la syphilis des nouveau-nés et des enfants à la mamelle. Paris, 1854.

ROLLET, Traité des maladies vénériennes, 2me éd. Paris, 1868.

A. FÖRSTER, Beiträge zur path. Anat. der congenitalen Syphilis. Würzburg. med. Zeitschrift, IV., 1.

§ 1. **Aetiologie.** — Die Syphilis kann im jugendlichen Alter erworben oder ererbt sein.

Die **erworbene Syphilis** hat bei den Kindern denselben Ursprung wie bei den Erwachsenen; sie kann aus einem Stuprum oder aus einer zu frühzeitigen Ausschweifung resultiren; sie fängt alsdann mit einem Chanker an, welcher an den Geschlechtstheilen, am Anus, zuweilen am Munde oder an irgend einem anderen Körpertheile seinen Sitz hat; die kleinen Kinder sind ausserdem speciell dem Umstande ausgesetzt, sich während der Säugung oder durch die Impfung die Syphilis zuzuziehen.

Obwohl man viel häufiger einen Säugling die Syphilis auf seine Amme übertragen als den umgekehrten Fall sieht, so wird letzterer doch zuweilen beobachtet. ROLLET meint, dass die Amme in solchem Falle das Kind häufiger durch ihre Küsse oder durch die verschiedenen Aufmerksamkeiten, welche sie ihm erweist, als durch den Säugungsact selbst ansteckt, da die secundäre Syphilis gewöhnlich nicht an den Brüsten ihren Sitz hat. Wenn indessen eine Amme einen Brustchanker bei einem syphilitischen Säugling acquirirt hat, so kann sie selbstverständlich ein zweites Kind, dem sie die Brust giebt, dadurch inficiren; das primäre Geschwür hat alsdann immer im Munde des Kindes seinen Sitz. Was die Möglichkeit der Uebertragung der Syphilis durch die Milch selbst betrifft, so ist sie, obwohl sie die Autorität MELCHIOR ROBERT's für sich hat, doch noch äusserst zweifelhaft.

Wenn ein Kind mit Lymphe, die einem syphilitischen Individuum entnommen worden, geimpft wird, kann es durch die Impfung angesteckt werden, besonders wenn die Lymphe mit Blut gemischt ist; man sieht alsdann einen Chanker auf der Impfstelle nach einer Zeit erscheinen, welche durchschnittlich 20 Tage beträgt, die jedoch zwischen 10 Tagen und 2 Monaten variiren kann. Die Schutzblattern entwickeln sich zuerst, entzünden sich aber dann zur Zeit ihrer Abtrocknung oder wenn sie bereits vernarbt sind von Neuem, werden von einem kupferfarbenen oder blassrothen Hofe umgeben, ulceriren, eitern, nehmen alle Charactere eines syphilitischen Geschwürs an und es folgen ihnen bald die secundären Erscheinungen.

Was die Uebertragung der Syphilis von der Mutter auf das Kind im Augenblicke des Geburtsactes mittelst eines Chankers oder durch condylomatöse Geschwüre der Vulva betrifft, so ist diese Thatsache nicht unmöglich, allein man kennt kaum ein authentisches Beispiel derselben. Das Kind wird gegen die Ansteckung durch den fettigen Ueberzug, welcher es bedeckt und durch das Fruchtwasser, welches während der Entbindung abfliesst, geschützt; übrigens ist es grösstentheils schon selbst inficirt, wofern die Erkrankung seiner Mutter seit einigen Monaten datirt. Wenn die Syphilis einmal auf das Kind übertragen ist, so verfolgt sie denselben Verlauf wie bei dem Erwachsenen und verdient deshalb hier keine specielle Beschreibung.

Die **ererbte Syphilis** wird in der Jugend viel häufiger, als die erworbene beobachtet; sie allein wollen wir hier schildern.

Das Kind kann schon inficirt zur Welt kommen, wenn zur Zeit der Conception der eine oder die andere seiner Eltern mit Lues, in welchem Stadium sich die Krankheit auch befinden mag, behaftet ist. Zahlreiche Thatsachen beweisen genügend, dass die Syphilis sich vom Vater auf das Kind fortpflanzen kann, ohne dass die Mutter selbst angesteckt ist; doch findet die Uebertragung am häufigsten durch die Mutter statt. Wenn letztere sich überdies während der 6 oder 7 ersten Monate ihrer Schwangerschaft die Syphilis zuzieht, so wird das Kind wahrscheinlich von der Krankheit befallen; es wird derselben indessen entgehen, wenn die Mutter die Krankheit erst in den beiden letzten Monaten acquirirt hat (Diday, Ricord).

§ 2. **Pathologische Anatomie.** — Man findet bisweilen bei der Autopsie von Kindern, welche an Syphilis erlegen sind, keine wahrnehmbare Veränderung, allein sehr häufig begegnet man auch selbst bei einem vor der Geburt gestorbenen Fötus ausgedehnten Alterationen, welche zeigen, mit welcher Schnelligkeit die ererbte Syphilis sich entwickeln kann.

Veränderungen der inneren Organe. — Diese Veränderungen sind in den meisten Organen gefunden worden und zwar am häufigsten in den Lungen und der Leber.

Es kommen mehrere Arten von Veränderungen in den Lungen bei der ererbten Syphilis vor. Depaul[1] hat wirkliche Gummata der Lungen, die bisweilen unter der Pleura eine Hervorragung bilden und

[1] Gaz. méd. de Paris, 1851, p. 288 u. 472.

dem Lungengewebe eine dunkelgelbe Färbung verleihen, beobachtet; sie können käsige Massen und Eiter in ihrem Centrum enthalten. Robin und Lorain[1] haben unter dem Namen Lungenepitheliom eine partielle Infiltration der Lungenalveolen durch regelmässig angeordnete Epithelialzellen beschrieben; das kranke Gewebe bietet eine dunkelblaue Färbung dar, seine Schnittfläche ist trocken und glänzend. Endlich findet man zuweilen bei Kindern, die an der congenitalen Syphilis gestorben sind, Herde von lobulärer Pneumonie.

Die syphilitischen Veränderungen der Leber sind von denen, welchen man beim Erwachsenen begegnet, ziemlich verschieden; so findet man selten beim Kinde wirkliche Gummata oder die amyloide Entartung des Organs, sondern grösstentheils eine diffuse interstitielle Hepatitis. Die Leber hat an Volumen zugenommen, ihre Oberfläche ist bald hellgelb und gleichförmig, bald mit einer gelben und braunen Farbe durchsetzt; auf der Schnittfläche zeigen die erkrankten Theile eine Färbung, welche Gubler[2] mit derjenigen des Feuersteins verglichen hat; ihre Consistenz ist hart und homogen. An einigen Puncten erleidet die Zellenproliferation die fettige Entartung und erscheint in der Form von kleinen, weisslichen, den Grieskörnern ähnlichen Puncten (Virchow's miliare Gummata). Die Gefässe des Organs werden durch das Bindegewebe verdrängt, die Pfortader kann in ihrem ganzen intrahepatischen Verlaufe obliterirt sein. Man findet alsdann gleichzeitig eine Hypertrophie der Milz und einen Erguss von bisweilen mit Blut vermengtem Serum im Peritoneum. Auch entwickeln sich vielleicht unter dem Einfluss syphilitischer Leberveränderungen die Pylephlebitis und die Peritonitis, von denen die eine von Schüppel, die andere von Simpson unter den Laesionen der congenitalen Syphilis beschrieben sind.

Was die Veränderungen der anderen Organe betrifft, so hat man die Milz in einigen Fällen hyperaemisch und mit Gummaknoten durchsetzt gesehen; Förster und Schott haben eine Anschwellung der Peyer'schen Plaques und Oser[3] gummöse Ablagerungen in den Häuten des Darmes und Magens beobachtet. Seebeck hat eine diffuse gummöse Entartung der Nierenkapseln beschrieben, welche hauptsächlich die corticale Substanz dieser Organe befällt, wo sie sich in der Form von weisslichen miliaren Knötchen zeigt; Schott hat Gummata an der Basis des Gehirns beschrieben.

Obedenare[4] hat bei drei mit congenitaler Syphilis behafteten Kin-

---

[1] Gaz. méd. de Paris, 1855, p. 186.

[2] Mém. de la Soc. de Biologie, 1852, Band IV., p. 25.

[3] Arch. für Dermat. und Syph., 1871, S. 1.

[4] Comptes rendus de soc. de chir. de Paris, 3. Februar 1875.

dern eine Hyperplasie[1] des Hodens, ähnlich der syphilitischen beim Erwachsenen, beobachtet. COUPLAND[2] hat kleine gummöse Geschwülste im Herzen eines im Alter von 3 Monaten gestorbenen syphilitischen Kindes gefunden, während FÖRSTER eine syphilitische Endocarditis beobachtet hat. Die Thymusdrüse ist zuweilen verändert (DUBOIS), sie enthält alsdann einen halb flüssigen gelblichweissen Saft, an welchem DONNÉ die Eigenschaften des Eiters erkannt hat. WEBER und HECKER haben über einige Fälle von wirklichen Abscessen der Thymus berichtet.

Knochenerkrankungen. — Die bei dem Erwachsenen so häufigen syphilitischen Erkrankungen der Knochen sind bei den Kindern lange Zeit hindurch verkannt worden; nur einige vereinzelte Thatsachen wurden veröffentlicht und mit Ausnahme der Nasenknochen wurde das gesammte Knochensystem gewöhnlich als von der congenitalen Syphilis verschont übergangen. Die kürzlich erschienenen Arbeiten von WEGNER,[3] PARROT,[4] WALDEYER und KÖBNER[5] und TAYLOR[6] haben hingegen die Häufigkeit der Knochensyphilis im Kindesalter festgestellt und bewiesen, dass die auf das Knochensystem einwirkende Diathese in dem Zeitpuncte, wo dasselbe in der Bildung begriffen ist, Veränderungen veranlassen kann, welche bisher der Rachitis zugeschrieben wurden.

Diese Veränderungen des Knochensystems sind in den meisten Knochen angetroffen worden, allein sie haben vorzüglich in den langen Knochen an dem Vereinigungspuncte der Diaphyse und Epiphyse, d. h. an der Stelle ihren Sitz, an welcher sich die neuen Knochenschichten bilden; sie werden durch eine partielle Verdickung des Knochens an dieser Stelle und durch die Bildung einer Art von Ring, welcher den Knochencylinder in der Nähe der Epiphyse umgiebt, characterisirt; diese Ringe, welche zuweilen um 1 bis 2 cm. hervorragen, sind während des Lebens bei der Palpation leicht wahrnehmbar, wenn sie an den unteren Enden der Vorderarm- und Oberschenkelknochen oder der Schienbeine, wo man sie häufig findet, ihren Sitz haben.

Die kurzen Knochen werden zuweilen von einer ähnlichen Veränderung getroffen, welche sich auf den ganzen Knochen ausdehnt und, wenn

---

1 In jüngster Zeit hat auch Prof. HENOCH mehrere Beobachtungen dieser Art in der Berl. Med. Gesellsch. mitgetheilt. Deutsche Zeitschr. f. pract. Medicin, Nr. 11, 1877. D. Uebers.

2 Brit. Med. Journ., 23. Oct. 1875.

3 Virchow's Arch., 1870, 50. Bd. S. 304.

4 Arch. de physiologie, Mai bis October 1872.

5 Virch. Arch., 1872, 55. Bd., S. 367—379.

6 Syphilitic lesions in osseous system, in infant and young children. New-York, 1875.

sie in einem der Phalangen sitzt, den Durchmesser des Fingers an diesem Puncte beträchtlich vergrössern kann.

Die Schädelknochen sind der Beobachtung bei den Erwachsenen entgegen selten erkrankt; bisweilen jedoch findet man auf der einen oder anderen ihrer Flächen abgerundete, scharf begrenzte Geschwülste, die mehr oder minder hervorragen, und, wenn sie unter der Haut ihren Sitz haben, ziemlich schnell ulceriren können.

Wenn man die Veränderungen der langen Knochen histologisch untersucht, so constatirt man, dass sie vom epiphysären Knorpel ihren Ausgang nehmen.

Das Periost ist geröthet und angeschwollen; die Knorpelschicht ist merklich verdickt, sie ist durchsichtig und weich; ihre Consistenz erinnert an die der Crystalllinse oder sogar des Glaskörpers; die in der Verkalkung begriffene Knorpelschicht ist gleichfalls verdickt und brüchig, sie hat eine weisslichgraue Farbe, ein kreideartiges Aussehen und eine wellenförmige und gezackte Demarcationslinie. Das benachbarte spongiöse Gewebe bietet in einer Breite von 1 bis 2 cm. eine grauliche Färbung und weissliche, hellrothe oder chamoisgelbe Flecke dar (Parrot). Mit dem Microscop kann man ein Verschwinden der Grundsubstanz der Knorpelschicht mit übermässiger Proliferation der Knorpelzellen und eine unregelmässige Verkalkung der mit Kalk durchsetzten Knorpelschicht constatiren; es findet eine übermässig reichliche Kalkablagerung an gewissen Puncten und ein Fehlen derselben an anderen statt. Das erkrankte spongoide Gewebe ist der Sitz einer Vermehrung der Bindegewebselemente. Sehr oft geht die Veränderung nicht weiter und die Epiphysen der langen Knochen nehmen, nachdem sie eine vorübergehende Auftreibung gezeigt haben, nach und nach ihre Structur und ihre normalen Dimensionen wieder an.

Wenn hingegen die Knochenentartung fortschreitet, so geht das spongoide Gewebe im Niveau seiner Wachsthumszone eine gallertartige Erweichung ein. Man nimmt an diesem Puncte eine gelbliche Schicht wahr, welche nach und nach die noch nicht ergriffenen Theile einnimmt; diese Schicht wird von einem Granulationsgewebe gebildet (Taylor), welches sich längs der Gefässe infiltrirt und die Knochenhöhlen, deren Festigkeit es alterirt, anfüllt. Man constatirt sogar an einigen Puncten geschlängelte Spatien, die mit einer eiterigen Masse und mit Knochendetritus angefüllt sind. Die Geschwulst bildet sich alsdann in eine fluctuirende Masse um, welche an der Haut adhaerent wird und schliesslich ulcerirt. Wenn sich die Affection auf die ganze Breite des Knochens ausdehnt, so verlieren die Epiphyse und die Diaphyse ihren Zusammenhang; der Knochen wird in 2 Theile getrennt; die benachbarten Gewebe und zuweilen auch die Gelenke entzünden sich und es entsteht gewöhnlich eine Fistel, welche denen gleicht, die der scrophulösen Caries folgen; in einigen Fällen werden die ganze Epiphyse und das Gelenk zerstört. Diese Laesionen sind indessen nicht unheilbar; Taylor hat bei 2 syphilitischen Kindern die Heilung durch Knochenneubildung nach der Ablösung der Epiphyse geschehen sehen. Die Verdickung des Periost's in der Nähe der erkrankten Theile begünstigt alsdann die Consolidirung.

Bei den platten Knochen ist gewöhnlich das Periost erkrankt und man kann dieselben Varietäten der Periostitis wie beim Erwachsenen finden. Die in einigen Fällen beobachtete beträchtliche Verbreiterung der Phalangen und der Metacarpalknochen rührt wahrscheinlich von einer gleichzeitigen Proliferation der Knochen- und Periostelemente her (Taylor).

§ 3. **Symptomatologie.** — Die Kinder können schon seit dem intrauterinen Leben von der hereditären Syphilis befallen sein; sehr häufig werden sie alsdann im Laufe des sechsten oder siebenten Monates der Schwangerschaft todt geboren und können schon specifische Hautausschläge darbieten. In anderen Fällen geschieht die Geburt zu einer, dem natürlichen Endtermine der Schwangerschaft ziemlich nahen Zeit und das Kind wird lebend, jedoch in einem Zustande vorgeschrittener Cachexie geboren; die Krankheit kann sich schon durch Coryza, Ulcerationen am Gaumensegel, Condylomata lata, Pemphigusblasen zeigen, aber selbst in Ermangelung jeder äusseren Affection, erkennt man die Syphilis an der frühen Decrepidität des Kindes, sowie an dem schmutzigen und runzeligen Aussehen seiner Haut, welche es mit einem kleinen Greise vergleichen lassen. Es geht gewöhnlich nach Verlauf einiger Tage zu Grunde. Hauptsächlich bei diesen, vor der Geburt oder in den ersten Lebenstagen gestorbenen Kindern sind die im vorigen Paragraphen beschriebenen Laesionen der Brust- oder Unterleibsorgane angetroffen worden.

In anderen Fällen fängt die Krankheit erst nach der Geburt an, sich zu zeigen. Das Kind kommt anscheinend ganz gesund zur Welt; die ersten krankhaften Symptome erscheinen darauf in den beiden letzten Wochen des ersten oder im Laufe des zweiten Monates; selten zeigen sie sich vor dem Ende der ersten 14 Tage oder nach dem Verlauf von 3 Monaten. Nach einer, 249 Fälle hereditärer Syphilis umfassenden Statistik von Roger, ist die Krankheit 118 Mal im ersten, 99 Mal im zweiten und dritten Monate und nur 32 Mal später ausgebrochen. Diday hat einige Fälle bei Kindern von 4 Monaten und darüber, jedoch nie bei solchen, die älter als 2 Jahre waren, beobachtet. Man hat indessen Fälle mitgetheilt, in welchen sich die ererbte Syphilis erst zwischen 3 und 18

Jahren und sogar später gezeigt haben soll, allein es ist sehr schwer, in diesen so späten Fällen zu versichern, dass es sich nicht um eine erworbene Syphilis handelte.

Das erste Zeichen der Infection hereditärer Syphilis besteht in einem schlechten Ernährungszustande; das Kind magert ab, seine Gesichtszüge sind starr, seine Haut wird trocken, sie scheint verdünnt und man hat sie mit einer Zwiebelschale verglichen; sie zeigt, hauptsächlich an den prominirenden Gesichtstheilen, eine schwarzbraune Färbung.

Bald erscheinen die specifischen Ausschläge. Einer der am häufigsten beschriebenen ist der Pemphigus, den wir schon bei Gelegenheit der intrauterinen Syphilis erwähnt haben, der jedoch auch nach der Geburt vorkommt; dieser Ausschlag zeigt sich zuerst in der Form von kleinen röthlichen Flecken, die sich nach Verlauf von 1 oder 2 Tagen in Blasen umbilden, welche mit einer trüben, manchmal sanguinolenten Flüssigkeit angefüllt sind; diese Blasen zerplatzen und werden durch Excoriationen ersetzt, zwischen welchen ein neuer Schub von Blasen hervorkommt. Der syphilitische Pemphigus fängt an der Handfläche und Fusssohle an, verbreitet sich alsdann oft über die ganze Hautoberfläche und kann sehr confluirend werden; er ist im Allgemeinen das Anzeichen einer vorgeschrittenen Cachexie und einer ernsten Prognose; seine Heilung ist bei Kindern selten beobachtet worden.

Einige Autoren haben, indem sie sich auf die Seltenheit der Blasenausschläge bei der erworbenen Syphilis stützen, die specifische Natur dieses Ausschlages geleugnet und einen einfachen cachectischen Pemphigus aus demselben gemacht; die Mehrzahl der Beobachter besteht dessenungeachtet darauf, ihn mit der Syphilis zu vereinigen, indem sie sich auf die gewöhnliche Coincidenz mit anderen Ausschlägen und mit offenbar syphilitischen Erkrankungen innerer Organe berufen. Ausserdem sind sein Confluiren und die Art seines Beginnes an den Handflächen und Fusssohlen Erscheinungen, welche ihm eigen sind und welche sich beim idiopathischen Pemphigus nicht vorfinden.

Die meisten beim Erwachsenen beobachteten syphilitischen Hautausschläge können auch bei der congenitalen Syphilis vorkommen. Am häufigsten ist die Roseola, welche sich in der Form dunkler Flecke von bräunlicher Färbung, ähnlich denjenigen der sogenannten Leberflecke, zeigt; zuerst linsenförmig, breiten sie sich sofort aus und vereinigen sich an ihren Rändern mit einander; sie verleihen alsdann der Haut ein glänzendes Aussehen, obwohl sie trocken bleiben. Dieser Ausschlag kann 1 oder 2 Monate lang das einzige Hautsymptom der Syphilis sein (ROLLET).

Auf diesem rothbraunen Grunde erscheinen die anderen Ausschläge;

bald ist es das squamöse Syphilid, das sich in Form von Psoriasis guttata, einer stets specifischen Affection zeigt, da die einfache Psoriasis vor Beendigung des ersten Jahres fast unbekannt ist; bald sind es trockene Papeln oder auch die syphilitische Impetigo, ein ziemlich seltener Ausschlag, der an dem kupferfarbenen Hof, welcher die Bläschen umgiebt, zu erkennen ist, oder es zeigen sich auch Ecthymapusteln, das Anzeichen einer schon vorgeschrittenen Cachexie; bisweilen sind es Acnepusteln oder die von Rinecker unter dem Namen Syphilis cutanea nodosa beschriebenen Hautknoten. Dieser letztere Ausschlag wird von kleinen, linsenförmigen, zuerst harten und beweglichen, dann an der Haut adhaerirenden Geschwülsten gebildet; sie verursachen einen bräunlichrothen Vorsprung, öffnen sich darauf und entleeren eine geringe Menge Eiter; sie hinterlassen eine Narbe, welche lange an ihrer bläulichen Färbung zu erkennen ist. Die eigentlichen Tuberkel und überhaupt die trockenen Ausschläge sind bei der congenitalen Syphilis selten.

Sehr häufig beobachtet man hingegen feuchte Papeln, Condylome der Haut; diese Plaques zeigen sich in der Nähe des Mundes, des Afters, des Nabels, am Gesäss, auf dem Hodensack, in den Gelenkfalten; sie können die Bewegungen, besonders die der Lippen bedeutend behindern und haben eine bemerkenswerthe Neigung zur Ulceration.

Die Schleimhäute sind in gleicher Weise befallen. Die Nasenschleimhaut ist bei der congenitalen Syphilis besonders ergriffen und die Coryza ist eines der beständigsten und frühzeitigsten Symptome der Krankheit; man beobachtet Anfangs eine Verstopfung der Nase, das Einathmen durch dieselbe wird mühsam, geräuschvoll und erschwert das Saugen. Das Nasensecret vermindert sich zuerst, um sich gleich darauf zu vermehren; es ist alsdann oft fadenziehend, durchsichtig oder auch mit Eiter oder Blut vermischt (Rollet). Wenn die Krankheit fortschreitet, so ulcerirt die Schleimhaut; aus der Nase fliesst ein ichoröser Eiter, der auf der Oberlippe zu bräunlichen oder grünlichen Krusten eintrocknet; bisweilen, jedoch seltener, dehnt sich die Krankheit auf die Nasen- und Gaumenknochen aus, welche zum Theil cariös werden und zerfallen. Grösstentheils werden beide Nasenlöcher zugleich von der syphilitischen Coryza befallen (Rollet).

Die Mundschleimhaut ist bei der ererbten Syphilis seltener als bei der erworbenen afficirt; bisweilen bemerkt man indessen eine diffuse Entzündung des Mundes und des Pharynx; der Kehlkopf selbst kann ergriffen werden; der Schrei und die Stimme bieten alsdann eine characteristische Rauhigkeit dar. — Unter den anderen äusseren Symptomen der congenitalen Syphilis sind noch die Onyxis, die Iritis, sowie die interstitielle Keratitis und die zuweilen tiefen Entzündungen des Augapfels zu erwähnen.

Die Drüsenanschwellungen sind bei der congenitalen Syphilis wenig markirt.

Wir haben bei Gelegenheit der pathologischen Anatomie von den Veränderungen des Knochensystems, von den durch die Palpation sehr wahrnehmbaren Geschwülsten und von den Ulcerationen, welche ihnen bisweilen folgen, gesprochen. Diese Geschwülste sind im Allgemeinen schmerzlos, wofern sie nicht von einer sehr grossen Hautspannung begleitet werden; wenn die Entartung der Gewebe die Loslösung einer Epiphyse herbeiführt, so zeigt sich diese durch eine Kraftlosigkeit der Extremität, die leicht für eine Lähmung gehalten werden kann (Parrot). In einigen Fällen konnte Taylor eine leise Crepitation an der Stelle der Continuitätstrennung constatiren.

Wenn sich die Krankheit mit Veränderungen der inneren Organe verbindet, so sind diese an einigen functionellen Störungen zu erkennen; so beobachtet man in Folge von Affectionen des centralen Nervensystems partielle Paralysen, Taubheit oder Blindheit; wenn die abdominalen Organe krank sind, so stösst das Kind klägliche Schreie aus, seine Gesichtszüge sind verändert, bald beobachtet man Stuhlverstopfung, bald Diarrhöe und Erbrechen; die Palpation und die Percussion lassen eine Leberhypertrophie constatiren. Bisweilen ist der Bauch in Folge eines Ascites angeschwollen oder das Kind wird von den Symptomen einer Peritonitis befallen.

Die sich selbst überlassene congenitale Syphilis kann 3 bis 4 Wochen lang in einem stationären Zustand bleiben, sich dann plötzlich verschlimmern oder auch allmälig abnehmen. Manchmal geschieht die Heilung nur sehr langsam nach mehreren Recidiven der Krankheit, welche durch aufeinander folgende Schübe von Syphiliden characterisirt werden; die Coryza ist das Symptom, welches am längsten persistirt. Das Kind wird endlich nach Verlauf mehrerer Monate geheilt, allein die Krankheit bleibt noch Rückfällen in Form von tertiären Affectionen unterworfen; oft hinterlässt sie auch als unauslöschliche Spuren eine Deformität der Nasenknochen oder grosse Hautnarben.

Wenn die Syphilis verhängnissvoll endigt, kann der Tod unter dem Einfluss allgemeiner Cachexie allmälig eintreten; bisweilen stirbt das Kind an Inanition, da das Saugen durch die starke Coryza unmöglich wird; endlich kann es den Verwüstungen unterliegen, welche von Erkrankungen innerer Organe herrühren; bisweilen wird es durch eine Peritonitis hinweggerafft oder stirbt in einem Anfall von Convulsionen.

§ 4. **Diagnose.** — Der Symptomencomplex, welchen die congenitale Syphilis darbietet, die eigenthümliche Färbung der Ausschläge und besonders das Vorhandensein der Pemphigusblasen oder der Condylome, werden fast immer die Krankheit erkennen lassen; in zweifelhaften Fällen wird die Untersuchung der Eltern die Diagnose bestätigen können. HUTCHINSON hat als ein retrospectives Zeichen der ererbten Syphilis eine atrophische Deformität der Zähne bei der zweiten Dentition, hauptsächlich der oberen Schneidezähne, welche kurz, schmal, an den Ecken abgerundet sind und an ihrem scharfen Rande eine Kerbe zeigen, angegeben.

Man kann, selbst in Ermangelung von anderen Symptomen der Krankheit, die Knochenveränderungen der Syphilis mit denjenigen der Rachitis nicht verwechseln; ihre Existenz in den ersten Lebenswochen dürfte genügen, um sie davon zu unterscheiden; ausserdem ist ihr Verlauf wesentlich verschieden und niemals erzeugt die Syphilis eine symmetrische und eine allgemeine Deformität der Rippenenden, ähnlich derjenigen, welche den rachitischen Rosenkranz bildet; wenn die sternalen Enden der Rippen bei der Syphilis angeschwollen sind, so ist dies niemals bei allen zugleich der Fall.

Es liegt oft, besonders in forensischer Beziehung daran, zu wissen, ob die bei einem Kinde beobachteten syphilitischen Affectionen ererbt oder erworben sind. In diesem Falle ist die Untersuchung der Eltern und der Amme unbedingt nothwendig, allein sie ist nicht immer möglich und genügt nicht, um alle Zweifel zu heben; man wird also sorgfältig nachforschen müssen, ob das Kind keine Spur von Chanker an dem Körper, hauptsächlich an den Geschlechtstheilen, dem After, den Lippen, im Innern des Mundes bis zum Rachen hin hat. ROLLET hat bei einem Neugeborenen einen unstreitig primären Chanker auf einer Mandel constatirt. In gleicher Weise muss man die Impfnarben untersuchen.

In Ermangelung jeder Spur einer primären Erkrankung muss man sich erinnern, dass die Syphilis, welche sich nach dem dritten Monate entwickelt, fast immer erworben ist. Die Diagnose muss sich auch auf die Natur der beobachteten Symptome gründen; die bräunlichrothe Färbung der Roseola, der Pemphigus und besonders die Coryza werden fast niemals bei der erworbenen Syphilis der Kinder beobachtet (ROLLET), sie sind pathognomonisch für die ererbte; die Alopecie, die Affectionen des Rachens und Kehlkopfes, die Anschwellung der Drüsen ist mehr der acquirirten Form eigen. Die oben beschriebenen Knochenerkrankungen können nicht als diagnostische Grundlage dienen; sie sind von ROGER und TAYLOR bei Kindern, welche sich die Syphilis durch Ansteckung zugezogen hatten, constatirt worden.

§ 5. **Prognose.** — Die ererbte Syphilis ist gewöhnlich ein ernstes Leiden; sie ist in vielen Fällen die Ursache einer Fehlgeburt und selten kann ein Kind, welches in einem Zustande frühzeitiger Decrepidität, den Körper mit Pemphigusblasen bedeckt, zur Welt kommt, weiter leben. Nach GERHARDT stirbt die Hälfte der syphilitischen Kinder im Laufe des ersten Jahres. Wenn sich indessen die Krankheit erst einige Wochen nach der Geburt bei einem Kinde von sonst kräftigem Körperbau entwickelt und wenn eine rationelle Behandlung rechtzeitig angewendet wird, so ist die Möglichkeit der Heilung noch gross.

Die ererbte Syphilis ist ebenso ansteckend wie die erworbene.

§. 6. **Behandlung.** — Die Prophylaxis gegen die hereditäre Syphilis muss darin bestehen, soviel als möglich die Heirathen zwischen Individuen zu verhindern, von denen nicht das eine wie das andere völlig frei von Syphilis ist, ferner darin, die syphilitischen Frauen während ihrer Schwangerschaft mit Mercurialien zu behandeln; in Folge einer gut vollführten Behandlung bringen diese Frauen zuweilen gesunde Kinder zur Welt.

Man muss ebenfalls zum Quecksilber seine Zuflucht nehmen, um die syphilitischen Kinder nach der Geburt zu behandeln, und dieses Mittel gleich beim Erscheinen der ersten Krankheitssymptome anwenden. Man kann es in verschiedenen Formen benutzen; ROLLET empfiehlt den Gebrauch des Liquor mercurial. Swietenii,[1] welchen man zuerst in der Dosis eines halben Theelöffels täglich (d. h. $2^1/_2$ mgrm. Sublimat) mit Mutter-, Ziegen- oder Kuhmilch vermischt, verabreichen muss; die Dosis kann bald auf einen Theelöffel gebracht werden. Hiermit ist der Gebrauch von Sublimatbädern zu verbinden, welche man zubereitet, indem man dem Wasser eines einfachen Bades 2—4 Gramm in Alcohol gelöstes Hydrarg. bichlor. corros. hinzufügt; diese Bäder sind 2 oder 3 Mal wöchentlich zu wiederholen. Die Behandlung mit Sublimat muss von Zeit zu Zeit einige Tage ausgesetzt und durch die Benutzung der Tonica und insbesondere des Ferrum jodatum ersetzt werden. Das Calomel in einer Dosis von 1—3 cgrm., 3 oder 4 Mal täglich wiederholt, das Hydrarg. jodat. flavum in einer Dosis von einem Centigramm können an Stelle des Sublimats angewendet werden.[2]

Einige Autoren fürchten, dass der innerliche Gebrauch des Quecksilbers bei den Kindern Diarrhöe und eine Entzündung des Verdauungscanals, Zufälle, denen diese mehr als dem Ptyalismus ausgesetzt sind,

[1] rp. Hydrarg. bichlor. corros. 0,06 Spirit. frumenti 60,0. Der Uebers.

[2] HENOCH verordnet mit sehr gutem Erfolge das Hydrarg. oxydat. nigr. (0,0075—0,015 grm. 3 Mal täglich). Der Uebers.

herbeiführt, und ziehen die Einreibungen mit Unguent. hydrarg. ciner., in einer Dosis von 1—3 grm. täglich, vor. Man muss täglich die Stelle der Einreibung verändern und ihr nach Verlauf von 12 Stunden ein Bad folgen lassen, um zu vermeiden, dass der längere Contact des Quecksilbers die so zarte Haut des Neugeborenen reizt.

Unter dem Einfluss der mercuriellen Behandlung heilen die syphilitischen Erkrankungen bisweilen sehr schnell. So hat ROGER die Krankheit in 14 Tagen verschwinden sehen. Die Heilung kann eine definitive sein; nichtsdestoweniger wird man gut thun, den Gebrauch des Quecksilbers noch einige Zeit, nachdem die letzten Erscheinungen sich verloren haben, fortzusetzen.

Wenn die Syphilis hartnäckig ist, wenn die Nasenknochen cariös werden, wenn man Knochengeschwülste und Periostosen sich bilden sieht, so muss man seine Zuflucht zum Jodkali, in einer Dosis von 10 bis 60 cgrm. täglich, oder zu einer gemischten Behandlung nehmen, und die Jodverbindung, sowie das Quecksilbersalz wenigstens Anfangs nur in einer sehr schwachen Dosis verabfolgen.

Grösstentheils heilen die localen Affectionen der Syphilis unter dem Einfluss der allgemeinen Behandlung; dessenungeachtet muss man ihre Beseitigung durch eine passende locale Behandlung beschleunigen; die Condylome, die Ulcerationen müssen täglich mit Wasser, dem ein kleines Quantum von Liquor mercurial. Swietenii beizufügen ist, gewaschen oder mit einer Lösung von Hydrarg. oxydul. nitr. oder Argent. nitr. cauterisirt werden; die ulcerirten Hautfalten muss man mit einem Pulver aus Amylum und Calomel bestreuen.

Die hervorspringenden Knochengeschwülste, hauptsächlich die Anschwellung der Fingerphalangen muss man durch die Compression mit VIGO'schem Pflaster[1] behandeln; das Jodoform. pulv. ist das beste topische Mittel gegen die aus diesen Geschwülsten hervorgehenden Ulcerationen. Die Loslösung einer Epiphyse muss man wie einen wirklichen Bruch behandeln; man muss die Fragmente vermittelst eines kleinen, festen, leicht comprimirenden Verbandes, welcher bis zur völligen Consolidirung der Knochen an der betreffenden Stelle liegen bleiben muss, immobilisiren. Wenn die gänzlich abgetrennte Epiphyse sich wie ein fremder Körper verhält, so muss sie durch eine chirurgische Operation entfernt werden (TAYLOR).

Während der ganzen Behandlungsdauer muss man mit grosser Sorgfalt die Ernährung der Kinder überwachen; der Neugeborene muss, wenn es möglich ist, stets von seiner Mutter gesäugt werden, welche sich

[1] Die Zusammensetzung desselben siehe S. 46. Der Ueb.

selbst einer mercuriellen Behandlung unterziehen muss. Wenn die Mutter nicht stillen kann, muss man zur künstlichen Ernährung seine Zuflucht nehmen, denn wenn man keine schon mit Syphilis behaftete Amme findet, so wäre es strafbar, eine gesunde Person der Krankheit auszusetzen, indem man sie einem inficirten Kinde die Brust geben lässt. Was die Ernährung mit der Milch eines durch Einreibungen mit Unguent. hydrarg. ciner. mercurialisirten Thieres betrifft, so enthält die auf diese Weise gewonnene Milch eine zu unbedeutende Menge Quecksilber, um wirksam zur Heilung beizutragen.

In allen Fällen muss die Ernährung so tonisirend und roborirend als möglich sein, um gegen das Fortschreiten der syphilitischen Cachexie anzukämpfen.

Zweiter Abschnitt.

Krankheiten des Nervensystems.

Erstes Capitel.

Meningitis acuta simplex (Entzündung der Pia mater).

Literatur:

ABERCROMBIE, Pathological and pratical reseaches on diseases of the Crain and the spinal cord. II. Ed. Edinburgh. 1830.
RILLIET, Arch. Gén. de Méd., 1846—1847.
HENOCH, Beiträge zur Kinderheilkunde, N. F. Berlin, 1868, S. 11.

In den Beschreibungen der alten Autoren zum grossen Theil mit der tuberculösen Meningitis verwechselt, ist die genuine Meningitis der Kinder von derselben durch RILLIET, dessen Monographie classisch geblieben ist, deutlich getrennt worden.

§ 1. **Aetiologie.** — Die wirkliche Meningitis ist eine bei Kindern verhältnissmässig seltene Krankheit;.man beobachtet sie hauptsächlich vom 5. bis zum 7. Jahre. BILLARD und GUERSANT haben sie bei den Neugeborenen beschrieben. Sie ist bald primär, bald secundär.

Die primäre Form kann das Resultat einer Insolation oder eines Trauma's sein, allein in sehr vielen Fällen, hauptsächlich bei Säuglingen, sieht man eine acute Meningitis sich inmitten einer vollkommenen Gesundheit entwickeln, ohne dass man die Ursache, welche sie erzeugt hat, erkennen kann (HENOCH).

Die Meningitis kann in den kalten und feuchten Monaten in der cerebrospinalen Form epidemisch wüthen. Die cerebrospinale Meningitis, welche grösstentheils die Erwachsenen trifft und hauptsächlich unter den Soldaten der Garnisonen beobachtet wird, scheint ausschliesslich oder vornehmlich die Kinder zu Genf im Jahre 1805 (Vieusseux, Matthey), Schlettstadt im Jahre 1841 (Mistler), in Schweden von 1854—1859 (Wistrand), in Schlesien von 1863—1864, in Bromberg in der Provinz Posen, wo sie 140 Kinder von ungefähr 2—7 Jahren heimgesucht hat u. s. w., befallen zu haben.

Die secundäre Form der Meningitis ist viel häufiger, als die primäre. Bald tritt sie durch Verbreitung einer benachbarten Entzündung auf, bald ist sie eine Localisirung einer allgemeinen Krankheit. Im ersteren Falle entwickelt sie sich hauptsächlich nach der Otorrhoe mit Caries des Felsenbeines oder seltener nach der acuten Otitis, nach der Phlebitis der Sinus oder nach dem Erysipelas der Kopfhaut. In dem zweiten Falle tritt sie im Laufe des typhösen Fiebers (Chédevergne,[1] A. d'Espine),[2] des acuten Rheumatismus (Backer-Brown,[3] Inman)[4] auf; auch ist sie ein Symptom der Pyaemie bei der diffusen phlegmonösen Periostitis (Louvet)[5] und bei dem puerperalen Fieber der Neugeborenen (Billard, Lorain,[6] Quinquaud,[7] Kehrer).[8] Endlich führen mehrere Autoren die acute Meningitis unter den Complicationen der Pneumonie, der Dysenterie, des Noma's u. s. w. an.

§ 2. **Pathologische Anatomie.** — Rilliet und Barthez beschreiben nur die eiterige Meningitis als die genuine. Nichtsdestoweniger constatirt man bei einer gewissen Anzahl von Fällen, welche der einfachen acuten Meningitis angehören, bei der Autopsie entzündliche Affectionen, wie z. B. eine intensive Vascularisation der Pia mater und der corticalen Substanz des Gehirns mit fester Verwachsung zwischen diesen beiden Schichten, oft sogar einen trüben und glanzlosen Zustand der Arachnoidea und eine Exsudation von plastischer Lymphe auf ihrer Oberfläche, ohne eigentliche Eiterung; diese Laesionen kommen bei der Meningitis, welche das typhöse Fieber und den Rheumatismus complicirt, sowie bei mancher cerebrospinalen Meningitis vor. Gewöhn-

---

[1] De la fièvre typhoide et de ses manifestations, Thèses de Paris, 1864. p. 32.

[2] Quelques remarques sur la fièvre typhoide des enfants (a. a. O.)

[3] Lancet, 1862, II., p. 520.

[4] Edinb. med. and. surg. Journ., 1845, LXIV., p. 311.

[5] Thèses de Paris, 1867, p. 31.

[6] Thèses de Paris, 1855.

[7] Thèses de Paris, 1872, p. 232.

[8] Ueber Cerebrospinalmeningitis bei Säuglingen. Oest. Jahrb. f. Paed., 1873, I., S. 69.

lich findet man auf der Oberfläche der Pia mater eine Lage von flüssigem Eiter, welcher die Convexität der Hemisphären bedeckt und sich auf die Basis des Gehirns, sowie auf den Rückenmarks-Canal erstrecken kann. Die Arachnoidea nimmt oft an der Entzündung Theil, die Seitenventrikel sind gewöhnlich normal und enthalten keine Flüssigkeit.

Wenn die Meningitis aus einem Trauma oder aus der Verbreitung einer Entzündung der benachbarten Knochen oder Venen entsteht, so treten die Laesionen der primären Affection stets mehr hervor. Die Gehirnsubstanz nimmt alsdann fast immer an der Eiterung Theil.

§ 3. **Symptomatologie.** — Die genuine Meningitis unterscheidet sich von der tuberculösen durch ihren rapiden Verlauf, durch die heftigen nervösen Symptome und durch das intensive Fieber. Rilliet hat zwei Hauptvarietäten derselben beschrieben, die phrenetische (furibunde) und die convulsivische Form. Die epidemische cerebrospinale Meningitis bietet ebenfalls in ihren Symptomen einige Besonderheiten dar, welche eine getrennte Beschreibung erheischen.

1. Furibunde Form. — Diese Form, welche sich der acuten cerebralen Meningitis der Erwachsenen nähert, wird hauptsächlich im vorgerückten Kindesalter beobachtet. — Der Beginn geschieht plötzlich, ohne Prodrome; das Fieber wird zuweilen durch einen heftigen Frostanfall angekündigt und erlangt sogleich eine grosse Intensität. Wir haben das Thermometer gleich in den ersten Tagen 40°,4 erreichen sehen. Zu gleicher Zeit klagen die Kinder über sehr lebhaften Kopfschmerz, der ihnen durchdringende Schreie entlockt und durch des geringsten Lichtreiz verschlimmert wird. Sie werden während der ersten beiden Tage und seltener während der ganzen Dauer der Krankheit von reichlichem und wiederholtem galligen Erbrechen befallen. In einigen Fällen von secundärer Meningitis fehlt dieses Symptom gänzlich. Die Stuhlverstopfung ist gewöhnlich vorhanden, allein sie ist weniger hartnäckig als bei der tuberculösen Meningitis (Rilliet und Barthez).

Schon am Ende des ersten Tages oder am zweiten, erscheinen ernste nervöse Symptome, denen eine leichte Benommenheit oder Angst und Unruhe vorausgehen. Grösstentheils sind es heftige furibunde Delirien, welchen nach Verlauf von 1 oder 2 Tagen Somnolenz und Coma folgen oder welche auch mit diesen abwechseln. Gleichzeitig beobachtet man einige convulsivische Grimassen, Sehnenhüpfen, Steifheit des Nackens, bisweilen sogar einen vollkommenen Opisthotonus mit tetanischer Zusammenziehung der Glieder; in anderen Fällen ist eine allgemeine Schwäche der Glieder, seltener Hemiplegie vorhanden. Anfangs sind die Pupillen contrahirt, der Augapfel ist beim Druck sehr schmerzhaft; später sind die Pupillen völlig dilatirt und unempfindlich.

Einige Kranke erliegen schon am zweiten oder dritten Tage. Gewöhnlich verfolgt die Krankheit bis zum sechsten, spätestens bis zum achten Tage ihren Gang. Das Fieber und die Aufregung verbleiben bis zum Ende und man sieht sehr selten in den letzten Tagen einen Schimmer von Verstand wieder erscheinen. Der Puls und die Athmung werden beschleunigt und unregelmässig, während die Temperatur eine übermässige Höhe (42° und darüber) erreicht.

Remissionen sind sehr selten und dauern nur einige Augenblicke. In einem einzigen Falle hat RILLIET[1] einen Stillstand der Krankheit, eine scheinbare Reconvalescenz beobachtet, die vom 11. bis 29. Tage währte und der nach einer Insolation ein tödtlicher Rückfall folgte. In den letzten Tagen zieht sich der Leib wie bei der tuberculösen Meningitis ein; man beobachtet manchmal unwillkürliche Stuhlentleerungen und das Kind stirbt mitten im Coma oder unter heftigen Convulsionen.

2. Convulsivische Form. — Diese Varietät, welche hauptsächlich bei Neugeborenen und in den beiden ersten Lebensmonaten beobachtet wird, hat einen schnelleren Verlauf als die furibunde Form.

Bald wird die Krankheit plötzlich von Convulsionen und heftigem Fieber angekündigt, bald geschieht ihr Einbruch langsamer. Das Kind magert ab und verschmäht die Brust, gleichzeitig steigt die Temperatur; einige leichte Grimassen und etwas Somnolenz bereiten auf die allgemeinen Convulsionen vor (QUINQUAUD).

Die einmal aufgetretenen Convulsionen wiederholen sich in kurzen Zwischenräumen; sie sind meistens allgemeiner Natur und durch ihre Heftigkeit ausgezeichnet. In den Intervallen ist das Kind betäubt oder comatös; es fährt bei der geringsten Berührung und beim leisesten Geräusch zusammen. Die Fontanelle ist hervorgewölbt und pulsirt kräftig; der Puls ist Anfangs regelmässig, vibrirend und macht 132 bis 160 Schläge in der Minute. Meistentheils ist der Blick starr, die Augenlider sind halb geschlossen und die Augäpfel in einer beständigen Unruhe; die Pupillen sind contrahirt; manchmal findet Trismus und Nackenstarre, in einigen Fällen eine sehr characteristische Hemiplegie statt. Erbrechen und Verstopfung sind nicht immer vorhanden; nichtsdestoweniger ging bei einem 9 Monate alten Kinde, dessen Krankengeschichte HENOCH mittheilt, das Erbrechen dem Ausbruch der Krankheit um vierzehn Tage voran und dauerte bis zum Tode fort.

Die Dauer der convulsivischen Form der Meningitis ist gewöhnlich

---

[1] RILLIET et BARTHEZ, 2me éd., I, p. 112.

24 oder 48 Stunden; selten überschreitet sie 4 oder 5 Tage. Remissionen sind Ausnahmen; sie währen im Allgemeinen nur einige Stunden. Bei einer Beobachtung ABERCROMBIE's verschwanden alle ernsten Symptome 2 Tage nach einem Anfall von initialen Convulsionen; dennoch fand man bei der Autopsie eine eiterige Meningitis.

3. Epidemische Meningitis. (Typhus cerebrospinalis). Die epidemische cerebrospinale Meningitis wird durch Frost, Schwere in den Gliedern, heftigen Kopfschmerz, zu dem sich Delirien und Opisthotonus hinzugesellen, angekündigt; die Häufigkeit dieses letzten Symptoms ist eine derartige, dass man in gewissen Ländern der Krankheit den Namen Genickkrampf beilegt.

Bei jungen Kindern alternirt der Opisthotonus mit allgemeinen Convulsionen. Ungefähr bei $^2/_3$ der Fälle beobachtet man einen Ausbruch von Herpes auf den Lippen, dem Kinn, den Ohren, den Backen und den Geschlechtstheilen; seltener findet man Petechien oder Roseola. Die anderen Symptome der Krankheit weichen von denjenigen der sporadischen cerebrospinalen Meningitis nicht ab. Der Verlauf ist nur ein schnellerer und der Ausgang seltener tödtlich. In der ersten Zeit der Epidemie sind die Fälle schwer und furchtbar drohend; der Tod tritt nach 2 oder 3 Tagen ein; auf der Höhe der Epidemie wird er gewöhnlich bis zum fünften oder sechsten Tage aufgehalten; gegen das Ende derselben wird die Krankheit oft abortiv und die Fälle von Heilung werden zahlreich.

§ 4. **Diagnose.** — Die essentiellen Convulsionen der Kinder unterscheiden sich von den meningitischen durch ihre Apyrexie oder durch das geringe sie begleitende Fieber und besonders dadurch, dass das Kind in dem paroxysmenfreien Intervall sein volles Bewusstsein wiedererlangt; die Schlafsucht dauert nur einige Stunden.

Die Anamnese und das gänzliche Fehlen des Fiebers unterscheiden die uraemischen Hirnzufälle von der comatösen oder convulsivischen Form der Meningitis.

Die initialen Convulsionen der acuten Krankheiten (Lungenentzündung, Eruptionsfieber) können am ersten Tage leicht für die Erscheinungen einer Meningitis gehalten werden. Die Coincidenz der Pneumonie mit Symptomen seitens der Brustorgane, die jedem Eruptionsfieber eigenen Prodome, die Seltenheit der genuinen Meningitis, das Nichtvorhandensein von Otorrhoe oder einer Epidemie von cerebrospinalem Typhus werden den Gedanken an Meningitis zur Genüge ausschliessen. Wenn man hingegen Convulsionen mit Coma, Kopfschmerz, Steifheit des Halses, sehr heftigem Fieber, Erbrechen, Schielen und bedeutender Verengerung der Pupillen zusammenfallen sieht, wird man zur Diagnose einer acuten Meningitis hinneigen.

Die fieberhafte Form der meningealen Blutung kann eine genuine Meningitis vortäuschen; sie unterscheidet sich jedoch von der letzteren durch minder heftige Convulsionen, durch ein geringeres Fieber und durch die Contractur der Extremitäten.

Der Typhus kann in seinem Verlaufe schwere Gehirnerscheinungen darbieten, welche mit der furibunden Form der Meningitis verwechselt werden können; allein diese Symptome treten niemals gleich bei seinem Beginn auf und die Delirien erreichen nur dann dieselbe Heftigkeit, wenn die Krankheit sich mit einer wirklichen Meningitis complicirt.

§ 5. **Prognose.** — Die genuine Meningitis führt, obwohl sie weniger schwer als die tuberculöse ist, sehr selten zur Heilung, wenn sie ausgedehnt ist und in Eiterung übergeht. Die epidemische Meningitis ist diejenige Form, welche am häufigsten mit Heilung endet.

§ 6. **Behandlung.** — Die antiphlogistische Behandlung ist von allen Autoren empfohlen; sie muss rechtzeitig und den Altersstufen angemessen angewendet werden. Blutegel am Processus mastoideus bei der gewöhnlichen, oder am After bei der cerebrospinalen Form, Tartarus stibiatus in Lösung innerlich (je nach dem Alter 1 bis 10 ctgr. innerhalb 24 Stunden), Eisumschläge auf den zuvor abgeschorenen Kopf, die Anwendung von Quecksilber, äusserlich in Form von Einreibungen oder innerlich als Calomel in kleinen Dosen, kalte Bäder und Begiessungen bei der epidemischen Meningitis sind für die ersten Tage die therapeutischen Hilfsmittel. Später muss man sich der Blutegel enthalten, da Blutentziehungen alsdann das lethale Ende eher zu beschleunigen als zu verzögern scheinen.

Im Verlaufe der Krankheit empfehlen mehrere Autoren, wie Rilliet und Barthez, Chauffard, Forget das Opium, um die Delirien, besonders bei der epidemischen Krankheitsform zu bekämpfen. Dieses Medicament beruhigt die nervösen Symptome in gleicher Weise wie beim Delirium tremens; Rilliet führt einen Fall von Heilung bei einem 7 Monate alten, an der Meningitis erkrankten Kinde an, welches er täglich 7 ctgr. Opium acht Tage hintereinander nehmen liess.

Wenn die Delirien heftig sind, muss man das Kind scharf überwachen. Es ist besser, dasselbe auf einer auf der Erde ausgebreiteten Matratze liegen zu lassen, als es in seinem Bette festzubinden oder ihm die Zwangsjacke anzulegen, ein barbarisches Mittel, welches das Kind martert, ohne es zu beruhigen.

Zweites Capitel.

Meningitis tuberculosa (tuberculöse Hirnhautentzündung, Hydrocephalus acutus).

Literatur:

LEGENDRE, Recherches anatomiques, pathologiques et cliniques sur quelques maladies de l'enfance. Paris, 1846.

RILLIET, Arch. gén. de Méd. Décbr. 1853.

ARCHAMBAULT, article Méningite. Dict. encycl. des Sc. méd.

H. RENDU, Recherches cliniques et anatomiques sur les paralysies liées à la méningite tuberculeuse. Thèses de Paris, 1873.

Zuerst vollkommen von ROBERT WHYTT (1768) unter dem Namen Hydropsie der Hirnventrikel, dann als cerebrales Fieber von CAPURON, CHARDEL u. A. beschrieben, hat diese Krankheit in der gekrönten Abhandlung von FABRE und CONSTANT (1835) den Namen Meningitis tuberculosa bekommen, welchen sie seitdem behalten hat.[1]

§ 1. **Aetiologie.** — Die tuberculöse Meningitis befällt die Kinder aller Gesellschaftsclassen in gleicher Weise. In den ersten Lebensmonaten sehr selten, fängt sie mit dem zweiten Jahre an, häufiger zu werden. Im Alter von 3 bis 5 Jahren fordert sie die meisten Opfer; nach dem siebenten Jahre ist sie selten. Knaben sind ihr mehr ausgesetzt als Mädchen.

Ein Ausdruck einer allgemeinen Krankheitsdiathese, tritt sie unter dem Einfluss derselben Ursachen wie die anderen tuberculösen Affectionen auf. Sie trifft hauptsächlich, jedoch nicht ausschliesslich, die Kinder tuberculöser Eltern und kann sich bei mehreren Gliedern derselben Familie nacheinander entwickeln. Einige von RILLIET und BARTHEZ beobachteten Kranken gehörten hypochondrischen oder geisteskranken Familien an.

Die Constitution der für die tuberculöse Meningitis praedisponirten Kinder ist gewöhnlich schwächlich und zart. Dieselben haben manchmal eine merkwürdige Wohlbeleibtheit, sowie eine frische und rothe Gesichtsfarbe, aber selbst dann sind ihre Augenwimpern lang und seidenartig, ihr Fleisch welk und weich und ihr Character sehr reizbar.

Die Krankheit wird von den Eltern gewöhnlich den verschiedensten Ursachen, wie z. B. der Dentition, den Würmern, einem Schreck, einem Fall oder einem Schlag auf den Kopf zugeschrieben; die Wirkung aller dieser Ursachen ist problematisch. Hingegen können übermässige oder

---

[1] In Betreff des Geschichtlichen s. RILLIET u. BARTHEZ, 2. Ausg., III, p. 445.

zu frühe geistige Anstrengungen und die Onanie den Ausbruch der Meningitis begünstigen oder beschleunigen.

§ 2. **Pathologische Anatomie.** — I. **Hirnbefund.** — Bei der Autopsie eines an tuberculöser Meningitis gestorbenen Kindes findet man gewöhnlich Granulationen und ein entzündliches Exsudat in den Meningen, Hydrops der Ventrikel und verschiedene Veränderungen der Hirnsubstanz, wie z. B. eine Entzündung der grauen Substanz der Windungen oder Erweichungsherde in den Gehirnganglien. Der richtige anatomische Name der Krankheit müsste daher Meningo-Encephalitis tuberculosa lauten. Die Hirntuberkel, welche zuweilen gleichzeitig mit der Meningitis vorhanden sind, werden besonders beschrieben werden (s. Hirngeschwülste), weil sie das klinische Bild beträchtlich modificiren.

A. Die tuberculösen Granulationen zeigen sich in der Form von abgerundeten, gewöhnlich sehr kleinen grauen oder gelben Körperchen, welche in die äussere Fläche der Pia mater gleichsam eingesäet und längs der Gefässe besonders reichlich vorhanden sind. Es ist leicht, durch die microscopische Untersuchung die Art ihrer Entstehung in der Gestalt von kleinen runden Elementen zu constatiren, welche durch Proliferation in der Adventitia der kleinen Arterien der Pia mater entstehen (Cornil); diese sind im Niveau der Granulationen durch Thrombose und Endarteritis obliterirt.

Die Zahl der Granulationen ist sehr veränderlich; bald sind sie auf der ganzen Oberfläche der Windungen in der Form von feinem Staub zerstreut, bald häufen sie sich an bestimmten Puncten an, um Plaques oder käsige Massen von einem gewissen Volumen zu bilden.

B. Die Pia mater ist stark vascularisirt, bisweilen getrübt, opalisirend und stellenweise derartig an der Hirnsubstanz adhaerent, dass man sie nicht davon trennen kann, ohne einige Stückchen der darunter liegenden Substanz abzureissen.

Das entzündliche Exsudat, welches die Pia mater bedeckt, zeigt sich oft in der Form einer gallertartigen Masse, die in das Maschengewebe der Subarachnoidea, hauptsächlich im Niveau des vorderen und unteren Lappens eingebettet ist. In anderen Fällen ist es dicker und bildet im Verlauf der Gefässe oder zwischen den Windungen grünliche Streifen von verdicktem Eiter. Niemals findet man wie bei der genuinen Meningitis eine flächenhafte Ausbreitung von flüssigem Eiter.

Die Granulationen sind weiter verbreitet als das Exsudat; man kann sie auf der Convexität der Hemisphären finden, während das Exsudat im Allgemeinen auf die Basis des Gehirns beschränkt bleibt.

Die Lieblingsstellen der tuberculösen entzündlichen Veränderungen sind die Substantia perforata anterior um das Chiasma herum, der untere Subarachnoidealraum, die Fossa Sylvii und der angrenzende Theil der Hemisphären, der Oberwurm des Kleinhirns und der obere Theil des vierten Ventrikels.

C. Der Erguss in die Ventrikel kann bisweilen so beträchtlich sein, dass er von den alten Autoren für die Hauptlaesion der Krankheit gehalten worden ist, weshalb sie ihm den Namen „acuter Hydrocephalus" und „Hydrops der Gehirnventrikel" gaben. Die Flüssigkeit verdrängt alsdann das Gewölbe, das Septum und das Tuber cinereum, welche erweicht sind oder zerfliessen. Diese von Legendre und anderen Autoren als Entzündung betrachtete Erweichung ist fast immer das Resultat cadaveröser Imbibition. Das Ependyma ist bald glatt und glänzend, bald leicht opalisirend.

D. Die Veränderungen der Hirnsubstanz sind bei der tuberculösen Meningitis fast constant; sie sind zweierlei Art. Die einen sind entzündlicher Natur: In der Gegend des meningitischen Exsudats oder der Granulationen ist die graue Substanz der Windungen erweicht, geröthet und adhaerent; die ausgedehnten Capillaren bilden eine schon macroscopisch sichtbare Punctirung; mit dem Microscop constatirt man eine Proliferation der Kerne der Neuroglia und einen varicösen Zustand der Capillaren (Hayem). Die anderen, viel selteneren Laesionen sind vasculären Ursprunges; es sind Herde von capillärer Erweichung und Apoplexie, welche in der Substanz der Corpora striata, der Thalami optici oder der Pedunculi cerebri ihren Sitz haben. Rendu, welcher zuerst die Aufmerksamkeit auf die Natur dieser Veränderungen gelenkt hat, schreibt sie der Obliteration der an den Erweichungsherd grenzenden Arterien durch Thrombose zu, einer Obliteration, welche durch den Druck auf die Gefässe entsteht, der durch das entzündliche Exsudat an der Basis des Gehirns oder in der Fossa Sylvii ausgeübt wird.

In den meisten Fällen findet man bei ein und demselben Individuum ein meningitisches Exsudat, tuberculöse Granulationen, eine Peri-Encephalitis und Hydrops der Ventrikel vereinigt. In Ausnahmefällen kann sich die tuberculöse Diathese in ihrer encephalischen Localisirung durch Hydrocephalus ohne meningitische Veränderungen (acuter Hydrocephalus der Autoren), durch das characteristische gallertartige oder verdickte Exsudat ohne tuberculöse Granulationen (Rilliet und Barthez) oder auch durch Granulationen allein, ohne entzündliche Laesionen, offenbaren. In allen diesen Fällen zeigen das Vorhandensein von Tuberkeln in anderen Organen und die Identität des klinischen Bildes, dass es sich um Varietäten ein und derselben Krankheit handelt.

II. Erkrankungen anderer Organe. — Die tuberculöse Meningitis ist nichts weiter als eine Localisirung der Tuberculose, von miliaren Tuberkeln begleitet, welche in anderen Körpertheilen zerstreut sind. Was die Vertheilung der Tuberkel betrifft, so kann man mit RILLIET und BARTHEZ folgende Categorien annehmen:

1. Erkrankungen, bei welchen hauptsächlich die Meningen befallen sind, während nur wenige disseminirte miliare Knötchen auf der Pleura oder auf dem Peritoneum, besonders im Niveau der Milz und Leber, angetroffen werden. Dieses Verhältniss hat gewöhnlich bei der regelmässig verlaufenden Meningitis tuberculosa der Kinder statt, wo man in manchen Fällen die Lungen sogar vollständig intact findet; es ist dies eine der Ausnahmen vom LOUIS'schen Gesetze, auf welche der vortreffliche Beobachter bereits selbst aufmerksam gemacht hat.

2. Mehr oder minder ausgesprochene Erkrankungen der Meningen mit einer Anhäufung von Tuberkeln in den Lungen, auf der Pleura oder dem Peritoneum. Diese anatomische Form entspricht der acuten Tuberculose, einer in der vorgerückteren Jugend häufiger als im Kindesalter vorkommenden Krankheit, deren meningitische Symptome mehr oder weniger durch Erscheinungen seitens der Lungen oder durch einen Typhus verwischt werden.

3. Eine chronische Tuberculose, welche hauptsächlich in den Lungen, den Drüsen, der Milz, der Leber, den Nieren u. s. w. hervortritt und mit geringfügigen Veränderungen im Gehirn verbunden ist. Dies ist die secundäre oder unregelmässige tuberculöse Meningitis.

§ 3. **Symptomatologie.** — **Regelmässige Form.** — Der ausgesprochenen Krankheit geht in der bei weitem grössten Zahl der Fälle ein bald längeres, bald kürzeres Prodromalstadium vorauf, welches bei den Kranken in Hospitälern leicht übersehen werden kann, da die anamnestischen Data schwer zu erlangen sind oder oft von wenig intelligenten Angehörigen mitgetheilt werden. Im Falle dieses Mangels einer genauen Anamnese hat sich wahrscheinlich bei mehreren ausgezeichneten Aerzten, wie bei FOTHERGILL und LEGENDRE die irrige Ansicht gebildet, dass die Krankheit ebenso häufig plötzlich als mit langsamen Prodromen ihren Anfang nähme. Die Beobachtungen von RILLIET, welche dieser vorzugsweise in seiner Privatpraxis, sowie die, welche ARCHAMBAULT auf der Abtheilung für Scrophulöse in dem Hôpital des Enfants gemacht hat, setzen es indessen ausser Zweifel, dass die tuberculöse Meningitis fast immer mit Vorläufern und nur äusserst selten plötzlich beginnt.

Prodromalstadium. — Eine beunruhigende, durch Nichts zu erklärende Abmagerung, Verlust oder Unregelmässigkeit des Appetits und vor Allem eine Veränderung im Character des Kindes, welches seine gute Laune einbüsst, jähzornig, traurig und apathisch wird oder auch im Gegentheil eine ungewöhnlich stürmische Zärtlichkeit zeigt, endlich Unfähigkeit zur Arbeit, sind in der Regel die Vorboten der tuberculösen Meningitis zu der Zeit, wo sich die ersten Anzeichen der Krankheit äussern. Dieses Stadium dauert im Allgemeinen 14 Tage bis 3 Monate, fast niemals kürzer, selten länger (Rilliet und Barthez).

1. Stadium. — Die Invasion der Krankheit wird durch drei Haupterscheinungen angezeigt; es sind dies: 1. Ein heftiger Stirnkopfschmerz, welcher sich bei jungen Kindern nur durch einen feindlichen und gereizten Blick oder durch automatische Bewegungen der Hände, welche oft nach dem Kopfe geführt werden, ankündigt; 2. Erbrechen von Speisen, später von Galle, das ohne grosse Anstrengung geschieht; 3. Eine hartnäckige Stuhlverstopfung, welche den Abführmitteln Widerstand leistet.

Mit diesen wesentlichen Symptomen verbinden sich oft andere, wie Somnolenz und Photophobie. Fieber ist vorhanden, jedoch in mässiger Weise. Während des ganzen ersten Stadiums übersteigt die Temperatur nicht 38° oder 39°; der Puls macht regelmässig 110 bis 120 Schläge in der Minute. Der Leib ist gewöhnlich kuglig; er ist beim oberflächlichen Druck bisweilen schmerzhaft, was von der Hyperaesthesie der Haut herrührt und an ein abdominales Leiden denken lassen kann.

Das erste Stadium dauert ungefähr eine Woche.

2. Stadium. — Der Anfang des zweiten Stadiums wird bald durch geringe nächtliche Delirien, bald durch Zähneknirschen, bald endlich durch durchdringende und kurze unbewusste Schreie (hydrocephalischer Schrei nach Coindet) angekündigt; diese Schreie sind pathognomonisch. Der Anblick der Kinder ist in gleicher Weise characteristisch; die kleinen Patienten sind in ihrem Bette zusammengekauert, mit gerunzelten Augenbrauen und in einem somnolenten oder apathischen Zustande, aus welchem man sie indess leicht erwecken kann. Sie öffnen dann erstaunt die Augen, antworten zuweilen, jedoch mit Unlust auf die an sie gerichteten Fragen und schlafen bald wieder ein oder verbergen sich unter der Bettdecke. Der Schlaf ist unruhig und wird von tiefen Seufzern unterbrochen; es treten geringe Kaubewegungen oder Zähneknirschen ein.

Das wichtigste Symptom des zweiten Stadiums, auf welches schon Robert Whytt besonderes Gewicht gelegt hat, ist die Verlangsamung und Unregelmässigkeit des Pulses. Die Zahl der Pulsschläge fällt bei den Kindern von 120 oder 130 auf 90 und sogar 60 in der Minute, selten darunter. Der Puls vibrirt unter dem Finger wie eine Basssaite und macht eine Anzahl Schläge, die von einander vollständig isolirt sind (Rilliet und Barthez). Bald beobachtet man ein wirkliches Aussetzen des Pulses, bald nur eine Unregelmässigkeit in seiner Stärke und seinem Rhythmus. Die Verminderung der Pulszahl ist fast immer von einem Temperaturabfall, welcher 1° bis 1,5° beträgt, begleitet (Roger).

Diese Eigenthümlichkeiten des Pulses können vorübergehend sein und nur einige Stunden dauern, doch fehlen sie niemals; sie bleiben gewöhnlich zwei oder drei Tage hindurch, bisweilen viel länger bestehen und hören mehrmals auf, um sogleich wieder zu erscheinen.

Gegen das Ende des zweiten Stadiums wird der Leib abgeplattet, zieht sich ein und nimmt eine characteristische Form an, welche die Autoren Kahnform genannt haben. Die Stuhlverstopfung besteht fort und macht nur in den Fällen, in denen man sich drastischer Abführmittel bedient, der Diarrhöe Platz.

Man constatirt auch die Anzeichen einer vasomotorischen Hautparalyse im Gesicht, welche mit der Blässe des gewöhnlichen Teint's contrastirt. Wenn man mit dem Finger auf der Haut des Bauches Striche zieht, so sieht man sie lange persistiren; dieses Zeichen, welches Trousseau unter dem Namen meningitischer Fleck beschrieben hat, kommt übrigens bei anderen Krankheiten ebenfalls vor.

Endlich beobachtet man oft gegen Ende des zweiten Stadiums bei Kindern über sechs oder sieben Jahren Delirien, welche in der Nacht mehr als am Tage hervortreten und niemals so heftig wie bei der einfachen Meningitis sind.

3. Stadium. — Das dritte Stadium wird einerseits durch das Wiedereintreten des Fiebers, andererseits durch das Erscheinen schwerer nervöser Symptome characterisirt.

Das Fieber wird wiederum intensiv; der Puls wird, nachdem seine Zahl vorübergehend abgenommen hatte, überaus frequent und nicht mehr zählbar. In den letzten Tagen erhöht sich die Temperatur allmälig auf 40° oder 40,5° und erreicht ihr Maximum (41° bis 41,5°) im Augenblick des Todes, nach welchem sie noch einige Minuten lang zu steigen fortfährt.

Je mehr die Krankheit fortschreitet, desto mehr bildet sich die Somnolenz in Coma um, welches von trügerischen Remissionen oder Convulsionen unterbrochen wird. Die kleinen Patienten liegen auf dem Rücken unbeweglich in ihrem Bette, den Kopf stark nach hinten zurückgeworfen und das Rückgrat manchmal durch einen wirklichen Opisthotonus gebogen; das im Allgemeinen sehr bleiche Gesicht röthet sich noch für Augenblicke; die triefäugigen Lider sind halb geschlossen, der Blick ist matt, die Pupillen sind träge, oft ungleichmässig erweitert. Die Augen schielen von Zeit zu Zeit; das Gesicht und die Extremitäten zeigen leichte convulsivische Zuckungen, seltener wird der ganze Körper von heftigen Convulsionen befallen. In diesem Stadium erscheinen auch bald vorübergehende, bald bleibende Lähmungen. Die vorübergehenden Paralysen folgen fast immer auf einen Anfall von Convulsionen; ihr Sitz, ihr Verlauf und ihre Dauer sind von keiner genauen Regel abhängig (Rendu). Die bleibenden Paralysen entstehen durch den Druck des meningitischen Exsudats auf die Basis und die Nerven des Gehirns oder haben auch in den von Rendu beschriebenen cerebralen Erweichungsherden ihren Ursprung. Die häufigste von allen ist die unvollständige Lähmung des dritten Nervenpaares, welche sich immer durch Dilatation der Pupille, seltener durch Strabismus externus, in Ausnahmefällen durch Ptosis des oberen Augenlides offenbart. Sie coincidirt fast immer mit einer partiellen Paralyse der entsprechenden oberen Extremität. Die Hemiplegie, welche ebenfalls sehr gewöhnlich, ist fast immer eine gekreuzte; sie kann eine ganze Körperseite, zuweilen das Gesicht allein treffen. Ihre am meisten vorkommende Form ist diejenige, bei welcher die obere und untere Extremität derselben Seite zugleich gelähmt werden, ohne dass das Gesicht in Mitleidenschaft gezogen wird; wenn nur eine einzige Extremität getroffen wird, so ist dies der Arm, niemals das Bein (Rendu).

Nach Verlauf von 1 bis 3 Tagen tritt der Tod durch allmälige Zunahme des Coma's oder mitten in einem convulsivischen Anfalle ein. Die herannahende Agonie wird durch den äusserst frequenten Puls, die beschleunigte Respiration, das Einsinken der Augen, den klebrigen Schweiss auf der Stirn und die Leichenblässe oder die dunkelblaue Färbung des Gesichts angekündigt (Rilliet und Barthez).

Verlauf. — Die Totaldauer der Krankheit variirt sehr wenig; der Tod erfolgt im Laufe oder gegen Ende der dritten Woche, sehr selten vor dem vierzehnten, niemals nach dem einundzwanzigsten Tage.

Obgleich die drei Stadien fast constant vorhanden sind, so ist doch ihre respective Dauer eine sehr veränderliche, da die Krankheit gewöhnlich, selbst nach dem Eintritt des Coma's durch Remissionen unterbrochen wird. Fast alle beunruhigenden Symptome bessern sich dann oder verschwinden sehr rasch; nur der unregelmässige Puls, der eingezogene Leib und der starre Blick persistiren und verhindern den unterrichteten Arzt daran, die Illusionen der Familie zu theilen.

Typhöse Form. — Diese bei Erwachsenen häufiger als bei Kindern vorkommende Form zeigt sich in den Fällen, wo die tuberculösen Laesionen, insbesondere die Granulationen allgemeiner und im Thorax und Abdomen ebenso hervortretend sind wie im Kopfe; sie ist eine Varietät der acuten Tuberculose. Diese Form, welche gleich Anfangs mit einem viel heftigeren und anhaltenderen Fieber als die regelmässige Form einhergeht, wird durch das Fehlen der Einziehung des Abdomens und oft durch Symptome seitens des Thorax, wie Husten, Dyspnoe mit sparsamem trockenen oder feuchten Rasseln, characterisirt. Die Somnolenz und der Kopfschmerz werden von einem sehr ausgeprägten typhösen Zustand begleitet. — Das zweite Stadium kann sehr kurz sein und unbemerkt vorübergehen. — Im dritten Stadium täuscht das von Delirien oder Convulsionen unterbrochene Coma die Erscheinungen des atactisch-adynamischen Fiebers vor.

Die Krankheit dauert fast ebenso lange wie die regelmässige tuberculöse Meningitis, zuweilen währt sie etwas länger.

Unregelmässige Form. — Diese Form kommt im Verlaufe der ausgesprochenen Phthise zur Erscheinung und wird hauptsächlich durch ihre kurze Dauer und den raschen Uebergang in das dritte Stadium characterisirt. Der Tod tritt gewöhnlich zwei oder drei Tage nach dem Beginn der ersten Symptome ein. Mässiges Erbrechen und geringe Somnolenz kennzeichnen den Eintritt der cerebralen Complication und sind manchmal die einzigen Symptome derselben. Gewöhnlich zeigen sich schon am ersten Tage Delirien, partielle Convulsionen, Ungleichheit der Pupillen und Coma; sie bestehen entweder gleichzeitig oder wechseln bis zum Tode mit einander ab.

Latente Form. — Endlich kann in gewissen Fällen die meningeale Tuberculose vollständig unbemerkt vorübergehen oder sich nur 1 oder 2 Tage vor dem Tode durch eine geringe Benommenheit und einige Zuckungen offenbaren.

In diesen Fällen kann die Autopsie nicht nur das Vorhandensein von meningealen Granulationen, sondern auch von entzündlichen Laesionen der Pia mater, manchmal auch von Tuberkeln in der Substanz der Hirnhemisphären nachweisen.

Diese latente Form ist bei Kindern, welche schon längere Zeit an Tuberculose leiden, häufiger, als in den Fällen von frischer allgemeiner Tuberculose (Rilliet und Barthez).

§ 4. **Diagnose.** — Die Diagnose der regelmässigen tuberculösen Meningitis ist leicht, wenn man eine vollständige Anamnese erhalten oder das Kind seit dem Beginne der Krankheit beobachten kann. Bei den unregelmässigen Formen ist die Diagnose schwieriger; sie muss sich auf das Erscheinen von Gehirnsymptomen im Verlaufe eines tuberculösen Lungenleidens stützen.

Die Ophthalmoscopie, deren Wichtigkeit bei der Diagnose der Gehirnkrankheiten der Kinder in jüngster Zeit gerühmt worden ist, hat in einigen Fällen von Meningitis Tuberkeln in der Choroidea oder eine

Neuro-Retinitis und ein peri-papilläres Oedem erkennen lassen, welche durch den Druck, den das entzündliche Exsudat oder die hydrocephalische Flüssigkeit auf die Gefässe an der Schädelbasis ausüben, erzeugt werden. Nichtsdestoweniger ist das Ophthalmoscop selten von Nutzen, denn grösstentheils zeigt es keine nennenswerthe Veränderung des Augengrundes, und wenn sich Laesionen an dieser Stelle entwickeln, so werden sie gewöhnlich erst zu einer Zeit sichtbar, in welcher die Symptome und der Verlauf der Krankheit über die Natur derselben keinen Zweifel mehr zulassen.[1]

Die Eclampsie kann schwerlich mit der tuberculösen Meningitis verwechselt werden; sie unterscheidet sich von derselben durch allgemeinere und vollständigere Convulsionen und hauptsächlich durch einen fast normalen Gesundheitszustand in den Intervallen.

Das erste Stadium der Meningitis kann für eine gastrische Affection oder für eine Lebercongestion mit Erbrechen gehalten werden; ein langes Prodromalstadium, Somnolenz, ein erstaunter Blick, eine von Seufzern unterbrochene Athmung werden die Diagnose auf eine beginnende Meningitis lenken; der Verlauf wird die Diagnose bald aufklären.

Man dürfte nur sehr selten die tuberculöse Meningitis mit der einfachen Meningitis verwechseln. Bei der letzteren ist das Fieber schon vom Beginne an viel lebhafter; es sind lärmende, oft furibunde Delirien oder sehr rasch auf einander folgende Anfälle von Convulsionen vorhanden und der Krankheitsverlauf ist ein viel schnellerer. Die unregelmässigen meningitischen Erscheinungen, welche bei der vorgeschrittenen Phthise eintreten können, täuschen zuweilen durch ihre kurze Dauer und die schon am ersten Tage auftretenden Delirien eine genuine Meningitis vor, indess wird es das gleichzeitige Bestehen der Phthise immer ermöglichen, die erwähnten Symptome auf ihre wahre Ursache zurückzuführen.

Die differentielle Diagnose zwischen der tuberculösen Meningitis und dem typhösen Fieber kann bei Kindern, besonders bei der acuten Form der allgemeinen Tuberculose, ernstliche Schwierigkeiten darbieten. Wir haben sie an einer anderen Stelle erörtert (siehe S. 61).

Marshall Hall[2] hat unter dem Namen Hydrocephaloid einen eigenthümlichen Zustand des Gehirns beschrieben, der wahrscheinlich von einer Anaemie desselben herrührt und bei Kindern vorkommt, die durch eine chronische Diarrhöe oder einen reichlichen Blutverlust geschwächt sind. Dieser Zustand kann bisweilen irrthümlich für eine unregelmässige

[1] Siehe: Heinzel, Ueber den diagnostischen Werth des Augenspiegelbefundes bei intracraniellen Erkrankungen der Kinder. Jahrb. f. Kinderheilk., 1875, VIII, S. 331.

[2] Lectures on the Nervous System. London, 1836, p. 66.

Form der secundären tuberculösen Meningitis gehalten werden; er hat zwei Stadien: im ersten (Irritationsstadium) beobachtet man Fieber und eine ausserordentliche nervöse Reizbarkeit; das Kind knirscht mit den Zähnen, seufzt und stöhnt während des Schlafes; es hat Diarrhöe und Tympanitis. Im zweiten (Collapsusstadium) wird das Gesicht bleich, die Wangen kalt und entfärbt; die Augenlider sind halb geschlossen, der Blick ist unstät, die Pupillen sind gegen Licht wenig empfindlich, die Athmung wird seufzend und unregelmässig und man hört bisweilen Trachealrasseln eintreten. Das Kind kann schnell im Coma oder in einem Anfall von Convulsionen zu Grunde gehen, wenn man ihm nicht energische Reizmittel, wie Ammoniak, Cognac, Opium[1] verabreicht. Es wird genügen, die Möglichkeit und die Natur dieser nervösen Zufälle im Verlaufe der Diarrhöe bei Kindern zu kennen, um sie nicht mit einer genuinen Meningitis zu verwechseln.

§ 5. **Prognose.** — Die Prognose der tuberculösen Meningitis gehört zu den ungünstigsten. Obwohl Rilliet die meisten angeführten Beispiele von Heilung der tuberculösen Meningitis für unglaubwürdig hält, hat er dennoch in einer beachtenswerthen Abhandlung einige unbestreitbare Beobachtungen von Heilung veröffentlicht. In drei von ihm selbst beobachteten Fällen, in deren einem nach einem Recidiv die Autopsie gefolgt war, hat er das völlige Verschwinden der meningitischen Erscheinungen constatirt. Die Heilung fand bald während des ersten Stadiums, bald am Anfang des zweiten, ausnahmsweise sogar im Verlaufe des dritten nach sehr vielen Krankheitswochen statt; allein fast alle diese Kinder wurden in demselben Jahre oder einige Jahre später durch einen Rückfall hinweggerafft.

§ 6. **Behandlung.** — Man muss die für die Meningealtuberculose praedisponirten Kinder durch eine gute Hygiene zu schützen suchen. Die Haare müssen kurz, der Kopf wenig bedeckt und während des Schlafes erhöht sein; man muss vor Allem die physischen Kräfte entwickeln und die Geistesfähigkeiten so lange als möglich ruhen lassen; eigentliche Studien darf man erst nach dem elften oder zwölften Jahre gestatten. Rilliet empfiehlt ausserdem, alle chronischen Kopfausschläge mit Vorsicht zu behandeln. (In Betreff der allgemeinen Prophylaxis siehe Capitel über Tuberculose.)

Sobald die Diagnose der Krankheit feststeht, muss der Arzt jede

---

[1] Das Opium dürfte beim Hydrocephaloid nur sehr selten und vorsichtig verabreicht werden. D. Uebers.

rigoröse Behandlung, wie Blutegel, Zugpflaster oder Einreibungen mit Unguent. Tartari stibiati auf dem Kopfe, Mittel, deren Unwirksamkeit notorisch ist und die das Kind unnütz schwächen, vermeiden. Er muss sich darauf beschränken, Einreibungen mit Unguent. Hydrarg. ciner. auf der zuvor rasirten Kopfhaut und innerlich Jodkali (30 bis 90 ctgr. täglich bei jungen, 2 bis 4 grm. bei älteren Kindern) zu verordnen; auch muss er die schmerzhaften Symptome zu lindern suchen.

Er muss die Verstopfung durch milde Abführmittel (Ricinusöl, Calomel, Scammonium u. s. w.), den Kopfschmerz durch das Auflegen einer Eisblase oder kalter Compressen auf den Kopf und durch Senffussbäder, das Erbrechen durch den innerlichen Gebrauch von Eis und Selterswasser, die Convulsionen und die Delirien durch Bromkali, je nach dem Alter in einer Dosis von 50 ctgr. bis 2 grm. täglich, bekämpfen.

Drittes Capitel.

Hirnentzündung (Encephalitis) der Neugeborenen.

Literatur:

VIRCHOW, Congenitale Encephalitis und Myelitis. Virch. Arch. 1867, XXXVIII, S. 129 und 1868, XLIV, S. 472.

HAYEM, Études sur les diverses formes d'encéphalite. Thèses de Paris 1868, p. 77.

v. GRAEFE, Arch. f. Ophth., XII, S. 250.

HIRSCHBERG, Ueber Encephalitis bei kleinen Kindern. Berl. klin. Wochenschr. 1868, S. 324.

JASTROWITZ, Studien über die Encephalitis und Myelitis etc. Arch. f. Psych. und Nervenkr., 1872, II und III.

PARROT, Ramollissement de l'encéphale chez le nouveau-né. Arch. de Physiol., 1873, p. 50.

Die Geschichte der Encephalitis der Neugeborenen ist hinsichtlich ihrer Symptome, ihres Verlaufes und ihrer Prognose noch unvollständig. Diese Krankheit ist fast nur durch ihren pathologisch-anatomischen Befund bekannt und selbst in diesem Punct ist das Wissen noch kein sicheres; die Autoren sind über diejenigen Veränderungen des Gehirns bei den Neugeborenen, welche der Encephalitis zugeschrieben werden müssen, nicht einig. Dieses Capitel wird sich also darauf beschränken, den Stand der Frage auseinanderzusetzen und die hauptsächlichsten über diesen Gegenstand veröffentlichten Arbeiten zusammenzufassen.

Das Gehirn der Neugeborenen ist im normalen Zustande weicher und lockerer als das der Erwachsenen; die graue und die weisse Substanz unterscheiden sich wenig, die allgemeine Färbung des Gehirns ist überall grau oder ein wenig bläulichweiss, ausgenommen in der Nähe der Seitenventrikel, wo sie hellroth ist. Die geringe Cohaesion der Nervensubstanz im Gehirn des Neugeborenen rührt davon her, dass das Reticulum der Neuroglia, anstatt aus einem dichten Netz von Bindegewebsfasern gebildet zu sein, hauptsächlich aus Bindegewebszellen besteht.

Die Nervencentra zersetzen sich nach dem Tode bei den Neugeborenen schneller als bei den Erwachsenen (F. Weber).[1] Die cadaveröse Erweichung des Gehirns wird durch kleine matte Flecke von 1—2 mm. im Durchmesser characterisirt, die einen starken Geruch von Schwefelwasserstoff entwickeln und in deren Niveau die Hirnmasse zerfliessend ist; die microscopische Untersuchung ergiebt an diesen Stellen das Vorhandensein von sehr dünnen Granulationen und von stäbchenförmigen Vibrionen (Parrot). Diese Merkmale ermöglichen die leichte Unterscheidung der cadaverösen von der pathologischen Erweichung des Gehirns.

Virchow hat auf eine eigenthümliche Veränderung der weissen Substanz der Hirnhemisphären und des Rückenmarks bei den todtgeborenen oder kurze Zeit nach der Geburt unter dem Einfluss der Pocken, des Scharlachs, der Syphilis oder sogar ohne wahrnehmbare Ursache gestorbenen Kindern, aufmerksam gemacht. Diese Erkrankung, welche er unter dem Namen interstitielle Encephalitis beschrieben hat, besteht wesentlich aus einer fettigen Infiltration und einer Wucherung der Neurogliazellen, welche bald nur bei der microscopischen Untersuchung zu erkennen ist, bald sich dem blossen Auge in der Gestalt von kleinen Flecken oder von gelben oder hortensiarothen Erweichungsherden offenbart; es genügt übrigens, einen Schnitt auf dem kranken Gehirn zu machen, bevor es zerlegt wird, um mit dem Microscop leicht das Vorhandensein von granulirten Körperchen zu constatiren, welche schon bei einer schwachen Vergrösserung durch ihre schwärzliche Farbe auf dem grauen Grunde des Praeparats hervorstechen. Virchow schreibt dieser Erkrankung einen grossen Theil der Todesfälle bei den Neugeborenen zu; er führt sie auf eine diffuse Encephalo-Myelitis zurück und stützt sich, um ihren entzündlichen Ursprung aufrecht zu erhalten, auf die Wucherung der Neurogliazellen, auf das Vorhandensein von zerstreuten spindelförmigen Körperchen zwischen den granulirten, auf die starke Hyperaemie einiger Herde und auf das gleichzeitige Bestehen entzündlicher Processe in anderen Organen, wie z. B. in den Nieren.

---

[1] Beiträge zur pathol. Anatomie des Neugeborenen. Kiel, 1851—54. S. 1.

v. Graefe und Hirschberg haben dieselben Erkrankungen bei Kindern von 2 bis 5 Monaten constatirt und eine besondere Art von Keratitis ulcerosa, welche eine Folgeerscheinung der Encephalitis zu sein scheint, beschrieben.

Hayem hat bei einem Dutzend Gehirnen von Neugeborenen die Richtigkeit der Virchow'schen Beschreibung bestätigt; allein er erhebt einige Zweifel über die entzündliche Natur der von ihm beobachteten Veränderungen.

Parrot geht noch weiter und beschreibt diese Veränderungen unter dem Namen Gehirn-Verfettung (stéatose); nach ihm würde die Erweichung stets passiver Natur sein und unter dem Einfluss von Verdauungsstörungen auftreten.

Die vollständigste und wichtigste Arbeit über diesen schwierigen Gegenstand verdankt man Jastrowitz. Gestützt auf die Untersuchung von 65 normalen oder kranken Gehirnen von Foetus und von Neugeborenen, hat er das Vorhandensein einer physiologischen Verfettung der Neurogliazellen festgestellt, welche in den Hemisphären im Niveau der Durchkreuzung der Pedunculifasern mit den Fasern des Corpus callosum und in dem Rückenmark innerhalb der Hinterstränge ihren Lieblingssitz hat. Diese normale Aufspeicherung von Fettkörnchen in den Neurogliazellen erreicht ihr Maximum gegen die Mitte des intrauterinen Lebens vom 5. bis zum 7. Monat, vermindert sich bis zum Augenblicke der Geburt und verschwindet bald darauf. Die Verfettung ist nur dann pathologisch, wenn sie über die normale Zeit hinaus währt oder wenn sie andere Theile als die weisse Substanz des Centrums, wie z. B. die graue Substanz der Windungen, das Corpus striatum, die Thalami optici oder die Kernpuncte der Gehirn- und Rückenmarks-Nerven befällt. Unabhängig von dieser unvollständigen Resorption des Fettes, welche bisweilen mit anderen Unregelmässigkeiten in der Entwicklung zusammenfällt, hat Jastrowitz bei Säuglingen, welche unter Hirnsymptomen, wie Trismus oder Eclampsie gestorben sind, deutlich entzündliche Veränderungen constatiren können; er hat in diesem Falle eine starke Hyperaemie der Hirnhaut mit Oedem des subarachnoidealen Bindegewebes gefunden; die Hirnsubstanz selbst war oft erweicht, allein niemals indurirt; die hyperaemischen weissen Theile waren grauroth. Die Aetiologie dieser Veränderungen ist unklar; Jastrowitz bestätigt nur, dass die Entkräftung nicht genügt, um sie zu erzeugen und dass sie wahrscheinlich entweder das Resultat einer schweren Entbindung oder einer dyscrasischen Krankheit der Mutter, wie z. B. eines Puerperalfiebers, einer Diphtheritis der Geschlechtstheile, einer Bright'schen Krankheit oder Syphilis sind.

Viertes Capitel.

Gehirnabscess.

Literatur:

ABERCROMBIE, a. a. O.

LALLEMAND, Recherches sur l'encéphale, 1823, T. I., p. 389, 402. — T. II., p. 27, 123, 126, 130.

BOUILLAUD, Traité de l'encéphalite. Paris, 1825, p. 337.

LEBERT, Ueber Gehirnabscesse. Virchow's Arch., 1856, X, S. 85.

RUDOLF MEYER, Zur Pathologie des Hirnabscesses. Zürich, 1867, S. 15.

OSCAR WYSS, Gehirnabscess im Kindesalter. Jahrb. f. Kinderheilkunde, N. F. IV. S. 120.

TALFOURD JONES, On a case of death by rupture of a cerebral abcess. Med. Times and Gaz., 1872, II. p. 35.

FRANCIS WARNER, Brit. med. Journ. in Jahrb. f. Kinderheilk., 1874, VII. S. 216.

§ 1. **Aetiologie.** — Der Gehirnabscess ist eine ziemlich seltene Krankheit, noch seltener bei Kindern als bei Erwachsenen. MEYER hat in einem Auszug von 90 Fällen dieser Krankheit nur 15 unter 20 Jahren und nur 3 unter 10 Jahren gefunden. Die meisten Beobachtungen, welche wir aus den Mittheilungen der Autoren gesammelt haben, beziehen sich auf Kinder von 9—14 Jahren. Der Gehirnabscess kann nichtsdestoweniger auch im ersten Lebensalter vorkommen; man findet bei LALLEMAND den Bericht über einen idiopathischen Abscess bei einem 9 Monate alten Kinde. WYSS fand bei einem einjährigen Knaben, der einige Wochen vorher einen Fall auf den Kopf gethan hatte, die ganze linke Hemisphäre in eine grosse eiterige Cyste verwandelt. Bei einem Kinde von 14 Monaten, bei dessen Autopsie WARNER das Vorhandensein zweier Abscesse in den Hemisphären constatirte, schien die Krankheit seit mehreren Monaten zu bestehen.

Nach GERHARDT betreffen mehr als zwei Drittel der beobachteten Fälle Knaben.

In einigen Fällen scheint sich die Krankheit spontan, ohne wahrnehmbare Ursache zu entwickeln.

Grösstentheils bricht sie in Folge eines Trauma's oder einer alten, mit Caries des Felsenbeins complicirten Otorrhoe aus.

Die traumatische Encephalitis kann nach einem Falle, nach Schlägen auf den Kopf oder in Folge einer penetrirenden Schädelwunde eintreten, welche durch stechende Instrumente, wie die Spitze eines Nagels oder einer Scheere, veranlasst ist; sie kann sogar ohne Wunde und ohne Bruch des Schädels durch eine einfache Erschütterung oder Quetschung des Gehirns hervorgerufen werden. Der Abscess hat dann gewöhnlich in der Nähe der getroffenen Stelle seinen Sitz; er kann sich jedoch in Ausnahmefällen durch Contre-coup auf der, der Verletzung entgegengesetzten Seite bilden.

Die Entstehungsart der auf eine chronische Otitis folgenden Encephalitis ist nicht immer leicht festzustellen. TOYNBEE erklärte sie durch eine Eiterverhaltung. Oft pflanzt sich die Entzündung ganz allmälig durch das Gewölbe der Paukenhöhle bis zu der sie bedeckenden Hemisphäre oder durch das Zellgewebe des Sinus lateralis bis zum kleinen Gehirn fort. In anderen Fällen ist die pathologische Verbindung zwischen den beiden Entzündungen nicht so klar und der Abscess ist von dem kranken Knochen durch gesunde Gewebe von gewisser Dicke getrennt (GULL).

§ 2. **Pathologische Anatomie.** — Die weisse Substanz der Hemisphären ist bei dem Kinde wie bei dem Erwachsenen am häufigsten der Sitz der eiterigen Encephalitis; auch sind Abscesse in anderen Theilen des Gehirns, wie z. B. im kleinen Gehirn, dem Corpus striatum und dem verlängerten Mark angetroffen worden. Die Abscesse, welche aus einer Caries des Felsenbeins hervorgehen, haben gewöhnlich auf der rechten Seite ihren Sitz (MEYER).

Man findet bald einen einzigen Abscess, bald mehrere, allein selten mehr als zwei oder drei. Die kleinen metastatischen, multiplen und disseminirten Abscesse im Gehirn kommen bei Kindern nur ausnahmsweise vor.

Die Ausdehnungen der eiterigen Ansammlungen sind sehr verschieden; in mehreren Fällen füllte der Abscess eine ganze Hemisphäre aus (MEYER, WYSS).

Der Gehirnabscess hat, hauptsächlich wenn er in den chronischen Zustand übergeht, eine grosse Neigung zur Cystenbildung; man findet ihn nach Verlauf von 20 oder 30 Krankheitstagen von der Hirnsubstanz durch eine bisweilen aus mehreren Schichten bestehende neugebildete Membran, welche eine Dicke von einigen Millimetern erreichen kann, scharf getrennt. In dem von WYSS beobachteten Falle bot diese Membran an ihrer inneren Fläche unvollständige Falten und Scheidewände dar, welche in das Innere der eiterigen Cyste vorsprangen. Der Inhalt wird grösstentheils von einem grünlichen, sehr festen, zuweilen sehr stinkenden Eiter gebildet, welcher microscopisch ausser farblosen Blutkörperchen, die in fettiger Metamorphose begriffen sind, Haematoidincrystalle zeigen kann. Ist der Abscess einmal eingekapselt, so kann er stationär bleiben oder langsam zunehmen und alsdann Oedem und Anaemie der benachbarten Hirnsubstanz veranlassen. In einigen Fällen wird die Cystenmembran durchbohrt und ihr Inhalt tritt durch eine grosse Oeffnung oder durch eine schmale Fistel mit den Seitenventrikeln (Rilliet und Barthez),[1] oder sogar mit dem Felsenbein und dem äusseren Gehörgang (Lallemand)[2] in Communication.

In den aus einer Wunde hervorgehenden Abscessen kann sich der Eiter mit Fetzen von Gehirnmasse nach aussen entleeren; die Krankheit complicirt sich schliesslich immer mit einer acuten eiterigen Meningitis.[3]

§ 3. **Symptome. — Verlauf.** — Der Verlauf der eiterigen Encephalitis ist pathognomonisch; jedes Symptom allein betrachtet hat wenig Werth und variirt je nach dem Sitz und der Schnelligkeit der Entwicklung des Abscesses. Man kann fast in allen Fällen ein acutes Anfangsstadium erkennen, das durch Hirnsymptome und Fieber, welches mit der Bildung des Abscesses zusammentrifft, characterisirt wird, ferner ein Remissions- oder Latenzstadium, bei welchem die Krankheit Wochen oder Monate lang völlig latent bleiben kann und ein acutes Endstadium, welches durch das Wiedererscheinen der Hirnsymptome gekennzeichnet wird und nach Verlauf einiger Tage mit dem Tode endigt; es scheint durch ein Hirnoedem oder durch eine meningitische Complication verursacht zu sein.

Der Anfang wird im Allgemeinen durch ein mässiges Fieber und einen zuweilen sehr lebhaften Kopfschmerz, der auf der kranken Seite vorherrscht, angekündigt; bei den Abscessen des kleinen Gehirns bemächtigt sich der Kopfschmerz vorzüglich der Gegend des Hinterhauptes. In anderen Fällen ist das einzige Symptom, welches eine Gehirnkrankheit vermuthen lässt, Schwindel, welcher manchmal von Uebelkeit und Erbrechen begleitet wird; auch kommt eine beschränkte Lähmung vor, wie z. B. Schielen, Erweiterung der Pupillen, eine unvollständige Paralyse des Arms oder einer ganzen Seite und Sprachstörung. Zuweilen verbinden sich hiermit Contracturen, Convulsionen oder Delirien. Man hat im Beginn der aus der chronischen Otitis hervorgehenden Encephalitis eine Verminderung oder Unterdrückung der Otorrhoe beschrieben; diese Thatsache, welche Morgagni[4] durch das Eindringen des Eiters aus dem Ohr in das Gehirn erklärt, ist nicht constant.

---

[1] A. a. O., T. I. p. 147.

[2] A. a. O., T. II. p. 126 u. 130.

[3] Beobachtung Poupart's, Hist. de l'Acad. des Sciences, 1700, obs. 19. — Beobachtung Steiner's, a. a. O., S. 50.

[4] Epist. XIV, Nr. 6.

Das Remissionsstadium ist fast immer vorhanden. Bei der acuten Form ist es kurz und wenig markirt; der anfänglichen Erregung und den Hirnzufällen folgt eine relative Ruhe, während welcher die Kinder gewöhnlich die Integrität ihrer Geistesfähigkeiten bewahren (Steiner), allein es besteht oft eine Hemiplegie, eine auf den Nacken oder auf die Finger beschränkte Contractur, Schielen u. s. w., stumme Zeugen der Gehirnerkrankung. West theilt die Krankengeschichte eines Kindes mit, welches einen schwankenden Gang behalten hatte und genöthigt war, denselben mit den Armen, wie ein Seiltänzer, in's Gleichgewicht zu bringen. Bei der chronischen Form können alle beunruhigenden Symptome verschwinden und das Kind erfreut sich mehrere Wochen oder sogar mehrere Monate lang einer scheinbar vollkommenen Gesundheit. Zwei von Gerhardt citirte Fälle scheinen sogar zu beweisen, dass die Krankheit Jahre hindurch latent bleiben kann und dass gewisse, nach dem Tode bei Erwachsenen gefundene Gehirnabscesse aus der Kindheit herrühren.

Das Endstadium der Krankheit ist sehr kurz; es wird durch die Wiederkehr des Fiebers und der Hirnsymptome, wie des Kopfschmerzes, Erbrechens oder der Delirien, characterisirt. Es erscheinen zuerst partielle, dann allgemeine Convulsionen, welche in ihrer Folge Lähmung hinterlassen; das Kind verfällt in Coma und stirbt nach Verlauf einiger Tage; in einigen Ausnahmefällen behält es sein Bewusstsein bis zum letzten Augenblick. Bisweilen thut sich die eiterige Encephalitis erst durch ihre Endzufälle kund, indem das Anfangsstadium der Krankheit sich durch kein Symptom offenbart hat. Diese Thatsache kann man in Folge einer penetrirenden Gehirnwunde beobachten, wenn der Abscess sehr oberflächlich ist und wenn der Eiter einen Abfluss nach aussen findet; Steiner hat bei einem 5 Jahre alten Kinde in Folge eines ausgedehnten Bruches am Schädelgewölbe die fast vollständige Zerstörung der linken Hirnhemisphäre, welche nach und nach durch die Wunde ausgestossen wurde, beobachtet; während der ganzen Zeit ass und schlief das Kind gut, war sehr fröhlich und zeigte kein Gehirnsymptom, als gegen Ende der dritten Woche eine eiterige Meningitis ausbrach, welche es in 2 Tagen hinwegraffte. Bei einem von Warner beobachteten Säuglinge erschienen die ersten Convulsionen erst sieben Tage vor dem Tode; der Kopf hatte am Anfang zugenommen, die Fontanelle war weit offen und durch kräftige Pulsationen in Bewegung; man beobachtete zu gleicher Zeit eine leichte Contractur der Extremitäten. Dieses Kind wurde während der letzten Lebensstunden von völliger Blindheit getroffen.

§ 4. **Diagnose.** — Die Diagnose des Gehirnabscesses muss sich mehr auf die Anamnese (Trauma, Otorrhoe), sowie auf den Verlauf der Krankheit, als auf dieses oder jenes specielle Hirnsymptom stützen. Die Gehirntuberkel, die beim Kinde viel häufiger als die Abscesse sind, können denselben Complex von Symptomen darbieten, die in der Form von Paroxysmen inmitten einer relativen Gesundheit wiederkehren; allein die Anamnese, das Fieber und die nervösen Erscheinungen am Anfang, die Anfälle von heftigeren und allgemeineren Convulsionen, ein weniger intensiver und begrenzter Kopfschmerz, werden den Gehirnabscess erkennen lassen (Griesinger).

§ 5. **Prognose.** — Die Prognose der Gehirnabscesse ist fast absolut schlecht.

§ 6. **Behandlung.** — Man muss sich während des acuten Stadiums der Krankheit auf die Anwendung von Eis auf den Kopf und auf ableitende Mittel auf den Darmcanal beschränken; wenn das Fieber und der Kopfschmerz sehr lebhaft sind, scheinen einige Blutegel an die Processus mastoidei, im Falle von Convulsionen Bromkali in grosser Dosis geboten. Die chirurgische Eröffnung des Abscesses ist ein letztes Hilfsmittel, dessen man sich mit äusserster Zurückhaltung und nur in dem Falle bedienen darf, wo der Sitz der Eiteransammlung deutlich zu erkennen ist. Es sind in der Wissenschaft kaum ein oder zwei authentische Fälle von Heilung in Folge dieser Operation vorhanden (Petit,[1] Clarke).[2]

Da die Otorrhoe bei Kindern der häufigste Ausgangspunct der Encephalitis ist, muss es sich jeder Arzt zur Pflicht machen, dieselbe durch adstringirende und desinficirende Einspritzungen zu bekämpfen.

Die penetrirenden Hirnwunden müssen stets nach der Lister'schen Methode verbunden werden; dies ist das wirksamste Mittel, um der Eiterung vorzubeugen.

---

1 Bouillaud, a. a. O.

2 Boston med. Journ. 1873, p. 674.

Fünftes Capitel.

Hypertrophie und Sclerose des Gehirns.

Literatur:

Laënnec, Journ. de Corvisart, 1806, T. II., p. 669.
Scoutetten, Arch. gén. de méd., 1825, T. VII, p. 44.
Burnet, Journ. hebdom., 1829, T. V, p. 265.
Andral, Clinique médicale, 2 me éd., 1833, T. V, p. 595.
Steiner u. Neureutter, Prag. Vierteljahrschr., 1863, II.
Fr. Betz, Ueber Gehirnhypertrophie im Kindesalter. Memorabilien, 1865, X. 6.
Landouzy, Hypertrophie du cerveau chez un enfant. Gaz. méd. de Paris, 1874, p. 328.
A. d'Espine, Bull. de la Soc. méd. de la Suisse romande, 1875, p. 375.
Duval et d'Espine, ebend., 1876, p. 154.

Laënnec hat zuerst die Aufmerksamkeit auf die Hypertrophie des Gehirns bei Kindern gelenkt. Rilliet und Barthez haben in ihrer classischen Abhandlung die wenigen Fälle, welche seitdem veröffentlicht sind, zusammengestellt, allein die von ihnen berichteten Beobachtungen gehören nicht alle der Hypertrophie des Gehirns, wie sie von Laënnec beschrieben worden ist, an; einige, wie die von Papavoine, sind Fälle von Encephalopathie nach Bleivergiftung, eine andere, welche sie selbst gemacht, ist ein merkwürdiges Beispiel von multiplen Geschwülsten des Gehirns. Seitdem sind in Zeitschriften mehrere neue Thatsachen mitgetheilt worden, allein ohne die Beschaffenheit und die Ursachen dieses eigenthümlichen Leidens definitiv aufzuklären.

Die Hypertrophie des Gehirns ist eine wirkliche Hypertrophie, d. h. eine Vermehrung aller Elemente der Hirnsubstanz und nicht nur der Elemente der Neuroglia, wie es einige Autoren behauptet haben. Sie dehnt sich gewöhnlich über die beiden Hirnhemisphären, zuweilen auch über die Corpora striata und über die Thalami optici, sehr selten über das Mittelhirn und über das kleine Gehirn aus. Diese Krankheit ist noch zu wenig bekannt, als dass es möglich wäre, eine didactische Beschreibung über dieselbe zu liefern. Wir wollen uns damit begnügen, eine kurze Uebersicht der bekannten Thatsachen zu geben und die Fälle einfacher Hypertrophie des Gehirns von denjenigen unterscheiden, in welchen sich die Krankheit mit Sclerose verband.

Die Beobachtungen von Scoutetten und Landouzy sind unseres Wissens die einzigen, in welchen die Hypertrophie des Gehirns eine einfache war.

Bei einem von Landouzy beobachteten 10jährigen Knaben wog das Gehirn 290 grm. mehr als beim Erwachsenen und betrug etwa 600 grm.

mehr als das Durchschnittsgewicht bei einem Kinde gleichen Alters; die microscopische Untersuchung, welche von Dr. Magnan mit der grössten Sorgfalt vollführt wurde, liess überall die normale Structur der Hirnsubstanz constatiren. Der Kopf des Kindes war von Geburt an, hauptsächlich in der Stirngegend sehr gross; die Schädelsuturen und die grosse Fontanelle waren geschlossen. Der Knabe war seinem Alter angemessen entwickelt und gewachsen; sein Gesichtsausdruck war aufgeweckt und sein Blick intelligent. Während seines Aufenthaltes im Hôpital des Enfants assistés konnte er dem Unterrichte leicht folgen. Er war vollkommen gesund und Nichts liess ein nahes Ende ahnen, als er plötzlich von einer Lungenerkrankung befallen wurde, welcher er in 24 Stunden erlag.

Bei der Beobachtung Scoutetten's handelte es sich um einen $5^1/_2$ Jahre alten Knaben, welcher von gesunden Eltern geboren war und dessen sehr voluminöser Kopf sich langsam und unmerklich entwickelt hatte. Lange äusserte dieses Kind keinen Schmerz; es war nur durch das Gewicht seines Kopfes, der, wenn es laufen wollte, nach vorn fiel und es zum Fallen brachte, genirt; dies geschah während des letzten Jahres sehr häufig. Seine Intelligenz war gut entwickelt, übertraf jedoch in keiner Weise die seiner Altersgenossen. Alle seine Functionen gingen regelmässig von Statten, als es nach Verlauf von 14 Tagen an einer intercurrenten acuten Krankheit starb, ohne irgend eine bemerkenswerthe nervöse Erscheinung dargeboten zu haben.

Fast bei allen seit Laënnec veröffentlichten Beobachtungen war die Hypertrophie von einer corticalen Sclerose begleitet, welche gewöhnlich auf eine einzige Hemisphäre und auf eine kleine Zahl von Windungen beschränkt, zuweilen jedoch viel ausgedehnter war. Einer von uns hatte Gelegenheit, zwei Fälle dieser Art zu beobachten, welche wir hier kurz berichten wollen.

Der erste Fall betrifft einen Knaben, welcher im Alter von $3^1/_2$ Jahren starb. Sein Kopf hatte in Folge seines anomalen Umfanges kurze Zeit nach der Geburt begonnen, die Aufmerksamkeit auf sich zu lenken; man glaubte an einen Hydrocephalus. Das Kind hatte gegen den fünften Monat zu wiederholten Malen Convulsionen, welche auf das rechte Bein und den rechten Arm beschränkt waren und eine Hemiplegie auf der rechten Seite hinterliessen; zu gleicher Zeit traten Erbrechen, Stuhlverstopfung und ein sehr ausgesprochener Strabismus convergens auf. Das acute Stadium dauerte 15—20 Tage. Das Kind wurde ziemlich schnell wiederhergestellt und behielt nur eine unvollständige Lähmung auf der rechten Seite und ein abnormes Volumen des Kopfes. Dessenungeachtet entwickelte es sich und zeichnete sich durch seinen frühreifen

Verstand aus. Sein Gang war Anfangs schwer, es schleppte das rechte Bein nach und war im Gebrauche der rechten Hand behindert; dennoch ging es schliesslich leidlich und erfreute sich einer befriedigenden Gesundheit, bis es im 4. Jahre von einer Bronchopneumonie, dann von einer eiterigen Pleuritis befallen wurde, welcher es nach 2 Monaten erlag. — Wir constatirten bei der Autopsie eine sehr hervortretende rachitische Missbildung und eine abnorm weite Schädelhöhle; die Suturen und die grosse Fontanelle waren verknöchert. Zwischen den beiden Blättern der Arachnoidea und dem oedematösen subarachnoidealen Bindegewebe waren einige lockere Adhaesionen vorhanden. Die beiden Hemisphären hatten sehr beträchtliche Dimensionen; ihr Durchmesser von vorn nach hinten betrug 180 mm., das Totalgewicht des Gehirns 1060 grm.. Wir hatten es mit einer wirklichen Hypertrophie zu thun, denn das Gehirn hatte, ausser an einer circumscripten sclerosirten Stelle der linken Hemisphäre, allenthalben seine normale Structur; der kranke Theil war an seiner knorpeligen Härte, seiner fahlen, graugelben Färbung und an dem gerunzelten Aussehen der Windungen leicht zu erkennen. Die Sclerose umfasste den hinteren Bogen der Windung der SYLVIUS'schen Grube, hörte jedoch 1 oder 2 cm. hinter der ROLANDO'schen Spalte auf. Bei Eröffnung des linken Ventrikels fand man das Corpus striatum in seinem hinteren Drittel atrophisch und sclerosirt, das Ependyma war an dieser Stelle verdickt und genarbt und die Ventrikelhöhle mit einer geringen Menge trüber Flüssigkeit angefüllt. Das Mittelhirn, das verlängerte Mark und das kleine Gehirn waren völlig intact.

Der zweite von uns beobachtete Fall bezieht sich auf einen vierjährigen Knaben, der durch die seit der Geburt datirende enorme Entwicklung seines Kopfes auffiel. Dieses Kind, das man ebenfalls für hydrocephalisch gehalten hatte, war völlig idiotisch. Es war niemals intelligent und wurde im Alter von 2 Jahren von Nervenzufällen heimgesucht, die durch Coma und Convulsionen characterisirt waren und in deren Folge es auf der ganzen linken Seite gelähmt blieb. Als wir den Knaben sahen, war er durch eine chronische Diarrhöe cachectisch, sein Kopf war sehr gross und wackelte auf dem Halse hin und her; er zeigte ebenso wie der Brustkasten die Spuren einer vorgeschrittenen Rachitis; die Schädelsuturen und Fontanellen waren verknöchert; der linke Arm und das linke Bein waren atrophisch, gelähmt und vollständig kraftlos. Das Kind ging kurz darauf am Marasmus zu Grunde. — Bei der Autopsie prolabirte das Gehirn bei der Incision der Hirnhäute; es hatte die Ausdehnung und das Gewicht desjenigen eines Erwachsenen, die rechte Hemisphäre war normal, mit Ausnahme des hinteren Theils des

Occipitallappens, welcher an seiner Oberfläche einen wenig ausgedehnten sclerotischen Ueberzug zeigte. Die linke Hemisphäre war atrophisch, die Hirnfurchen, welche die Gyri trennten, waren fast so tief wie bei einem Greise. Die Sclerose erstreckte sich auf alle an die Fossa Sylvii grenzenden Windungen, bis einschliesslich zu der vorderen Central-Windung. Von dieser letzteren Stelle ging eine absteigende strangförmige Sclerose aus, welche man in der Substanz des Corpus striatum, im rechten Hirnschenkel, in der rechten Hälfte des Pons und in den linken Vorder-Seitensträngen des Rückenmarks leicht verfolgen konnte. Mit dem Microscop constatirte man in allen sclerosirten Theilen ein faseriges Bindegewebe, in dessen Maschen sich eine grosse Anzahl körniger Körperchen befand.

Wir glauben, sowohl aus Beobachtungen, die von anderen Autoren veröffentlicht sind, als auch aus unseren eigenen folgern zu können, dass die Hypertrophie des Gehirns im Allgemeinen eine congenitale, mit der Lebensfähigkeit und einer normalen Geistesentwicklung vereinbare Krankheit ist, wofern sie sich nicht mit Sclerose verbindet. Sie ist bei Knaben besonders häufig und tritt unter dem Einfluss noch dunkler Ursachen auf; Betz ist der Einzige, der diese Krankheit bei mehreren Kindern derselben Familie beobachtet und sie mit anderen Unregelmässigkeiten in der Entwicklung, wie z. B. mit Macroglossie zusammentreffen sah. In den meisten Fällen complicirt sich die Gehirnhypertrophie im Laufe des ersten oder zweiten Jahres mit einer chronischen Encephalitis der Hemisphären-Oberfläche, die sich durch Convulsionen und paralytische Erscheinungen auf der der Erkrankung entgegengesetzten Seite kund giebt; die Sclerose, welche das Resultat dieser Entzündung ist, tritt bei rachitischen Kindern immer hinzu; es scheint uns, dass die Congestionserscheinungen, welche die pathologische Verknöcherung des Schädelgewölbes begleiten, zu ihrer Erzeugung beitragen. Wenn sich die Sclerose auf eine grosse Zahl von Windungen ausdehnt, zieht sie nach Verlauf einer mehr oder weniger langen Zeit, eine Atrophie der entsprechenden Hemisphäre und eine strangförmige absteigende Sclerose auf der entgegengesetzten Seite des Rückenmarks nach sich; diese Laesionen äussern sich während des Lebens durch Lähmung mit Atrophie und Contractur der Extremitäten auf der der Gehirnsclerose entgegengesetzten Seite, sowie durch Idiotismus; dessenungeachtet kann die Sclerose der Windungen, wenn sie sehr beschränkt ist, mit einer normalen geistigen Entwicklung vereinbar sein. Die Atrophie des Corpus striatum giebt sich durch eine unvollkommene Lähmung der Extremitäten auf der entgegengesetzten Seite kund.

Die differentielle Diagnose zwischen der Gehirnhypertrophie und dem Hydrocephalus ist sehr schwer; da letzterer bei weitem am häufigsten ist, so glaubt man immer, es mit ihm zu thun zu haben. Nach Betz behält bei der Gehirnhypertrophie der Schädel, trotz seiner Erweiterung, die Charactere des rachitischen Schädels mit seinen frontalen und occipitalen Vorsprüngen bei; die Vergrösserung des Kopfumfanges geschieht viel langsamer und ist geringer, als beim Hydrocephalus. Wenn endlich die Hirnhypertrophie von nervösen, paralytischen oder convulsivischen Erscheinungen begleitet wird, so sind diese beschränkter, als beim Hydrocephalus. Betz bezeichnet noch den Stimmritzenkrampf als eine häufige Complication der Hypertrophie des Gehirns.

Die Prognose scheint bei der einfachen Hypertrophie nicht nothwendiger Weise tödtlich zu sein; die Kinder erliegen gewöhnlich an einer intercurrenten Krankheit im vorgerückten Kindesalter. Bei der Hypertrophie mit Sclerose sterben die Kinder fast immer im Alter zwischen 3 und 5 Jahren.

Die einzige therapeutische Indication, die uns rationell erscheint, besteht darin, der Rachitis durch eine gute Hygiene zuvorzukommen und sie zu bekämpfen; auf diese Weise wird man die Fälle von Sclerose vermindern.

Sechstes Capitel.

Haemorrhagia meningealis.

Literatur:

Cruveilhier, Atlas d'anatomie pathologique, livraison XV.
Valleix, Clin. des mal. des enfants nouveau-nés, Paris 1838, p. 562.
Barthez et Rilliet, Mémoire sur les hémorrhagies de la grande cavité de l'arachnoide. Gaz. méd., novbr. 1842.
Legendre, Mémoire sur les hémorrhagies de la grande cavité de l'arachnoide. Recherches sur quelques maladies de l'enfance, Paris, 1846.
Virchow, Das Haematom der Dura mater. Würzb. Verhandl., 1856.
B. Wagner, Jahrb. f. Kinderheilk., 1868, I., S. 106.
Landouzy, Bulletin de la Soc. anat. 1872, p. 520.
S. Mooser, Pachymeningitis chronica interna. Jahrb. f. Kinderheilk. VI., 2.
Homolle, Bull. de la Soc. anat., 1873, p. 765 u. 839.

Man hat die meningealen Blutungen nach ihrem Sitze in supermeningeale, subarachnoideale und intraarachnoideale eingetheilt. Die supermeningeale Haemorrhagie, die zwischen dem Schädel und der Dura mater stattfindet, complicirt zuweilen das subpericranielle Cephalaematom; sie entsteht durch den Druck, welchen der Kopf während der Entbindung oder durch die geburtshilflichen Operationen erduldet. Die subarachnoideale Haemorrhagie kann von der Ruptur eines cerebralen oder intraarachnoidealen Ergusses in das Zellgewebe der Subarachnoidea herrühren. Die einzige Varietät, welche in der Pathologie des Kindesalters eine wichtige Rolle spielt und welche wir in diesem Capitel im Auge haben, ist der Bluterguss in den Arachnoidealsack.

§ 1. **Aetiologie.** — Die meningeale Haemorrhagie ist bei der Geburt häufig; sie ist nach Cruveilhier bei einem Drittel der Todtgeborenen die Todesursache. Sie zeigt sich hauptsächlich, wenn der Kopf des Fötus während der Entbindung eingekeilt ist und wenn die Schädelknochen beträchtlich übereinander geschoben werden oder auch, wenn der Hals und die Cervicalwirbel bei der Extraction eine zu grosse Zerrung erlitten haben (Naegele). Cruveilhier schreibt auch die meningeale Apoplexie der längeren Compression der Leber zu und hat sie in diesem Falle mit Ecchymosen der Lungen und der Thymusdrüse zusammenfallen sehen.

Nach der Geburt wird die meningeale Haemorrhagie hauptsächlich vom ersten bis dritten Jahre beobachtet. Sie ist sehr selten idiopathisch: Legendre berichtet einen Fall, in welchem sie sich durch die während eines Zornausbruchs stattgehabte Ruptur einer Vene zeigte. Gewöhnlich ist sie secundär und complicirt bei rachitischen, schlecht genährten, tuberculösen oder durch frühere Krankheiten (Masern) geschwächten Kindern einen vorgeschrittenen, cachectischen Zustand. Die Pachymeningitis und die Sinusthrombose, die beiden häufigsten Veranlassungen der meningealen Blutung, sind selbst von der Cachexie abhängig. Endlich kann in gewissen, sehr seltenen Fällen die meningeale Haemorrhagie der Ausdruck einer haemorrhagischen Diathese sein und alsdann von Purpura und Blutungen aus verschiedenen Schleimhäuten begleitet werden (West, Wagner).

§ 2. **Pathologische Anatomie.** — In gewissen Fällen von meningealer Haemorrhagie ist der Bluterguss die einzige nennenswerthe Laesion; die Wände des Arachnoidealsackes sind intact. Bei der Apoplexie der Neugeborenen findet man gewöhnlich flüssiges Blut, welches einen begrenzten Herd um das kleine Gehirn und die hinteren Hirnlappen bildet, und welches sich zuweilen bis in den Vertebralcanal ausbreitet (Cruveilhier). In anderen Fällen, z. B. nach einer Sinusthrombose, ist die Arachnoidea von einer grossen Ecchymose bedeckt oder man findet auch auf der Convexität der Hemisphären schwärzliche, seltener farblose und aufgeschichtete Blutgerinnsel verbreitet (Vidal), welche sich bis zur Basis des Gehirns ausdehnen können. Die Menge des ergossenen Blutes kann zwischen wenigen und ungefähr 100 oder 120 Gramm variiren.

Meistentheils ist die Innenfläche der Dura mater in frischen Fällen von einer sehr dünnen und durchsichtigen, in den älteren von einer dicken nnd consistenten neuen Membran bedeckt. Diese Membran ist besonders die Falx cerebri entlang entwickelt, von wo sie lateralwärts absteigt, indem sie sich an ihren Rändern bis zur Schädelbasis verdünnt und so ein langes Prisma mit der Basis nach oben darstellt. Sie bedeckt gewöhnlich beide Hemisphären und ist nur selten auf eine Seite beschränkt. Sie adhaerirt nicht an der Arachnoidea. Man kann sie in dünne und durchsichtige Lamellen trennen, in welchen entweder ecchymotische Flecke oder kleine Blutgerinnsel oder endlich ein beträchtlicherer Bluterguss gefunden werden. Nirgends ist die aufeinandergeschichtete Structur der neuen Membran wahrnehmbarer, als auf der Membrangrenze (Rilliet und Barthez).

Man hat lange über die Frage discutirt, ob die Blutgerinnsel oder die Pseudomembranen die primäre Laesion bilden. Den Arbeiten Virchow's verdankt man heute die Kenntniss, dass die Entzündung der Innenfläche der Dura mater (Pachymeningitis) die initiale Erkrankung ist, dass die so gebildete Pseudomembran vascularisirt wird, dass die neuen Capillaren bei der geringsten Anstrengung bersten und die Menge haemorrhagischer Herde aller Grade und Dimensionen erzeugen, welche man auf der Oberfläche und im Innern der Pseudomembran findet.

Wenn man den Process in seinen ersten Stadien studiren kann, findet man auf der Innenfläche der Dura mater eine dünne gelatinöse, halb durchsichtige, aus jungen, ziemlich grossen ein- oder mehrkernigen Zellen gebildete Schicht, welche sehr wahrscheinlich aus dem umgeformten Epithel entsteht. Neue Capillaren entwickeln sich schnell darin; eine neue Membran organisirt sich, verdickt sich dann durch neu hinzukommende Schichten, welche sich durch denselben Process auf ihrer Innenfläche bilden, so dass sie nach Verlauf einer mehr oder minder langen Zeit von aussen nach innen folgende Structur darbietet: a) das Bindegewebe der Dura mater; b) eine oder mehrere Schichten fest organisirten Bindegewebes, welches mit der Dura mater durch dünne und leicht zerreissbare Fäden wiederum vereinigt ist; c) eine in der Organisation begriffene Schicht, in welcher sich die neuen Capillaren büschel- oder sternförmig entfalten und die vorhergehenden Schichten senkrecht durchziehen; d) eine neue innere gefässlose Schicht, welche nur aus jungen Zellen besteht. Man findet fast immer zwischen den beiden letzten Schichten den Bluterguss (Haematom der Dura mater), welcher von der Ruptur der letzten Verzweigungen der Capillaren herrührt. Wenn dieser Erguss reichlich ist, zerreist er die dünne Schicht, welche ihn von dem Arachnoidealsack trennt und verbreitet sich über die Oberfläche der Hemisphären.

Wenn das Kind nicht in den ersten Tagen der Krankheit stirbt, organisiren sich die Wände des Haematoms, die Flüssigkeit entfärbt sich nach und nach, sie enthält ausser Haematoidin-Crystallen grosse Pigmentzellen, die 3 bis 6 rothe Blutkörperchen einschliessen. Die noch elastischen Wände der Cyste können durch eine seröse Ausschwitzung gewaltsam ausgedehnt werden; wenn die Fontanellen noch nicht verknöchert sind, weichen sie oft dem intracraniellen Druck und es entsteht ein doppelseitiger Hydrocephalus externus; das Gehirn entgeht somit jedem starken Drucke (Poumeau, Boudet, Legendre).

In einigen Fällen ist die Cyste vielfächerig und man kann alsdann auf derselben Hemisphäre nebeneinander zwei verschiedenartige Flüssigkeiten, die eine trübe und blutig, die andere klar und serös finden. Rilliet und Barthez haben in einem Falle auf jeder Seite einen halben Liter Flüssigkeit gefunden.

§ 3. **Symptome.** — Die meningeale Haemorrhagie braucht sich während des Lebens durch kein erhebliches Symptom zu offenbaren. Diese latente Form soll nach Rilliet und Barthez sogar die häufigste sein; sie hängt von dem Schwächezustand der Kinder, von der geringen Ausdehnung des Ergusses und von der Langsamkeit, mit welcher er von Statten geht, ab.

In anderen Fällen sind einige terminale Nervenzufälle, wie Coma und Convulsionen, die einzigen Anzeichen der Haemorrhagie. Das Kind verfällt plötzlich in einen comatösen Zustand, der einige Stunden bis 1 oder 2 Tage dauern kann und mit dem Tode endigt; zuweilen gehen letzterem Contracturen der Extremitäten voraus. In einigen Fällen beobachtet man wiederholte convulsivische Anfälle. Wir geben als Beispiel dieser unvollständigen Form den Auszug einer von Homolle veröffentlichten Beobachtung: Ein Kind von 3 Jahren, welches 14 Tage zuvor die Masern gehabt hatte, wurde während der Nacht von Convulsionen befallen. Am anderen Morgen constatirte man eine Deviation beider Augen nach rechts, eine Drehung des Kopfes nach derselben Seite (das Kind sieht nach seinem Herde) und wenig ausgedehnte rhythmische Zuckungen der rechten Extremitäten. Am Abend starb das Kind in einem neuen convulsivischen Anfalle und man fand bei der Autopsie eine auf die rechte Seite beschränkte Pachymeningitis.

Legendre hat eine vollständigere Form der Krankheit beschrieben, welche durch ihre Prodrome und durch das begleitende Fieber an die Pachymeningitis der Greise und Geisteskranken erinnert. Diese fieberhafte Form wird oft durch ein- oder zweimaliges, sich nicht wiederholendes Erbrechen und durch einige convulsivische Bewegungen der Augäpfel, die einen leichten Strabismus zur Folge haben, angekündigt. Das schon im Beginn sehr markirte Fieber dauert während des ganzen Verlaufes der Krankheit fort; der Puls wird gespannter und schneller, bleibt jedoch regelmässig; bald sieht man eine persistirende Contractur der Hände und Füsse eintreten; hiermit verbinden sich oft tonische und clonische, allgemeine und partielle Convulsionen. Diese bezeichnen den Anfang und das Ende der Krankheit; im Intervall bemerkt man eine geringe Betäubung. In den letzten Augenblicken wiederholen sich die Convulsionen rasch nacheinander und das Kind erliegt inmitten eines Anfalles.

Die bei der Pachymeningitis der Erwachsenen und der Greise so häufige Lähmung ist bei der meningealen Apoplexie des Kindesalters eine Ausnahme. Da die Haemorrhagie gewöhnlich bei Kindern, deren grosse Fontanelle noch offen ist, stattfindet, weichen die Schädelknochen leicht auseinander und die Druckerscheinungen treten weniger hervor als beim Erwachsenen.

In den seltenen Fällen, in welchen die Blutung nach der Verknöcherung der Näthe eintritt, kann man eine Lähmung beobachten, die in der dem meningitischen Herde entgegengesetzten Seite vorherrscht, während die convulsivischen Erscheinungen vorzüglich auf der erkrankten Seite die Oberhand haben. (Fall von Rilliet und Barthez.)

§ 4. **Ausgang. — Prognose.** — Der Tod ist der gewöhnliche Ausgang der meningealen Haemorrhagie. Bei der acuten Form erfolgt er nach Verlauf von 4 oder 5 Tagen entweder durch die Zunahme der Krankheit oder in Folge einer sie complicirenden lobulären Pneumonie.

In anderen, weniger häufigen Fällen erholt sich das Kind von dem Anfalle, bekommt jedoch nach einer mehr oder weniger langen Zeit einen Hydrocephalus. Die Stirnbeine prominiren, die Fontanelle ist gewölbt, die Parietalbeine werden auseinander gedrängt; die Intelligenz vermindert sich, das Kind verfällt in Idiotismus; der Blick hat jeden Ausdruck verloren und oft wird Strabismus beobachtet. Die Symptome können im Ganzen dem Hydrocephalus der Ventrikel gleichen. Der Kopf erreicht indessen niemals einen so beträchtlichen Umfang. Die Kinder erliegen alsdann nach einem gewissen Zeitraum, welcher zwischen einigen Monaten und 1 oder 2 Jahren variirt, in einem convulsivischen Anfalle oder werden von einer intercurrenten Krankheit hinweggerafft; die Heilung soll jedoch in einigen Fällen möglich sein (LEGENDRE).

§ 5. **Diagnose.** — Die Diagnose der meningealen Haemorrhagie bietet grosse Schwierigkeiten dar. Die von Fieber und Benommenheit begleiteten Contracturen der Extremitäten sind das characteristischste Symptom. Das Fehlen von Kopfschmerz und Stuhlverstopfung, das Auftreten der Convulsionen gleich im Beginn und hauptsächlich die Anamnese werden die Ausschliessung der tuberculösen Meningitis gestatten; die meningeale Blutung ist übrigens eine Krankheit des frühen Kindesalters, während die tuberculöse Meningitis dem späteren angehört.

Was den aus der meningealen Haemorrhagie hervorgehenden äusseren Hydrocephalus betrifft, so hat dieser keine besonderen Symptome, welche ihn vom inneren oder ventriculären Hydrocephalus genau unterscheiden lassen. Man muss sich hauptsächlich auf die Art des Krankheitsbeginnes stützen und das Alter der Kranken in Betracht ziehen; der äussere Hydrocephalus ist niemals congenital; er erscheint meistentheils gegen den zehnten Lebensmonat (LEGENDRE).

§ 6. **Behandlung.** — Die Prophylaxis der Haemorrhagia meningealis muss darin bestehen, bei den Krankheiten des Kindesalters die Cachexie durch eine gute Ernährung zu bekämpfen und bei geschwächten Kindern alle Ursachen zu vermeiden, welche die Circulation im Gehirn hindern könnten, wie z. B. Zuschnürung des Halses durch zu enge Kleidung oder schiefe Lage des Kopfes. RILLIET und BARTHEZ rathen, bei den Kindern auch die chronischen Kopfausschläge mit besonderer Vorsicht zu behandeln. Sie citiren 2 Fälle von meningealer Haemorrhagie, welche in Folge des Verschwindens dieser Ausschläge eingetreten sind.

Bei der eigentlichen Behandlung muss man alle schwächenden Medicationen und besonders die Blutentleerungen vermeiden; man beschränke sich auf die Anwendung von Ableitungsmitteln an den Extremitäten (Senfpflaster, Essigumschläge, Einhüllung in Watte), sowie auf die Bekämpfung der Convulsionen durch Bromkali oder Chloral (siehe Eclampsie).

Man hat gegen den äusseren Hydrocephalus die Punction mit einem sehr feinen Troicar und die Aspiration des Ergusses angerathen; dieses ebenso gefährliche wie unwirksame Verfahren ist heute jedoch völlig verlassen. Die Compression des Kopfes verdient nicht viel Vertrauen.

Siebentes Capitel.

Haemorrhagia cerebralis.

§ 1. **Aetiologie.** — Die Hirnhaemorrhagie ist eine bei Kindern seltene Krankheit. Nach RILLIET und BARTHEZ, welche 16 Fälle sammeln konnten, wird sie häufiger im vorgerückten, als im frühen Kindesalter beobachtet, falls man die Blutungen, welche unter dem Einfluss einer schweren Entbindung entstehen und alsdann fast immer mit Blutergüssen unter dem Pericranium, den Schädelknochen oder in der Arachnoidealhöhle zusammentreffen, nicht mitrechnet. (Siehe Haemorrhagia meningealis.)

Die Hirnhaemorrhagie tritt im vorgerückten Kindesalter unter dem Einfluss sehr verschiedener Ursachen auf, von denen folgende die häufigsten sind:

1. Die Hirnerkrankungen, wie die Sinusthrombose, die Hirntuberkel, die Meningitis und seltener die atheromatöse Entartung der Hirncapillaren.

2. Die mechanischen Störungen der Circulation des Gehirns, die aus den Drüsengeschwülsten, welche die Halsvenen comprimiren, ferner in Folge der umfangreichen Unterleibsgeschwülste, welche den Rückfluss des Blutes hemmen oder nach einer beträchtlichen rachitischen Missbildung des Thorax entstehen.

3. Eine haemorrhagische Diathese, welche zu gleicher Zeit Haemorrhagien in anderen Organen (Brustfell, Herzbeutel) veranlassen kann.

§ 2. **Pathologische Anatomie.** — Die Hirnhaemorrhagie ist in den Corpor. striat. und in den Thalam. optic. nicht so häufig wie bei Erwachsenen; sie zeigt sich bald in mehr oder weniger ausgedehnten Herden, bald in der Gestalt von disseminirten Capillarapoplexien und kann fast ohne Unterschied in allen Theilen der Gehirnmasse, sowie in den Seitenventrikeln angetroffen werden. Die Haemorrhagien des kleinen Gehirns kommen nur ausnahmsweise vor.

§ 3. **Symptome.** — Man trifft beim Kinde selten das classische Bild der Hirnhaemorrhagie. Selten primär, zeigt sich dieses Leiden meistentheils als Endcomplication einer vorhergegangenen Krankheit und kann vollständig latent bleiben (RILLIET und BARTHEZ).

Es offenbart sich gewöhnlich inmitten der Symptome einer vorgeschrittenen Cachexie durch einige Convulsionen, zuweilen durch eine leichte Contractur des Halses oder der Extremitäten und durch Coma; alle diese Zufälle, die nichts Characteristisches haben, sind von sehr kurzer Dauer und der Tod tritt nach Verlauf von höchstens 24 Stunden ein. Die Hemiplegie ist sehr selten, theils weil die Kinder der Apoplexie erliegen, bevor sie wieder zum Bewusstsein kommen, theils weil die Corpora striata und die Thalami optici selten der Sitz der Blutung sind. Bei den Neugeborenen hat man eine plötzliche Spannung der Fontanellen und eine asphyctische bläuliche Röthe der Haut als Zeichen eines Blutergusses in die Hemisphären angeführt.

Gerhardt nimmt an, dass die Gehirnblutung bei Kindern nicht absolut tödtlich ist und dass sie heilen kann, indem sie einseitige Atrophien von begrenzter Ausdehnung entweder im Gesicht oder auf einer der Extremitäten hinterlässt. Er führt als Beweise die ocherfarbigen Narben an, welche das Gehirn in mehreren seit der Kindheit datirenden Fällen von einseitiger Atrophie darbot.

Die Diagnose ist gewöhnlich unmöglich und die Behandlung vergeblich.

Achtes Capitel.

Phlebitis und Thrombose der Sinus.

Literatur:

Tonnellé, Journ. Hebdom., 1829, T. V.

C. Gerhardt, Ueber Hirnsinusthrombosis bei Kindern. Deutsche Klinik, 1857. — Lehrb. der Kinderkrankh., 3. Aufl. S. 553.

Fritz, Bulletin de la Soc. anat., Fevr. 1860, p. 70.

§ 1. **Aetiologie.** — Die Thrombose der Sinus der Dura mater ist eine verhältnissmässig seltene Krankheit. Sie ist vor dem zweiten Lebensjahre etwas häufiger als im vorgerückten Kindesalter.

Sie kann bei Kindern eintreten:

1. Durch Verbreitung einer benachbarten Entzündung, wie z. B. durch Caries des Felsenbeins mit Otitis interna oder externa, oder selten durch eine eiterige Entzündung der Kopfhaut; in diesem Falle entsteht meistentheils eine eiterige Phlebitis und Meningitis.

2. Durch Compression der Halsvenen vermittelst der Drüsengeschwülste oder der Congestionsabscesse, welche den Rückfluss des Blutes hindern.

3. Durch Marasmus im Verlaufe oder am Ende der Masern, im

Verlaufe des POTT'schen Uebels und hauptsächlich bei den von der infantilen Cholera befallenen Säuglingen.

§ 2. **Pathologische Anatomie.** — Der Sinus rectus, sowie die Sinus transversi sind der gewöhnliche Sitz der Thrombose, welche sich auch, jedoch seltener, auf den Sinus longitudinalis superior oder inferior und in Ausnahmefällen auf die Sinus petrosi und cavernosi ausdehnen kann (GERHARDT). Die Venen, welche in den durch die Thrombose verstopften Sinus gehen, sind ausgebaucht, mit schwarzem flüssigen oder geronnenen Blut überfüllt. In dem entsprechenden Theile des Gehirns constatirt man ein Oedem des subarachnoidealen Zellgewebes, oft ein Hirnoedem, bisweilen Haemorrhagien in der grossen Arachnoidealhöhle, unter der Pia mater oder im Inneren der Hirnhemisphären.

Die Wände der Sinus sind gewöhnlich intact; dies rechtfertigt den dieser Erkrankung gegebenen Namen Thrombose, da das Gerinnen das Primäre ist. Nichtsdestoweniger kann das Gerinnsel je nach der Dauer der Krankheit mehr oder weniger an der Wand adhaeriren. Die Eiterung des Gerinnsels ist bei der septischen Form häufig und wird immer von eiteriger Meningitis begleitet. Wenn die Thrombose unter dem Einfluss eines cachectischen Zustandes oder einer Compression der Venen auftritt, so eitern die Gerinnsel niemals. Als gleichzeitige Erkrankungen hat man in gewissen Fällen haemorrhagische Infarcte oder metastatische Abscesse der Lungen bezeichnet (LANGENBECK, FRITZ, STEINER, TONNELLÉ).

§ 3. **Symptome und Diagnose.** — Da die Thrombose der Sinus fast immer ein secundäres Leiden ist, so variiren ihr Verlauf und ihre Symptome je nach dem Wesen der primären Krankheit oder der Complicationen (Blutungen in die Hirnhäute oder in das Gehirn, Hirnoedem, Pyaemie u. s. w.).

Wenn sie in Folge von Otitis oder von Caries des Felsenbeins entsteht, so wird ihr Auftreten durch die Symptome der eiterigen Infection und der gleichzeitigen eiterigen Meningitis verdeckt; der Tod tritt alsdann schnell ein und die Diagnose kann nur selten gestellt werden.

Im Verlaufe der infantilen Cholera oder bei einem jungen cachectischen Kinde, muss man an die Möglichkeit einer Thrombose der Sinus denken, wenn sich Nervenzufälle, wie Somnolenz, Coma, Convulsionen, Strabismus oder Opisthotonus zeigen. Die Wahrscheinlichkeit wird noch grösser sein, wenn zu gleicher Zeit ein Einsinken der grossen Fontanelle und ein Uebereinandergreifen der Schädelknochen vorhanden ist. In gewissen Fällen kann man während des Lebens den Sitz der Venenverstopfung an einigen besonderen Zeichen erkennen. So bemerkt man ziemlich oft, wenn die Thrombose im Sinus longitudinalis superior ihren Sitz hat, Cyanose des Gesichtes mit Erweiterung der Schläfen- und Stirnvenen, Nasenbluten, sowie eine auf Stirn und Nase beschränkte Schweissabsonderung (FRITZ, DUSCH, STEINER). Wenn der Sinus transversus der Sitz der Krankheit ist und die Verstopfung sich bis zum Bulbus der Jugularvene durch die unteren Sinus petrosi erstreckt, so sind die Jugularvenen auf der kranken Seite oft collabirt und weniger hervortretend als auf der entgegengesetzten Seite (GERHARDT); dieses Zeichen ist übrigens nicht beständig. Wenn das verschliessende Gerinnsel sich vor dem Sinus transversus in die Venae auriculares posteriores durch die Abflussvenen des Processus mastoideus ausdehnt, sieht man hinter dem Ohr ein hartes Oedem erscheinen, welches auf die Regio mastoidea beschränkt ist (GRIESINGER, MOHS). Die Thrombose eines der cavernösen Sinus hat sich in einem Falle durch Exophthalmus der kranken Seite (HUGUENIN), in einem anderen durch Oedem des oberen Augenlides und der ganzen entsprechenden Gesichtshälfte offenbart (GENOUVILLE). Wenn zu gleicher Zeit ein Druck auf die Nerven der Augenhöhlen stattfindet, beobachtet man Paralyse oder Contractur der Augenmuskeln (HEUBNER); diese letztere Erscheinung ist eher bei Erwachsenen als bei Kindern gefunden worden.

§ 4. **Prognose.** — Der Tod ist der unvermeidliche Ausgang der Krankheit. Er tritt in gewissen Fällen schon nach Verlauf von 24 Stunden, in anderen erst nach 2 oder 3 Wochen ein; GRIESINGER hat einige Genesungsfälle citirt, allein die Diagnose war bei denselben zweifelhaft.

Man kann sich die Möglichkeit einer Heilung nur im Falle einer sehr circumscripten Thrombose denken.

§ 5. **Behandlung.** — Die Tonica und Stimulantia bilden die Basis der Prophylaxis und der Therapie der Thrombose nach Cachexie. Bei den chronischen Otorrhöen muss man der Entwicklung der Caries des Felsenbeins und den Gehirnzufällen durch tägliche adstringirende und reinigende Einspritzungen vorbeugen. Das Chinin. sulfur., die Anwendung von ableitenden Mitteln auf den Darmcanal und von Eis auf den Kopf sind besonders bei der entzündlichen und pyaemischen Form zu verordnen.

Neuntes Capitel.

Hydrocephalus.

Literatur:

ABERCROMBIE, a. a. O.
BARTHEZ et RILLIET, Observation d'hydrocéphalie chronique. Arch. gén. de Méd., Janvier 1842.
CRUVEILHIER, Atlas. d'Anat. pathol. XV. livr., pl. 4.
GUERSANT et BLACHE, Hydrocéphalie aiguë. Dict. en 30, T. XV.
GUERSANT, Hydrocéphalie chronique, ebend.
STEINTHAL, Beiträge zur Lehre von den Encephalopathien des kindlichen Alters, Journ. f. Kinderkr., 1853, S. 37.
FÖRSTER, Die Missbildungen des Menschen. Jena, 1865, S. 87.

Man hat unter dem Namen Hydrocephalus oder Hydrencephalie alle Flüssigkeitsergüsse beschrieben, welche bei Kindern innerhalb des Schädels erfolgen können, mögen sie in dem grossen arachnoidealen Hohlraum, in der Pia mater, in den Ventrikeln oder in der Hirnsubstanz ihren Sitz haben. Die Autoren nehmen 2 Hauptformen der Krankheit an, den acuten Hydrocephalus und den chronischen Hydrocephalus.

A. Acuter Hydrocephalus. — Fast alle Thatsachen, die als Beispiele des acuten Hydrocephalus berichtet worden sind, liessen einen tuberculösen Ursprung erkennen. Meistentheils hat eine aufmerksame Untersuchung bei der Autopsie der an diesem Leiden gestorbenen Kinder das Vorhandensein von tuberculösen Granulationen in den Hirnhäuten oder in anderen Organen constatiren lassen (RILLIET und BARTHEZ, DIETZ u. A.). RILLIET, BARTHEZ und andere in gleicher Weise schätzbare Autoren nehmen indessen in einigen Ausnahmefällen das Vorhandensein eines wirklichen acuten Hydrocephalus an.

Diese Krankheit ist bei sehr jungen Kindern beobachtet worden; sie wird durch Fieber und meningitische Symptome, wie durch Convulsionen, die plötzlich inmitten der Gesundheit ausbrechen, durch Coma, durch Contracturen angekündigt und endet nach Verlauf einiger Stunden oder weniger Tage mit dem Tode. Man findet bei der Autopsie nur ein leichtes Hirnoedem und einen wenig reichlichen Erguss in den Seitenventrikeln; hiermit verbindet sich zuweilen ein Oedem des subarachnoidealen Zellgewebes, welches sich nach einem Einschnitt in die Dura mater unter der Form einer sehr grossen, beide Hemisphären bedeckenden Blase zeigen kann. (Fall von MATTHEY.) Nichts beweist indessen, dass dieses Oedem in allen Fällen das Primäre ist; es kann ebensowohl das Resultat wiederholter Convulsionen sein.

Auch kann man zu dem acuten Hydrocephalus die Fälle von Uraemie (Encéphalopathie albuminurique) zählen (siehe Scarlatina S. 26), in welchen man einen serösen Erguss in den Ventrikeln und ein Hirnoedem gefunden hat.

Nach den Untersuchungen L. Monod's sind die Infiltration der Hirnhäute und die ventriculären und subarachnoidealen Ergüsse 9 Mal unter 16 Fällen von uraemischer Eclampsie constatirt worden; in den meisten Fällen war der Hydrocephalus mässig.

B. Chronischer Hydrocephalus. — Man unterscheidet 2 Varietäten des Hydrocephalus und zwar einen angeborenen, der sich während des intrauterinen Lebens entwickelt, und einen erworbenen, welcher erst einige Monate oder einige Jahre nach der Geburt zur Erscheinung kommt.

§ 1. **Aetiologie.** — Die Ursachen des **angeborenen Hydrocephalus** sind wie die aller Missbildungen sehr unklar. Goelis betrachtet das vorgerückte Alter der Eltern und den Abusus spirituosorum seitens des Vaters als praedisponirende Ursachen. Die einzige sicher erwiesene Thatsache ist das gleichzeitige Vorhandensein von Cretinismus und Hydrocephalus bei mehreren Kindern derselben Familie. Wenn eine Frau von einem Hydrocephalen entbunden wird, kann man befürchten, dass die Kinder, welche sie fernerhin bekommen wird, mit derselben Krankheit behaftet oder blödsinnig sind; Goelis erzählt von einer Frau, welche hintereinander 6 hydrocephalische Kinder zur Welt gebracht haben soll.

Der **erworbene Hydrocephalus** entwickelt sich gewöhnlich in den 2 oder 3 ersten Lebensjahren, vor der vollständigen Schliessung der Schädelknochen. Von 80 von Steiner mitgetheilten Fällen betreffen nur 17 Kinder über 3 Jahre. Er ist fast immer eine secundäre Krankheit; ausser einigen Ausnahmefällen von wirklichem acuten Hydrocephalus, die in den chronischen Zustand oder in schleichende Entzündung des Ependym's übergegangen sind, lässt der erworbene Hydrocephalus nur 2 Ursprünge erkennen:

1. In Betreff des Hydrocephalus internus die cerebralen Geschwülste und besonders die Tuberkel, die, indem sie die Vena magna Galeni (Robert Whytt) oder den Sinus rectus (Barrier) comprimiren, die Anhäufung von Serum in den Ventrikeln begünstigen. Die Drüsengeschwülste des Halses tragen in einigen Fällen ebenfalls zur Erzeugung dieses Leidens bei.[1]

---

[1] Man findet in der Chirurgie von La Motte, T. II. p. 186, ein schönes Beispiel von Hydrocephalus des Gehirns, der bei einem jungen Mädchen von acht Jahren, das im Coma erlag, wahrscheinlich durch die Hemmung der venösen Circula-

2. In Betreff des Hydrocephalus externus die intraarachnoideale Haemorrhagie. Wir haben diese Varietät bei Gelegenheit der meningealen Haemorrhagie beschrieben (siehe S. 194); sie ist viel seltener als der Hydrocephalus internus; Steiner hat aus der Literatur 100 Fälle von Hydrocephalus internus und nur 10 von Hydrocephalus externus sammeln können.

§ 2. **Pathologische Anatomie.** — Der ventriculäre Erguss beträgt gewöhnlich 250 bis 500 grm.; er ist bei der angeborenen Form beträchtlicher als bei der erworbenen; bei der ersteren hat man ihn bis auf 20 und sogar auf 25 Pfund steigen sehen. Die Flüssigkeit ist klar, durchsichtig oder leicht getrübt, sie ist arm an festen Bestandtheilen; die phosphorsauren Alkalien und das Chlorkalium sind darin vorherrschend; die Menge des Albumin übersteigt nicht 1‰ bis 2‰ der Flüssigkeit. Dieser geringe Gehalt an Proteinsubstanzen unterscheidet das Serum des inneren Hydrocephalus vollständig von dem des äusseren, welches citronengelb ist und eine bedeutende Menge Eiweiss enthält.

Das Ependym ist gewöhnlich glatt, blass und blutleer, viel seltener verdickt und milchfarbig. Es ist alsdann zuweilen mit kleinen Granulationen entzündlicher Natur bedeckt; die Plexus chorioidei sind blass, blutleer und schliessen in einigen Fällen kleine Cysten ein.

Die Wände der Ventrikel sind allenthalben von der Flüssigkeit auseinandergedrängt; die Decke der Seitenventrikel ist beträchtlich verdünnt und bildet oft nur noch eine feine Lage, welche der intraventriculären Cyste als membranartige Schale dient. Das Corpus striatum und die Thalami optici sind abgeplattet; die Hirnschenkel sind von einander getrennt; das Septum lucidum ist erweicht, zuweilen zerrissen; die Flüssigkeit des einen Ventrikels communicirt mit der des anderen durch die erweiterten Foramina Monroi; letztere hatten in einem Falle die Grösse eines Hühnereies (Steiner).

Die Hirnsubstanz ist anaemisch; bald von glänzendem und perlmutterartigem Aussehen, lässt sie aus der Schnittfläche Tröpfchen einer serösen Flüssigkeit hervorquellen (Hirnoedem); bald homogen, dicht und von speckartigem Aussehen, zeigt sie eine gleichmässige Färbung und kann nicht in weisse und graue Substanz unterschieden werden.

Beim congenitalen Hydrocephalus ist der Zustand des Gehirns ein

---

tion hervorgerufen war; bei der Autopsie fand man, ausser einem Hydrocephalus und einem Erguss in die Pleurahöhle, zwei Abscesse und zwei harte Geschwülste, jede vom Umfange eines Taubeneies, welche die Vena cava descendens comprimirt hatten. „Es ist kein Zweifel," sagt La Motte, „dass man diesem Circulationshinderniss die Ansammlung von Serum im Kopfe und in der Brust zuschreiben musste."
(Bemerkung von Gendrin in der franz. Uebersetzung von Abercrombie.)

verschiedener; so giebt es Fälle, in welchen das Gehirn keine Veränderung darbietet, andere seltenere, in denen der Hydrocephalus von der Hypertrophie einiger Hirnpartien begleitet wird; in noch anderen endlich ist ein Entwicklungshemmniss oder eine Hirndestruction in verschiedenen Graden vorhanden. Bald befällt der hydrocephalische Anencephalus ausschliesslich die Decke der Ventrikel und die oberen Windungen, welche mehr oder weniger atrophirt sind, bald dehnt er sich zugleich auf die Convexität und die Basis des Gehirns (Cruveilhier) aus. Bisweilen weist das Gehirn zu gleicher Zeit Spuren von mehr oder weniger tiefen Laesionen auf, welche ihren Ursprung aus dem intrauterinen Leben herleiten (entzündliche oder haemorrhagische Herde, die in sclerotische Plaques umgebildet sind). Diese Fälle des congenitalen Hydrocephalus fallen oft mit anderen Bildungsfehlern, wie z. B. mit der Spina bifida oder der Hasenscharte zusammen.

Beim erworbenen Hydrocephalus ist Oedem des Gehirns und der Pia mater gewöhnlich; die Ventrikel und ihre Wandungen verändern ihre Gestalt viel weniger als bei der angeborenen Form. Man findet meistens in dem hinteren Theile des Kleinhirns, hauptsächlich in der Umgebung des Wulstes des Corpus callosum, der Glandula pituitaria und des Oberwurms Tuberkel.

Die Schädelknochen sind fast immer durch die hydrocephalische Flüssigkeit excentrisch auseinandergedrängt; die Nähte sind erweitert und beim erworbenen Hydrocephalus können sich die Knochen der Wölbung nach einer anfänglichen Aneinanderfügung unter dem Einfluss des centrifugalen Druckes wieder trennen, die der Basis können ebenfalls, jedoch in einem viel geringeren Grade auseinandergedrängt sein. Die Knochen sind oft verdünnt, durchsichtig und geben dem Drucke des Fingers nach, als ob sie ihres Kalkgehaltes beraubt wären (G. Breschet); seltener sind sie dicker als im normalen Zustande. Diese Verdickung wird hauptsächlich beim congenitalen Hydrocephalus beobachtet; sie rührt von einer zu frühen Verwachsung der Schädelknochen her, welche dann kleiner als im normalen Zustande sind (Microcephalus), oder sie ist das Resultat einer langsamen Verknöcherung und der Bildung von periostalen Osteophyten auf der Innenfläche einiger Knochen der Schädelwölbung; bei dieser Varietät ist die Verknöcherung fast niemals vor dem fünften Jahre beendet und geschieht durch ergänzende Verknöcherungspuncte, die sich in dem erweiterten Intervall der Nähte entwickeln. Diese Worm'schen Knochen sind hauptsächlich auf der Lambdanaht und gegen den oberen Winkel des Hinterhaupt-, sowie zwischen dem unteren vorderen Winkel des Vorderhauptbeines und dem oberen Ende des grossen Keilbeinflügels sichtbar (Breschet).

§ 3. **Symptome.** — Die meisten mit congenitalem Hydrocephalus behafteten Kinder sterben im Mutterleibe, bei der Geburt oder einige Tage nach derselben. Man muss unter ihnen die Hydrocephalen mit kleinem Kopfe (Microcephale) unterscheiden, deren Fontanelle geschlossen und deren Nähte bei der Geburt verknöchert sind; der Kopf ist constant nach dem Scheitel hin zugespitzt und an den Seitentheilen eingedrückt, die Stirn ist abgeplattet und der Schädel mit dicken Haaren bedeckt. Diese armen Wesen sterben nach Verlauf von wenigen Stunden oder Tagen mitten in Convulsionen oder bieten, wenn sie leben bleiben, alle Zeichen des Idiotismus dar; ihr Gesicht ist stupid, ausdruckslos, ihre Augen sind oft gegen das Licht unempfindlich und in einem Zustande von Nystagmus; ihre Gefrässigkeit ist sehr gross; sie haben eine schwache und heisere Stimme; jede willkürliche Bewegung ist ihnen fremd, sie scheinen nur ein rein vegetirendes Leben zu führen und überschreiten selten das erste Lebensjahr (Breschet). Die Hydrocephalen mit grossem Kopfe, welche bei weitem am zahlreichsten sind, können in einigen Ausnahmefällen, wenn kein Stillstand in der Entwicklung des Gehirns vorhanden ist und wenn bei der Geburt das Quantum der intracraniellen Flüssigkeit mässig ist, leben bleiben; ihre Krankengeschichte unterscheidet sich alsdann in keiner Weise von derjenigen der mit einem erworbenen Hydrocephalus behafteten Kinder.

Wir wollen die physicalischen Zeichen, die functionellen Zeichen und den Verlauf des Hydrocephalus nach einander beschreiben.

Physicalische Zeichen. — Die übermässige Entwicklung des Kopfumfanges, das einzige sichere Zeichen des Hydrocephalus, geschieht nur langsam und allmälig. Sie kann in gewissen Fällen von congenitalem Hydrocephalus colossale Dimensionen annehmen; Rilliet und Barthez haben ein 14 Monate altes Kind gesehen, dessen Schädel eine Circumferenz von 58 ctm. hatte; Steiner hat sogar bei einem Kinde von 9 Monaten eine Circumferenz von 83 ctm. gefunden. Bei anderen Hydrocephalen ist die Entwicklung des Kopfes hingegen wenig sichtbar und die Diagnose der Krankheit sehr schwer.

Der Schädel erweitert sich grösstentheils symmetrisch und nach allen Richtungen; sobald der Hydrocephalus einen gewissen Grad erreicht und die Nähte auseinander gedrängt werden, ist die Vergrösserung des schrägen Durchmessers sehr markirt und giebt dem Kopfe ein characteristisches Aussehen. Die Stirn erhebt sich, dehnt sich aus, springt über die Augen hervor, so dass diese nach unten gerichtet und bis zur Mitte der Pupille vom unteren Augenlide bedeckt werden (Boyer). Der Kopf hat die Form einer Pyramide mit der Basis nach oben, unter welcher das bleiche und knöcherne Gesicht verkürzt erscheint.

Seltener ist die Schädelentwicklung asymmetrisch; der eine Stirnhöcker ist hervorragender als der andere, der Hinterkopf abgeplattet oder es ist einer der parietalen Höcker vorherrschend. Diese Asymmetrie kann das Resultat einer unregelmässigen Verknöcherung des Schädels, der zu frühzeitigen Vereinigung gewisser Nähte, der Complication mit Rachitis oder eines protrahirten Druckes auf eine Kopfseite sein (Steiner).

Die Kopfhaut ist mit spärlichen Haaren bedeckt und die subcutanen Schläfen- und Stirnvenen sind gewöhnlich sehr sichtbar. Bei der Palpation lassen sich die geringe Resistenz des Knochengewölbes und der membranöse Zwischenraum, welcher die Knochen trennt, constatiren; eine eigentliche Fluctuation ist sehr selten.

Alle diese Zeichen sind beim congenitalen Hydrocephalus markirter als beim erworbenen. Wenn sich der letztere bei Kindern entwickelt, deren Fontanellen schon verknöchert sind, so erfährt der Kopf im Allgemeinen keine merkliche Erweiterung; nichtsdestoweniger haben Rilliet und Barthez bei einem Kinde von 9 Jahren, welches im achten Jahre die ersten Symptome des Hydrocephalus dargeboten hatte, trotz der Verknöcherung der Fontanellen eine enorme Zunahme des Kopfes constatirt.

Functionelle Zeichen. — Gewisse functionelle Störungen sind direct vom Umfange des Kopfes abhängig. Ist letzterer sehr gross, so hat das Kind Mühe, ihn zu halten und zieht es deshalb vor, liegen zu bleiben; schon Goelis hatte die Unbeweglichkeit der hydrocephalischen Kinder beschrieben, welche gewöhnlich die Rückenlage einnehmen und so den Kopf in die Kissen versenken. Wenn die kleinen Patienten laufen können, sieht man sie manchmal die Hände nach dem Kopfe führen, gleichsam um diesen zu stützen; ihr Gang ist unsicher, ihre Bewegungen sind langsam und wenig energisch.

Andere Symptome hängen von dem Grade des Druckes auf das Gehirn und von der cerebralen Anaemie ab. Sie sind je nach den Fällen sehr verschieden. Die Hydrocephalen fallen gewöhnlich durch den Ernst und die Apathie ihrer Gesichtszüge auf. Die Intelligenz kann zuweilen bis zum Lebensende intact bleiben (Rilliet und Barthez); grösstentheils ist sie zurückgeblieben, verringert oder mangelt sogar gänzlich; man kann alle Grade psychischen Verfalls, von der Geisteseinfalt bis zum vollständigen Blödsinn antreffen. Das Sehvermögen wird oft befallen; bald ist es vermindert, bald völlig aufgehoben. Einige Kinder zeigen fast immer einen Strabismus convergens; andere machen sich nur durch eine geringe Starrheit des Blickes oder durch Kurzsichtigkeit bemerkbar (Gerhardt).

Man beobachtet verschiedene Motilitätsstörungen. Ein oft frühzeitig erscheinendes Symptom ist eine allgemeine Muskelschwäche; die Kinder können dann weder sitzen noch stehen und lernen sehr spät laufen (Steiner).

Wenn eine Lähmung der Glieder besteht, so ist sie immer partiell und selten vollständig. Die Contracturen sind bei jungen Kindern nicht selten; sie beginnen an den Fingern und greifen dann schnell auf die Vorderarme und die unteren Extremitäten über, welche bald flectirt, bald extendirt sind (Rilliet und Barthez). Zuweilen wird der Kranke von Convulsionsanfällen heimgesucht; diese Anfälle können durch einen mehrjährigen Intervall getrennt sein; wenn sie sich wiederholen und nähern, so kündigen sie gewöhnlich ein nahes Ende an.

Hinsichtlich der Sensibilität bemerkt man bald Anaesthesie, welche stets partiell und auf eine Extremität oder Seite beschränkt ist, bald Schmerzen, wie Kopfweh, das sich in intermittirenden Anfällen zeigt; dieses Symptom scheint zuweilen mit der Schädelverknöcherung im Zusammenhang zu stehen (Rilliet und Barthez).

Die Ernährung und die Verdauung contrastiren gewöhnlich durch ihre Integrität mit den Functionen des Nervensystems. Ausser den Kindern, welche in den ersten Lebenstagen sterben oder den von irgend einer Complication befallenen, sind die Hydrocephalen meistentheils fett und wohlgenährt. Der Appetit ist eher gesteigert; Stuhlverstopfung ist gewöhnlich vorhanden; manchmal ist sie hartnäckig. Dessenungeachtet magern die Kranken gegen ihr Lebensende trotz einer ausserordentlichen Gefrässigkeit ab und haben zuweilen unwillkürliche Stuhlentleerungen.

§ 4. **Verlauf, Prognose.** — Der Beginn des erworbenen Hydrocephalus geht meistentheils unbemerkt vorüber; er wird zuweilen durch ein geringes Fieber, sensorielle Irritabilität, Erbrechen und Constipation angedeutet. Der Verlauf der Krankheit ist im Wesentlichen ein chronischer, wird jedoch von acuten Episoden unterbrochen, welche durch Symptome von Gehirnreizung, wie z. B. von Unruhe, Delirien, Erbrechen, epileptiformen Convulsionen, die ohne wesentliche Ursache in unregelmässigen Intervallen verschwinden und wiedererscheinen können, begleitet. In anderen Fällen zeigt sich eine wirkliche acute Meningitis und rafft das Kind in einigen Tagen hinweg oder der Tod tritt auch in Folge einer intercurrenten Krankheit, wie z. B. einer Pneumonie, einer Enteritis oder eines Eruptionsfiebers, ein.

Die Heilung des Hydrocephalus geschieht äusserst selten. Rilliet und Barthez bezweifeln ihre Möglichkeit; nur ausnahmsweise werden die Kinder älter als 5 oder 6 Jahre. Die Krankheit geht fast niemals zurück; in einigen Fällen kann sie stationär werden. Bei den sehr wenigen Hydrocephalen, die das Mannesalter erreicht haben, war die Krankheit wahrscheinlich congenital oder aus einer Haemorrhagie in den Arachnoidealsack hervorgegangen. Nichtsdestoweniger hat man einige Heilungsfälle des Hydrocephalus in Folge einer spontanen oder künstlichen Entleerung der Flüssigkeit durch die Nasenhöhlen oder die Fontanellen constatirt.

§ 5. **Diagnose.** — Wenn die Ausdehnung des Kopfes fehlt oder nur wenig markirt ist, so ist die Diagnose des Hydrocephalus fast unmöglich; die beobachteten Symptome, welche der durch Druck erzeugten Hirnanaemie angehören, kommen bei vielen anderen Krankheiten vor.

Die Schädelrachitis ist mit dem Hydrocephalus schwer zu verwechseln, da sie fast immer von anderen characteristischen rachitischen Deformitäten begleitet ist und da die Ausdehnung der Knochen des Schädelgewölbes unregelmässig geschieht, was beim Hydrocephalus nur ausnahmsweise der Fall ist; niemals bemerkt man bei der Rachitis eine Vergrösserung des biparietalen Schädeldurchmessers, niemals sind die Augen von oben nach unten gedrängt und niemals wird die Cornea von dem unteren Augenlide bedeckt. Rilliet glaubte bei der Auscultation der Fontanellen ein sicheres Zeichen zur Unterscheidung der beiden Krankheiten zu finden; es scheint erwiesen, dass das Hirngeräusch bei der Rachitis fehlen und bisweilen beim Hydrocephalus vorhanden sein kann. Die diesen beiden Affectionen eigenthümlichen Symptome lassen die Diagnose sogar in den Fällen stellen, in welchen sie sich verbinden und coexistiren.

Wir haben eine allgemeine Hirnhypertrophie, welche mit vorgeschrittener Rachitis der Schädelknochen complicirt war, für einen Hydrocephalus halten sehen (siehe Seite 188). Dieser Irrthum ist fast unvermeidlich, wird jedoch wegen der Seltenheit der Hirnhypertrophie immer nur sehr ausnahmsweise vorkommen.

Was die Diagnose mit Rücksicht auf die Ursache und den Sitz des Hydrocephalus betrifft, so wird man sich hierbei in Ermangelung einer sicheren Anamnese auf die Wahrscheinlichkeitsdiagnose beschränken müssen. Man darf nur daran denken, dass der Hydrocephalus internus häufiger als der Hydrocephalus externus ist und dass der erworbene Hydrocephalus meistentheils von einer Hirngeschwulst herrührt.

§ 6. **Behandlung.** — Man hat seit langer Zeit den Hydrocephalus durch ein actives Einschreiten zu heilen gesucht; Moxen, Zugpflaster, Einreibungen mit Quecksilbersalbe in die Kopfhaut, Compression des Schädels und endlich in den Fällen äusserster Spannung Punction und Entleerung der Flüssigkeit, sind nacheinander ohne positive Erfolge angewendet worden; oft waren diese Mittel sogar schädlich. Wir haben im Hôpital Beaujon einen Fall gesehen, in welchem Punctionen unter den möglichst besten Bedingungen ausgeübt wurden und dennoch den Tod zur Folge hatten; die Flüssigkeit wurde mit dem sehr dünnen Troicar und dem Aspirator von Dieulafoy entleert und man machte den Vorschriften der Autoren gemäss nach einander Punctionen, indem man jedes Mal nur eine kleine Menge Flüssigkeit herauszog; das Kind, welches noch nicht 2 Jahre alt und bisher sehr gesund gewesen, ging einige Wochen nach Beginn der Behandlung an entzündlichen Gehirnerscheinungen zu Grunde. Schliesslich glauben wir trotz der entgegengesetzten Meinung anderer hervorragender Autoren, dass man sich beim Hydrocephalus jeder activen Behandlung enthalten muss.

Zehntes Capitel.

Hirngeschwülste (Tumores cerebri).

Literatur:

Tuberkel.

Green, Gaz. méd., 14. janv. 1848.
Steiner u. Neureutter, Prag. Viertelj.-Schr. 1863, II.
Fleischmann, Oesterr. Jahrb. f. Paed., 1872, II, S. 105, und Wien. med. Wochenschrift, 1871, Nr. 6.
Steffen, Berl. klin. Wochenschr., 1864, Nr. 20, 25, 28.
Henoch, Beiträge zur Kinderheilk., N. F., Berlin, 1868, S. 64.
Förster, Jahrb. f. Kinderheilk., 1869, S. 366.

Parasitäre Geschwülste.

Davaine, Traité des entozoaires. Paris, 1860, p. 648.
Bennett, Journ. f. Kinderkr., Mai-Juni, 1863.
Damaschino, Soc. méd. des hôp., 10. mai 1865. Union médicale, 1865, I. p. 476.
Reeb, Centralblatt, 1872, S. 9.

Sarcome.

Rothmund, Kliu. Monatschr. f. Augenheilk., XI, Septbr. 1873.
Voelkel, Berl. klin. Wochenschr., 1875, S. 45.

§ 1. **Aetiologie.** — Die Gehirntuberkel repräsentiren fast für sich allein die Gesammtheit der Geschwülste, welche man bei Kindern in der Hirnsubstanz findet. Vor dem dritten Jahre eine Ausnahme (Rilliet und Barthez), erreichen sie das Maximum ihrer Häufigkeit zwischen 3 und 5 Jahren; sie werden nach dem siebenten Lebensjahre selten. Sie entwickeln sich häufiger bei Knaben als bei Mädchen und fast immer bei Kindern, welche durch Erblichkeit oder durch eine lymphatische Constitution für Tuberkel praedisponirt sind.

Alle anderen Hirngeschwülste, wie die Sarcome, Carcinome, Cysticerken und] Echinococcen sind im Kindesalter pathologische Seltenheiten.

§ 2. **Pathologische Anatomie.** — 1. **Tuberkel.** — Die Tuberkel haben fast ebenso oft im kleinen wie im grossen Gehirn und zuweilen gleichzeitig in diesen beiden Organen ihren Sitz; seltener hat man sie in der Medulla oblongata oder im Mittelhirn gefunden; sie trafen alsdann mit Tuberkeln der Hemisphären zusammen (Rilliet und Barthez). Die graue Substanz der Windungen, sowie die benachbarte weisse sind ihr Lieblingssitz, allein man kann sie auch in dem Centrum semiovale, den Streifen-, Sehhügeln u. s. w. finden.

Meistentheils sieht man mitten in der Hirnsubstanz zwei oder drei wirkliche, abgerundete, haselnussgrosse Geschwülste, welche mit derselben verschmelzen; seltener sind es dicke, unregelmässige, hühnerei- oder sogar faustgrosse Massen, welche aus dem Zusammenfliessen mehrerer isolirter Tuberkel entstehen. Man hat eine der Hemisphären fast vollständig mit diesen enormen Massen angefüllt gesehen. Diese Geschwülste sind hart und dicht; sie zeigen auf der Schnittfläche ein gelbes, käsiges, trockenes oder erweichtes Centrum und eine graue halb durchsichtige peripherische Schicht, welche sich direct in die Hirnsubstanz fortsetzt. Bisweilen bieten sie eine grünliche Färbung und eine concentrische Schichtung dar (Rilliet und Barthez). — Ob diese Geschwülste durch eine Anhäufung wirklicher Granulationen oder durch eine tuberculöse Gehirnentzündung gebildet werden, ist nicht immer leicht zu sagen. Nach Cornil und Ranvier[1] zeigt der den Tuberkel umgebende Theil des Gehirns alle Grade einer lebhaften Proliferation der Neuroglia und besonders grosse mehrkernige Zellen; die Gefässe, welche in die Tuberkelmasse eindringen, werden alle durch Fibrin und die Wucherung ihrer Adventitia verstopft. Der Tuberkel selbst wird wie in allen anderen Organen aus kleinen, durch eine granulirende Masse verbundenen Zellen gebildet und zeigt in seiner Mitte die käsige Degeneration. In einigen seltenen Fällen verkalken die Hirntuberkel; Rilliet und Barthez haben

---

[1] Manuel d'histologie pathologique. Paris, 1873, 2me partie, p. 627.

diese Verkalkung nur zweimal gefunden. Ausserhalb der tuberculösen Zone ist die Nervensubstanz bald vollkommen normal, bald durch Hirnoedem erweicht oder durch kleine capilläre Haemorrhagien injicirt und durchsetzt.

Die Hirntuberkel coincidiren oft mit meningealen Tuberkeln und manchmal mit der tuberculösen Meningits (Rilliet und Barthez, Förster).

Der Hydrocephalus internus ist eine sehr häufige Complication dieser Geschwülste, hauptsächlich wenn sie in der Nähe des Oberwurmes sitzen und den Rückfluss des Blutes durch die Compression der Venae magnae Galeni hemmen.

Die Hirntuberkel werden fast immer von Tuberkeln in anderen Organen begleitet; diese haben dann meistentheils in den bronchialen und in den mesenterialen Drüsen oder in den Lungen ihren Sitz.

2. **Parasitäre Geschwülste.** — Echinococcuscysten des Gehirns sind manchmal im vorgerückten Kindesalter beobachtet worden; fast ein Drittel der von Davaine berichteten Fälle gehört diesem Alter an. Die Cysten sitzen bald in der Dura mater, bald im Gehirn selbst, man findet sie dann fast immer in den Seitenventrikeln, wo sie beträchtliche Dimensionen annehmen können. Manchmal bieten sie mehrere Säcke dar und können mit Hydatidengeschwülsten der Leber zusammentreffen.

Der Cysticercus cellulosae, welcher der Blasenwurm der Taenia solium ist, kann im Gehirn eine Cyste bilden. Damaschino hat einen dieser Würmer bei einem kleinen Mädchen von 6 Jahren frei im vierten Ventrikel gesehen. Gerhardt hat zwölf Fälle von Cysticercus des Gehirns bei Kindern aus der Literatur sammeln können; in keinem hat man das Vorhandensein der Taenia im Darm beschrieben. Die Cysten, welche vom Cysticercus herrühren, sind niemals so umfangreich wie die vom Echinococcus.

3. **Carcinom.** — Das Sarcom, welches den Krebs des Kindesalters repräsentirt, entwickelt sich in der Hirnmasse gewöhnlich nur secundär bei einem Sarcom des Auges. Rothmund hat bei einem jungen Mädchen von dreizehn Jahren, welches seit langer Zeit an Kopfschmerz und Anfällen von Erbrechen litt, ein primäres hühnereigrosses Sarcom mit spindelförmigen Zellen gefunden; dasselbe sass in dem hinteren Theile der Hirnhemisphären über den Seitenventrikeln.

§ 3. **Symptome. — Verlauf.** — Die Hirngeschwülste offenbaren sich häufig während des Lebens durch kein wahrnehmbares Symptom; dies ist gewöhnlich bei den Geschwülsten, welche in der weissen

Substanz der Hemisphären ihren Sitz haben, hauptsächlich bei denjenigen, deren Volumen die Grösse einer Erbse nicht übersteigt (Ladame, Fleischmann) und bei gewissen mittelmässigen Geschwülsten der Pedunculistiele oder des Pons Varoli der Fall, welche die Nervenstränge ausdehnen, ohne sie zu verletzen oder zu comprimiren. Die Langsamkeit der Geschwulstentwicklung, das Fehlen von Congestion, Entzündung oder Erweichung der umgebenden Hirnsubstanz spielen bei diesem Mangel an Symptomen eine noch wichtigere Rolle als die Natur oder der Umfang der Geschwulst.

In anderen Fällen offenbaren sich die während der ganzen Zeit ihrer Entwicklung latenten Hirngeschwülste kurz vor dem Tode durch Convulsionen, Coma oder einen apoplectischen Anfall; es erweckt auch wohl noch ein einziges Symptom die Aufmerksamkeit während des Verlaufes der Krankheit und lässt durch seine Beharrlichkeit eine Geschwulst vermuthen. Oft ist es ein hartnäckiger und fixirter Kopfschmerz, der auch migräneartig in unregelmässiger Weise wiederkehrt. Zuweilen ist es ein begrenzter Muskelkrampf; so beobachtete man bei einem Knaben von $2^1/_2$ Jahren, welcher bei der Autopsie zwei Tuberkel der Hemisphären darbot, mehrere Monate lang keine andere Anomalie als ein leichtes convergirendes Schielen (Bares).

Dessenungeachtet kündigen sich die Hirngeschwülste bei den Kindern sowie beim Erwachsenen gewöhnlich durch zwei Arten von Symptomen an, von denen die einen allen Hirngeschwülsten gemeinsam, die anderen je nach dem Sitz der Geschwulst veränderlich sind. Bei der folgenden Beschreibung haben wir besonders die bei Hirntuberkeln beobachteten Symptome im Auge.

1. **Gemeinsame Symptome.** — Der Kopfschmerz erscheint frühzeitig. Bald ist er allgemein, bald localisirt er sich auf einer Seite des Kopfes und sitzt dann gewöhnlich mit der Geschwulst auf ein und derselben Seite; bei den Geschwülsten des Kleinhirns nimmt er oft den Hinterkopf ein. Bei kleinen Kindern ist der Kopfschmerz schwer zu constatiren; er giebt sich nur durch ein Runzeln der Augenbrauen, durch üble Laune, Aufregung und Schreien kund.

Die Veränderung des Characters ist häufig; die Kinder werden schweigsam, jähzornig und mürrisch. Die Gesichtsfarbe verliert ihre Frische, die Haut wird runzelig, das Gesicht bedeckt sich zuweilen mit Vitiligoflecken. Mit diesen in der ersten Zeit vorhandenen Symptomen verbinden sich bald ernstere Nervenzufälle, von denen die Convulsionen die häufigsten sind. Bald als wirklich epileptiforme Anfälle mit Coma und wohl kenntlichen Stadien, bald als partielle, auf das Auge, die Gesichtsmuskeln, die oberen Extremitäten beschränkte Convulsionen auftretend, können sie sich oft ohne nennenswerthe Ursache erneuern und vorübergehende Paralysen in den afficirten Muskeln zur Folge haben. — In den anfallsfreien Intervallen erfreut sich das Kind selten einer vollkommenen Gesundheit; es erbricht leicht, verliert den Appetit, klagt über den Kopf und ist sehr verstopft. Sein Gang ist manchmal an dem nach dem Anfall folgenden Tage unsicher; es wird von beständigem Schwindel und von Verwirrung in den Gedanken befallen. In anderen Fällen, hauptsächlich bei Geschwülsten der Hirnrinde, welche in der vorderen und oberen Gegend der Hemisphären sitzen, beobachtete man an der oberen oder unteren Extremität Zittern, Zuckungen und sogar Hemichorea.

Endlich können wirkliche Paralysen in hemiplegischer Form eintreten, welche das Vorhandensein einer Gehirnerkrankung bestätigen. Bald ist es eine gänzliche Hemiplegie mit Sensibilitäts- und Motilitätsverlust, häufiger eine auf das Gesicht und die obere Extremität beschränkte Hemiplegie oder es sind isolirte Erscheinungen von Paralyse oder Contractur, wie Schielen, Ptosis des oberen Augenlides, Erweiterung einer Pupille und Amaurose.

Die Contracturen sind viel seltener als die Paralysen; sie sind meistentheils secundär und entwickeln sich nach Verlauf einer mehr oder weniger langen Zeit in den gelähmten Gliedern.

2. **Besondere Symptome.** — Man kann eine Geschwulst der Medulla oblongata vermuthen, wenn sich mit den allgemeinen Symptomen der Hirngeschwülste Schling- und Respirationsbeschwerden verbinden.

Zu den Geschwülsten des Mittelhirns gesellen sich eher als zu anderen eine vollständige Hemiplegie des Gesichtes mit Lagophthalmus. Wir haben einen interessanten Fall hiervon in der Biologischen Gesellschaft vorgestellt.[1]

Die Pedunculi cerebri veranlassen oft eine partielle Paralyse des dritten Nervenpaares auf der erkrankten Seite, sowie eine Hemiplegie der Extremitäten und des Gesichtes auf der entgegengesetzten (Fall von Fleischmann).

Die Geschwülste des kleinen Gehirns werden häufiger als andere vom Hydrocephalus begleitet; alsdann sieht man die Fontanelle prominiren und den Kopf in allen seinen Durchmessern zunehmen. Der Hinterhauptsschmerz und der unsichere Gang scheinen bei den Geschwülsten in dieser Gegend ebenfalls häufiger als bei denen im übrigen Gehirn zu sein.

---

[1] Comptes rendus de la soc. de Biol., séance du 10. avril 1869.

§ 4. **Prognose.** — Der Verlauf der Hirngeschwülste und der Tuberkel im Besonderen ist je nach den Fällen veränderlich; allein der Ausgang ist nach einer Zeit, welche zwischen einigen Monaten und 1 oder 2 Jahren variiren kann, immer tödtlich. Zuweilen erliegt das Kind in Folge von wiederholten Convulsionen oder in einem apoplectiformen Anfalle; in anderen Fällen verbindet sich das Krankheitsbild mit dem des Hydrocephalus internus. Seltener erscheinen die Symptome der tuberculösen Meningitis; endlich kann das Kind, in Folge der vorgeschrittenen Tuberculose in anderen Organen, am Marasmus sterben.

§ 5. **Diagnose.** — Die Diagnose der Hirngeschwülste ist in den Fällen unmöglich, in welchen eine Geschwulst während ihrer ganzen Dauer latent bleibt oder sich nur durch terminale Erscheinungen offenbart, die man weder von einer cerebralen oder meningealen Haemorrhagie, noch von einer wirklichen Eclampsie unterscheiden kann.

In einigen Fällen, in welchen sich die Geschwulst mit Sehstörungen verbindet, kann die Diagnose durch die ophthalmoscopische Untersuchung mit grosser Gewissheit gestellt werden, wenn diese das Vorhandensein einer Neuroretinitis erkennen lässt. Ein Hirntumor kann, wo er auch immer sitzen mag, zwei Formen von Neuroretinitis veranlassen. Bei der ersten (Neuroretinitis durch Abschnürung), sind die Umrisse der Papille durch ein röthlichgraues Exsudat verwischt; die Papille selbst ist getrübt und geschwellt, die centralen Gefässe scheinen an verschiedenen Puncten unterbrochen, die Venen sind verschwunden. Diese Form soll besonders mit einer Hirngeschwulst verbunden sein (v. Graefe). Bei der anderen Form (Neuroretinitis descendens), scheint die Papille, deren Umrisse unregelmässig sind, gleichsam von einer Wolke umgeben; die Gefässe sind geschlängelt und stellenweise unterbrochen.

Gewöhnlich offenbaren sich die Geschwülste und besonders die Hirntuberkel durch einen characteristischen Symptomencomplex. „Wenn ein scrophulöses Kind einige Zeit lang an heftigem Kopfschmerz gelitten hat, wenn diesem Zuckungen, Paralysen, Amaurose, Muskelcontractur, bedeutendes Erbrechen gefolgt sind, ... wenn diese Symptome in Intervallen von mehreren Wochen oder Monaten aufeinander folgen, haben wir allen Grund zu glauben, dass das Kind an Hirntuberkeln leidet.“ (Green).[1]

Es ist immer wichtig, diese Gehirnsymptome nicht mit einfacher Migräne oder hartnäckigem Kopfschmerz, welchen zuweilen chlorotische

---

[1] Gaz. méd., 14. Jan. 1843.

junge Mädchen oder durch geistige Arbeiten abgespannte Knaben zeigen, zu verwechseln. Zu diesem letzteren können sich Lichtscheu, sowie eine völlige Untauglichkeit für geistige Thätigkeit gesellen (Rilliet und Barthez), allein er ist niemals so heftig wie bei den Hirngeschwülsten und wird oft von Neuralgien anderer Körpertheile, wie des Epigastriums, des Rückens, der Intercostalräume begleitet; er weicht schliesslich in Folge von vollständiger geistiger Ruhe, von Reisen, von Kaltwasserbehandlung, von Seebädern u. s. w.

Die Anfälle wirklicher Epilepsie sind von den symptomatischen epileptiformen Convulsionen bei Hirngeschwülsten durch die vollständige Wiederkehr der Gesundheit nach den Anfällen leicht zu unterscheiden. Die Eclampsie wird hauptsächlich im frühen Kindesalter, in welchem Hirngeschwülste selten sind, beobachtet, oder sie tritt im Verlauf eines Scharlachs oder irgend einer anderen Affection auf, welche sich mit einer Albuminurie complicirt, die zur Diagnose ausreicht.

§ 6. **Behandlung.** — Jodkali, Leberthran, der Aufenthalt auf dem Lande, Soolbäder müssen bei Hirntuberkeln die Grundlage der Behandlung bilden. Gegen die anderen Varietäten der Tumoren vermag die Therapie absolut Nichts; man muss sich hierbei auf die symptomatische Behandlung beschränken.

Elftes Capitel.

Spinale Kinderlähmung (Paralysis infantilis).

Literatur:

Underwood, A Treatise on the Diseases of Children. London, 1789, II, p. 53.

Heine, Beobachtungen über Lähmungszustände der Unterextremitäten und deren Behandlung. Stuttgart, 1840. — Spinale Kinderlähmung, 1860.

West, On some forms of paralysis etc. Lond. med. Gaz., 1845.

Kennedy, in Quart. Journ., 1850.

Rilliet, Gaz. méd. de Paris, 1851, p. 681.

Laborde, De la paralysie dite essentielle de l'enfance. Paris, 1864.

J.-L. Prevost, Comptes rendus de la soc. de biol., 1866, p. 215.

Charcot et Joffroy, Arch. de Physiol., 1870, p. 135.

Volkmann, Ueber Kinderlähmung. Samml. klin. Vortr., Nr. 1, 1870.

Roger et Damaschino, Gaz. méd. de Paris, 1871, nos 41 et suiv.

Duchenne (de Boulogne), Traité d'électrisation localisée. Paris, 1872, 3me éd., p. 381.

Hitzig und Jürgensen, Zur Therapie der Kinderlähmung. Arch. f. klin. Med., 1872, IX, S. 330.

Charcot, Leçons sur les maladies du système nerveux. Paris, 1874, p. 147.

Die spinale Kinderlähmung ist lange als eine essentielle Lähmung betrachtet worden; jetzt weiss man, dass sie durch eine acute Rückenmarksentzündung der vorderen Hörner des Markes erzeugt wird. UNDERWOOD hat diese Krankheit, welche er unter dem Namen „Schwäche der unteren Extremitäten“ beschreibt, zuerst beobachtet; allein wohl bekannt ist sie erst nach den classischen Arbeiten von HEINE (1840), WEST (1845), KENNEDY (1850) und RILLIET (1851). Die Rückenmarksveränderung, welche HEINE nach den blossen klinischen Annahmen vermuthet hatte, ist zuerst von J.-L. PREVOST zu Genf im Jahre 1866 erkannt worden.

§ 1. **Aetiologie.** — Die Rückenmarkslähmung befällt in gleicher Weise die Kinder beiderlei Geschlechts und ist zwischen einem Alter von 9 Monaten und 2 Jahren am häufigsten; sie tritt vor dem sechsten Lebensmonate und nach dem vierten Jahre nur ausnahmsweise auf; DUCHENNE zu Boulogne hat indessen gesehen, dass sie sich bei Erwachsenen entwickelt hat.

Die veranlassenden Ursachen der Kinderlähmung sind wenig bekannt. Obgleich die Eltern oder die Umgebung des Kindes die Krankheit fast immer mit einem Zufall, mit einer Erkältung, mit der Dentition oder mit einer ähnlichen anderen landläufigen Ursache in Verbindung bringen, kann man meistentheils keinen offenkundigen aetiologischen Anlass erfassen. Die Krankheit tritt ohne wahrnehmbare Ursache auf und befällt ebensowohl kräftige wie kränkliche und scrophulöse Kinder.

§ 2. **Pathologische Anatomie.** — Wir wollen nacheinander die ursprünglichen Veränderungen, welche im Rückenmarkscentrum ihren Sitz haben und die aus diesen hervorgehenden prüfen, welche die Muskeln und die Knochen der kranken Glieder treffen.

Die Veränderung im Rückenmark ist im Allgemeinen mit dem blossen Auge nicht wahrnehmbar; auch ist sie lange Zeit den Untersuchungen der Forscher entgangen. In einigen Fällen kann man sie indessen schon vermuthen, wenn man die Atrophie gewisser Theile in der Axe des Markes constatirt, allein ihre wahre Beschaffenheit kann nur mit dem Microscop erkannt werden.

Bei zwei Autopsien, von denen die eine 2, die andere 6 Monate nach dem Anfang der Krankheit gemacht wurde, haben ROGER und DAMASCHINO in der grauen Substanz der vorderen Hörner des Markes kleine Erweichungsherde gefunden, welche die offenbaren Spuren eines entzündlichen Ursprungs darboten; ebenso constatirte man eine abnorme Entwicklung von Capillaren mit Kernwucherung in der Neuroglia und in der Tunica adventitia der Gefässe, sowie eine Anhäufung von körnigen Körpern (farblose Blutkörperchen auf dem Wege der regressiven Metamorphose) innerhalb der grauen Substanz und in der Lymphgefässscheide der Capillaren. In allen Fällen ist es leicht, auf gehärteten Schnitten die Atrophie einer gewissen Zahl von Ganglien in den vorderen Hörnern und ihren Verlängerungen, sowie eine Atrophie der Nervenröhren, welche sie durchziehen, um die motorischen Wurzeln der Rückenmarksnerven zu bilden, zu constatiren. Die Veränderung der grauen Substanz ist bald doppelseitig, allerdings auf der einen Seite ausgesprochener als auf der anderen, bald einseitig; sie kommt hauptsächlich in der Intumescentia lumbalis, bisweilen auch in der Intumescentia cervicalis vor.

In den alten Fällen ist die Atrophie der Vorderhörner sehr ausgesprochen und wird schon mit dem blossen Auge auf carminroth gefärbten Schnitten wahrgenommen; auch findet man fast immer eine Atrophie der weissen Vorder-Seitenstränge, noch mehr auf dem seitlichen als auf dem vorderen Theile eine consecutive Atrophie, welche von Sclerose begleitet sein kann und welche um so vorgeschrittener und ausgedehnter ist, je älter die ursprüngliche Veränderung ist. Man constatirt zu gleicher Zeit eine Atrophie der vorderen Nervenwurzeln auf der kranken Seite; die peripherischen Nerven, welche sich zu dem gelähmten Gliede begeben, haben an Umfang abgenommen.

Die Muskelveränderungen haben die Beobachter am meisten frappirt. Gewisse Muskelgruppen, hauptsächlich diejenigen der Extremitäten sind in verschiedenen Graden atrophisch; einige Muskeln haben sich an Umfang vermindert, aber ihr normales Aussehen behalten, andere sind blass und entfärbt. In den alten Fällen sind einige der Fleischfasern beraubt und auf den Zustand einer sehnigen Membran gebracht, andere, welche zum Theil ihre Gestalt und ihren Umfang behalten, schliessen nur noch Fett ein.

Die Natur der ursprünglichen Muskelveränderung ist noch wenig bekannt; der grössere Theil der Primitivbündel soll Anfangs eine einfache Atrophie, ohne fettige Degeneration eingehen; einige Beobachter haben ausserdem irritative Veränderungen, wie z. B. eine Wucherung des Sarcolemm's constatirt (Roger und Damaschino). Man findet gewöhnlich in dem kranken Muskel ein bisweilen beträchtliches Uebermaass an Fett; die Zwischenräume der Primitivbündel sind mit Fettbläschen angefüllt, während die Bündel selbst an Umfang vermindert oder sogar bis auf ihr Sarcolemm reducirt sind; diese Fettanhäufung ist in gewissen sehr alten und in der Atrophie vorgeschrittenen Fällen unbedeutend (Volkmann und Steudener). Es ist also wahrscheinlich, dass die Atrophie der Bündel mit oder ohne Bindegewebswucherung der wesentliche Process bei der spinalen Kinderlähmung und die Fettanhäufung in den Muskeln nur etwas Untergeordnetes ist.

Die Knochen haben gewöhnlich an der Atrophie Antheil; ihr Umfang hat sich alsdann vermindert, das Knochengewebe ist rareficirt und das Mark mit Fettzellen angefüllt. Die Atrophie des Knochensystems steht in keinem nothwendigen Verhältniss zu dem Grad und der Ausdehnung der Muskelatrophie.

Kurz, die primäre Veränderung bei der Kinderlähmung besteht in einer auf die Vorderhörner beschränkten subacuten Rückenmarksentzündung. Diese Entzündung soll nach Charcot an den Ganglienzellen, nach Roger und Damaschino an den Gefässen und der Neuroglia anfangen. Alle anderen Veränderungen bei der Krankheit können als secundäre trophische Störungen angesehen werden, welche aus der Zerstörung der Ganglienzellen hervorgehen. Das physiologische Experiment beweist es; es ist Prevost in einem Falle gelungen, eine atrophische Lähmung der Extremitäten bei einer jungen Ratte, deren Rückenmark er durchstochen hatte, zu erzeugen.[1]

§ 3. **Symptomatologie.** — **Anfang.** — Ein junges Kind wird in der Nacht, ohne wahrnehmbare Ursache und inmitten einer vollkommenen Gesundheit von Fieber und Aufregung befallen und man bemerkt am Morgen, dass es des Gebrauches einer oder mehrerer seiner Extremitäten beraubt ist; dies ist der gewöhnlichste Anfang der Kinderlähmung. Seltener tritt die Krankheit unbemerkt, ohne allgemeine Reaction auf; man bemerkt in diesem Falle eines Tages zufällig, dass eine oder mehrere Extremitäten in einen Zustand absoluter Unthätigkeit gerathen sind, ohne dass man die Zeit, in welcher das Leiden seinen Ursprung nahm, genau festsetzen kann. In einigen Ausnahmefällen wird der Anfang der Krankheit von Convulsionen angekündigt.

Das Initialfieber, auf welches Roger zuerst die Aufmerksamkeit gelenkt hat, ist von Laborde unter 50 Fällen 40 Mal constatirt worden; es dauert niemals länger als 24 oder 48 Stunden, auch entgeht es oft der Aufmerksamkeit der Eltern. Es kann bisweilen von leichten und vorübergehenden Contracturen oder auch von Schmerzen in den gelähmten Extremitäten begleitet werden (West, Kennedy).

Paralytisches Stadium. — Die Lähmung, welche nach dem Verschwinden des Fiebers fortbesteht, bietet eigenthümliche Kennzeichen dar; sie hebt nur die Bewegung auf und lässt die Empfindung un-

[1] Comptes rendues de la Soc. de biol., séance du 15. avril 1872.

berührt; sie trifft niemals die Eingeweide und die Blase; endlich erreicht sie sogleich ihre grösste Stärke und Ausdehnung. Die Paraplegie ist die häufigste Lähmung; unter 30 Fällen, bei denen LABORDE die Art der Lähmung genau beobachten konnte, bestand die Paraplegie 21 Mal. Zuerst auf beiden Seiten vollständig und gleich ausgebildet, verliert die Paraplegie bald ihre Intensität und localisirt sich dann auf eine einzige Extremität. Anfangs kann sich die Lähmung in sehr heftigen Fällen auch auf die oberen Extremitäten ausdehnen, bald auf einen Arm, bald auf alle beide; bei 25 unter 44 Fällen hat WEST gefunden, dass die Beine und die Arme zugleich befallen waren. Die hemiplegische Form (Lähmung des Armes und des Beines auf derselben Seite) kommt nur ausnahmsweise vor und es ist wahrscheinlich, dass sich unter den citirten Beobachtungen Fälle von Gehirnlähmung eingeschlichen haben. LABORDE führt zwei Fälle von gekreuzter Lähmung an (ein Arm auf der einen und ein Bein auf der entgegengesetzten Seite). Endlich kann sich die Lähmung in Ausnahmefällen von vorn herein verallgemeinern und gleich bei ihrem Erscheinen nicht nur auf die 4 Extremitäten, sondern auch auf den Rumpf und den Hals ausdehnen. „Wenn man unter diesen Umständen," sagt LABORDE, „den kleinen Kranken auf seine Füsse zu stellen versucht, so knicken diese ein und können ihn nicht tragen; er fällt, wenn man nicht auf ihn achtet und der Fall geschieht um so leichter, als die ebenfalls gelähmten oberen Extremitäten ihm nicht zuvorkommen oder ihn mildern können. Nicht nur das Stehen und Gehen sind unmöglich, sondern der kleine Kranke kann sich sogar nicht sitzend aufrecht erhalten; die Lenden biegen sich und geben unter dem Gewichte des Rumpfes nach, während der schwankende Kopf nach vorwärts oder rückwärts auf die eine oder die andere Schulter fällt."

Die gelähmten Glieder nehmen schnell eine bläuliche Färbung an; sie sind kälter als die verschont gebliebenen, behalten jedoch nichtsdestoweniger ihre volle Empfindung. Die faradische Erregbarkeit verschwindet in vielen Muskeln; DUCHENNE hat diese Erscheinung schon am fünften Tage der Lähmung beobachtet. Die galvanische Erregbarkeit scheint sich hingegen länger zu erhalten (SALOMON, GERHARDT).

Die Reflexbewegungen sind nicht immer gleich am Anfang in den gelähmten Extremitäten aufgehoben; LABORDE, der nur 4 Mal Gelegenheit hatte, die Reflexthätigkeit zu einer dem Anfangsstadium nahen Zeit zu prüfen, hat 2 Mal eine vollständige Aufhebung, 1 Mal eine Verminderung und 1 Mal die absolute Unversehrtheit der Reflexbewegungen constatirt.

Nach Verlauf einer Zeit von 3 bis 14 Tagen tritt eine Remission ein: die Lähmung zieht sich progressiv zurück, um sich in einer einzigen Extremität (einem Bein oder einem Arm) zu localisiren oder um sich sogar nur auf einige Muskeln einer Extremität zu beschränken und sie von nun an völlig leistungsunfähig zu machen. Sie zieht sich gewöhnlich von den oberen nach den unteren Theilen zurück, verfolgt jedoch auch in einigen Fällen einen umgekehrten Gang.

Die Fälle, in welchen die Lähmung ohne Hinterlassung von Spuren verschwindet, bilden Ausnahmen; man kann indessen durch eine vollständige Heilung der Krankheit einige der Beobachtungen, welche Kennedy unter dem Namen „temporäre Lähmungen" berichtet, erklären. Man muss alsdann annehmen, dass ein congestiver Stoss in dem Rückenmark ohne Zerstörung der motorischen Zellen stattgefunden hat. Nur auf diese Weise kann man eine Beobachtung von Laborde erklären, die ein Kind betrifft, welches von zwei Lähmungsanfällen, zwischen denen ein dreimonatlicher Zwischenraum lag, die von Fieber begleitet waren und denen eine vollständige Heilung folgte, heimgesucht wurde; erst nach einer dritten Attaque blieb die Lähmung definitiv und verharrte vorherrschend in einer Extremität.

Atrophisches Stadium. — Während die meisten der zu allererst gelähmten Muskeln ihre willkürliche und electrische Contractionsfähigkeit wiedererlangen, werden andere von dauernder Unthätigkeit betroffen und atrophiren.

Es ist sehr selten, dass man alle Muskeln einer Extremität in gleicher Weise afficirt sieht; Duchenne berichtet indessen einen Fall, bei welchem einem Kinde nicht nur alle Muskeln des Beines, sondern auch diejenigen der beiden Oberschenkel, mit Ausnahme des Tensor fasciae latae vollständig atrophirt und fettig degenerirt waren. Gewöhnlich concentrirt sich die Zerstörung auf gewisse Muskelgruppen. Am Unterschenkel sind die am meisten atrophirten Muskeln die seitlich gelegenen Peronei, der Extensor communis und der Tibialis anticus; bisweilen localisirt sich die Lähmung besonders in den Gastrocnemiis. Am Oberschenkel ist die Atrophie viel weniger häufig; der Triceps cruris ist oft auf einer Seite schwächer und weniger entwickelt als der entsprechende Muskel auf der entgegengesetzten, allein er ist sehr selten ganz und gar atrophisch. An der oberen Extremität befällt die Atrophie hauptsächlich den Deltoideus in seinem vorderen Drittel; Duchenne citirt den Fall einer Lähmung und einer gleichzeitigen Atrophie des Deltoideus und des Triceps brachialis. Der Pectoralis major bleibt immer verschont. Die Vorderarmmuskeln verlieren auch bisweilen ihre Contractilität, atrophiren jedoch fast niemals vollständig. Im Gegensatz zu anderen Affectionen ist die Lähmung der Interossei bei der Kinderlähmung äusserst selten.

Nach Laborde fängt die Atrophie der Muskeln, welche von der Lähmung getroffen bleiben, im Laufe des zweiten Monates an hervorzutreten; nach Heine ist sie erst nach 1 oder 2 Jahren wirklich ausgesprochen.

In allen heftigen Fällen beschränkt sich die Atrophie nicht auf die Muskeln, sondern dehnt sich auch auf die Knochen, auf die Haut und auf die Gefässe der afficirten Extremität aus, welche zusammenschrumpft, dünn und in ihrer Entwicklung aufgehalten wird. Bei einem von Laborde beobachteten neunjährigen Kinde zeigte die gelähmte linke untere Extremität eine Verkürzung von 3 cm.; auch war das Gehen sehr schwer, führte eine rasche Ermüdung herbei und war von einem starken Hinken begleitet. In einigen Fällen kann die Verkürzung 5 bis 6 cm. erreichen.

Deformitäten. — Die Knochen- und Muskelatrophie führt in ihrem Gefolge fehlerhafte Haltungen und bleibende Deformitäten der Extremitäten herbei, welche je nach dem Sitz und dem Grade der Lähmung, nach dem Alter, in welchem das Kind gelähmt wurde und nach der angewendeten Behandlung variiren. Wir können hier nur die wichtigsten Deformitäten erwähnen und verweisen zu ihrem eingehenden Studium auf die orthopädischen Werke.

An der unteren Extremität entwickeln sich alle Varietäten des Klumpfusses. Die häufigste ist der Pes equino-varus, die gewöhnliche Haltung des Fusses, wenn er durch seine eigene Schwere geleitet wird; auch bemerkt man diese Deformität gewöhnlich bei den gelähmten Kindern, welche noch nicht gehen können. Der Pes valgus wird bei älteren Kindern beobachtet, die beim Beginn der Lähmung schon laufen; das Kind stellt, wenn es läuft, die ganze Fusssohle auf die Erde und lässt das Körpergewicht von dem inneren Theile der beiden Füsse tragen; vermöge der Muskelschwäche plattet sich die Wölbung der Fusssohle endlich ab (Plattfuss) und der äussere Rand hebt sich wieder auf (valgus), gleichviel, welches die gelähmten Muskeln sein mögen (Volkmann). Duchenne hat die Aufmerksamkeit auf eine seltene Abart von Wölbung, die immer einen paralytischen Ursprung hat, gelenkt; es ist dies der Hohlfuss, bei welchem die Ferse wie bei der gewöhnlichen Wölbung gesenkt ist, während jedoch der Vorderfuss durch eine übermässige Sohlenwölbung hohl wird; diese Deformität soll nach Duchenne bald durch die Retraction der Flexores digitorum, bald durch die des Peroneus longus veranlasst werden.

Das Knie ist im Allgemeinen ein wenig schlaff; es krümmt sich zuweilen während des Gehens nach vorn. Das Kind verwandelt, um gehen zu können, sein gelähmtes Glied in einen starren Stamm und lässt seinen Schwerpunct vor das Gelenk fallen; zu diesem Zwecke lässt es sein Becken nach vorn schaukeln und höhlt zur Compensation den Lendentheil der Wirbelsäule aus. Die Lordose, welche bei den gelähmten Kindern sehr häufig, ist fast immer eine Compensationskrümmung und rührt nur ausnahmsweise von einer Atrophie des Sacrolumbaltheiles her.

An der Oberextremität sind die häufigsten Deformitäten folgende: Der Arm hängt kraftlos am Körper herunter; er sticht durch seine Magerkeit und seine Verkürzung gegen den Arm auf der entgegengesetzten Körperseite sehr ab; die Finger sind in die Hohlhand gebeugt, können jedoch noch einige kleine Bewegungen ausführen; die Hand ist in halber Pronation gegen den Vorderarm gebeugt; der Ellbogen ist gestreckt, jedoch nicht starr. Die constanteste und zuweilen einzige Deformität, welche die Oberextremität darbietet, ist die Abplattung der Schulter; der Oberarmkopf ist vermöge der Atrophie des Deltoideus leicht vorn unter der Haut zu fühlen; er ist gesunken und von dem Acromion durch eine Grube, welche bisweilen einen Finger aufnehmen kann, getrennt; man bemerkt ausserdem in gewissen Fällen eine leichte Contractur des grossen Rücken- und des grossen Brustmuskels.

§ 4. **Ausgang und Prognose.** — Absolut günstig quoad vitam, ist die Prognose der Kinderlähmung hinsichtlich der Heilung der Muskelatrophie sehr schlimm. Die Gesundheit im Allgemeinen bleibt trotz der localen Veränderungen erhalten; wenn die Kinder erliegen, so geschieht dies immer in Folge einer intercurrenten Krankheit.

Die Muskelatrophie ist unheilbar, jedoch sind anfänglich nicht alle gelähmten Muskeln nothwendig der Atrophie geweiht und es scheint fast gewiss, dass eine zur rechten Zeit angewendete electrische Behandlung mehrere Muskeln dem verhängnissvollen Verfall entreissen kann. Duchenne betrachtete den Verlust der faradischen Erregbarkeit, welchen man gleich beim Anfang der Krankheit an gewissen Muskeln bemerkt, als ein sicheres Vorzeichen für die Atrophie; allein dieses Zeichen ist weit davon entfernt, unumstösslich zu sein und man hat in einigen Fällen die willkürliche Bewegung der Muskeln, welche die Contractionsfähigkeit verloren hatten, unter dem Einfluss des electrischen Stromes wiederkehren sehen.

§ 5. **Diagnose.** — Zu einer dem Anfang der Krankheit nahen Zeit bietet die Diagnose, besonders wenn man eine genaue Anamnese erhalten kann, selten ernstliche Schwierigkeiten dar.

Der plötzliche Anfang der Lähmung nach dem Alter von 6 Monaten bei gesunden und wohlgebildeten Kindern schliesst von vorn herein den Gedanken an eine angeborene Lähmung aus. Die spinale Lähmung unterscheidet sich von allen Lähmungen, welche einen cerebralen Ursprung haben, durch das vollständige Fehlen jedes bleibenden Gehirnsymptomes, wie z. B. von Schielen, halbseitiger Gesichtslähmung, Behinderung der Sprache, Störung der geistigen Thätigkeit, unregelmässiger Entwicklung des Kopfes oder Unempfindlichkeit; die Abwesenheit dieser Symptome wird es immer gestatten, die Diagnose zu stellen, wenn der spinalen Lähmung Convulsionen vorausgehen sollten.

Die schmerzhafte Lähmung bei jungen Kindern, welche von Chassaignac[1] beschrieben ist und durch ein Zerren des Plexus brachialis in Folge einer plötzlichen Bewegung oder eines Falles zu entstehen scheint, bleibt auf das verletzte Glied beschränkt, wird von lebhaften Schmerzen begleitet und heilt schnell; sie kann also mit der spinalen Lähmung nicht verwechselt werden.

Die diphtheritische Lähmung wird sich von der Rückenmarkslähmung stets durch die Anamnese, durch ihren ganz besonderen Verlauf und durch die Lähmung des Gaumensegels, von welcher sie fast immer begleitet wird, unterscheiden (siehe Diphtherie).

In einem vorgeschritteneren Stadium kann die Unmöglichkeit, genaue Aufschlüsse über den Beginn und den Verlauf der Lähmung zu bekommen, die Diagnose bisweilen erschweren. Die Erhaltung der Sensibilität, die Localisirung der Lähmung in bestimmten Muskeln und die folgende Atrophie des Gliedes werden es immer gestatten, die Lähmung aus peripherischen Ursachen (Verletzungen oder Entzündungen der Nerven) auszuscheiden.

Die progressive Muskelatrophie ist in der Jugend eine äusserst seltene Krankheit; Friedreich[2] hat indessen einige Beobachtungen veröffentlicht, in welchen sie auf die Kinder durch Erblichkeit übergegangen war. Die Krankheit hatte bald an den Lenden, bald an den unteren Extremitäten angefangen und von dort aus progressiv, aber auf unregelmässige Weise das Muskelsystem befallen, indem sie bisweilen zur Zeit der Pubertät plötzlich einen mehrjährigen Stillstand machte. In einigen von Duchenne[3] mitgetheilten, ebenfalls das Kindesalter betreffenden Fällen war das erste Symptom, welches die Aufmerksamkeit auf die Krankheit gelenkt hatte, die Dicke und Unbeweglichkeit der Lippen, sowie das Eingefallensein der Backen beim Lachen. Dieses Leiden wird

---

1 Arch. gén. de Méd., 1856, p. 653.

2 Friedreich, Ueber progressive Muskelatrophie. Berlin, 1873.

3 Traité d'Electr. localisée.

sich immer von der Kinderlähmung durch seinen Verlauf, durch die Hand in Hand gehende Verminderung des Umfanges und der Motilität der Muskeln, durch die Erhaltung der electrischen Contractilität, so lange Muskelfasern bleiben, durch die unregelmässige Vertheilung der Atrophie, durch die fibrillären Zuckungen und die Krämpfe, deren Sitz die afficirten Muskeln sind, ehe sie atrophisch werden, leicht unterscheiden.

§ 6. **Behandlung.** — Nur im Beginn der Krankheit sind einige Möglichkeiten vorhanden, ihr Einhalt zu thun. Später, wenn die Ganglienzellen atrophirt oder zerstört sind, kann man die Folgen dieser Veränderungen nicht mehr dadurch abschwächen, dass man die Lebenskraft der afficirten Muskeln hebt oder nach besten Kräften den paralytischen Deformitäten der Glieder abhilft.

Man muss den Veränderungen im Rückenmarke während der ersten Tage eine rationelle Behandlung entgegenstellen; man darf während des entzündlichen Sturmes nicht zögern, einen oder zwei Blutegel an den After zu setzen, wenn das Alter und die Constitution des Kindes dies gestatten; zu gleicher Zeit muss man irgend ein Ableitungsmittel auf den Darmcanal, wie z. B. Calomel und Scammonium verordnen.

Sobald das acute Stadium vorüber ist, muss man das Rückenmark einem sehr schwachen absteigenden constanten Strom (mit 10 bis 20 Elementen) unterwerfen, indem man den positiven Pol an das Rückgrat und den negativen an die gelähmten Extremitäten setzt; die Sitzungen dürfen Anfangs nicht 20 Minuten überschreiten. Mehrere Autoren, wie Hitzig und Jürgensen, haben die guten Wirkungen dieser Behandlung beschrieben, andere hingegen haben keinen Erfolg mit derselben gehabt; es ist wahrscheinlich, dass die letzteren in einer sehr späten Periode der Krankheit ihre Behandlung eingeleitet haben, als die Atrophie der Nervenzellen schon vollendet war. Bouchut[1] giebt den Rath, den galvanischen Strom mehrere Stunden hintereinander anwenden zu lassen. Diese Behandlungsart soll ihm in einigen frischen Fällen ausgezeichnete Resultate ergeben haben. Sie ist in jedem Falle unschädlich und verdient, versucht zu werden.

Später, wenn sich die Lähmung localisirt hat, muss man sich beeilen, den noch erregbaren Muskeln durch eine gehörige Gymnastik zu Hülfe zu kommen; hierbei können die passive Gymnastik nach der Ling'schen Methode, die stimulirenden Einreibungen und hauptsächlich die Faradisationssitzungen (intermittirende Ströme) grosse Dienste

[1] De l'emploi des courants continus dans la paralysie essentielle de l'enfance. Bull. de Thérap., 15 août 1872.

leisten. Man muss die Kinder so früh wie möglich laufen lassen und die Krücken dabei verwerfen; man muss ferner die geschwächten Muskeln durch feste Beinschienen unterstützen und die Stellungsanomalie des Fusses durch einen orthopädischen Stiefel verbessern. Auch ist es sehr wichtig, während der Nacht den Klumpfuss und die Aushöhlung der Fusssohle vermittelst einer Sohlenschiene, welche durch eine Rollbinde befestigt ist und den Fuss gegen das Bein extendirt, zu bekämpfen. Wenn die Atrophie des Triceps cruralis sehr ausgesprochen ist, so wird es angezeigt sein, die unentbehrliche Thätigkeit dieses Muskels durch einen prothetischen Apparat (Kautschuk-Feder oder Kautschukbinde) zu ersetzen.

Es wird immer möglich sein, die gelähmten Kinder gehörig laufen zu lassen, wenn man orthopädische Apparate anwendet, welche von dem Kranken leicht getragen werden können und welche die Deformität wirksam bekämpfen; diese Apparate erfordern eine sorgfältige Ueberwachung, wenn man will, dass sich die atrophische Deformität durch das Laufen vermindert und nicht vergrössert.

Die Tenotomie, welche bei dem angeborenen Klumpfuss grosse Dienste leistet, ist bei der Behandlung der paralytischen Deformitäten von den meisten Chirurgen ausgeschlossen worden; sie vermehrt die Muskelschwäche, ohne die Stellungsanomalien des Fusses definitiv zu heilen (Malgaigne, Volkmann).

Zwölftes Capitel.

Pseudohypertrophische Lähmung.

Literatur:

Duchenne (de Boulogne), Recherches sur la paralysie musculaire pseudo-hypertrophique ou myo-sclérosique. Arch. gén. de Méd., 1868, I., p. 1 und 179.

Friedreich, Ueber wahre und falsche Muskelatrophie. Berlin, 1873.

Dieses sonderbare, dem Kindesalter eigene Leiden, ist zuerst im Jahre 1858 von Duchenne zu Boulogne beobachtet, dann im Jahre 1861 von ihm unter dem Namen „angeborene hypertrophische Lähmung“[1] beschrieben worden. Seit dieser Zeit sind mehr als 80 Fälle, theils in Frankreich, theils in Deutschland veröffentlicht worden

[1] Electrisation localisée, 2me éd. 1861, p. 364.

und man kann heute sagen, dass die pseudohypertrophische Lähmung eine vollständig bestimmte Krankheit des Muskelsystems ist.

§ 1. **Aetiologie.** — Der Anfang der Krankheit lässt sich in der grössten Zahl der Fälle auf das erste Kindesalter und manchmal sogar auf die Geburt zurückführen; man sieht das Leiden sich nur ausnahmsweise nach dem zehnten Lebensjahre entwickeln. Die Knaben sind demselben viel mehr unterworfen als die Mädchen.

Die pseudohypertrophische Lähmung befällt zuweilen mehrere Glieder derselben Familie; Ew. Meryon[1] erzählt die Geschichte einer Familie, in welcher die 4 Söhne von der Krankheit befallen wurden, während die 4 Töchter verschont blieben. Obgleich es kein Beispiel von directer Vererbung der pseudohypertrophischen Lähmung giebt, so hat Heller[2] doch erwiesen, dass eine gesunde Mutter den Keim der Krankheit durch Atavismus auf ihre Kinder überführen kann.

In 2 oder 3 Fällen hat sich die pseudohypertrophische Lähmung nach einem Anfall von Convulsionen, in anderen nach den Masern entwickelt; allein meistentheils hat sie ohne wahrnehmbare Ursache angefangen.

§ 2. **Pathologische Anatomie.** — Die Nervencentra sind bei 2 Autopsien von den competentesten Microscopikern mit einer peinlichen Sorgfalt geprüft worden und haben in diesen beiden Fällen eine vollkommene Integrität dargeboten. Die erste Autopsie der pseudohypertrophischen Lähmung ist in Deutschland von Cohnheim und Eulenburg[3] veröffentlicht worden. Bei der anderen, welche in der Abtheilung Bergeron's gemacht ist, wurde das Rückenmark nach der Härtung von Charcot und Pierret untersucht. Bis auf Weiteres muss die pseudohypertrophische Lähmung also als eine von den Muskeln ausgehende betrachtet werden.

Die Muskeln konnten während des Lebens mit dem Microscop an kleinen, mit Hilfe der Harpune von Duchenne oder der von Middeldorpf gewonnenen Bruchstücken untersucht werden. Man hat constatirt,

---

[1] On granular or fatty degeneration of the voluntar muscles. Med. chir. Trans., Bd. XXXV, p. 72.

[2] Klinische Beobachtungen über die bisher als Muskelhypertrophie bezeichnete Lipomatosis luxurians musculorum progressiva. Arch. f. klin. Med., 1865, I., S. 616.

[3] Ergebnisse der anatomischen Untersuchung eines Falles von sogenannter Muskelhypertrophie. Verhandl. der berl. med. Gesellsch., 1863, Bd. I., S. 101.

dass die hauptsächliche Veränderung der Krankheit in einer Hyperplasie des interstitiellen Bindegewebes der Muskeln besteht; diese Veränderung wird unter dem Microscop entweder durch eine Anhäufung von spindelförmigen Zellen und von Kernen (Charcot) oder durch die Bildung eines faserigen, welligen Gewebes, auf welches man zum grossen Theil die Vermehrung des Umfanges und die Härte der kranken Muskeln zurückführen muss, erklärt. Ausserdem ist das intermuskuläre Fettgewebe reichlich entwickelt und verleiht den Muskeln zuweilen das Aussehen einer ungeheueren Fettgeschwulst. Die fettige Entartung der Muskelfaser ist hingegen sehr selten. Die Primitivbündel behalten lange ihre Querstreifung, welche nur feiner und weniger markirt wird, allein sie bekommen einen kleineren Durchmesser und können sich sogar, nach einigen Autoren, auf das Sarcolemm reduciren. Cohnheim hat das Vorhandensein von hypertrophischen oder gabelförmig verzweigten Muskelfasern constatirt, welche mitten unter den atrophischen Fasern zerstreut waren. Auch hat man eine reichliche Wucherung der Sarcolemmkerne beschrieben (Friedreich, Charcot).

§ 3. **Symptomatologie.** — **Anfang.** — Das erste Symptom, das die Aufmerksamkeit auf sich lenkt, ist eine Schwäche der unteren Extremitäten. Wenn das Kind schon läuft, wird es schnell müde, fällt leicht, sträubt sich zu laufen und lässt sich tragen; wenn es im frühen Alter von der Krankheit befallen wird, lernt es sehr spät und mit vieler Mühe laufen.

Hypertrophisches Stadium. — Nach Verlauf von einigen Monaten, seltener gleich am Anfang, werden die Waden prominent; sie bilden bald zwei starke, harte und beim Anfühlen resistente Vorsprünge, welche gleichsam eine Hernie unter der verdünnten Haut bilden; ihr Umfang kann ein wahrhaft monströser werden. Die Gesäss- und die Sacrolumbar-Muskeln können ebenfalls der Sitz einer wahrnehmbaren Hypertrophie sein, welche jedoch niemals denselben Grad wie bei den Wadenmuskeln erreicht und immer später erscheint, als bei diesen. Diese Deformitäten werden von characteristischen Störungen im Gange des Kindes begleitet. Dasselbe schwankt beim Gehen hin und her und neigt instinctiv den Rumpf nach der Seite hin, nach welcher es den Fuss setzt; es ist, um sich aufrecht zu erhalten, genöthigt, die Beine weit auseinander zu spreizen und den Lendentheil der Wirbelsäule zu krümmen, so dass der Schwerpunct hinter das Kreuzbein fällt (paralytische Lordose); wenn man es wieder gerade stellt, so ist es unfähig, sein Gleichgewicht zu erhalten und fällt vorn über; wenn es sitzt oder liegt, verschwindet die Krümmung des Lendentheils der Wirbelsäule;

sie hängt, wie Duchenne gezeigt hat, von der Schwäche der Streckmuskeln des Rumpfes ab.

Einige Beobachter haben im Gebiet der kranken Muskeln eine rothmarmorirte Färbung der Haut und Erscheinungen von Abkühlung oder Erhöhung der Temperatur an den unteren Extremitäten beschrieben, welche sie mit einer vasomotorischen Lähmung in Verbindung bringen; man hat sich auf diese Thatsache gestützt, um die pseudohypertrophische Lähmung als eine vasomotorische Neurose zu betrachten.

Acmestadium. — Gewöhnlich erreicht die Muskelhypertrophie gegen das vierte bis sechste Lebensjahr in den unteren Extremitäten ihr Maximum.

Nachdem die Krankheit 12 bis 16 Monate hindurch langsam vorgeschritten ist, macht sie Halt und bleibt einige Jahre lang stationär. Zu dieser Zeit ist das Aussehen der Kinder sehr merkwürdig; der obere magere und dürre Theil des Körpers contrastirt mit dem unteren, an welchem alle Muskelbäuche übermässig hervorspringen. Bisweilen kann sich nichtsdestoweniger die Hypertrophie auch auf den Rumpf und die Oberextremitäten ausdehnen. Duchenne hat in einem Falle eine Hypertrophie des M. sacrolumbaris und des M. longissimus dorsi, sowie eines Deltoideus gefunden; bei einem jungen, von Bergeron beobachteten Knaben hatte die Hypertrophie alle Muskeln der Extremitäten des Rumpfes, und sogar diejenigen des Gesichtes, hauptsächlich aber die der Schläfen befallen, so dass der kleine Kranke zur Carricatur des Hercules von Farnèse wurde.

Die Eltern, welche durch diese athletischen Formen und durch das gute Allgemeinbefinden getäuscht werden, hegen in Betreff ihres Kindes die grössten Illusionen und zweifeln nicht an seiner nahen Heilung (Duchenne). Trotz dieses Anscheines ist die Schwäche der unteren Extremitäten sehr ausgesprochen; das Laufen wird für die Dauer durch die Entwicklung eines doppelseitigen Klumpfusses, welcher nach Duchenne eines der beständigen Symptome der pseudohypertrophischen Lähmung ist, sehr schwer. „Derselbe," sagt Duchenne, „erscheint nicht in der ersten Zeit der Krankheit; er ist Anfangs wenig ausgesprochen, wird dann meistens allmälig bedeutender und erreicht langsam einen solchen Grad, dass der Hacken während des Stehens nur schwer auf dem Fussboden ruhen kann. Er nimmt darauf die Gestalt des Equino-varus an. Der Fuss höhlt sich durch die Vergrösserung der plantaren Wölbung aus und die ersten Zehenphalangen liegen in einer Hyperextension auf den Köpfen der Mittelfussknochen, während die beiden letzten flectirt sind; dies giebt den Zehen die Form einer Kralle." Diese Deformität entsteht aus einer Retraction des Triceps suralis. Zu dieser Zeit fällt es den Kindern sehr schwer, sich zu erheben, wenn sie gefallen sind; es gelingt ihnen nur mit vielen Anstrengungen, indem sie an den Knien einen Stützpunct finden.

Atrophisches Stadium. — Gewöhnlich vermehrt sich die Muskelschwäche gegen das zwölfte oder dreizehnte Jahr; die unteren Extremitäten versagen den Dienst; demzufolge bringen die meisten Kranken von dieser Zeit an ihr Leben sitzend oder liegend zu. Die Muskeln der oberen Extremitäten und des Rumpfes verlieren ebenfalls ihre Kraft und atrophiren. Die Sensibilität bleibt hingegen allenthalben vollständig erhalten. Die electrische Contractilität, die in dem ersten Stadium der Krankheit intact oder wenig afficirt erschien, vermindert sich im letzten Stadium beträchtlich.

Lange Zeit hindurch gehen die vegetativen Functionen normal von Statten; es ist kein Fieber vorhanden und das Allgemeinbefinden ist ziemlich befriedigend. Auf die Dauer verfallen die Kinder schliesslich in grosse Erschöpfung und setzen alsdann den intercurrenten Krankheiten, die sie schnell hinwegraffen, wenig Widerstand entgegen; sie erliegen gewöhnlich vor dem fünfzehnten Jahre, sehr selten überschreiten sie das zwanzigste Jahr.

§ 4. **Prognose und Behandlung.** — Die Prognose ist, obwohl sehr ernst, nicht absolut schlecht, wenn die Krankheit nicht zu sehr vorgeschritten ist.

Duchenne hat im ersten Stadium zwei Heilungen dadurch erhalten, dass er mit der localisirten Faradisation die Massage, die kalten Douchen und den Leberthran verband. Nach einer $2^1/_2$ Monat fortgesetzten Faradisation konnte der eine der Kranken gehen und sogar laufen; die Sitzungen hatten 4 Mal wöchentlich statt, jede dauerte 5 bis 6 Minuten; man wandte den secundären Inductionsstrom mit verlangsamten Unterbrechungen und mit wechselnder Stromspannung an, so dass der Strom in verschiedene Tiefen dringen konnte und weder Schmerzen noch Ueberreizung hervorbrachte.

Benedikt will in 3 Fällen der pseudohypertrophischen Lähmung durch constante Ströme gute Wirkungen erzielt haben.

Dreizehntes Capitel.

Tetanus der Neugeborenen.

§ 1. **Aetiologie.** — Der Tetanus der Neugeborenen ist ein in unserem Clima sehr seltenes Leiden; er wüthet hauptsächlich in den heissen Ländern (Cayenne, Java, Ceylon) und befällt vorzugsweise die Kinder der schwarzen Race.

Plötzlicher Temperaturwechsel und verdorbene Luft scheinen die hauptsächlichsten Ursachen für sein Erscheinen zu sein. So unterlagen in Vestmannoé, auf der südlichen Küste Islands, mehr als die Hälfte der Neugeborenen, die in den elenden, räucherigen Fischerhütten zur Welt kamen, zwischen dem fünften und zwölften Tage nach der Geburt dieser fürchterlichen Plage; die Krankheit verschwand, als man die Luft der Wohnungen gereinigt und gute Findelhäuser eingerichtet hatte (Schleissner). Auch ist der Tetanus von Zeit zu Zeit in grossen Findelhäusern (Copenhagen, Petersburg, Dublin) beobachtet worden. Vor 60 Jahren ging ungefähr am 15. Tage nach der Geburt nahezu $^1/_6$ der im Findelhause zu Dublin geborenen Kinder am Trismus zu Grunde; nachdem wirksame Massregeln getroffen waren, um das Krankenhaus zu ventiliren, fiel die Sterblichkeit der Neugeborenen auf $^1/_{20}$, dann auf $^1/_{60}$ und bei dieser Zahl bildete der Tetanus nur $^1/_9$ der Mortalität (West).[1] Keber[2] hat eine Tetanusepidemie bei Neugeborenen mitgetheilt, die in der Praxis einer Hebeamme zu Elbing vorkam; die Krankheit war den bei den Kindern angewendeten zu heissen Bädern zugeschrieben worden.

Die Reizung der Nabelwunde durch unreine Verbände oder durch den Einfluss einer übermässigen Temperatur ist von einigen Autoren als die Ursache der Krankheit betrachtet worden. Die Seltenheit, mit welcher der Tetanus bei den Neugeborenen im Allgemeinen vorkommt und die Thatsache, dass er nach der Vernarbung der Nabelwunde auftreten kann, zeigen die geringe Bedeutung dieser Ursache zur Genüge.

Die so merkwürdige Praedisposition der Negerrace für den Tetanus der Neugeborenen ist eine noch unerklärte Thatsache.

§ 2. **Pathologische Anatomie.** — Unter den ziemlich von einander abweichenden Resultaten, welche bei den Autopsien der am Tetanus gestorbenen Kinder erhalten sind, muss man nichtsdestoweniger

---

1 Pathologie und Therapie der Kinderkrankheiten, deutsch von Henoch.

2 Monatschr. f. Geburtsk., 1868.

die Häufigkeit einer Congestion im Rückenmark, sowie der Blutextravasate auf der äusseren Oberfläche der Dura mater spinalis hervorheben; diese Veränderungen sind vielleicht secundärer Natur. MICHAUD[1] hat beim Tetanus der Erwachsenen eine Veränderung des Rückenmarks beschrieben, welche in einer activen Wucherung der Neuroglia und in der Bildung eines Exsudats in der grauen Commissur des Rückenmarks um den Centralcanal besteht. Diese Veränderung ist bei den Neugeborenen noch nicht constatirt worden, allein sie verdient sorgfältig erforscht zu werden.

§ 3. **Symptomatologie.** — Die Krankheit bricht gewöhnlich am ersten oder zweiten Tage nach der Geburt, sehr selten nach dem vierten Tage aus; WEST hat sie indessen ein Mal am fünften, ein anderes Mal am fünfzehnten Tage eintreten sehen.

Der Anfang wird durch fortgesetztes Schreien, welches einen dumpferen Klang als das natürliche hat, angekündigt. Das Kind greift noch nach der Brust, lässt sie jedoch bald los, da es nicht zu saugen vermag. Bald wird die Kiefermusculatur hart, der Mund bleibt halb geöffnet, der M. quadratus menti tritt sehr sichtbar hervor und wird hart wie Holz, dic Lippen sind unbeweglich, die Bewegungen der Zunge werden immer schwerer; das Schlingen ist nur Anfangs und bei leichten Fällen möglich.

Die Contractur breitet sich schnell über die Rücken- und Extremitätenmuskeln aus; das unglückliche kleine Wesen zeigt alsdann die Starre einer nach hinten gekrümmten Eisenstange (Opisthotonus). Die Contractur zeigt eine geringere Remission als beim Erwachsenen.

Die Hautfarbe geht vom Roth zum Veilchenblau über. Man bemerkt schon vom Anfang an Fieber; die Temperatur, welche gleich in den ersten Stunden 40° übersteigt, kann in den letzten Augenblicken 43° und sogar 44° erreichen. Dessenungeachtet hat MONTI[2] in leichten Fällen die Abwesenheit von Fieber und Temperaturerhöhung constatirt.

Der Tod tritt zuweilen nach Verlauf einiger Stunden oder eines Tages ein; er erscheint fast niemals nach dem vierten oder fünften Krankheitstage.

Die Heilung ist eine Ausnahme und wird nur in langsam verlaufenden Fällen, die 3 bis 5 Tage nach der Geburt angefangen haben, beobachtet. Man kann nur dann auf einen günstigen Ausgang hoffen, wenn das Leben über den sechsten Krankheitstag hinaus andauert, und die Temperatur wenig erhöht bleibt (MONTI).

---

[1] Arch. de Physiol., 1872, p. 59.

[2] Beiträge zur Thermometrie des Tetanus. Jahrbuch für Kinderheilk., 1869, S. 298.

§ 4. **Behandlung.** — Man hat Heilungsfälle von Tetanus neonatorum in Folge von Ol. terebinthinae (Byrd),[1] Chloral (Auchenthaler),[2] Faba Calabar. (Monti), Atropin (Kirchstetter), Cannabis indica (Bouchut) u. s. w. mitgetheilt, allein diese verschiedenen Mittel schlugen meistentheils fehl und waren nur in leichten Fällen von Erfolg; man wird indessen gut thun, sie zu versuchen. Das Extract. fabae Calabaricae ist in subcutanen Einspritzungen in einer Dosis von 60 ctgrm. täglich von Monti, der durch dieses Mittel unter 4 Fällen 2 Heilungen erhielt, angewendet worden. Die Cannabisindica kann in der Form eines alcoholischen Extractes, welches mit Wasser verdünnt wird, in einer Dosis von 5 bis 8 ctgrm. alle 2 Stunden innerlich gegeben werden. Das Chloral lässt sich in Syrupform oder in einem Clysma, in einer Dosis von 10 bis 20 ctgrm. alle 2 Stunden, anwenden.

Die Inanition muss durch gewaltsame Einführung von Milch per Os oder per Clysma bekämpft werden.

Die beste Prophylaxis gegen den Tetanus der Neugeborenen besteht in einem antiseptischen, jedoch nicht reizenden Verbande der Nabelwunde, in einer gehörigen Lüftung und in dem Schutz der Säuglinge vor der Einwirkung der Kälte. Die vom Tetanus in einem Findelhause befallenen Kinder müssen sorgfältig von den anderen Pfleglingen isolirt werden. Baumes[3] erzählt, dass in Cayenne viele Neger dahin gelangt sind, ihre Kinder dem Tetanus dadurch zu entziehen, dass sie den Körper derselben während der neun ersten Tage nach der Geburt mit einer öligen Substanz einsalben.

Vierzehntes Capitel.

Tetanie.

Literatur:

Tonnellé, Mémoire sur une nouvelle maladie convulsive des enfants. Gaz. méd. de Paris, 1832, p. 1.

Constant, Observations et réflexions sur les contractures essentielles. Ebend., 1832, p. 80.

Rilliet und Barthez, Mal. des enf. 1re éd., 1843, T. II, p. 325.

Lemaire, Bull. de Thérap., 1864, II, p. 84.

---

[1] Charleston med. Journ., 1858.

[2] Ein Fall von Tetanus Neonatorum geheilt mit Chloralhydrat. Jahrb. f. Kinderheilk., IV, 2, S. 218.

[3] Traité des convulsions de l'enfance. Paris, 1802, p. 361.

COLAS, De la contracture essentielle des extrémités et de ses rapports avec le rhumatisme. Thèses de Paris, 1868.
KUSSMAUL, Zur Lehre von der Tetanie. Berl. klin. Wochenschr., 1872, Nr. 37.
RIEGEL, Zur Lehre von der Tetanie. Arch. f. klin. Med., 1873. XII, S. 399.

Die Tetanie ist eine Neurose, welche durch Krampfanfälle, in deren Zwischenräumen relative Gesundheit besteht, characterisirt wird; die Contractur befällt immer die Extremitäten, in einigen Fällen erstreckt sie sich auch auf die Rumpf- und Gesichtsmuskeln.

Diese Neurose ist zuerst von DANCE[1] unter dem Namen intermittirender Tetanus beschrieben worden; sie ist kurz darauf von TONNELLÉ und von CONSTANT, welcher ihr den Namen essentielle Contractur der Extremitäten gegeben hat, bei Kindern studirt worden. Man bezeichnet sie jetzt mit dem Namen Tetanie, einem von CORVISART vorgeschlagenen und von TROUSSEAU in seiner Klinik angenommenen Namen.

§ 1. **Aetiologie.** — Die Tetanie zeigt sich meistentheils vom siebzehnten bis dreissigsten Jahre (TROUSSEAU), allein sie ist im Kindesalter nicht sehr selten; sie tritt in demselben in zwei verschiedenen Epochen auf, bald und hauptsächlich zur Zeit der ersten Dentition bei Kindern von 1 bis 3 Jahren und zwar in diesem Falle häufiger bei Knaben als bei Mädchen, bald beim Beginn der Pubertät bei jungen Mädchen von 13 bis 15 Jahren.

Die Tetanie ist bei Kindern fast niemals ein primäres Leiden. Sie tritt bei schwachen und nervösen Individuen, in der Reconvalescenz von mehreren Krankheiten, wie z. B. von der Bronchopneumonie, dem Typhus, der Cholera und hauptsächlich der Enteritis chronica auf. Die Diarrhöe scheint in der That einer der wichtigsten Factoren bei der Tetanie zu sein, besonders wenn sie reichlich und stürmisch auftritt (TROUSSEAU). Die Contractur wird hauptsächlich während der kalten und feuchten Monate beobachtet und kann alsdann eine gewisse Zahl von Kindern gleichzeitig befallen (LEMAIRE); dies hat gewisse Autoren mit Unrecht zu der Behauptung veranlasst, dass die Tetanie epidemisch auftritt.

Die Gelegenheitsursachen sind nicht immer leicht zu erkennen; man hat die Onanie (CONSTANT), die Zahnung (TONNELLÉ), die Eingeweidewürmer (RIEGEL) angeführt. Die einzige, deren Einfluss sicher constatirt ist, ist die Kälte; LASÈGUE[2] hat ein sehr beweisendes Beispiel davon citirt: Ein 10 bis 12 Jahre altes, leicht gekleidetes Kind kommt im

---

[1] Arch. gén. de méd., 1831, p. 190.
[2] Soc. méd. des Hôp. de Paris, 1855, p. 413.

Schweisse von einem Balle und geht auf die Strasse, wo die Temperatur sehr kalt ist; es wird plötzlich von einer sehr schmerzhaften Contractur an Händen und Füssen befallen; der Anfall dauert vier oder fünf Stunden und wird von einer ziemlich heftigen fieberhaften Reaction begleitet; am folgenden Tage war die Contractur verschwunden.

Das Wesen der Krankheit ist noch dunkel. Das Fehlen einer wahrnehmbaren Erkrankung der Nervencentren hat die Tetanie in die Classe der Neurosen einreihen lassen. Der zwiefache Character der Contractur (Rilliet und Barthez), sowie die mögliche Ausbreitung derselben über die Rumpf- und Gesichtsmuskeln müssen auf eine erhöhte Reizbarkeit des Rückenmarks hinweisen, die durch die Anaemie begünstigt und durch das Vorhandensein von Eingeweidewürmern, durch das Herannahen der Menstruation oder, wie einige Autoren meinen, durch Rheumatismus (Tetanus rheumaticus) hervorgerufen wird. Man hat zu Gunsten des rheumatischen Ursprungs der Contractur die Flüchtigkeit ihrer Symptome, den Schmerz in der Umgebung der Gelenke und im Zellgewebe der afficirten Glieder, von welchem sie bei einigen Kindern begleitet wird, endlich den auf ihre Entwicklung zweifellosen Einfluss der Feuchtigkeit und Kälte angeführt.

§ 2. **Symptomatologie.** — Meistentheils gehen dem Erscheinen der Contractur einige Prodromalerscheinungen voraus, wie z. B. Kribbeln, Einschlafen der Extremitäten oder auch eine leichte Fieberbewegung und eine Indigestion; diese Symptome werden bei Kindern oft von denen der primären Krankheit verdeckt. In einigen seltenen Fällen tritt die Contractur unter der Form eines jähen Anfalls inmitten einer guten Gesundheit auf. Barrier[1] hat bei einem 11 Jahre alten Kinde ein derartiges Beispiel beobachtet; dieser Knabe wurde plötzlich, ohne bekannte Ursache von einer Betäubung befallen, so dass er zu Boden fiel; nachdem er aufgestanden war, hatte er wegen einer gewaltsamen Flexion in den Fussgelenken die äusserste Mühe zu laufen; am folgenden Tage wurde er von einem neuen Schwindel befallen und musste sich niederlegen. Die Contractur wich in 3 Tagen einer antispasmodischen Behandlung.

In der grossen Mehrzahl der Fälle fängt die Contractur an den oberen Extremitäten an, auf welche sie selten beschränkt bleibt; sie verbreitet sich bald über die unteren Extremitäten, indem sie beide Seiten gleichmässig trifft und am Beine, sowie am Arme immer einen centripetalen Gang verfolgt (Rilliet und Barthez). Die Finger sind flectirt,

---

[1] Traité pratique des maladies de l'enfance, 3me éd. 1861, II. p. 250.

die Phalangen ausgestreckt und zuweilen gespreizt, der Daumen ist gegen die Hohlhand eingeschlagen; das Handgelenk ist im spitzen Winkel gebeugt und der Vorderarm befindet sich in leichter Pronation. Die Hand zeigt alsdann oft eine conische Form; TROUSSEAU hat ihre Haltung mit derjenigen einer Hand verglichen, welche der Geburtshelfer in die Vagina einführt, um die Wendung zu machen. Die Beugemuskeln bilden einen starren Wulst; der Ellenbogen und die Schulter bewahren im Allgemeinen die Freiheit ihrer Bewegungen.

An den unteren Extremitäten sind meistentheils die Streckmuskeln des Fusses der Sitz der Contractur; man bemerkt alsdann eine unnatürlich grosse Flexion der Zehen, eine vergrösserte Höhlung der Planta und eine Extension des Fusses mit Hervorspringen und Spannung der Achillessehne. BARRIER citirt einen Ausnahmefall, in welchem das Fussgelenk derart flectirt war, dass das Kind beim Stehen nur den Hacken auf den Boden stellen konnte und vergebliche Anstrengungen machte, um seinen Fuss auszustrecken. Das Knie und die Hüfte behalten im Allgemeinen die Freiheit ihrer Bewegungen; die Contractur erstreckt sich sehr selten auf die Lendenmuskeln. In einer Beobachtung von CONSTANT dehnte sich die Steifheit über alle Muskeln der Unterextremität, ganz besonders über die Adductoren aus; das Kind hielt seine Beine kreuzweise übereinander. RILLIET und BARTHEZ haben mehrere Fälle beobachtet, in welchen die Contractur auf die Hüftmuskeln einer Seite beschränkt blieb und eine Retraction des Schenkels gegen das Becken hervorrief, welche eine Coxalgie vortäuschte.

Die contrahirten Muskeln bilden in intensiven Fällen starke Vorsprünge; sie können sogar ausnahmsweise eine Starre annehmen, welche TONNELLÉ und CONSTANT mit der des Marmors verglichen haben. Die electrische Erregbarkeit, sowohl die faradische als auch die galvanische, scheint in den afficirten Muskeln beträchtlich zugenommen zu haben (ERB). Die Tetanie führt natürlich eine grosse Qual bei den Bewegungen mit sich und wird zuweilen von sehr lebhaften Schmerzen begleitet, welche durch die Versuche des Gliedes, Abhilfe zu schaffen, nur verschlimmert werden und welche sich bei sehr jungen Kindern durch Traurigkeit, Aufregung und zeitweises heftiges Geschrei kund geben. Die Contractur wird von Absterben der Extremitäten begleitet, allein es besteht niemals eine wirkliche Anaesthesie. Endlich hat man zuweilen eine oedematöse Anschwellung der contrahirten Extremitäten, welche in einigen Fällen von Röthe im Umkreis der Gelenke begleitet wird, angeführt (DE LA BERGE,[1] GRISOLLE).

[1] Note sur certaines rétractions musculaires de courte durée. Journ. hebd. des Progrès des sc. méd. 1835, Nr. 45, 48 und 49.

Die Tetanie, so wie wir sie eben in ihrem einfachen Zustande beschrieben haben, ist keine fieberhafte Krankheit; das remittirende Fieber und die Verdauungsstörungen, die bei einigen Kindern beobachtet sind, scheinen viel eher von dem Leiden veranlasst, welches die Tetanie complicirt, als von der Neurose selbst. Der Verstand bleibt klar, das Bewusstsein ist vollständig vorhanden.

Die Contractur ist keine bleibende; sie bietet Intervalle dar, deren Dauer veränderlich ist und deren Rückkehr keinen regelmässigen Character annimmt. Die Dauer eines Intervalles kann sich von einigen Stunden bis zu mehreren Tagen ausdehnen.

Es kann in dieser Zeit nur ein einziger Anfall auftreten, allein grösstentheils wiederholen sich die Anfälle und bilden durch ihre Gruppirung wirkliche Attaquen. Das Wiedereintreten der Contractur kann durch eine Gemüthsbewegung verursacht werden.

Nach Trousseau soll es, so lange die Krankheit nicht völlig geheilt ist, stets möglich sein, die Contractur in den Muskeln, welche sie verlassen hat, durch die Compression der Hauptarterie oder des Hauptnervs der kranken Extremität wiedererscheinen zu lassen. Dieses Zeichen, welches für die Diagnose der Tetanie sehr werthvoll sein könnte, ist nicht beständig; nichtsdestoweniger verdient es, die Aufmerksamkeit der Beobachter auf sich zu ziehen.

Die gänzliche Dauer der Krankheit kann nach Delpech zwischen 5 Tagen und mehr als 2 Monaten variiren; bei der gutartigen Form, welche bei Kindern die gewöhnlichste ist, hört die Contractur nach Verlauf von 1 bis 2 Wochen von selbst auf. Man beobachtet zuweilen Rückfälle; so sah Constant bei einem Kinde, welches im ersten Lebensjahre den ersten Anfall gehabt hatte, im Alter von 4 Jahren während eines Zeitraumes von 3 Monaten drei neue Anfälle.

Gewisse Umstände können die Heilung beschleunigen; so genügt, wenn die Contractur mit der Menstruation in Connex steht, das Auftreten der Regel zum Verschwinden der Krankheit (Tonnellé, obs. IX und X); bei einer Beobachtung Constant's veranlasste eine intercurrente Masernerkrankung die unmittelbare Heilung der Tetanie.

Man beobachtet in einigen seltenen Fällen neben der gutartigen Form der Contractur, welche in den Extremitäten localisirt bleibt, noch eine ernstere, allgemeine oder tetanische Form, bei welcher sich die Contractur auf gewisse Rumpf- oder Gesichtsmuskeln erstreckt. Man bemerkt alsdann Opisthotonus, Trismus und zuweilen sogar Strabismus (Rilliet und Barthez). Diese Form kommt in der Jugend nur ganz ausnahmsweise vor. Rilliet citirt indessen ein merkwürdiges, bei einem 16 Monate alten Kinde, welches er bei einer Consultation mit Marc

D'ESPINE sah, beobachtetes Beispiel. Dieses Kind wurde plötzlich, während der Reconvalescenz von einer Grippe, von einer Contractur der unteren Extremitäten befallen; ausserdem wurde es jede Viertelstunde von einem Opisthotonus und Trismus heimgesucht und erhob hierbei ein durchdringendes Geschrei, das Anzeichen eines heftigen Leidens. 10 Stunden lang bewahrten die Anfälle ihre volle Heftigkeit, gleichzeitig befiel die Contractur die Hände, alsdann liessen sie nach; nach 24 Stunden waren sie nur noch sehr selten. 48 Stunden vom Beginn des Leidens an gerechnet schien das Kind geheilt; am dritten Tage hatte es indessen noch einen oder zwei leichte Anfälle; seitdem verschwand die Krankheit, um nicht mehr wiederzukehren.

Endlich kann in gewissen noch selteneren Fällen die Contractur auf einige Rumpf- und Nackenmuskeln beschränkt bleiben; wir hatten Gelegenheit, bei einem Kinde von einigen Monaten eine auf den Nacken beschränkte Contractur zu beobachten; sie war durch ein Rückwärtswerfen des Kopfes, obgleich ohne Trismus und ohne Convulsionen, characterisirt; die ohne wahrnehmbare Ursache aufgetretene Krankheit war von einer leichten Fieberbewegung begleitet und wich nach Verlauf von einigen Tagen in Folge von Bädern und antispasmodischen Mitteln. Das Kind, bei welchem wir Anfangs eine schwere Erkrankung der nervösen Centralorgane gefürchtet hatten, genas vollständig.

§ 3. **Complicationen.** — Die Autoren rechnen bei kleinen Kindern die Convulsionen zu den Symptomen der Tetanie; wir können darin nur eine Complication erblicken, welche unter denselben Einflüssen wie die Contractur selbst (Anaemie, Diarrhöe, Zahnung) aufgetreten ist. RILLIET und BARTHEZ haben unter 23 Fällen siebenmal allgemeine oder partielle Convulsionen beobachtet; diese sind 3 oder 4 Tage nach dem Erscheinen der Contractur oder auch am Ende derselben hinzugetreten.

HÉRARD hat die Häufigkeit der Contractur an den Extremitäten im Verlaufe des Stimmritzenkrampfes hervorgehoben; die Tetanie geht zuweilen dem Krampf voraus, meistentheils jedoch erscheint und verschwindet sie mit demselben zu gleicher Zeit.

Der Contractur an den Extremitäten kann in einigen Fällen eine Paralyse folgen oder sie können beide mit einander alterniren. Diese Paralyse folgt zuweilen einem Krampfanfall; sie ist stets vorübergehend, wenn die Contractur eine essentielle ist.

§ 4. **Diagnose.** — Die tetanische Form der essentiellen Contractur kann in gewissen Fällen einen wirklichen Tetanus vortäuschen, von dem man sie bisweilen nur schwer unterscheiden kann. Das Fehlen eines Trauma's, die Apyrexie, der Anfang der Krankheit an den Extremitäten, die Seltenheit des Trismus, das völlige Nachlassen der Symptome sind die Erkennungszeichen der Tetanie.

Die völlige Integrität der Hirnfunctionen unterscheidet die Tetanie von den symptomatischen Contracturen der Meningitis oder der Hirntumoren.

Die meningeale Haemorrhagie wird von allen Hirnkrankheiten am häufigsten von Contracturen der Extremitäten begleitet; sie unterscheidet sich von der essentiellen Contractur durch das Vorhandensein eines lebhaften Fiebers und hauptsächlich durch ihren Anfang, der durch reine Cerebralsymptome, wie durch Convulsionen, Coma und Strabismus characterisirt wird.

§ 5. **Prognose.** — Die Tetanie bietet nur geringe Gefahr dar, wenn sie auf die Extremitäten beschränkt bleibt; sogar die dem Tetanus ähnliche Form endet mit Heilung; in den tödtlichen Fällen wird der unheilvolle Ausgang stets durch das Primärleiden oder durch eine Complication herbeigeführt; die äusseren Convulsionen und hauptsächlich der Stimmritzenkrampf verschlimmern die Prognose sehr.

§ 6. **Behandlung.** — Die localen und allgemeinen Blutentziehungen, welche zuweilen bei Erwachsenen Erfolg haben, müssen in der Behandlung der Tetanie bei Kindern von vornherein ausgeschlossen werden; die Anwendung von Blutegeln kann nur beim Herannahen der Pubertät bei jungen Mädchen verordnet werden, um das Erscheinen der Menses zu beschleunigen. Bei jungen Kindern muss man hingegen die Anaemie und die Diarrhöe, welche die beiden mächtigsten praedisponirenden Ursachen der Contractur sind, bekämpfen. Eine dem Zustande der Verdauungsorgane angemessene Ernährung, die Anwendung der tonischen Mittel (Syrup. magistr., Syrup. Chinae) werden zur Bekämpfung der Reizbarkeit des Rückenmarks wirksamer sein, als die Antispasmodica.

Wenn man vermuthet, dass die Krankheit durch das Vorhandensein von Eingeweidewürmern verursacht ist, muss man ein wurmtreibendes Mittel verordnen; wenn sie durch eine schwere Dentition hervorgerufen zu sein scheint, muss man den Durchbruch der Zähne zu begünstigen suchen.

In den einfachen Fällen muss sich die Behandlung der Contractur auf lauwarme Bäder und auf Einreibungen der contrahirten Extremitäten mit Linim. saponato-camphorat. oder mildem Balsam beschränken. Auch hat man den innerlichen Gebrauch von Kalium. bromat. und Opium empfohlen.

In den Fällen, in welchen die Krankheit die Form des Tetanus annimmt, verordne man gleichzeitig subcutane Einspritzungen von Morphin. hydrochlor. (4 bis 8 mgrm.) und Chloroforminhalationen, jedoch müssen diese Mittel im frühen Kindesalter mit der äussersten Vorsicht angewendet werden.

Fünfzehntes Capitel.

Eclampsie.

Literatur:

BAUMES, Traité des convulsions de l'enfance. Paris, 1805, 2me éd.

BRACHET, Traité pratique des convulsions de l'enfance. Paris, 1835, 2me éd.

GUERSANT et BLACHE, Eclampsie. Dict. en 30, T. XI, 1835.

STEINTHAL, Beiträge zur Lehre der Encephalopathien des kindlichen Alters. Journ. f. Kinderkrankh., 1853 Bd. XX, S. 17.

TILLNER, Ueber die Krämpfe im Kindesalter. Ebend. 1856, Bd. XXVI, S. 23.

FOVILLE, fils, Art. Convulsions de l'enfance. Dict. de méd. et de chir. prat, T. IX. 1869, p. 382.

NOTHNAGEL, Epilepsie und Eclampsie. Ziemssen's Handbuch 1875, XII, S. 179.

Man bezeichnet mit dem Namen Eclampsie eine acute und vorübergehende essentielle Nervenkrankheit, die durch partielle oder allgemeine Krampfanfälle, welche sich stets auf beide Körperhälften erstrecken und von einem mehr oder weniger vollständigen Verlust des Bewusstseins begleitet werden, characterisirt wird. Einige Autoren (J.-P. FRANCK, HASSE u. A.) beschreiben die Eclampsie unter dem Namen acute Epilepsie. Diese Benennung hat in der klinischen Identität des eclamptischen und epileptischen Anfalls, sowie ferner in der pathologischen Beschaffenheit des Krampfanfalls, welche in beiden Fällen dieselbe zu sein scheint, ihren Grund; sie würde somit verdienen, beibehalten zu werden, wenn sie nicht von zwei Ausdrücken gebildet würde, die sich gegenseitig ausschliessen; die Epilepsie ist eine wesentlich chronische und durch eine Diathese bedingte Krankheit sui generis, welche durch ihre gewöhnliche Unheilbarkeit furchtbar ist und fast niemals vor dem fünften oder sechsten Lebensjahre erscheint. Die Eclampsie hingegen ist ein schnell vergängliches, fast ausschliesslich den ersten Lebensjahren eigenes Leiden, welches unter dem Einfluss der verschiedensten Ursachen ausbricht.

Alle Autoren, welche sich mit Kinderkrankheiten beschäftigt haben, wenden das Wort Eclampsie als Synonym mit essentiellen Convulsionen im Kindesalter an, im Gegensatz zu den symptomatischen Convulsionen einer Erkrankung der nervösen Centralorgane. Diese letzteren sind oben bei Gelegenheit der Krankheiten, bei denen sie nur eines der Symptome bilden, beschrieben worden. Es bleibt noch eine wichtige Varietät von Convulsionen übrig, die von Einigen der Eclampsie, von Anderen den symptomatischen Convulsionen zugeschrieben worden sind, dies sind die sogenannten uraemischen Convulsionen, die im Verlaufe einer Nephritis auftreten. Wir glauben, dass es bei dem jetzigen Stande der Wissenschaft nicht möglich ist, sie von der Eclampsie, wie wir dieselbe definirt haben, zu unterscheiden; einerseits zeigen sie in der That auf das Vollständigste den klinischen Typus derselben, andererseits sind die Veränderungen der nervösen Centralorgane, auf welche man sie zurückgeführt hat, nicht beständig und vielleicht nur secundär.

Die Convulsionen sind in äussere und innere eingetheilt worden, je nachdem sie die willkürlichen oder die Organmuskeln befallen; diese Eintheilung ist keineswegs eine fundamentale, wir wollen ihr nur wegen ihrer Bequemlichkeit für die Beschreibung folgen. Dieses Capitel soll den äusseren Convulsionen gewidmet werden, während die inneren unter dem Namen Spasmus glottidis beschrieben werden.

§ 1. **Aetiologie.** — **Praedisponirende Ursachen.** — Das jugendliche Alter ist von allen praedisponirenden Ursachen der Eclampsie die allgemeinste und offenbarste; die Convulsionen sind in den beiden ersten Lebensjahren sehr häufig; sie werden nach dem fünften Jahre selten und kommen nach einem Alter von 7 Jahren nur noch ausnahmsweise vor. Man hat die Erklärung für diese eigenthümliche Empfänglichkeit entweder in dem zarten Bau und der geringeren Cohaesion, welche die Hirnsubstanz bei jungen Individuen hat, oder in dem rapiden Wachsthum des Gehirns während der vier ersten Lebensjahre gesucht.

Die Rolle, welche die Erblichkeit bei der Eclampsie spielt, scheint wenig bedeutend zu sein, wenn man alle die Fälle abrechnet, die sich im vorgerückten Kindesalter mit Epilepsie verbunden haben; indessen kann man die Häufigkeit der Eclampsie bei den Kindern gewisser Familien nicht leugnen. Bouchut citirt ein merkwürdiges Beispiel, das eine Familie von 10 Personen betrifft, die in der Jugend sämmtlich von Convulsionen befallen waren; eine von ihnen verheirathete sich und bekam 10 Kinder, welche mit Ausnahme eines einzigen ebenfalls eclamptische Anfälle hatten. Rilliet und Barthez berichten von einer im höchsten Grade hysterischen Mutter, deren beide Töchter fast in demselben Alter von einem heftigen Krampfanfall befallen wurden. Obgleich die Eclampsie oft bei kräftigen und gesunden Kindern auftritt, muss man doch die prädisponirende Wirkung aller schwächenden Ursachen (profuse Diarrhöe oder Haemorrhagien, Sumpfcachexie, Syphilis, infantile Atrophie) anerkennen, die, indem sie die Anaemie verursachen und die allgemeine Ernährung der Gewebe herabsetzen, die excito-motorische Kraft der Gehirnsubstanz und des Rückenmarks vermehren. GEE[1] betrachtet die Rachitis als eine der mächtigsten praedisponirenden Ursachen: unter 65 von essentiellen Convulsionen befallenen Kindern, welche er beobachtet hat, befanden sich 56 rachitische.

Mehrere Autoren haben einen Einfluss des weiblichen Geschlechts, eines nervösen und reizbaren Temperamentes oder der Jahreszeiten auf die Entwicklung der Eclampsie angenommen, doch scheint derselbe sehr problematisch zu sein.

Veranlassende Ursachen. — Eine grosse Anzahl der Ursachen, denen die alten Autoren eine Wirkung auf das Erscheinen der Convulsionen zugeschrieben, ist rein hypothetisch.[2] Wir wollen hier nur diejenigen anführen, deren Einfluss durch die Beobachtung festgestellt scheint und wollen die Convulsionen vom aetiologischen Standpunct in idiopathische, Reflex-, Fieber-, asphyctische und uraemische Krämpfe eintheilen. Dessenungeachtet wollen wir uns ins Gedächtniss zurückrufen, dass sich in der Praxis oft verschiedene Ursachen bei demselben Kinde vereinigt finden und dass es in diesen complicirten Fällen nicht immer leicht ist, die hauptsächliche unmittelbar veranlassende Ursache zu unterscheiden.

Bei den idiopathischen Convulsionen steht die Gelegenheitsursache der Praedisposition nach. Die leichtesten Eindrücke, Furcht, eine Zornanwandlung, oder auch der geringste diätetische Fehler genügen, um einen Anfall hervorzurufen; zuweilen brechen die Convulsionen sogar ohne irgend welche wahrnehmbare Gelegenheitsursache aus. BAUMES hatte das Wort Convulsionabilität gebildet, um die anomale Reizbarkeit des excito-motorischen Centrums bei gewissen Kindern auszudrücken.

Die Reflexkrämpfe entwickeln sich in Folge von Eindrücken, die auf die peripherischen Endigungen der Nerven wirken. Ihr Ausgangspunct kann bis ins Unendliche variiren; so hat man Fälle von Convulsionen mitgetheilt, welche nach Stecknadelstichen,[3] Wunden oder Hautverbrennungen aufgetreten sind; man hat ferner eclamptische An-

---

[1] Bartholomew's Hosp., Rep. III, 1867.

[2] Die Aufzählung der verschiedenen Ursachen der Convulsionen füllt 300 Seiten des BAUMES'schen Werkes.

[3] Siehe BAUMES, a. a. O., S. 283.

fälle bei Kindern gesehen, welche durch Nierensteine,[1] durch eine Harnverhaltung,[2] durch fremde Körper im äusseren Gehörgange,[3] durch die Einschnürung des Hodens im Inguinalringe u. s. w. hervorgerufen wurden; dies sind jedoch nur Ausnahmefälle.

Der gewöhnliche Ausgangspunct der Reflexkrämpfe liegt in den sensiblen Nerven der Schleimhaut des Digestionstractus vom Munde bis zum After. So genügt z. B. eine Reizung des Zahnfleisches durch schweres Zahnen oder der Darmschleimhaut durch Würmer, um bei gewissen Kindern eclamptische Anfälle zu veranlassen, welche verschwinden, sobald der Zahn durchgebrochen ist oder die Würmer entfernt sind; unbestreitbare Thatsachen begründen die Wahrheit dieses Zusammenhanges, allein man hat ihre Bedeutung sehr überschätzt. Meistentheils muss man die Ursache dieser Convulsionen in der fortgesetzten Reizung der Darmschleimhaut durch schwere Speisen oder durch unverdaute Milchklumpen suchen; auch sind die Kinder, welche mit der Flasche genährt und diejenigen, welche zu frühzeitig entwöhnt werden, ganz besonders der Eclampsie ausgesetzt.

Die Anaemie und die Cachexie, die das Resultat einer schlechten Ernährnng sind (Athrepsie, infantile Atrophie) vermehren die Praedisposition für Krämpfe. Man kann jedoch auch Convulsionen bei kräftigen und gutgenährten Kindern im Beginn einer acuten Diarrhöe ausbrechen sehen (Nothnagel). Einige Thatsachen scheinen sogar zu beweisen, dass die Ammenmilch nach einer heftigen Gemüthsbewegung oder dass ein zu reichlicher Milchgenuss bei den Säuglingen Convulsionen verursachen kann.

Die Fieberconvulsionen werden am Anfang fieberhafter Krankheiten und besonders solcher beobachtet, die mit einer rapiden und beträchtlichen Temperatursteigerung einsetzen; sie sind beim Beginn der genuinen Pneumonie oder der Eruptionsfieber und während des Froststadiums beim Wechselfieber sehr häufig. Diese Form der Eclampsie, welche aus der schnellen Erzeugung einer hohen Temperatur zu entspringen scheint, darf nicht mit den Convulsionen verwechselt werden, die zuweilen im Verlaufe fieberhafter Krankheiten, wie des Typhus oder der acuten Exantheme ausbrechen und fast immer Symptome einer Hirncongestion, einer Meningitis und eines acuten Hydrocephalus sind.

Die asphyctischen Convulsionen treten im Verlaufe von Krankheiten der Athmungsorgane auf; sie können sich auch als terminale Er-

---

[1] Henoch, Reflexkrämpfe bei Kindern. Verhandl. der berl. med. Gesellschaft, 1867, I, Nr. 3.

[2] Gaz. des Hôp. de Paris, 1860, p. 336.

[3] Gaz. des Hôp. de Paris, 1860, p. 489.

scheinung bei den meisten Krankheiten des frühen Kindesalters zeigen; bisweilen folgen sie heftigen Keuchhusten-Paroxysmen.

Die sogenannten uraemischen Convulsionen sind stets mit Bright'scher Nierenkrankheit verbunden. Sie treten bei Kindern hauptsächlich im Verlaufe von Scarlatina auf; zuweilen bilden sie die erste Erscheinung einer Nephritis und begleiten das Auftreten des Oedems, allein meistentheils brechen sie zwischen der zweiten und vierten Woche, vom Anfang des Anasarca an gerechnet, aus (Rilliet). Man hat sie auch als Ausnahmefälle bei Neugeborenen, ohne Scharlach beschrieben (Cahen,[1] Parrot[2]).

§ 2. **Pathologische Physiologie.** — Die Physiologen nehmen seit langer Zeit an, dass der anatomische Ausgangspunct der allgemeinen Convulsionen zwischen dem Rückenmark und den Hirnschenkeln liegt (Kussmaul und Tenner, Brown-Séquard, Schiff). Nothnagel[3] hat in Folge neuer Experimente diese Stelle, welche er das Krampfcentrum nennt, innerhalb des Pons Varoli bestimmt; alle excito-motorischen Reflexthätigkeiten laufen in dieses Centrum aus und können sich daselbst in tonische oder clonische Convulsionen umwandeln. Die Physiologie hat auch zwischen der Medulla oblongata und dem Pons Varoli das Vorhandensein eines anderen Centrums erwiesen, welches bei der Pathogenese der Eclampsie eine wichtige Rolle spielt: dies ist das vasomotorische Centrum, d. h. der Ausgangspunct aller Gefässnerven des Körpers und demnach auch der des Gehirns.

Die pathologische Physiologie des eclamptischen Anfalles muss ungefähr auf folgende Weise erklärt werden: Unter dem Einfluss einer Reizung, welche ihren Ausgangspunct in den peripherischen Nerven, in dem Rückenmark oder im Gehirn selbst hat, gerathen diese beiden Centra in Thätigkeit; das vasomotorische Centrum veranlasst eine Anaemie des Gehirns und des Gesichts, welche durch Vivisectionen oder durch die Untersuchung des Augenhintergrundes leicht zu constatiren ist; aus dieser Anaemie entspringt der Verlust des Bewusstseins. Das Krampfcentrum setzt die verschiedenen Gruppen des Muskelsystems nach einer bestimmten Reihenfolge in Bewegung; die Gesichts- und Halsmuskeln werden zuerst befallen und durch die Contraction der letzteren ist die

---

1 Cahen, Sur les rapports de l'éclampsie des enfants avec l'albuminurie. Union méd., 1853.

2 Parrot, Etude sur l'encéphalopathie urémique et le tétanos des nouveau-nés. Arch. gén. de méd., 1872, I, p. 257, u. II, p. 158.

3 Nothnagel, Die Entstehung allgemeiner Convulsionen vom Pons und von der Medulla oblongata aus. Virch. Arch., 44, S. 1.

venöse Circulation des Gehirns gehemmt; auf die Anaemie, die in den ersten Augenblicken stattfindet, folgt eine heftige venöse Hyperaemie, welche die Reizbarkeit des Krampfcentrums vermehrt und somit die Convulsionen und das Coma verlängert (NOTHNAGEL). Im normalen Zustande wirkt das Gehirn auf das Krampfcentrum als ein Hemmungsnerv und absorbirt alle sensiblen Eindrücke. In den ersten Lebensjahren ist es wenig entwickelt, seine regulatorische Kraft ist sehr schwach, auch pflanzen sich alle directen oder reflectorischen Reizungen vom Krampfcentrum mit grosser Leichtigkeit durch unfreiwillige Erschütterungen auf die willkürlichen Muskeln fort.

Die Reizung des Centrums scheint bei der Anaemie, Asphyxie oder beim Fieber (übermässige Blutwärme) eine directe, bei den Convulsionen in Folge der Dentition, der Enteritis u. s. w. eine reflectorische zu sein. In Betreff der idiopathischen Convulsionen muss man mit SCHRÖDER van der KOLK annehmen, dass der Krampfanfall von selbst ausbricht, wie der Funken in einem gegebenen Augenblick aus einer zu stark geladenen Leydener Flasche heraussprüht.[1]

§ 3. **Symptomatologie.** — Der eclamptische Anfall bricht zuweilen plötzlich aus; in anderen Fällen wird er durch einige Vorläufer angekündigt; nach RILLIET und BARTHEZ soll der plötzliche Ausbruch, ohne Prodromalsymptome, der häufigste sein.

Prodromalsymptome. — Die Prodromalsymptome erscheinen bald längere Zeit, bald unmittelbar vor dem Anfall. Unter den ersteren, die dem Erscheinen der Convulsionen um einige Tage vorausgehen können, hat man die Schlaflosigkeit, die Reizbarkeit und die Benommenheit angeführt; unter den letzteren sind die häufigsten: eine übermässige Aufregung, ein harter und vibrirender Puls, ein verstörtes Gesicht und Zusammenzucken während des Schlafes, wodurch das Kind plötzlich aufweckt. Gewisse unwillkürliche Bewegungen, die von einigen Autoren in die Zahl der Prodromalerscheinungen eingereiht sind, bilden in Wirklichkeit schon einen Theil des Anfalles; diese sind das sardonische Lachen, welches durch eine krampfhafte Contraction der Lippencommissuren entsteht und die Rotationsbewegungen des Augapfels um seine Axe.

Anfall. — Wir können nichts Besseres thun, als das Bild eines Anfalles von Eclampsia infantilis, wie ihn RILLIET und BARTHEZ geschildert haben, wiederzugeben:

„Wenn das Kind von Convulsionen befallen wird, so wird der Blick,

---

[1] In Betreff der Einzelheiten siehe das bemerkenswerthe Capitel, welches NOTHNAGEL der Pathogenese der Epilepsie und Eclampsie gewidmet hat (ZIEMSSEN's Handb., a. a. O., S. 249).

welcher natürlich war, starr; das Auge drückt Schrecken aus, der Augapfel wird schnell von ruckweisen Bewegungen, die ihn nach oben unter das obere Augenlid lenken, ergriffen; alsdann wird er auf einen Augenblick wieder starr, um bald darauf von uncoordinirten Bewegungen, bald nach links, bald nach rechts, fortgerissen zu werden; Strabismus gehört dann zu den hervortretendsten Erscheinungen. Die Pupillen sind bald erweitert, bald zusammengezogen und wenn die Iris von dem oberen Augenlide gänzlich verdeckt ist, bemerkt man nur das Weisse des Auges, und das Gesicht nimmt ein characteristisches, erschreckendes Aussehen an. Zu gleicher Zeit werden die Gesichtsmuskeln contrahirt, das Gesicht ist grimassenartig, die Commissuren, welche durch ruckweise Bewegungen nach aussen gezogen sind, erzeugen bei jedem Ruck ein besonderes Geräusch, ein Resultat des Luftdurchtritts durch eine Art von Trichter, den die Mundwinkel bilden; oft bedeckt schäumender oder mit etwas Blut vermischter Schleim die Lippen mit weissem oder hellrothem Schaum. Die nach oben gezerrte Oberlippe verleiht dem Munde zuweilen das Aussehen des Maules gewisser Nagethiere; der Unterkiefer wird von derselben Bewegung getroffen; in anderen Fällen ist Trismus, der von Zeit zu Zeit durch Zähneknirschen unterbrochen wird, vorhanden; der Kopf ist gewöhnlich stark nach hinten geworfen; seltener neigt er sich seitwärts oder befindet sich in Rotation. — Die Finger sind steif nach der Handfläche zu flectirt, die gegen die Oberarme gewendeten Vorderarme sind unaufhörlich von ruckweisen Bewegungen halber Flexion und Extension in lebhafte Thätigkeit versetzt; in anderen Fällen geht das Handgelenk von einem Augenblick zum anderen von der Pronation zur Supination über; auch sieht man die oberen Extremitäten nach verschiedenen Richtungen auf eine sonderbare und unerwartete Weise gedreht. — Dieselben Symptome bemerkt man an den unteren Extremitäten, allein sie sind im Allgemeinen weniger ausgesprochen. — Die Rumpfmuskeln haben selten an den clonischen Zuckungen Theil, jedoch ist der Körper gewöhnlich starr. Wenn die Bewegungen auf einer Körperhälfte diejenigen auf der anderen an Intensität übertreffen, gelangt das Kind an den Bettrand, so dass man gewöhnlich genöthigt ist, es im Bett zurückzuhalten, um ein Herausfallen zu vermeiden. Die krampfhafte Contraction des Diaphragma's und der Kehlkopfsmuskeln erzeugt zuweilen ein ganz besonderes Geräusch, wenn die Luft bei jeder Inspiration in die Brust eindringt. Wenn die Convulsionen sehr heftig sind, werden der Urin und die Faecalmassen unwillkürlich entleert, jedoch ist dieses Symptom wenig häufig. Das Schlingen ist sehr selten unmöglich; wir haben es bei Kindern, die von einer äusserst heftigen Attaque befallen waren, von Statten gehen sehen. —

Die Intelligenz fehlt fast immer und die Sensibilität ist nicht vorhanden; die anderen Sinne sind oft erregbar; so hat man oft Kinder Missbehagen bezeugen sehen, wenn man Ammoniak oder andere starke Gerüche auf sie einwirken liess. — Wenn sich die Convulsionen verlängern, wird das Gesicht violett, geschwollen, mit Schweiss bedeckt, der Kopf brennend heiss; während die Extremitäten kühl sind, ist die Haut ein wenig feucht, der Puls sehr beschleunigt und sehr klein, schwer zu zählen, oft durch Muskelcontractionen und Sehnenhüpfen verwischt; die Athmung ist sehr beschleunigt, geräuschvoll und stertorös, allein nur in den äusserst schweren Fällen."

Kurz, ein eclamptischer Anfall besteht aus einer Reihe tonischer und clonischer Contractionen, die sich in kurzen Zwischenräumen wiederholen und vom Verlust des Bewusstseins begleitet werden.

Die clonischen Bewegungen können, wie bei der epileptischen Aura, an einer Extremität anfangen oder beim Beginne auf eine Körperhälfte beschränkt sein, allein gewöhnlich verallgemeinern sie sich bald und verfolgen dann bei ihrer Fortpflanzung einen fast unveränderlichen Gang. Die Gesichtsmuskeln, hauptsächlich diejenigen des Auges und der Lippencommissuren, werden zuerst befallen; oft sind diese Muskeln sogar bei wenig heftigen Convulsionen der ausschliessliche Sitz der unwillkürlichen Contractionen. Vom Gesicht dehnen sich die Zuckungen auf die oberen Extremitäten aus; bei den Convulsionen von mittlerer Intensität beschränken sie sich auf die Finger, die in die Hohlhand stark flectirt sind oder auf den Vorderarm, der abwechselnd von Flexions- und Extensionsbewegungen ergriffen wird; bei den heftigeren Formen wird die Schulter durch rhythmische Contractionen erhoben. Auf die unteren Extremitäten und auf den Rumpf erstrecken sich die Convulsionen nur bei grossen Anfällen. Wenn sich die Convulsionen vermindern und verschwinden, verfolgen sie einen retrograden Gang, so dass die zuerst befallenen Muskeln zuletzt vom Krampfe befreit werden.

Die grosse tonische Starre, die bei der Epilepsie das erste Stadium des Anfalls bildet, fehlt oft bei der Eclampsie oder entsteht erst im Verlaufe des Anfalls und alternirt dann mit clonischen Bewegungen. Diese Mischung von Tonismus und Clonismus, wie Baumes es nannte, wird hauptsächlich bei den Convulsionen der Neugeborenen beobachtet. In den Fällen, in welchen die Contractur nach dem Anfalle verbleibt (Kiefer, Nacken oder Finger) handelt es sich fast immer um eine symptomatische Convulsion.

Es giebt keine wirkliche Eclampsie ohne Verlust des Bewusstseins, allein diese Erscheinung ist zuweilen unvollständig und von sehr kurzer Dauer; ihr Vorhandensein ist bei sehr jungen Kindern nicht immer leicht zu constatiren. Die Sensibilität und das Sehen scheinen mehr zu mangeln als das Hören. Bald kommt das Kind gleich nach einem Anfall wieder zu sich und behält nur eine geringe Ermüdung und Benommenheit, bald verbleibt es im Coma, was immer ein böses Zeichen ist.

Die vegetativen Functionen sind nur dann ernstlich gehemmt, wenn innere Convulsionen der Eclampsie vorausgehen oder sie begleiten (siehe Spasmus glottidis). Der Puls und die Temperatur variiren je nach der ersten Ursache der Convulsionen.

Verlauf, Ausgang. — Die Dauer und der Verlauf des eclamptischen Anfalles sind, je nach den Umständen, unter welchen er erzeugt wird, sehr veränderlich. Bald hören die Convulsionen nach einigen Minuten auf, bald vergehen ganze Stunden, bevor sie entweder plötzlich oder allmälig verschwinden; man sieht sie zuweilen mehrere Tage hintereinander mit sehr kurzen Intervallen andauern (Guersant und Blache).

Die asphyctischen Convulsionen sind meistentheils partiell, unvollständig und alterniren mit dem Coma (terminale Convulsionen). Die initialen Fieberconvulsionen sind heftig und allgemein, beschränken sich jedoch meistentheils auf einen einzigen Anfall. Die uraemischen Convulsionen machen sich durch ihre Heftigkeit, durch die schleichend erfolgende Wiederholung der Anfälle (Status epilepticus) und durch das tiefe Coma, welches den Convulsionen folgt oder mit ihnen alternirt, bemerkbar.

Oft bemerkt man in Folge heftiger und lang andauernder Convulsionen hauptsächlich im Gesicht und an den Augenlidern Ecchymosen, sowie heftige Schmerzen in den krampfhaft contrahirten Gliedern. Die von einigen Autoren als Folgen eines eclamptischen Anfalles angeführten Sehnenzerreissungen, Brüche und Verrenkungen kommen nur ausnahmsweise vor.

Dem eclamptischen Anfalle folgt oft eine vollständige Wiederherstellung; gewöhnlich geschieht die Rückkehr zur Gesundheit langsam. Auch hat man unter die möglichen Folgen der Convulsionen Geistesstörungen, Idiotismus, Paralysen und Contracturen in den Extremitäten, die der Sitz der krampfhaften Bewegungen waren, eingereiht, allein es ist schwer zu erkennen, ob es sich in diesen Fällen um eine wirkliche Eclampsie handelt und ob die consecutiven Zufälle nicht mit einer Hirn- oder Rückenmarkserkrankung verbunden sind.

Die idiopathischen Convulsionen sind zuweilen tödtlich; der Tod kann nach einem einzigen sehr heftigen Anfall oder nach einer Reihe von häufigen und schnell aufeinanderfolgenden Attaquen eintreten (Guersant und Blache); er wird dann fast immer durch Asphyxie verursacht und erfolgt entweder inmitten des Anfalles durch Erstickung oder mehrere Stunden nach den letzten krampfhaften Contractionen durch eine langsame Asphyxie. Es ist wahrscheinlich, dass in dem letzteren Falle die nervösen Centralorgane zu lange von einem mit Kohlensäure überladenen Blute imprägnirt waren, als dass ihre Functionen, selbst nach der Wiederherstellung der Circulation wieder erwachen könnten (Foville). Man darf indessen den Tod nach einem eclamptischen Anfalle nicht voreilig annehmen; man hat Kinder, die man in Folge heftiger Convulsionen schon für todt hielt, das Leben wie durch ein Wunder wiedererlangen sehen (Brachet).

§ 4. **Diagnose.** — Die Convulsionen sind stets ein so characteristisches und in die Augen fallendes Symptom, dass sie vom Arzt auf den ersten Blick oder sogar nach einem Anfall auf Grund der Schilderung, welche die Umgebung des Kindes giebt, erkannt werden können; allein es ist viel schwerer, ihre Bedeutung zu erkennen. Der Arzt kann zwischen der Eclampsie, einem epileptischen Anfalle oder symptomatischen Convulsionen einer Erkrankung der nervösen Centralorgane schwanken; selbst wenn er die Eclampsie erkannt hat, ist er noch nicht am Ziele seiner Aufgabe, denn es ist von Wichtigkeit, die nächste Ursache derselben zu finden. Um sich nicht in dem Labyrinth der so verschiedenen und zahlreichen Hypothesen zu verirren, die sich angesichts eines Krampfanfalles auf einmal dem Geiste aufdrängen, muss man eine rationelle Untersuchungsmethode verfolgen und einige feste Abgrenzungen machen, um schnell zu einer Wahrscheinlichkeitsdiagnose zu gelangen; die Anamnese muss sorgfältig eruirt werden; ausserdem muss der Arzt auf das Alter, die Beschaffenheit der Temperatur und des Harns, auf den Character der Convulsionen und den Gesundheitszustand des Kindes in der Zwischenzeit der Anfälle ein besonderes Gewicht legen.

1. Das Alter ist von einer eminenten Wichtigkeit; die Eclampsie ist meistentheils eine Krankheit des frühen Kindesalters; sie bricht sehr leicht unter dem Einfluss der geringsten Gelegenheitsursache aus, man muss also bei Kindern unter 2 oder 3 Jahren zu allererst an sie denken. Nach dem zweiten Jahre ist die Eclampsie selten und tritt nur unter dem Einfluss ganz bestimmter Ursachen, wie einer Indigestion, des Einbruchs eines Eruptionsfiebers, einer Pneumonie oder einer Bright'schen Nierenkrankheit auf. In diesem Alter kann man, wenn sich die Convulsionen unter der Form von monate- oder jahrelang intermittirenden Anfällen wiederholen, die Eclampsie ausschliessen; alsdann handelt es

sich fast immer um Epilepsie oder um einen Hirntumor (Abscess, Hirntuberkel), wobei die Convulsionen nur ein Symptom bilden.

2. Die Beschaffenheit der Körpertemperatur des Kindes ist sowohl für die Diagnose als auch für die einzuleitende Behandlung ein werthvoller Führer. Wir sprechen hier nur von den initialen Convulsionen, die inmitten einer guten Gesundheit ausbrechen; wir haben schon gesagt, dass diejenigen, welche im Verlauf fieberhafter Krankheiten auftreten, fast immer Symptome einer centralen Nervenerkrankung, wie z. B. einer Congestion oder einer intracraniellen Entzündung, sind und nicht der Eclampsie angehören. Wenn also primäre Convulsionen von einer beträchtlichen Temperatursteigerung begleitet werden und wenn das Thermometer 40° und darüber zeigt, kündigen sie im Allgemeinen den Ausbruch einer genuinen Pneumonie, eines Eruptionsfiebers, seltener eines Wechselfieberanfalles, einer acuten Amygdalitis, eines Erysipelas oder einer Phlegmone an. Der spätere Verlauf und die begleitenden Symptome werden bald ergeben, mit welcher von diesen Krankheiten man es zu thun hat.

Eine einzige Gehirnkrankheit könnte mit den ähnlich verlaufenden Fieberconvulsionen verwechselt werden. Dies ist die einfache acute Meningitis; sie wird bei jungen Kindern gleich Anfangs durch eine sehr hohe Temperatur und Convulsionen angekündigt; alsbald werden indessen die Heftigkeit der Convulsionen, ihre rasch aufeinander folgende Wiederholung, ihr häufiges Vorherrschen auf einer Seite, die Mitwirkung von Hirnsymptomen, wie Erbrechen und Verstopfung, und zuweilen die spätere Lähmung der krampfhaft contrahirten Extremitäten die Diagnose der Krankheit stellen lassen.

Die Eclampsie kann bei kleinen Kindern von Fieber begleitet sein, allein die Temperaturerhöhung ist niemals sehr bedeutend. Bei den uraemischen Convulsionen oder bei solchen, die im späteren Kindesalter plötzlich auf eine Indigestion folgen, ist die Temperatur eher erniedrigt.

3. Der Harn muss in allen Fällen von Convulsionen auf Eiweiss untersucht werden; dies ist das einzige Mittel, sich vor jeder Möglichkeit eines Irrthums zu schützen und die uraemischen Convulsionen zu erkennen.

4. Oft wird der Character der Convulsionen allein wichtige Anhaltspuncte für die Diagnose liefern. Ausser den Fällen, welche uraemischer Natur sind, nimmt die infantile Eclampsie selten alle Eigenschaften eines grossen epileptischen Anfalles an. Wenn den Convulsionen eine gut characterisirte Aura vorausgeht, wenn der Anfall mit einem Schrei und einer plötzlichen Blässe begonnen hat, wenn man ein tonisches, ein clonisches und ein mit Schnarchen verbundenes comatöses Stadium

bei den Krämpfen scharf unterscheiden kann, wenn endlich das Kind Schaum vor dem Munde hat und sich auf die Zunge beisst, dann hat man alle Veranlassung, an einen epileptischen Anfall zu glauben. Die Convulsionen, welche auf eine Körperhälfte oder auf eine einzige Extremität beschränkt bleiben, sind stets Symptome einer Hirnerkrankung. Das Vorhandensein von Contractur oder Lähmung der Extremitäten während des Anfalles, halbseitige Gesichtslähmung, Ptosis des oberen Augenlides, Ungleichheit der Pupillen sind ebenfalls Zeichen, welche die Eclampsie ausschliessen lassen und auf eine Erkrankung der nervösen Centralorgane deuten.

5. Der Gesundheitszustand während der Intervalle muss ebenfalls in Erwägung gezogen werden.

Bei der Epilepsie ist die Rückkehr zur Gesundheit nach dem Anfall eine vollständige und unmittelbare, allein in den Intervallen der grossen Attaquen erscheinen oft vorübergehende nervöse Störungen, welche unter dem Namen petit mal bekannt sind und noch mehr, als der grosse Anfall das Gepräge der furchtbaren Neurose tragen; dahin gehören plötzlicher Schwindel, Bewusstlosigkeit, Geistesstörungen, Enuresis nocturna, gewisse Zuckungen, wie die Salaamkrämpfe, welche den epileptischen Kindern eigen sind.

Die symptomatischen Convulsionen einer Gehirn- oder Rückenmarkserkrankung können bisweilen inmitten einer guten Gesundheit ausbrechen und die Eclampsie vortäuschen; bei der Hälfte aller Fälle von symptomatischen Convulsionen, welche RILLIET und BARTHEZ zusammengestellt haben, hat ein Krampfanfall den Beginn des Gehirnleidens angezeigt. Auch wollen wir uns hier erinnern, dass in gewissen Fällen die spinale Kinderlähmung mit einem eclamptischen Anfalle beginnt. Allein in allen diesen Fällen verbleibt, sobald die Convulsionen einmal verschwunden sind, eine gewisse nervöse Störung, wie z. B. Paralyse, Contractur, Strabismus, Mydriasis, Coma, welche keinen Zweifel über das Vorhandensein einer centralen Erkrankung obwalten lassen und die man nicht mit den vorübergehenden Störungen, welche zuweilen einen eclamptischen Anfall begleiten oder demselben folgen, verwechseln kann.

§ 5. **Prognose.** — Die Prognose der Eclampsie hängt von dem Character der Anfälle oder von den aetiologischen Umständen, unter welchen sie sich zeigt, ab.

1. Character des Anfalles. — Rasch auf einander erfolgende Convulsionen, das Vorhandensein von Stertor und Cyanose, die Complication mit inneren Krämpfen, ein sehr schwacher und unzählbarer Puls

müssen sofort, ohne Rücksicht auf die Ursache der Convulsionen, eine schlimme Prognose stellen lassen.

2. Aetiologische Umstände. — Die meisten Autoren betrachten unter sonst gleichen Umständen die Eclampsie im frühen Kindesalter für weniger bedenklich als im vorgerückten; allein die Prognose hängt vor Allem von der nächsten Ursache des Anfalles ab. Wir werden in dieser Hinsicht eine Musterung über die verschiedenen Categorien von essentiellen Convulsionen, welche wir angenommen haben, abhalten:

Die idiopathischen Convulsionen sind nur wegen der Praedisposition zu Krämpfen, welche sich in ihnen ausspricht, bedenklich; wenn ein Kind in den ersten Lebensjahren häufig eclamptische Anfälle gehabt hat, welche scheinbar ohne Ursache ausgebrochen sind, muss der Arzt bei seiner Prognose vorsichtig sein und das Erscheinen der Epilepsie im vorgerückteren Kindesalter befürchten; dies ist besonders gerechtfertigt, wenn eine erbliche Anlage vorhanden ist.

Die Reflexkrämpfe sind diejenigen, deren Prognose am wenigsten ernsthaft ist, vorausgesetzt, dass die Ursache, welche sie hervorgerufen hat, nicht zu lange einwirkt und dass der allgemeine Ernährungszustand nicht zu sehr gelitten hat; thatsächlich sind diejenigen, welche bei cachectischen oder durch profuse Diarrhöe erschöpften Kindern eintreten, fast immer das Anzeichen eines nahen Todes.

Die initialen Fieberkrämpfe (Eruptionsfieber, Pneumonie) des Kindesalters, welche den Delirien bei Erwachsenen entsprechen, sind an sich nicht gefährlich. Sydenham schreibt ihnen beim Beginn der Pocken sogar eine günstige Bedeutung zu. Die Convulsionen, welche im Anfang des Scharlachs auftreten, sind indessen von schlechter Prognose, wenn sie von grosser Hinfälligkeit und Coma begleitet werden; alsdann sind sie der Ausdruck der malignen Form, welche sich niemals bessert.

Die Prognose der Convulsionen, welche im Verlaufe eines Fiebers ausbrechen, gehört zu den schlimmsten. Sie sind in den meisten Fällen die Vorboten eines tödtlichen Ausganges.

Die asphyctischen Convulsionen sind fast absolut tödtlich; hierzu gehören die terminalen Convulsionen des Keuchhustens, der Bronchopneumonie, ferner diejenigen, welche im Verlaufe des Croup eintreten, u. s. w.

Die uraemischen Convulsionen endigen häufiger mit der Heilung, als mit dem Tode (siehe Scarlatina, S. 26). Wenn das Kind die ersten 24 oder 36 Stunden überlebt hat, kann man es als gerettet betrachten.

§ 6. **Behandlung.** — Zwei Hauptindicationen hat der Arzt bei einem eclamptischen Anfall zu erfüllen; die eine besteht in der Bekämpfung der Convulsionen selbst, die andere muss die Ursache der Eclampsie zu unterdrücken und so dem Auftreten neuer Anfälle vorzubeugen suchen.

Symptomatische Indication. — Während des Anfalles muss man den Hals und die Brust von beengenden Kleidungsstücken befreien und das Kind in ein grosses Bett legen, damit es sich keinen Schaden thun kann; zu gleicher Zeit muss man das Zimmer wiederholt lüften, ein lauwarmes Bad bereiten lassen und das Kind hineinbringen, während man gleichzeitig seinen Kopf mit kaltem Wasser besprengt. Wenn der kleine Patient wieder zu sich gekommen ist, muss man ihm löffelweise eine Mixtur von Kali bromat. geben und wenn er verstopft ist, noch ein leichtes Abführmittel verordnen. Dieses einfache Heilverfahren genügt in sehr vielen Fällen zur Beruhigung des Krampfanfalles; man muss übrigens stets mit demselben beginnen.

In den hartnäckigeren Fällen, in welchen die Convulsionen sehr heftig sind und sich rasch nach einander wiederholen, ist der Arzt unglücklicherweise zu oft hilflos. Wir wollen die verschiedenen vorgeschlagenen Heilmethoden durchmustern:

1. Die von Trousseau gerühmte Compression der Carotiden scheint in einigen Fällen Erfolg gehabt zu haben.[1] Dr. Fevez,[2] welcher 3 Heilungsfälle in Folge dieses Mittels veröffentlicht hat, giebt über die Art der Compression folgende Rathschläge: Man kann an einem ziemlich starken Arterienpuls, welchen man unter dem Finger von der Herzseite her wahrnimmt, erkennen, dass die Compression wirksam ist. Um die starke Vertiefung der Haut unter dem Fingerdrucke und die daraus resultirende Compression des Kehlkopfes zu vermeiden, muss man, bevor man den comprimirenden Finger ansetzt, die Haut des Halses zusammenklemmen und auf der Seite des Kehlkopfes nach innen drängen. Um die Compression der Vena jugularis, welche die Gehirnhyperaemie vermehren würde, zu verhindern, muss man zu der Compression nur eine beschränkte Fläche anwenden; im Allgemeinen genügt ein einziger Finger; will man mehrere Finger benutzen, um mehr Gewalt zu haben, so muss man sie parallel neben einander längs des Verlaufes der Arterie anlegen.

2. Das Chloroform ist von West,[3] der es in Inhalationen im grossen Massstabe benutzt hat, sehr empfohlen worden; er hat niemals etwas Nachtheiliges beobachtet, wenn das Mittel vom Arzte selbst secundum artem angewendet wurde.

---

[1] Labalbarry, Gaz. des Hôp., 1863, p. 434. — Henoch, Beitr. zur Kinderheilk., N. F. 1868, S. 97.

[2] Gaz. des Hôp. de Paris, 1866, p. 155.

[3] A. a. O., S. 202.

Man gelangt auf diese Weise oft dazu, die Anfälle hinauszuschieben und ihre Heftigkeit zu vermindern; allein die Wirkung des Chloroforms ist vorübergehend; wenn die Ursache der Convulsionen fortdauert, so erscheinen diese noch stärker wieder, sobald man mit der Chloroformirung aufhört. Wir glauben, dass die Anwendung dieses Mittels für die schweren Formen der Eclampsie, welche das Leben unmittelbar bedrohen, für alle Fälle, in welchen die Blutentziehung contraindicirt ist, zu reserviren ist.

3. Die Blutentziehung, die man bei der Behandlung der Convulsionen zu sehr missbraucht hat, darf nur in zwei scharf begrenzten Fällen angewendet werden, nämlich gegen die uraemischen Convulsionen, die bei dem scarlatinösen Anasarca ausbrechen und gegen die symptomatischen Convulsionen der acuten Hirn- oder Rückenmarks-Entzündungen; in ersterem Falle ist, da die Blutentleerung schnell erfolgen muss, der Aderlass den Blutegeln vorzuziehen; die zuverlässigsten Indicationen für einen Aderlass am Arm sind ein den Convulsionen folgendes tiefes Coma, eine stertoröse Respiration, eine cyanotische Gesichtsfärbung und ein harter und vibrirender Puls. Wenn der Aderlass am Arme unthunlich ist, muss man ihn am Fusse vollziehen und kann den Blutausfluss durch ein heisses Fussbad beschleunigen. Gegen die Convulsionen, welche einen cerebralen Ursprung haben, muss man Blutegel an die Processus mastoidei appliciren.

4. Das kalte Bad ist gegen die von einer beträchtlichen Temperaturerhöhung begleiteten Fieberkrämpfe ein souveränes Mittel. Wir haben epileptiforme Convulsionen von äusserster Heftigkeit, die seit 4 oder 5 Stunden dauerten und aus einer acuten Meningitis der Gehirnconvexität entstanden waren, nach Verlauf von einigen Minuten einem kalten Bade weichen sehen. Es ist bekannt, dass Trousseau gern kaltes Wasser gegen die initialen Nervenzufälle des Scharlachs anwandte. Wir würden nicht zögern, beim Beginn der genuinen Pneumonie ein Gleiches zu thun, wenn die Convulsionen einen beunruhigenden Character annähmen.

5. Die antispasmodischen Mittel, vom Zinkoxyd und Bilsenkraut bis zum Moschus und Baldrian, die ehemals die Basis bei der Behandlung der Eclampsie bildeten, verdienen in schweren Fällen nur wenig Vertrauen. Grisolle[1] macht mit dem Moschus, den er in solchen Fällen als ein vorzügliches Medicament betrachtet, eine Ausnahme; er empfiehlt jedoch, die Dosis desselben grösser zu nehmen, als man es gewöhnlich räth; man muss davon in 24 Stunden 40 ctgrm. bis 1 grm.

[1] Traité de Pathologie interne, 9me éd., II., p. 849.

verabfolgen. Auch kann man Bromkali in einer Dosis von 1 bis 3 grm. geben. West wendet gleichzeitig mit dem Bromkali das Chloral an; sein Recept lautet folgendermassen:

1. Bromkali
   - bei Kindern von einem Jahre
     - pro dosi 10 bis 15 ctgrm. (Alle 4 Stunden zu wiederholen).
     - pro die 90 ctgrm.
   - bei Kindern von 3 bis 5 Jahren
     - pro dosi 15 bis 25 ctgrm.
     - pro die 6 grm.
2. Chloralhydrat, 0,5—1 grm. in einer einzigen Dosis am Abend.

Causale Indication. — Wir wollen hier nur von der eigentlichen Eclampsie sprechen. Da das Wesen der Ursache auf die gegen den Anfall selbst anzuordnende Behandlung von Einfluss sein kann, sieht man, von welcher enormen Wichtigkeit die Diagnose ist; so wird in den Fällen, in welchen die Eclampsie durch eine Indigestion erzeugt ist, meistentheils ein Brechmittel genügen, um zugleich Ursache und Wirkung zu heilen; die Blutentziehung wird in diesem Falle ein ungünstiges Resultat haben. Man muss indessen immer auf die praedisponirende Ursache der Krankheit zurückgehen; es wird, wenn das Vorhandensein von Eingeweidewürmern constatirt ist oder wenn ein Zahn durchbricht, nicht genügen, sich in der Therapie darauf zu beschränken, ein Anthelminticum einzugeben oder das entzündete Zahnfleisch zu scarificiren. In sehr vielen Fällen sind diese Ursachen nur secundär, und die Eclampsie rührt von einer schlechten Amme, von einer unverdaulichen künstlichen Nahrung, von einer acuten Enteritis oder von einer Nephritis her. Es ist klar, dass man, um neuen Anfällen vorzubeugen, die vorherrschende Ursache bekämpfen muss. Auch muss man bei der einzuschlagenden Behandlungsweise auf die constitutionellen Ursachen, wie auf die Rachitis und die Anaemie Werth legen; so hat man mehrere Heilungsfälle von der Eclampsie durch Ferrum carbonicum und Leberthran constatirt. West empfiehlt zu demselben Zwecke die Luftveränderung.

Sechszehntes Capitel.

Stimmritzenkrampf (Spasmus glottidis).

Literatur:

HÉRARD, Du spasme de la glotte. Thèses de Paris, 1847.
E. BARTHEZ, Observations et réflexions à propos de l'asthme thymique. Bull. de la Soc. Méd. des Hôp. de Paris, 1853, p. 66.
HENOCH, Beiträge zur Kinderheilk. N. F. 1868, S. 76.

Die verschiedenen Namen, welche dem Stimmritzenkrampfe im Laufe der Zeit beigelegt sind, zeigen, wie sehr die Meinungen über seine Natur variirt haben. Nachdem dieses Leiden am Anfange dieses Jahrhunderts von HAMILTON, CLARKE, CHEYNE beobachtet war, wurde es im Jahre 1829 von KOPP als eine neue Krankheit unter dem Namen Asthma thymicum beschrieben; einige deutsche Autoren, die gleich ihm in der Hypertrophie der Thymusdrüse die Ursache der Krankheit gefunden zu haben vermeinten, gaben ihr den Namen KOPP'sches Asthma. Zu derselben Zeit glaubten die englischen Aerzte, welche sich mehr durch ihr richtiges klinisches Gefühl, als durch genaue anatomische Untersuchungen leiten liessen, beharrlich an die rein · nervöse Natur des Leidens; allein mehrere unter ihnen (JOY, LEY, EVANSON und MAUNSELL) hatten Unrecht, unter dem Namen Laryngismus stridulus den Pseudocroup mit dem Stimmritzenkrampfe zu vermengen. In Frankreich hielten VALLEIX[1] und TROUSSEAU[2] die Meinung aufrecht, dass der Spasmus glottidis nur ein partieller Krampf sei. HÉRARD erwies im Jahre 1847 in einer classisch gebliebenen Dissertation, dass die verschiedenen anatomischen Veränderungen, welche man als Ursache des Erstickungsanfalles betrachtet, wie die Hypertrophie der Thymusdrüse oder der Bronchialdrüsen, rein zufällig wären; er setzte mit mehr Sorgfalt als seine Vorgänger die pathologische Physiologie der inneren Convulsionen auseinander und erkannte an, dass sie nicht nur den Larynx, sondern auch das Diaphragma befallen könnten. Der von BOUCHUT vorgeschlagene Name Phreno-Glottismus drückt diesen doppelten Sitz besser als der Name Spasmus glottidis aus. RILLIET und BARTHEZ, die in ihrer ersten Ausgabe eine der ersten französischen Beobachtungen über den Stimmritzenkrampf veröffentlicht hatten, haben ihm in ihrer zweiten Ausgabe ein sehr ausführliches Capitel unter dem Namen innere Convulsion gewidmet.

---

[1] Guide du Médecin praticien. 1re éd. — 5me éd par Lorain, Paris 1866.
[2] Journ. de Méd., 1845. — Clinique médicale de l'Hôtel-Dieu. 5me éd. Paris 1877.

§ 1. **Aetiologie.** — **Praedisponirende Ursachen.** — Die Aetiologie des Stimmritzenkrampfes hat mit derjenigen der Eclampsie viele gemeinsame Puncte, allein sie ist begrenzter und bietet einige bemerkenswerthe Einzelheiten dar. So wird der Stimmritzenkrampf nach dem ersten Lebensjahre kaum beobachtet und befällt hauptsächlich Kinder von 4 bis 10 Monaten; er ist bei Knaben viel häufiger als bei Mädchen; er wüthet fast ausschliesslich unter der armen Classe und bei schwächlichen, schlecht genährten, cachectischen oder rachitischen Kindern; endlich erscheint er im Winter und hauptsächlich im Monat März häufiger, als in jeder anderen Jahreszeit. Alle Autoren legen auf den überwiegenden Einfluss der Rachitis besonderes Gewicht; so waren unter 50 Kindern, welche mit dem Spasmus glottidis behaftet und von Gee beobachtet waren, 48 rachitisch; unter 61 von Henoch[1] beobachteten Kindern boten 45 mehr oder weniger ausgesprochene Zeichen der Rachitis dar.

Gelegenheitsursachen. — Unter den speciellen Ursachen des Stimmritzenkrampfes muss die äussere Kälte erwähnt werden, welche auf die Nervenendigungen der Kehlkopfschleimhaut direct oder durch Vermittlung eines laryngo-trachealen Catarrh's einwirkt. Auch hat man den Stimmritzenkrampf zuweilen auf einen lang andauernden Keuchhustenanfall folgen sehen; in diesem Falle gesellt sich die Asphyxie zu der catarrhalischen Reizung und begünstigt auf diese Weise den Ausbruch der Convulsion (siehe S. 108). Endlich ist noch die durch heftiges und längeres Schreien erzeugte übermässige Ermüdung der Kehlkopfmuskeln eine Gelegenheitsursache, auf welche man Gewicht legen muss (Henoch).

Ist die Krankheit einmal hervorgetreten, so können sich die Anfälle unter dem Einfluss der verschiedensten Ursachen, wie z. B. durch die ärztliche Untersuchung des Rachens, durch die Schlingbewegungen, wenn diese mit Uebereilung geschehen, oder auch sogar durch den Uebergang vom Schlafe zum Wachwerden, wiederholen.

§ 2. **Pathologische Physiologie.** — Hérard hat durch genaue anatomische Untersuchungen erwiesen, dass zwischen dem Umfange der Thymusdrüse und dem Auftreten des Stimmritzenkrampfes keine Beziehung vorhanden ist. Dieses Leiden muss unter die Convulsionen eingereiht werden, wie es schon aus dem gewöhnlichen Zusammentreffen der äusseren Convulsionen mit dem Stimmritzenkrampfe hervor-

---

[1] A. a. O., S. 78.

geht; unter 61 von HENOCH beobachteten Fällen haben sich 46 mit Eclampsie verbunden.

Die abnorme Reizbarkeit des Athmungscentrums in dem verlängerten Mark, aus welcher die phrenoglottische Convulsion entspringt, entwickelt sich nicht so leicht, wie diejenige des Coordinationscentrums der willkürlichen Bewegungen (Krampfcentrum nach NOTHNAGEL). Zu ihrer Entstehung bedarf es einer allgemeinen Ernährungsstörung, welche eine mehr oder weniger lange Zeit einwirkt und schliesslich die normale Blutmischung verändert und die Vitalität der Ganglienzellen des verlängerten Markes herabsetzt; auch dürfen, damit das Athmungscentrum der Ausgangspunct der Erregung einer abnormen Bewegung sein kann, die Individuen die ersten Lebensmonate nicht überschritten haben. Diese Thatsache, welche aus der Statistik hervorgeht, ist nur ein besonderer Fall eines allgemeinen physiologischen Gesetzes, welches folgendermassen ausgedrückt werden kann: In demselben Verhältniss, wie sich das Gehirn entwickelt und individualisirt, thun dies auch die Nervencentra, die den vegetativen Functionen vorstehen und in einem gewissen Grade den pathologischen Reflexwirkungen entgehen. Das Athmungscentrum wird von allen das unabhängigste.

§ 3. **Symptomatologie.** — **Anfang.** — Der Anfang ist meistentheils plötzlich, ohne Prodromalsymptome; der Anfall tritt nach WEST häufiger in der Nacht, als am Tage auf. REID hat als Vorerscheinung ein schleimiges Rasseln im Kehlkopf angegeben; RILLIET und BARTHEZ haben es niemals beobachtet.

Anfall. — Der Stimmritzenkrampf ist ein momentaner Erstickungsanfall, der plötzlich inmitten der tiefsten Ruhe auftritt; die Athmung hört auf, das Gesicht färbt sich und füllt sich mit Blut, die Physiognomie des Kindes drückt dann die lebhafteste Angst aus; der Mund ist weit geöffnet, gleichsam um die fehlende Luft einzusaugen; der Kopf ist nach hinten zurückgeworfen, die Augen sind starr; zu gleicher Zeit wird das Gesicht blau; es bietet mit einem Worte alle Anzeichen einer beginnenden Asphyxie dar (HÉRARD). Dieser Athmungsstillstand kann 10 bis 20 Secunden dauern; das Ende des Anfalles wird durch eine Reihe kurzer, helltönender Inspirationen angekündigt, die sich mehrmals, ohne von einer Exspiration unterbrochen zu werden, einem grellen Schluchzen ähnlich, wiederholen und deren letzte, längere und weniger pfeifende, nicht helltönend ist; dann nimmt die Athmung ihren normalen Rhythmus wieder auf. Die helltönende Inspiration ist für den Stimmritzenkrampf pathognomonisch; es genügt, sie einmal gehört zu haben, um sie nicht mehr zu vergessen und sie selbst von fern wiederzuerkennen.

Die Exspiration ist sehr veränderlich. In gewissen Fällen kehrt sie am Ende des Anfalles wieder, ist zuerst kurz und schwer und nimmt dann nach und nach ihren normalen Character wieder an. In anderen Fällen folgt einer Reihe inspiratorischer Krämpfe eine Reihe kurzer, helltönender und abgesetzter exspiratorischer. In einigen Ausnahmefällen endlich folgt jeder pfeifenden Inspiration eine geräuschvolle und gewaltsame Exspiration, oder noch seltener bilden die exspiratorischen Stösse die erste Erscheinung.

HÉRARD unterscheidet drei klinische Hauptformen des phreno-glottischen Anfalles: 1. den Zwerchfellskrampf, welcher sich allein durch die Apnoe kennzeichnet; 2. den Kehlkopfskrampf, welcher durch eine oder mehrere convulsivische Inspirationen characterisirt ist; 3. eine gemischte Form, welche durch gleichzeitigen Stimmritzen- und Zwerchfellskrampf gekennzeichnet wird.

Begleitende Symptome. — „Die meisten Functionen erleiden während des Anfalles eine vorübergehende Störung. Der Puls wird beschleunigt, klein, oft kaum fühlbar; die Herzschläge sind stürmisch, unregelmässig; die Brust bleibt unbeweglich, allein jede Inspiration verursacht ihr eine leichte Erschütterung; bei der Auscultation hört man das Vesiculärathmen nicht mehr; die Hals- und Gesichtsvenen schwellen an; die Haut wird mit kaltem Schweiss bedeckt; es finden unwillkürliche Ausleerungen statt.“ (HÉRARD.)

Man bemerkt erst am Ende des Anfalles und nur bei den intensiven und ausgedehnten Krämpfen allgemeine epileptiforme Convulsionen. Die durch die Aufhebung der Respiration jäh erzeugte Asphyxie ist die Hauptursache dieser Complication. Die Contractur der Extremitäten (Tetanie) ist hingegen eines der gewöhnlichsten Begleitsymptome des Anfalles, zuweilen geht sie ihm um mehrere Tage oder um einige Stunden voraus; dieses Nervensymptom erscheint gewöhnlich während des Acmestadiums der Krankheit und scheint von denselben allgemeinen Ursachen, wie der Stimmritzenkrampf abzuhängen. Die Contractur beschränkt sich gewöhnlich auf eine Flexion der Hand und auf eine Extension der Füsse; in einigen seltenen Fällen befällt sie die Arme, die Beine oder den Rumpf (siehe Tetanie, S. 237).

Verlauf, Ausgang. — Die Krankheit kann sich auf einen einzigen Anfall oder auf eine Reihe von Anfällen, die einige Stunden hindurch einander folgen und eine einzige Attaque bilden, beschränken; dies sind Ausnahmen. Gewöhnlich besteht sie aus einer Reihe von Anfällen, die in unregelmässigen Zwischenräumen einige Tage oder Wochen lang wiederkehren. Alsdann kann man unterscheiden:

1. Ein Stadium incrementi, in welchem die Anfälle selten,

kurz und durch Intervalle vollständiger Gesundheit getrennt sind; dieses Stadium dauert meistens einige Tage; gegen das Ende desselben werden die Anfälle häufiger und ihre Intensität vergrössert sich, das Allgemeinbefinden beginnt zu leiden.

2. Ein Stadium acmes, in welchem die Krankheit das Maximum ihrer Intensität erreicht; das Kind wird alsdann zuweilen während eines heftigen Erstickungsanfalles hinweggerafft, oder erliegt am Marasmus und an der Nervenerschöpfung nach wiederholten Anfällen.

3. Ein Stadium decrementi (wenn es das Kind erlebt), in welchem die Anfälle an Dauer und Heftigkeit verlieren, während sie gleichzeitig seltener werden. Die Krankheit endet alsdann nach Verlauf einer Totaldauer von einer Woche bis ungefähr ein oder zwei Monaten mit der Heilung; zuweilen jedoch erscheint der Krampf in dem Augenblicke, wo man die Heilung für vollendet hielt, unter dem Einfluss eines Kehlkopfcatarrh's, einer Diarrhöe, oder ohne wahrnehmbare Ursache wieder.

§ 4. **Diagnose.** — Die Diagnose des Stimmritzenkrampfes ist sehr leicht, wenn man einmal einen Anfall gesehen hat oder wenn man bei hinreichend genauer Anamnese selbst die vollständige Gesundheit des Kindes in den Intervallen constatiren kann. Die Laryngitis stridula, die ihrem Character nach intermittirend und krampfhaft ist, hat einige Aehnlichkeit mit dem Phreno-Glottismus. Allein sie unterscheidet sich von ihm genügend durch das Vorhandensein von Heiserkeit, von bellendem Husten, von fortdauernder Dyspnoe mit inspiratorischer Einziehung des Thorax, endlich durch einen immer günstigen Ausgang; sie kommt nur bei Kindern über 2 Jahren vor.

§ 5. **Prognose.** — Die Sterblichkeit am Stimmritzenkrampf ist im Allgemeinen eine sehr hohe; Reid veranschlagt sie auf 40 %. Henoch denkt viel günstiger darüber; die meisten von ihm beobachteten Kinder sind genesen; die. 4 Todesfälle, welche er gehabt hat, sind inmitten eines heftigen eclamptischen Anfalles eingetreten.

Rilliet und Barthez bezeichnen als günstige Umstände für die Prognose: die Kürze der Anfälle und ihr seltenes Auftreten, das Vorhandensein einer Exspiration nach jeder Inspiration, das Fehlen der cyanotischen Färbung, das weibliche Geschlecht, gute hygienische und constitutionelle Antecedentien. Dieselben Autoren betrachten folgende Umstände als Zeichen einer drohenden Gefahr: 1. Die Länge und Intensität der Anfälle, die dann von Gesichtscyanose und heftiger Suffocation oder von einer sehr grossen Blässe und übermässiger Pulsschwäche begleitet werden; 2. die Wiederholung der Anfälle in sehr kurzen

Zwischenräumen, d. h. alle $^1/_2$ oder $^3/_4$ Stunden, welche nach seltenen und wenig schweren Attaquen auftritt; 3. die Abmagerung und den Kräfteverlust.

§ 6. **Behandlung.** — Im Augenblicke des Anfalles kann man wenig thun. Man muss das Zimmer gehörig lüften und das Kind aller Kleidungsstücke, die es beengen könnten, entledigen. Bei den langen und heftigen Anfällen, welche für einige Momente das Leben in drohende Gefahr bringen, muss man das Kind einige Tropfen Chloroform im Augenblick der ersten convulsivischen Inspiration einathmen lassen; wenn der kleine Patient nicht mehr athmet und scheintodt daliegt, darf man nicht zu früh daran verzweifeln, ihn in das Leben zurückzurufen und alle in ähnlichen Fällen empfohlenen Mittel, wie Geisselung, kaltes Wasser, Electricität, Ammoniaksalze, den Mayor'schen Hammer oder sogar die künstliche Respiration mit Hilfe des Depaul'schen Kehlkopfscatheters anwenden.

Gegen die Wiederkehr der Anfälle leistet die tonisirende Heilmethode Wunder; Eisen, Leberthran, gute Ernährung (Ammen-, Eselsmilch u. s. w.) werden die vortrefflichsten antispasmodischen Mittel bilden; die eigentlichen Nervina, wie Moschus, Asa foetida, Valeriana, Zinc. oxyd. scheinen ohne Wirkung zu sein; selbst das Bromkali, welches bei der Epilepsie so grosse Dienste leistet, hat, von Henoch angewendet, keinen Erfolg gehabt. Die lauwarmen Kleiebäder sind oft bei kleinen Kindern das wirksamste Beruhigungsmittel des Nervensystems; man kann ihnen mit Vortheil 30 bis 50 grm. Radix Valerianae hinzufügen.

Siebenzehntes Capitel.

Epilepsie.

Literatur:

Henoch, a. a. O.
West, On some disordres of the nervous System in Childhood. London, 1871.
Nothnagel, a. a. O.

Die Epilepsie ist durchaus keine specielle Kinderkrankheit, so dass wir keine vollständige Beschreibung von ihr liefern und nur das Besondere, welches sie im jugendlichen Alter darbietet, hervorheben werden.

§ 1. **Aetiologie.** — Die Erblichkeit, im weitesten Sinne, spielt bei der Epilepsie des Kindesalters eine überwiegende Rolle; in der

That kann sich nicht nur die Epilepsie, sondern jede andere Neurose, wie Hysterie, Nervosität, selbst die Migräne (NOTHNAGEL) als Epilepsie von den Eltern auf die Kinder fortpflanzen. Die hereditäre Epilepsie entwickelt sich fast immer vor der Pubertät (Echeverria) und es geht ihr oft im frühen Kindesalter Eclampsie voraus; gewöhnlich sind die beiden Krankheiten durch einen Intervall vollständiger Gesundheit getrennt, der sich bis zum sechsten oder siebenten Jahre, bisweilen sogar bis zum Herannahen der Pubertät, ausdehnt. In einigen Fällen hingegen gehen die eclamptischen Anfälle des frühen Kindesalters in den chronischen Zustand über und die Krankheit nimmt allmälig alle Eigenschaften der Epilepsie an.

Was die Frage anbetrifft, ob, abgesehen von jeder erblichen Praedisposition, die Eclampsie im frühen Kindesalter den Ausbruch der Epilepsie im vorgerückteren begünstigen oder veranlassen kann, so ist dieselbe nicht entschieden und kann nur durch eine ausgedehnte und strenge Statistik gelöst werden (NOTHNAGEL).

§ 2. **Symptome und Diagnose.** — Die Epilepsie offenbart sich im Kindesalter fast niemals sofort in der Gestalt einer grossen Attaque (haut mal), sondern verbirgt sich lange Zeit hindurch unter scheinbar leichteren Formen (petit mal), die jedoch im Grunde characteristischer als die grossen Krampfanfälle sind. Meistentheils handelt es sich um Schwindel, Zerstreutheit mit plötzlicher Gesichtsblässe, die kaum einige Secunden dauert; zuweilen fällt das Kind und verletzt sich an den Gegenständen, welche im Wege stehen; man schreibt diese Zufälle lange der Ungeschicklichkeit zu, bis eines Tages ein regelmässiger Anfall ausbricht, welcher ihre wahre Bedeutung darthut (WEST).

Die Formen, welche das petit mal bei den Kindern annimmt, können sehr verschieden sein; bald haben die Anfälle nur in der Nacht statt und offenbaren sich nur durch unwillkürlichen Harnabfluss, bald erscheinen während des Tages die heimlichen und vorübergehenden Symptome der Diathese; man bemerkt alsdann bei dem Kinde ein seltsames Benehmen oder auch von Zeit zu Zeit eine plötzliche Starrheit im Blick, verbunden mit einem Murmeln von undeutlichen Worten, welches aufhört, sobald man das Kind laut anruft.

In gewissen Fällen offenbart sich das petit mal durch begrenzte convulsivische Bewegungen; so hat STEINER als erstes Symptom der Krankheit bei gewissen Kindern eine convulsivische Zuckung an einigen Fingern, die ohne wahrnehmbare Ursache eintrat und 1 bis 2 Minuten dauerte, bemerkt. In einem von HENOCH beobachteten Falle hatte die Epilepsie mit einem convulsivischen Zucken des linken Augenlides begonnen. In anderen Fällen ist es ein Schwanken des Kopfes von hinten nach vorn, welches als eine besondere Krankheit unter dem Namen Salaamkrämpfe oder Eclampsia nutans beschrieben ist. „Die Kinder neigen den Kopf und biegen den Körper leicht nach vorn, welche Bewegung mit grosser Geschwindigkeit, zuweilen 20, 50, 100 Mal hintereinander ausgeführt wird, dann aufhört und sich binnen 24 Stunden einmal oder mehrmals wiederholen kann. Während des Anfalles scheint das Kind stumpfsinnig zu sein, allein die Intelligenz erscheint nach jedem Anfall vollständig wieder ..... Diese Krankheit hat eine grosse Neigung, in den Zustand ausgesprochener Epilepsie überzugehen und dauert selten länger, als einige Wochen, ohne dass sich zu der Nickbewegung noch andere convulsivische Bewegungen hinzugesellen.“ (West.)[1]

Mit den Symptomen des petit mal verbinden sich früher oder später grosse epileptische Attaquen, zuerst selten, dann häufiger. Diese Anfälle haben im Kindesalter nichts Besonderes; es gehen ihnen oft eine Aura in einer der Extremitäten, oder auch nur Schwindel und Erbrechen voraus; in einem von Henoch beobachteten Falle zeigte sich vor jedem Anfalle eine plötzliche Röthe, die im Gesicht erschien und sich über einen grossen Theil des Körpers ausbreitete. Der Anfall wird durch einen plötzlichen Verlust des Bewusstseins mit Blässe des Gesichts und tonischer Contractur aller Muskeln, welcher grosse clonische Convulsionen, Schaum vor dem Munde und Cyanose folgen, characterisirt; er endet mit tiefem Schnarchen, nach welchem das Kind seine gewöhnliche Lebensweise wieder aufnimmt, ohne zu vermuthen, was vorgefallen ist.

Das Allgemeinbefinden bleibt gut, wenn sich die Anfälle nicht zu häufig wiederholen. Die Geistesthätigkeiten bleiben bei vielen Kindern intact, während sie sich bei anderen schliesslich abschwächen oder verwirren. So können Manie, Melancholie oder sogar Idiotismus das Resultat wiederholter Anfälle sein. West macht darauf aufmerksam, dass, je früher sich die Epilepsie entwickelt, desto mehr Wahrscheinlichkeit vorhanden ist, dass die Intelligenz in ihrer Entfaltung gehindert wird.

§ 3. **Prognose.** — Die ausgesprochene Epilepsie ist eine fast unheilbare Krankheit, obgleich die Epileptischen ein hohes Alter erreichen können. Man hat allerdings spontane Heilungsfälle nach einer heftigen Gemüthsbewegung, nach einer acuten Krankheit oder nach der Pubertät beobachtet, allein dies sind immer Ausnahmefälle.

Das petit mal giebt eine ernsthaftere Prognose, als der grosse

[1] Pathologie und Therapie der Kinderkrankheiten, deutsch von Henoch.

Anfall. Die Erblichkeit ist ein ganz besonders wichtiges Moment, welches sehr wenig Hoffnung für die Zukunft lässt; man muss also, wenn es sich um Eclampsie bei Kindern handelt, welche durch ihre Vorfahren für Nervenkrankheiten praedisponirt sind, mit der Prognose sehr vorsichtig sein; NOTHNAGEL meint, dass man diese Kinder nur dann vor der Epilepsie geschützt betrachten kann, wenn sie die Pubertät oder das zwanzigste Lebensjahr ohne Hindernisse erreicht haben.

§ 4. **Behandlung.** — Unter den zahlreichen Heilmitteln, welche gegen die Epilepsie angepriesen sind, ist das Bromkali das einzige, welches genügende Resultate geliefert hat und eine fernere Anwendung verdient. Wenn man es in schnell steigenden Dosen von 1 bis 4 oder 5 $^{grm.}$ täglich verabreicht, macht es die Anfälle seltener, vermindert ihre Heftigkeit und scheint sogar in einigen Fällen zu der definitiven Heilung beigetragen zu haben.

Alle Autoren sind über die Wichtigkeit der Diätetik hinsichtlich der Rückkehr der Anfälle einig; man muss es sorgfältig vermeiden, den Kindern eine zu kräftige, besonders eine zu animalische Nahrung zu geben; ebenso muss die Stuhlverstopfung sorgfältig bekämpft werden. Das Leben in der freien Luft und die Hydrotherapie bilden bei der Behandlung ein nützliches Unterstützungsmittel. WEST giebt scharfsinnige Rathschläge über die geistige Pflege, welcher man die epileptischen Kinder unterwerfen muss. Ihr Leben muss ruhig, regelmässig, frei von jeder heftigen Aufregung, jedoch weder müssig, noch einsam sein; diese Kinder brauchen Beschäftigungen, welche sie interessiren und ihre Aufmerksamkeit fesseln, ohne ihr Gehirn zu ermüden. Er empfiehlt die Musik als eines der mächtigsten Mittel, um sie zu beruhigen und um ihre Intelligenz und ihr Gemüth zu entwickeln. Doch wünscht er, da er mit Recht das gesellige Leben von epileptischen mit gesunden Kindern wegen der möglichen Ansteckung der Nervenkrankheiten in Folge von Nachahmung befürchtet, dass man für erstere besondere Institute errichte. Es ist dies ein schon seit langen Jahren in Frankreich gemachter Versuch, welcher unter der Leitung eines ebenso aufopfernden, als ausgezeichneten Mannes, des Pfarrers JOHN BOST, in den Asylen von LA FORCE (Dordogne) überraschende Resultate geliefert hat.

Achtzehntes Capitel.

Veitstanz (Chorea).

§ 1. **Aetiologie.** — Die Chorea ist eine Krankheit, welche ohne gerade dem Kindesalter eigenthümlich zu sein, doch viel häufiger im jugendlichen Alter, als in jedem anderen Lebensabschnitt beobachtet wird; sie befällt meistentheils Kinder von 6 bis 15 Jahren. Vor diesem Alter ist sie wenig verbreitet; unter 556 choreakranken Kindern hat West nur 43 unter 6 Jahren und nur 10 unter 4 Jahren gefunden; man hat indessen einige Fälle von Chorea, die im Laufe des ersten Jahres aufgetreten sind, berichtet; allein dies sind Ausnahmefälle.

Die Krankheit ist bei Mädchen bedeutend häufiger, als bei Knaben; nur der dritte Theil der von Sée[1] mitgetheilten Choreafälle betrifft männliche Individuen; in der Statistik von West findet man nur 177 Knaben gegen 379 Mädchen.

Die Chorea ist in den nördlichen Ländern häufiger, als in den heissen Climaten; Gerhardt nimmt an, dass sie im Frühling und im Winter häufiger, als in den übrigen Jahreszeiten ist.

Die Chorea befällt hauptsächlich Kinder von launischem und eigensinnigem Character, oder solche, welche ein nervöses Temperament und eine zarte Constitution haben; daher ihr Vorherrschen bei den Mädchen.

Die Chorea ist nicht epidemisch; die von den alten Autoren erwähnten berühmten Epidemien beziehen sich auf den grossen Veitstanz (Chorea major), ein von der eigentlichen Chorea (Chorea minor), welche uns hier beschäftigt, gänzlich verschiedenes Leiden. Die Chorea ist auch nicht ansteckend, entwickelt sich jedoch zuweilen unter dem Einfluss des Nachahmungstriebes bei Kindern, welche sich in grosser Menge bei einander befinden.

Die Chorea ist selten ein ererbtes Leiden; man beobachtet sie indessen oft in Familien, in welchen Nervenkrankheiten heimisch sind.

Unter den Gelegenheitsursachen der Krankheit muss man die moralischen Eindrücke, hauptsächlich die Furcht, deren Wirkung vielleicht übertrieben worden ist, jedoch nichtsdestoweniger bei einer ziemlich grossen Zahl von Fällen klar hervortritt, erwähnen. Sie ist bei 115 unter 383 von verschiedenen Autoren zusammengestellten Fällen von Veitstanz angeführt worden.

Alle Schwächungsursachen begünstigen die Entwicklung der Chorea; so wird sie oft durch die spontan entstandene Chlorose veranlasst

[1] Mémoires de l'Acad. de médecine, 1850, XV, p. 373.

oder tritt unter dem Einfluss einer auf gewisse acute Krankheiten folgenden Anaemie ein; man beobachtet sie in Folge von Pneumonie, Typhus, Wechselfieber, Eruptionsfiebern und hauptsächlich in der Reconvalescenz vom Scharlach.

Das Erscheinen der Chorea bei Kindern im Verlaufe oder in Folge von Rheumatismus haben wir schon erwähnt (siehe Capitel Rheumatismus p. 117); das Zusammentreffen dieser beiden Krankheiten ist ziemlich häufig, so dass die Chorea von einigen Autoren, hauptsächlich von BOTREL[1] immer als Ausdruck der rheumatischen Diathese betrachtet worden ist. Diese in so absoluter Form ausgesprochene Ansicht erscheint uns übertrieben, denn sehr oft wird die Chorea ohne jede krankhafte Erscheinung seitens der Gelenke oder des Herzens beobachtet, allein es ist nicht minder wahr, dass sie bei rheumatischen Kindern gewöhnlich ist und sich ziemlich oft einige Zeit nach einem Anfall von Gelenkrheumatismus oder sogar im Verlauf dieses Anfalles entwickelt. Sehr zahlreiche, hauptsächlich von englischen Aerzten (COPLAND, BRIGHT, BEGBIE, SENHOUSE KIRKES, WEST u. A.) und in Frankreich von BOTREL, SÉE, TROUSSEAU und ROGER[2] veröffentlichte Thatsachen stellen dies auf unbestreitbare Weise fest. Nach den von ROGER und von WEST zusammengestellten Zahlen ist die Chorea bei dem dritten Theil aller Fälle rheumatischen Ursprungs.

Einige Autoren betrachten, von dem häufigen Zusammenfallen der Chorea und der Herzaffectionen überrascht, sogar abgesehen von jeder Gelenkentzündung, die Herzerkrankungen als den Ausgangspunct der Chorea und erklären so die Verbindung dieser Krankheit mit dem Rheumatismus. Nach Einigen (BRIGHT,[3] E. CYON[4]) soll die Chorea das Resultat einer Reflexwirkung sein und eine Nervenreizung des kranken Herzens zum Ursprung haben. Nach Anderen (HUGHLINGS, JACKSON,[5] TUCKWELL[6] u. A.) würden die Choreaanfälle durch kleine Gehirnembolien erzeugt werden, welche ihren Ausgangspunct im Endocardium haben; diese letztere Theorie stützt sich auf die Häufigkeit der endocardialen Wucherungen bei Choreakranken, auf die begleitenden Hirnerkrankungen, welche bei einigen Autopsien constatirt sind, sowie auf die Entwicklung von Paralysen und ganz besonders von Hemiplegien im Verlaufe der Chorea. Diese Argumente sind weit davon entfernt, beweisend zu sein,

---

1 Thèses de Paris, 1850.
2 Arch. gén. de méd. Decmbr. 1866.
3 Med. Chir. Transact. London, 1839.
4 Med. Jahrbücher, 1865.
5 Med. Times and Gaz., 1869.
6 St. Bartholomew's Hosp. Reports, 1869.

denn bei den meisten Autopsien hat man in den Nervencentren weder Embolien, noch Erweichungsherde constatirt und es ist wenig wahrscheinlich, dass ein Leiden, dessen Auftreten gewöhnlich allmälig erfolgt und welches oft, ohne Spuren zu hinterlassen, heilt, eine embolische Erweichung zur Ursache haben sollte. Da ausserdem die Chorea mehrmals im Verlaufe des Rheumatismus beobachtet ist, ohne dass das Herz erkrankt war (Roger, Henoch), sind die Theorien, welche die Krankheit von einer Herzaffection herleiten, selbst wenn sie sich auf eine Reflexwirkung stützen, offenbar unzulänglich; wir glauben eher an die directe Wirkung der rheumatischen Diathese auf die Nervencentra, welche sich bei Kindern wegen der Praedisposition des jugendlichen Alters für Chorea unter der Form dieses Leidens offenbart. Die Chorea und die Herzaffectionen kommen nur deshalb so oft bei demselben Individuum vor, weil sie beide, sogar in Ermangelung deutlicher Gelenkaffectionen, der Ausdruck des Rheumatismus sein können.

§ 2. **Pathologische Anatomie.** — Man kennt noch keine constante anatomische Veränderung, auf welche man die Erscheinungen der Chorea möglicherweise beziehen könnte; am häufigsten beobachtete man eine Congestion nach den Nervencentren. Dickinson,[1] welcher unlängst 7 Autopsien von Chorea ausführte, hat fast stets eine starke Anfüllung der Hirn- und Rückenmarks-Gefässe gefunden.

In gewissen Fällen sind indessen die verschiedensten Veränderungen constatirt worden: Hypertrophie des Processus odontoideus, seröse Ergüsse in den Meningen, Entzündung der Vierhügel, Cysten, Tuberkel und Kalkconcretionen im grossen und kleinen Gehirn, Erweichung der Hemisphären, Embolien des kleinen Gehirns (Klebs), der Corpora striata und der Thalami optici, Erweichung und Sclerose des Rückenmarks, Entzündung der Gehirnarterien und der Nervensubstanz, Veränderungen der peripherischen Nerven (Elischer);[2] alle diese Laesionen sind bei Kranken angetroffen worden, welche während des Lebens Chorea- oder choreaartige Anfälle dargeboten hatten, allein keine kann direct auf die Chorea bezogen werden, da keine constant ist. Ebenso ist es mit den Wucherungen im Endocardium, denen von Senhouse Kirkes,[3] Ogle[4] u. A. eine so grosse Wichtigkeit zugeschrieben worden ist; sie haben bei einer grossen Anzahl von Autopsien gefehlt.

---

[1] Med. Times and Gaz., 1875, II, p. 481.
[2] Virch. Arch. LXIII, 1.
[3] Med. Times and Gaz., 1863, p. 636 u. 662.
[4] Brit. and for. med. chirurg. Review, 1868.

Unsere Unkenntniss von den der Chorea zu Grunde liegenden Veränderungen hüllt die Natur und den anatomischen Sitz dieses Leidens in tiefes Dunkel; mehrere Theorien, die sich auf eine gewisse Anzahl von Thatsachen stützen, wurden aufgestellt, allein keine kann über alle beobachteten Fälle Rechenschaft geben. Nach einigen Autoren soll das Gehirn bei der Chorea eine überwiegende Rolle spielen; so würde nach BROADBENT,[3] welcher sich speciell mit diesem Gegenstand beschäftigt hat, die Krankheit das Resultat einer Veränderung der Corpora striata und der Thalami optici sein. Nach anderen Autoren hingegen, welche die Frage experimentell bei Thieren studirt haben (CHAUVEAU, CARVILLE, LEGROS und ONIMUS), soll das Rückenmark hauptsächlich im Niveau der Hinterhörner der grauen Substanz der Ausgangspunct der Chorea sein.

§ 3. **Symptomatologie.** — **Anfang.** — Die Chorea wird zuweilen durch eine Veränderung des Characters und des Allgemeinbefindens angekündigt; das Kind wird launisch und reizbar oder es ist niedergeschlagen; sein Schlaf ist unruhig, sein Appetit veränderlich, die Verdauung geht schlecht von Statten, oft ist es obstruirt (WEST). In einigen Fällen fühlt es in den Gliedern oder längs des Rückgrats vage Schmerzen; die letzteren zeigen sich hauptsächlich, wenn man auf die Processus spinosi drückt. Diese Vorläufer fehlen bei einer grossen Zahl von Fällen und die Krankheit fängt gleich mit Motilitätsstörungen an.

Die Choreabewegungen sind in den ersten Tagen zuweilen sehr leicht und kaum wahrnehmbar; sie machen sich oft allmälig kenntlich; in anderen Fällen nehmen sie schnell ihre ganze Heftigkeit an. Meistentheils bemerkt man sie zuerst auf der linken Seite und an den oberen Extremitäten, allein gewöhnlich werden sie sehr bald allgemein.

Acmestadium. — Das Gesicht wird verzerrt, die Augenlider heben und senken sich, die Augen drehen sich nach allen Richtungen, der Kopf ist sehr beweglich, zuweilen steckt das Kind die Zunge heraus und zieht sie dann schnell wieder zurück; die Sprache ist oft gestört und obwohl die Intelligenz erhalten ist, stottert der kleine Kranke oder kann nur einsilbige Worte aussprechen; zuweilen macht das Gesicht einen dummen Eindruck, oder wird von einem einfältigen Lachen belebt; in einigen Fällen bemerkt man einen convulsivischen Husten, welcher dem Hundegebell sehr ähnlich ist.

Die Extremitäten sind durch unwillkürliche Bewegungen in Unruhe; die willkürlichen Bewegungen werden durch ruckweise und unregelmässige Contractionen, welche ihre Ausführung sehr erschweren, behindert.

---

[1] Brit. med. Journ., 1869.

Das Kind führt ein Glas nur mit grosser Schwierigkeit zum Munde, bisweilen gelingt ihm dies sogar nicht. Seine Handschrift ist wegen der Incoordination der Fingerbewegungen sehr unregelmässig; die Hand bewegt sich am Körper nach allen Richtungen. Der Gang ist bisweilen sehr erschwert; das Kind hat Mühe, sich umzuwenden; sein Bein schleppt nach; es geht schwankend und tänzelnd; es ist ihm fast unmöglich, beim Stehen unbeweglich zu bleiben.

Die Heftigkeit der Motilitätsstörung variirt sehr nach den Fällen; bei einigen sehr leichten Formen der Chorea bemerkt man nur Grimassen und einige ruckweise Bewegungen der oberen Extremitäten. In anderen Fällen hingegen ist die allgemeine Unruhe ausnehmend gross; die unzweckmässigen Bewegungen folgen ohne Unterbrechung auf einander und das Kind verwundet sich durch die wiederholte Reibung seines Körpers an den Betttüchern. Bemerkenswerth ist, dass diese beständige Beweglichkeit ziemlich lange stattfinden kann, ohne das Gefühl einer beträchtlichen Ermüdung hervorzurufen; während des Schlafes wird sie gewöhnlich unterbrochen.

Die Chorea befällt fast immer beide Körperhälften, allein die Unruhe ist oft auf einer Seite ausgesprochener als auf der anderen; gewöhnlich herrscht sie auf der linken Seite vor; nur in Ausnahmefällen ist die Krankheit auf eine Seite beschränkt (Hemichorea).

Gewöhnlich sind nur die willkürlichen Muskeln afficirt; in einigen Fällen beobachtet man indessen krampfhafte Bewegungen der Stimmritze (ROMBERG) oder Unregelmässigkeiten in den Herzbewegungen (Chorea des Herzens), die durch Palpitationen und zuweilen durch ein Aftergeräusch characterisirt sind. Diese letztere Erscheinung entspringt vielleicht aus einer Choreacontraction der Papillarmuskeln, welche die Orificien der Klappen verengt; sie unterscheidet sich von den mit einer Endocarditis verbundenen Aftergeräuschen dadurch, dass sie mit den anderen Symptomen der Chorea verschwindet. Die Krankheit complicirt sich in einigen Fällen mit paralytischen Symptomen; meistentheils sind es unvollständige und vorübergehende Paralysen, welche das am stärksten betroffene Glied und seltener eine ganze Körperseite befallen. In anderen Fällen beobachtet man Sensibilitätsstörungen; hierbei ist Hyperaesthesie häufiger als Anaesthesie; in einigen Fällen hat man Aphasie gesehen (WEST). MEIGS und PEPPER erwähnen eines Falles, in welchem eine Harnverhaltung mit den äusseren Symptomen der Chorea alternirte.

Die geistigen Fähigkeiten können unversehrt bleiben, allein meistentheils sind sie vorübergehend geschwächt; das Kind hat Mühe, seine Aufmerksamkeit zu fesseln, es ist zerstreut, träge, sein Gedächtniss hat abgenommen, sein Gemüthsleben verschlechtert sich; es wird eigensinnig, reizbar oder verfällt in Traurigkeit. Die Intelligenz kehrt gewöhnlich mit der Heilung der Krankheit zurück; bisweilen behalten indessen die Kinder nach der Chorea einen sonderbaren Geisteszustand. MARCÉ[1] hat bei Choreakranken Gesichts- und seltener Gehörs-Hallucinationen, welche besonders in dem Augenblicke des Einschlafens auftreten und dem Kinde einen lebhaften Schreck verursachen können, beschrieben. Dieselben kündigen zuweilen den Anfang von Wahnsinnsdelirien an. Diese glücklicherweise seltene, aber sehr schreckliche Complication der Chorea kann gleich beim Beginn der Krankheit auftreten, manifestirt sich jedoch viel häufiger nach Verlauf von 10 bis 15 Tagen. Bald ist es ein unzusammenhängendes Irrereden, bald eine wirkliche Manie, welche sich auf dieselben Gegenstände, wie die Hallucinationen bezieht. Dieses Delirium wird oft von heftigem Fieber begleitet und führt schnell, inmitten von atactischen Zufällen, ein tödtliches Ende herbei.

Die Ernährungsfunctionen sind im Verlaufe der Chorea selten gestört; der Appetit bleibt erhalten und die Verdauung geht regelmässig von Statten.

Dauer. Ausgang. — Die Dauer der Krankheit beträgt im Allgemeinen 6 Wochen bis $2^1/_2$ Monat; sie ist selten kürzer, kann jedoch viel länger sein.

In einigen Fällen verschwindet die Chorea niemals vollständig; sie hat alsdann Neigung, sich in einigen Muskeln zu localisiren und persistirt oft unter der Form von Gesichts- oder Augenkrämpfen. Die befallenen Muskeln können mit der Zeit schliesslich atrophiren.

Der Veitstanz ist den Recidiven sehr unterworfen; ihre Intensität wird gewöhnlich bei jedem neuen Erscheinen schwächer und die Krankheit verschwindet bei Annäherung der Pubertät definitiv.

Der Ausgang der Chorea ist sehr selten tödtlich; die Choreabewegungen werden bis zu ihrem Verschwinden allmälig schwächer, oder die Krankheit wird chronisch. In einigen Fällen indessen wird die Unruhe, anstatt nachzulassen, übermässig gross; die ordnungslosen Bewegungen dauern unaufhörlich an; die Nächte vergehen ohne Schlaf, die Haut wird wund, das Kind hört nicht auf, zu schreien, zuweilen wird es von mässigen Delirien ergriffen und verfällt schliesslich in einen Zustand völliger Entkräftung, welcher mit dem Tode endigt. In anderen Fällen erliegt das Kind irgend einer Complication; so kann dasselbe im Verlaufe oder in Folge der rheumatischen Chorea an einer Herzaffection sterben.

---

[1] Mém. de l'Acad. de méd., T. XXIV, 1860.

Die Eruptionsfieber haben im Allgemeinen einen günstigen Einfluss auf die Chorea; wenn sie im Stadium decrementi der Krankheit eintreten, können sie dieselbe beenden.

Anomale Formen der Chorea. — Die Autoren haben unter dem Namen Chorea einige sonderbare Nervenleiden, wie die Chorea festinans, eine springende, vibrirende, rotirende, schwingende Form u. s. w. beschrieben, die durch eine unwiderstehliche Neigung des Kranken, vorwärts zu laufen, zu springen, sich zu drehen, oder seinen Körper schwingen zu lassen, characterisirt werden. Eine dieser Formen, die electrische Chorea, die sich durch krampfhafte Contractionen gewisser Muskeln des Körpers, ähnlich den durch electrische Entladungen erzeugten, manifestirt, ist zuweilen bei Kindern beobachtet worden (Henoch); sie wird oft von anderen Nervenzufällen begleitet und tritt alsdann wieder in die Classe der symptomatischen Choreaformen ein.

§ 4. **Diagnose.** — Die Chorea ist eine leicht erkennbare Krankheit; sie wird ohne Schwierigkeit von den convulsivischen Kinderkrankheiten durch die Stetigkeit der sie characterisirenden Bewegungen und durch ihr besonderes Wesen unterschieden: es sind unregelmässige, ordnungslose Contractionen, die keine Beziehung zu den tonischen oder clonischen Convulsionen haben; sie werden fast niemals vom Verlust des Bewusstseins begleitet. Man muss vor der simulirten Chorea auf seiner Hut sein.

Man muss die choreaartigen Bewegungen, welche Symptome einer Erkrankung der Nervencentren und durch ihre Localsirung in nur einigen Muskeln, durch ihre lange Dauer, durch das gleichzeitige Vorhandensein von Paralysen, Contracturen, Geistesstörungen u. s. w. characterisirt sind, von der essentiellen Chorea unterscheiden.

§ 5. **Prognose.** — Die essentielle Chorea heilt meistentheils; indessen kann ihre Neigung zu Recidiven und ihre lange Dauer sie in einigen Fällen zu einem sehr peinlichen Leiden machen; ausserdem kann sie auf die Intelligenz einen nachtheiligen Einfluss ausüben, ihre Entwicklung verzögern oder sie sogar beständig gefährden. Endlich nehmen in einigen Fällen die Choreaanfälle eine solche Heftigkeit an, dass sie ein tödtliches Ende herbeiführen; unter 158 von Sée citirten Fällen von Chorea waren 9 tödtlich. Die schlimmsten Symptome für die Prognose sind eine übermässige und beharrliche Unruhe und hauptsächlich das Auftreten der Delirien.

§ 6. **Behandlung.** — Die Chorea ist ein gegen die Therapie sehr hartnäckiges Leiden, was die bedeutende Zahl der gegen sie vorgeschlagenen Heilmittel beweist, von welchen nicht ein einziges hinreichend genügende Resultate geliefert hat, um allgemein acceptirt zu werden. Einige Mittel verdienen indessen, wenigstens in gewissen Fällen angewendet zu werden. Die Indicationen variiren je nach der Intensität der Krankheit.

Bei leichten Formen, die nur durch einige Grimassen, Augenblinzeln u. s. w. characterisirt werden, wie man sie bei jungen, von einer zu anhaltenden Arbeit ermüdeten Knaben bemerkt, werden Ruhe und Landaufenthalt die beste Behandlung bilden. Im Allgemeinen ist, wenn die Chorea unter dem Einfluss constitutioneller Entkräftung auftritt, die Anwendung der tonischen Mittel die erste Indication. Man muss Eisen, Chinin, die Hydrotherapie, in einigen Fällen Leberthran und Schwefelbäder verordnen. Die Gymnastik kann hierbei eine nützliche Unterstützung bilden, sei es, um das Kind zu stärken, sei es, um es zu zwingen, seine Bewegungen zu coordiniren; zu diesem Zwecke müssen die gymnastischen Exercitien nach dem Trommelschlage oder nach einem musikalischen Instrument ausgeführt werden.

Für die heftigeren Fälle muss man die antispasmodischen Mittel, wie Valeriana (30 $^{\text{cgrm.}}$ bis 1 $^{\text{grm.}}$ und darüber als Pulver), Asa foetida, Zinc. oxydat. (alle drei Stunden 5 $^{\text{cgrm.}}$), MEGLIN'sche Pillen[1] und Zinc. sulfur. anwenden; WEST betrachtet dieses letztere Mittel als das einzige, welches ihm einige specifische Resultate geliefert hat; er verordnet es in einer Dosis von 3 bis 6 $^{\text{cgrm.}}$ dreimal täglich und steigert dieselbe alle Tage um 6 $^{\text{cgrm.}}$; er hat es bis zu einer Dosis von 1,2 $^{\text{grm.}}$ in 24 Stunden angewendet.

Das mit allmäliger Steigerung der Dosis von 2 bis 15 oder 20 $^{\text{mgrm.}}$ täglich angewendete Natr. arsenic. scheint ebenfalls in einigen Fällen günstige Erfolge gehabt zu haben.

Wenn die Krankheit eine beunruhigende Heftigkeit annimmt und wenn die vorhergehenden Heilmittel erfolglos sind, muss man zu der Anwendung von Tartar. stibiat. in hoher Dosis, nach der von GILETTE empfohlenen Methode seine Zuflucht nehmen. Das Kind muss 3 Tage hintereinander den Tartar. stibiat. in allmälig steigenden Dosen von 20, 30, 40 $^{\text{cgrm.}}$ einnehmen, dann 3 Tage pausiren; wenn sich sein Zustand nicht beträchtlich gebessert hat, muss man wieder mit dem Gebrauch des Tartar. stibiat. während dreier Tage in stärkeren Dosen von

---

[1] Rp. Extr. Hyosc., Extr. Valerian., Zinc. oxyd. āā 0,04 $^{\text{grm.}}$ auf je eine Pille; täglich 2—3 Pillen. Der Ueb.

25, 50 oder 75 $^{\mathrm{cgrm.}}$ beginnen; wenn endlich nach nochmaliger Pause die Krankheit bestehen bleibt, muss man zum dritten Male mit dem Tartar. stibiat. in Dosen von 50, 60 und 90 $^{\mathrm{cgrm.}}$ anfangen. Diese Behandlungsweise scheint einige Erfolge geliefert zu haben, ist jedoch langwierig und peinlich und scheint uns für sehr hartnäckige Fälle aufbewahrt werden zu müssen.

Wenn die Krankheit von übermässiger Unruhe begleitet wird, wenn das Kind einer fortwährenden Bewegung Preis gegeben ist, wenn es keinen Augenblick Ruhe hat, wenn es unaufhörlich schreit und den Schlaf verliert, muss man seine Zuflucht zu den Narcoticis, zur Belladonna und besonders zum Opium nehmen; man wird oft genöthigt sein, das letztere in ziemlich grossen Dosen zu geben, um dem Kranken ein wenig Ruhe und Schlaf zu verschaffen. Das Chloral ist zu demselben Zwecke mit Erfolg angewendet worden, muss indessen mit Vorsicht gebraucht werden; in einer Dosis von 3 $^{\mathrm{grm.}}$ kann es einem Kinde gefährlich sein. In den Fällen äusserster Aufregung muss man auch Aether- und Chloroform-Inhalationen versuchen, um eine wenigstens momentane Ruhe zu erzeugen. Zu gleicher Zeit muss man das Kind mit grosser Sorgfalt überwachen, um es vor Verletzungen zu schützen; auch muss man sein Bett mit Flockseide polstern.

Noch andere Heilmethoden sind gegen die Chorea vorgeschlagen worden. Trousseau pries das Strychnin. sulfur., welches er bei Beginn der Krankheit in einer Dosis von einigen Milligrm. anwandte und allmälig bis 6 $^{\mathrm{cgrm.}}$ steigerte; dieses Mittel hat ihm einige günstige Resultate ergeben, ist jedoch sehr gefährlich, wenn seine Anwendung nicht aufmerksam überwacht wird. Die Aetherzerstäubungen längs des Rückgrats (Lubelski), die in derselben Gegend angewendeten trockenen Schröpfköpfe (J. Simon), die constanten Ströme (Benedikt), die Inductionsströme (Bougarel), das Kalium bromat., das Anilin. sulfur., das Conium (Harley), die Tinctura fabae Calabaricae in einer Dosis von 1—4 $^{\mathrm{grm.}}$ täglich, das Eserin in der Dosis von 2 bis 5 $^{\mathrm{mgrm.}}$ drei- oder viermal täglich (Bouchut) sind in gleicher Weise empfohlen worden. Alle diese Mittel sollen Erfolge gehabt haben, sind jedoch noch nicht consequent genug gebraucht worden, um definitiv beurtheilt werden zu können. Man muss sich, um ihren wahren Werth zu schätzen, erinnern, dass die gewöhnliche Dauer der Chorea 6 bis 10 Wochen beträgt und dass kein Heilmittel, welches nicht eine schnellere Heilung herbeiführt oder die Intensität der Choreacontractionen vermindert, als wirksam betrachtet werden kann.

Neunzehntes Capitel.

Nächtliches Aufschrecken (Pavor nocturnus).

Literatur:

C. H. Hesse, Ueber das nächtliche Aufschrecken der Kinder im Schlafe. Altenburg, 1845.
Sidney Ringer, Med. Times and Gaz., Mai 1867.
West, Lectures on the Diseases of Inf. and. Childhood.
J. Steiner, Jahrb. für Kinderheilkunde, Decbr. 1874.

Gewisse Kinder werden zuweilen während des Schlafes von einem plötzlichen Schrecken befallen, welcher sie aufweckt und ihre Umgebung in lebhafte Angst versetzt; diese schon von Hesse im Jahre 1845 beschriebenen Anfälle sind in den letzten Jahren von West, Sidney Ringer und Steiner speciell studirt worden.

§ 1. **Aetiologie.** — Das nächtliche Aufschrecken wird meistentheils während der ersten Jahre des vorgerückteren Kindesalters beobachtet; West hat indessen einen Fall bei einem Kinde von 11 Monaten gesehen. Es befällt hauptsächlich solche Kinder, welche eine grosse Nervenreizbarkeit haben und Verdauungsstörungen ausgesetzt sind. Hesse betrachtet es als eine Form von vorübergehender Manie, allein die aussergewöhnliche Seltenheit der Geisteskrankheiten im Kindesalter und das vollständige Fehlen anderer geistiger Störungen bei den Kindern, die an nächtlichem Aufschrecken leiden, widerlegen diese Meinung.

Nach West und Bouchut beruht der Ursprung des Aufschreckens gewöhnlich auf Verdauungsstörungen; die Stuhlverstopfung soll hauptsächlich dafür empfänglich machen; Sidney Ringer schreibt dem Zahnen und den Eingeweidewürmern ebenfalls eine gewisse aetiologische Bedeutung zu. Nach Steiner haben hingegen diese Ursachen nicht die Wichtigkeit, welche man ihnen zuschreibt; das nächtliche Aufschrecken ist zuweilen von keiner Digestionsstörung begleitet und erklärt sich bei Kindern von nervösem Temperament und zarter Constitution genügend durch eine Hirnüberreizung. Die Phantasie aufregende Erzählungen sind oft die Gelegenheitsursache dieser Krankheit.

§ 2. **Symptomatologie.** — Der Pavor nocturnus manifestirt sich gewöhnlich am Anfange der Nacht. Das Kind erwacht 1 bis 2 Stunden, nachdem es eingeschlafen ist, ganz plötzlich, stösst einen Angstschrei aus und ruft nach den Eltern. Man findet es im Bette aufrecht sitzend, die Stirn mit Schweiss bedeckt, weinend, schreiend, die Hände ringend, vor; seine Züge drücken den lebhaftesten Schrecken aus; es nimmt an Allem, was rings umher vorgeht, keinen Antheil, kennt

Niemand und scheint von einer Hallucination, welche es ängstigt, beherrscht zu werden: es sieht einen Hund, eine Katze, einen schwarzen Mann, ein Gespenst auf seinem Bette. — Man kann das Kind nicht besänftigen; sein Weinen, sein Schluchzen dauern eine Viertelstunde bis 20 Minuten; alsdann beruhigt es sich nach und nach von selbst und erkennt schliesslich seine Umgebung wieder, fleht jedoch, dass man es nicht verlasse und das Licht nicht wegnehme; endlich schläft es wieder ein und schlummert ruhig bis zum Morgen; selten wiederholt sich das Aufschrecken mehrmals in derselben Nacht.

Das Ende des Anfalls wird oft durch eine reichliche Urinentleerung markirt. Am folgenden Tage ist das Kind heiter, gut gelaunt und kann sich des Vorgefallenen nicht erinnern.

Zuweilen wiederholen sich dieselben Zufälle in der folgenden Nacht, allein meistentheils erscheinen sie erst nach mehr oder weniger langen Pausen wieder.

Das nächtliche Aufschrecken tritt nicht immer mit derselben Intensität auf; zuweilen dauert es nur einige Minuten; das Kind erwacht plötzlich in einem Zustande grosser Angst, stösst einige unverständliche Laute aus und schläft dann fast sofort wieder ein; in anderen Fällen hingegen dauert die Aufregung beinahe eine Stunde lang.

Die Praedisposition zum nächtlichen Aufschrecken verbleibt zuweilen mehrere Jahre hindurch und verschwindet erst mit dem fortschreitenden Alter.

§ 3. **Prognose.** — Der Pavor nocturnus ist gewöhnlich gefahrlos; er hinterlässt keine nachtheiligen Folgen; West meint jedoch, dass seine sehr häufige Wiederholung ein schweres Gehirnleiden ankündigen kann.

§ 4. **Behandlung.** — Man muss die vom nächtlichen Aufschrecken befallenen Kinder hauptsächlich mit diätetischen Mitteln behandeln; man muss ihre Verdauung zu regeln und der Stuhlverstopfung vorzubeugen suchen; ebenso muss man, hauptsächlich wenn sie zu Bette gehen wollen, Alles vermeiden, was ihren Geist aufregen könnte; die Gespenstergeschichten, sowie alle schrecklichen Erzählungen sind streng zu verwerfen. Es ist gut, die Kinder schon von der Wiege auf daran zu gewöhnen, dass sie ohne Licht einschlafen. Wenn sich die Zufälle sehr häufig wiederholen, muss man für den Abend eine Mixtur von Kali bromat., dem eine schwache Dosis Chloral beigefügt wird, verordnen, um dem Kinde einen ruhigen Schlaf zu verschaffen (West).

Dritter Abschnitt.

Krankheiten der Verdauungsorgane.

Erstes Capitel.

Entzündung der Mundschleimhaut (Stomatitis acuta simplex).

Die acute Entzündung der Mundschleimhaut ist beim Kinde oft der locale Ausdruck einer allgemeinen Erkrankung, wie der Masern, des Scharlachs oder der Diphtherie. Wir wollen uns in diesem Capitel nur mit der primären acuten Stomatitis beschäftigen.

§ 1. **Aetiologie.** — Die Stomatitis wird beim Kinde bisweilen durch die Einführung von reizenden Substanzen oder zu heissen Flüssigkeiten in den Mund erzeugt; auch kommt sie oft unter dem Einfluss der Dentition vor. Die Quecksilberpräparate veranlassen bei jungen Individuen selten die Stomatitis. Manchmal gesellt sich die Krankheit zu einer gastrischen Störung.

§ 2. **Symptomatologie.** — Die einfache Stomatitis hat bald auf der ganzen Schleimhautfläche des Mundes, bald nur auf dem Zahnfleisch (Gingivitis), oder seltener auf der Zunge (Glossitis) ihren Sitz.

Die entzündete Schleimhaut ist trocken, glänzend und zeigt zerstreute Flecke oder eine allgemeine lebhaft rothe Punctirung; sie ist zuweilen leicht angeschwollen. Die Zunge ist auf ihrem Rücken mit einem dicken, gelblichweissen Belage bedeckt; auf ihrer Spitze und an ihren Rändern sind die Papillen roth und hervorstehend. Mitunter beobachtet man auf der Innenfläche der Wangen und der Lippen kleine oberflächliche Ulcerationen, welche durch die Epithelabstossung entstehen; diese Erosionen, die äusserst schmerzhaft sind, vernarben nach Verlauf weniger Tage von selbst. Bei der Stomatitis, die unter dem Einfluss des Zahnens auftritt, blutet das Zahnfleisch leicht und wird oft von kleinen weissen Flecken bedeckt, welche aus der Hypersecretion des Epithels herrühren; zuweilen, hauptsächlich im Verlaufe der zweiten Dentition, bilden sich unter der Schleimhaut des Zahnfleisches kleine Abscesse. — Im Beginn der Krankheit empfindet das Kind im Munde ein Gefühl von brennender Hitze, manchmal einen lebhaften Schmerz, welcher das Kauen behindert. Auf die Trockenheit folgt bald ein mehr oder weniger reichlicher Speichelfluss; der Athem ist stinkend und die Submaxillardrüsen sind angeschwollen. Bei Neugeborenen kann die Ernährung durch den Schmerz, welchen das Saugen verursacht, erschwert werden; das Kind schreit bei der Einführung der Brustwarze oder des Saugfläschchens in den Mund oder weist sie sogar vollständig zurück.

Die Fieberbewegung ist gewöhnlich sehr mässig, ausgenommen während der Zahnung, wo die Stomatitis zuweilen von lebhaftem Fieber und sogar von Nervenzufällen begleitet wird (siehe Dentition S. 6).

Die acute Stomatitis ist im Allgemeinen von kurzer Dauer. Alle Symptome verschwinden schnell, sobald die sie veranlassende Ursache aufgehört hat.

§ 3. **Behandlung.** — Die Behandlung der Stomatitis gehört zu den einfachsten. Auswaschen des Mundes, ein erweichendes Mundwasser, Honig- oder Gummiwasser genügen in den meisten Fällen; wenn die Stomatitis hartnäckig ist, muss man Bepinselungen der entzündeten Theile mit einer Alaun- oder Boraxlösung verordnen. Die Application eines Blutegels an das Zahnfleisch wird bisweilen angezeigt sein, wenn dieses während der Dentition der Sitz einer übermässigen Entzündung ist. Wenn die Stomatitis unter dem Einfluss einer gastrischen Störung oder irgend einer anderen Krankheit aufgetreten ist, muss die Behandlung vor Allem gegen die Allgemeinerkrankung gerichtet werden.

Zweites Capitel.

Mundfäule (Stomatitis ulcerosa).

Die Stomatitis ulcerosa ist sowohl mit der Diphtheritis als auch mit der Mundgangraen verwechselt worden. Rilliet und Barthez, sowie Bergeron haben sie von den genannten Affectionen deutllich getrennt und ihr den Namen gegeben, unter welchem wir sie beschreiben.

§ 1. **Aetiologie.** — Die Mundfäule ist bei Kindern im Alter von 5 bis 10 Jahren besonders häufig (Taupin); sie befällt die Knaben häufiger als die Mädchen. Sie kommt vornehmlich bei Kindern vor, die sich in schlechten hygienischen Verhältnissen befinden, bei solchen, die bleich, kränklich, scrophulös, rhachitisch oder Reconvalescenten von acuten Krankheiten sind; man beobachtet sie oft in Folge von Entero-Colitis, Pneumonie, Eruptionsfiebern oder Typhus.

Die Stomatitis ulcerosa ist in Asylen und Kinderhospitälern endemisch; ihre Contagiosität ist nicht festgestellt, allein sie kann bei Kindern, die durch eine schlechte Hygiene für sie praedisponirt sind, epidemisch auftreten.

In einigen Fällen kann das Erscheinen der Mundfäule durch eine mechanische Ursache, wie durch Zahncaries, Necrose oder Fractur der Kieferknochen veranlasst werden.

§ 2. **Pathologische Anatomie.** — Die Stomatitis ulcerosa wird anatomisch durch Geschwürsbildungen auf der Mundschleimhaut characterisirt, die von einer breiartigen graulichen Masse bedeckt sind; diese letztere ist bald für eine Pseudomembran (Guersant und Blache), bald für das Product einer oberflächlichen Gangraen der Schleimhaut (Taupin,[1] Bergeron[2]) gehalten worden. Die microscopischen Untersuchungen haben sie als das Resultat einer Entzündung der Schleimhaut, verbunden mit einer sehr begrenzten Mortification der Gewebe erkennen lassen; man hat dabei in der That das Vorhandensein von Haematin, von Eiterkörperchen, von Epithelzellen und von Fasern, welche zu Bündeln vereinigt waren und aus der Schleimhaut selbst herrührten, sowie das fast völlige Fehlen von Faserstoff (Robin) constatirt.

§ 3. **Symptomatologie.** — Die Stomatitis ulcerosa wird von einem leichten Schmerz im Zahnfleisch angekündigt; das letztere schwillt an, wird dunkelblau und blutet leicht. Das Kauen ist etwas schmerzhaft, der Speichel fliesst reichlicher, der Mund haucht einen stinkenden Geruch aus; das Kind empfindet ein mehr oder weniger ausgeprägtes allgemeines Unbehagen, das während der ganzen Krankheitsdauer persistirt.

Bald wird das Zahnfleisch weich, schwammicht, blutend und mit einem breiartigen, gelblichgrauen Exsudat bedeckt; das Zahnfleisch der Schneidezähne wird erodirt und die zum Theil entblössten Zähne erscheinen verlängert. Zuweilen bleibt die Krankheit auf das Zahnfleisch beschränkt, jedoch gewöhnlich breitet sie sich über den entsprechenden Theil der Lippen und der inneren Wangenfläche aus; sie erscheint daselbst in Form von kleinen gelblichen Plaques, die sich rasch mit einer

[1] Journ. des conn. méd. chir., VI, 1838—1839.

[2] Stomatite ulcéreuse des soldats. Paris, 1859.

fortlaufenden, vorspringenden und ungleichen Leiste, welche durch ein sehr adhaerentes breiartiges Exsudat gebildet wird, vereinigen.

Wenn die Erkrankung mehr vorgeschritten ist oder wenn es gelingt, durch Abschaben die pseudomembranöse breiartige Ablagerung zu entfernen, so findet man die darunter liegende Schleimhaut weinhefenfarbig und durch eine unregelmässig ausgezackte Ulceration mit graulichem Grunde, lividen und sanguinolenten, jedoch niemals indurirten Rändern, vertieft.

Die Ulceration dringt zuweilen sehr tief in das Zahnfleisch oder in das submucöse Gewebe der Wange ein. Im Allgemeinen beobachtet man mehrere Geschwüre; ihre Zahl und ihre Ausdehnung variiren je nach der Intensität der Krankheit. Die Geschwüre der Lippen haben eine abgerundete Form, während diejenigen, welche in der gingivo-labialen Falte liegen, langgestreckt sind; oft vereinigen sich mehrere Geschwüre, um eine regelmässige Continuitätstrennung zu bilden; dies ist gewöhnlich an der inneren Fläche der Wangen der Fall. In einigen Fällen bemächtigt sich die Affection der Zunge, wo sie mit Bläschen beginnt, welche ulceriren und oberflächliche, wenig ausgedehnte Erosionen bilden, deren Grund mit einem gelblichweissen Exsudat bedeckt ist. Manchmal bleiben die Geschwüre auf dem Zungenrand, der mit dem erkrankten Zahnfleisch in Berührung kommt; nur ausnahmsweise befallen sie das Gaumensegel und die Mandeln. Meistentheils bleibt die Stomatitis auf eine Seite des Mundes beschränkt.

Bisweilen sind die Wangen, wenn ihre Innenfläche ulcerirt ist, der Sitz einer ziemlich ausgedehnten oedematösen Anschwellung, welche jedoch niemals wie bei der Noma indurirt ist. In einigen Fällen veranlasst die vorgeschrittene Ulceration das Ausfallen der Zähne oder sogar eine partielle Necrose des Kieferknochens. Sehr selten bildet sich die Krankheit in eine Mundgangraen um.

Die anderen Symptome der ulcerösen Stomatitis variiren je nach der Ausdehnung der Geschwüre. Das von allen am meisten hervortretende ist der übelriechende Athem, welcher von dem gangraenösen Geruch der Noma wohl unterschieden ist. Gewöhnlich fliesst aus dem Munde des Kindes ein klarer oder sanguinolenter, reichlicher Speichel. Wenn die Ulcerationen sehr verbreitet sind, gesellt sich zu ihnen ein ziemlich grosser Schmerz, welcher das Kauen behindert; der kleine Patient lässt seinen Mund beständig offen, um die Reibung der excoriirten Theile zu vermeiden. Die Submaxillardrüsen sind mehr oder weniger angeschwollen.

Die allgemeinen Symptome treten selten sehr hervor; zuweilen bemerkt man im Beginn ein geringes Fieber; später kann sich die Krankkeit mit einem Catarrh des Verdauungscanals und einer durch ihren Gestank ausgezeichneten Diarrhöe compliciren; diese Erscheinungen hängen offenbar von einer Selbstinfection durch das Verschlucken der Geschwürssecrete ab.

Wenn die ulceröse Stomatitis sich selbst überlassen bleibt, geht sie leicht in den chronischen Zustand über und dauert mehrere Monate, ohne eine Neigung zur spontanen Heilung zu zeigen; dagegen wird sie unter dem Einfluss einer gehörigen Behandlung gewöhnlich schnell beseitigt; alsdann sieht man die Geschwüre sich reinigen, ihre Färbung lebhafter werden, ihren Grund sich mit Granulationen bedecken und die Vernarbung in kurzer Zeit erfolgen.

§ 4. **Diagnose.** — Die Stomatitis ulcerosa ist eine leicht erkennbare Affection. Sie unterscheidet sich von den Aphthen und vom Soor durch Geschwüre, welche mit breiartigen adhaerenten Ablagerungen bedeckt sind, sowie durch den ganz besonders foetiden Athem. Ihr langsamer Verlauf, das Fehlen eines schwärzlichen Brandschorfes und einer indurirten Anschwellung der Lippen oder der Wangen werden eine Verwechselung mit der Mundgangraen verhindern. Auch wird man sie leicht von der Munddiphtheritis unterscheiden; diese letztere Krankheit wird fast immer von einer pseudomembranösen Angina begleitet und zeigt keine Ulcerationen der Mundschleimhaut; die Pseudomembranen sind weniger adhaerent, als das breiartige Exsudat der ulcerösen Stomatitis.

§ 5. **Prognose.** — Die Stomatitis ulcerosa ist an sich kein schweres Leiden; allein sie ist eine oft sehr unangenehme Krankheit, welche, wenn sie sich in die Länge zieht, die Zerstörung des Zahnfleisches und das Ausfallen der Zähne herbeiführen kann. Sie heilt gewöhnlich leicht, wenn sie richtig behandelt wird, ist jedoch Rückfällen sehr unterworfen.

§ 6. **Behandlung.** — Das specifische Mittel gegen die ulceröse Stomatitis ist das Kali chloricum, welches man innerlich in einer Dosis von 50 ctgrm. bis 4 gm. täglich in einem kühlenden Getränk verschreiben muss. Nach 2 oder 3 Tagen dieser Behandlung fangen die Geschwüre an, sich zu reinigen und nach Verlauf von 8 bis 10 Tagen ist die Heilung vollständig. Wenn die Krankheit diesem Mittel widersteht, muss man häufiges Auswaschen des Mundes mit darauf folgender Bestreuung der Geschwüre mit trockenem Chlorkalk verordnen. Mit diesen localen Mitteln muss man eine tonisirende Diät verbinden und das Kind in die möglichst besten Nahrungs- und Wohnungsverhältnisse versetzen.

Drittes Capitel.

Aphthen.

Literatur:

WORMS, Art. Aphthes. Dict. encycl. des Sc. méd.
H. BOHN, Die Mundkrankheiten der Kinder. Leipzig, 1866, S. 67.

Mehrere Mundkrankheiten sind früher unter der Benennung Aphthen zusammengeworfen worden, woher eine grosse Verwirrung in den Beschreibungen der alten Autoren rührt. Man versteht gegenwärtig unter Aphthen eine bläschenähnliche Eruption auf der Mundschleimhaut, welche in einer Entzündung der kleinen Drüsen dieser Membran zu bestehen scheint; daher der Name folliculäre Stomatitis, mit welchem sie oft bezeichnet wird.

§ 1. **Aetiologie.** — Die Aphthen können in jedem Alter vorkommen, allein sie zeigen sich hauptsächlich während der drei ersten Lebensjahre. Man bemerkt sie oft im Verlaufe der gastro-intestinalen Störungen; bisweilen begleiten sie bei fieberhaften Krankheiten den Herpes labialis; oft erscheinen sie aber auch ohne wahrnehmbare Ursache während eines guten Allgemeinbefindens. Sie recidiviren häufig.

§ 2. **Symptomatologie.** — Die aphthöse Eruption wird durch die Bildung von kleinen indurirten, gelblichgrauen Bläschen im Innern des Mundes characterisirt, welche zwischen der Grösse eines Stecknadelkopfes und einer Linse variiren. Diese Bläschen sind von einem rothen Hof umgeben; wenn man sie mit einer Nadel zerreisst, findet man sie aus einem gelblichen, von einer dünnen Epithelschicht bedeckten Exsudat gebildet; dieses zeigt eine butterartige Consistenz; es besteht histologisch aus einer Anhäufung von Fettkügelchen.

Sich selbst überlassen berstet das aphthöse Bläschen nach Verlauf von 3 oder 4 Tagen; zuweilen wird das Exsudat unmittelbar darauf abgestossen und die Schleimhaut wieder gesund; allein häufiger bildet sich um die Fettablagerung eine kleine Ulceration, die an Ausdehnung zunimmt und einen Durchmesser von 1 cm. erreichen kann; sie vernarbt indessen stets, ohne Spuren zu hinterlassen.

Die Aphthen können auf allen Stellen der Mundschleimhaut sitzen; man beobachtet sie auf den Lippen, der Zunge, dem Zahnfleisch und dem Gaumensegel; ihr Vorkommen im Schlund und im unteren Theile des Verdauungscanals ist sehr zweifelhaft. Die Eruption ist stets discret, die Zahl der Bläschen überschreitet selten 10 bis 20.

BEDNAR[1] hat bei Neugeborenen eine besondere Varietät von Aphthen (Bednar'sche Aphthen) beschrieben, welche unlängst von BOHN Milium des Gaumens genannt wurde; diese Aphthen bestehen aus zwei grossen, abgeplatteten, leicht erhabenen, gelben Flecken, die auf jeder Seite der Gaumennaht liegen; sie werden von einer dünnen Epithelschicht bedeckt, welche zerfallen kann; darauf bilden sie sich in Geschwüre um, die bald oberflächlich bleiben, bald tief genug werden, um das Gaumenbein bloszulegen; in anderen Fällen hingegen wird der Inhalt dieser Aphthen ohne Eiterung resorbirt. Aehnliche kleine Geschwülste finden sich zuweilen am hinteren unteren Gaumenwinkel, ein wenig innerhalb des Ursprungs der Schleimhautfalte, die sich bis zum Unterkieferknochen erstreckt (MOLDENHAUER).[2] Diese Aphthen haben offenbar die kleinen Epidermoidcysten,[3] die bei den Neugeborenen so oft an der Gaumenwölbung und am Velum längs der Mittelnaht oder zuweilen am oberen Alveolarrand sitzen, zum Ursprung.

Die aphthöse Eruption kann besonders bei kleinen Kindern von einer leichten Fieberbewegung und von einem geringen Speichelfluss begleitet werden. Die Geschwüre sind manchmal der Sitz eines ziemlich lebhaften Schmerzes während der Saugbewegungen und können das Stillen erschweren. Bei Neugeborenen verbindet sich die Krankheit manchmal mit Soor.

Wenn die Aphthen ulceriren oder wenn mehrere aphthöse Schübe aufeinanderfolgen, kann sich die Krankheit einige Wochen lang hinziehen; ihr Ausgang ist immer günstig.

§ 3. **Diagnose.** — Die Diagnose der Aphthen ist leicht; das Erscheinen von kleinen isolirten Vesikeln im Munde, denen Geschwüre folgen, ist characteristisch. Man kann das gelbliche Exsudat der Aphthen nicht mit der breiartigen Ablagerung der Stomatitis ulcerosa verwechseln; bei dieser letzteren zeigt sich die Ulceration sofort und fängt fast immer am Rande des Zahnfleisches an. Ein Irrthum wird nur in den Ausnahmefällen möglich sein, in welchen die Stomatitis ulcerosa an den Zungenrändern beginnt; der Krankheitsverlauf wird die Diagnose bald aufklären.

---

1 Die Krankheiten der Neugeborenen und Säuglinge. Wien, 1850, S. 105.

2 Arch. f. Gynaek. VIII, S. 287.

3 GUYON und THIERRY (Arch. de physiol., 1869, p. 368), die ein specielles Studium über die Epidermoidcysten der Neugeborenen angestellt, haben sie bei 84% der Kinder angetroffen; zuweilen haben sie nur eine einzige Cyste, selten mehr als drei oder vier beobachtet. Diese Cysten kommen vom achten Monate an nicht mehr vor.

§ 4. **Prognose.** — Die Aphthen sind stets eine sehr gutartige Affection; die unter dem Namen confluirende Aphthen beschriebene viel ernstere Krankheit, welche besonders in Holland beobachtet wird, ist wahrscheinlich eine Varietät der Diphtheritis oder der Mundgangraen und darf nicht mit der Affection, die wir hier beschrieben, verwechselt werden.

§ 5. **Behandlung.** — In sehr vielen Fällen ist keine Medication nöthig; die Aphthen sind eine einfache Affection, welche spontan heilt. Wenn sie von Symptomen eines gastrischen Leidens begleitet wird, muss man ein Abführ- oder Brechmittel verordnen und gleichzeitig den Mund des Kindes mit einer leichten Boraxlösung oder einem erweichenden Mundwasser auswaschen lassen. Man hat bei einer langsamen Vernarbung der Ulcerationen das Touchiren mit Argentum nitricum empfohlen; oft reizt dieses Mittel die Geschwüre nur noch mehr. Worms empfiehlt zur Beschleunigung der Heilung, das fettige Exsudat durch die Anwendung einiger Tropfen Aether aufzulösen.

Viertes Capitel.

Soor (Muguet, Schwämmchen).

Der Soor ist lange für eine den Aphthen analoge Krankheit, später für eine pseudomembranöse Stomatitis gehalten worden; die Untersuchungen Berg's (1842), Gruby's (1842) und Robin's (1853) haben festgestellt, dass der Soor eine parasitäre Affection ist und von der Entwicklung eines Pilzes auf der Schleimhaut des Verdauungscanals herrührt.

§ 1. **Aetiologie.** — Der Soor ist eine im frühen Kindesalter häufige Krankheit; er hat in diesem Alter nicht die schlimme Bedeutung wie bei Erwachsenen, wo er nur bei Individuen, welche durch eine lange Krankheit erschöpft sind, als terminales Symptom vorkommt.

Gewöhnlich entwickelt sich der Soor in den ersten Lebenstagen; so waren unter 402 von dieser Krankheit befallenen Neugeborenen 394 ungefähr acht Tage alt (Seux).[1]

Der Soor befällt besonders die schlecht genährten Kinder; man beobachtet ihn bei Neugeborenen, deren Amme eine schlechte Milch hat und bei solchen, welche zu früh der künstlichen Ernährung unterworfen

---

[1] Recherches sur les maladies der nouveau-nés. Paris, 1856, p. 17.

werden. Der Gebrauch von stärkemehlhaltigen Substanzen und von Getränken, die mit Zuckersyrup und Farinzucker süss gemacht sind, scheint hauptsächlich für die Krankheit empfänglich zu machen. Der Soor kann die meisten Affectionen des frühen Kindesalters und vor Allem die Entero-Colitis compliciren. Er ist in den heissesten Monaten besonders häufig. Er wüthet in den Hospitälern, in den Findelhäusern und überhaupt überall, wo sich die Kinder in schlechten hygienischen Verhältnissen befinden, epidemisch.

Der Soor ist ansteckend; Berg und Natalis Guillot haben den ihn bildenden Pilz von einem Individuum auf ein anderes verpflanzt; das Experiment gelingt aber nicht immer, der Soor kann sich nur bei praedisponirten Personen durch Ansteckung entwickeln. Bei grosser Anhäufung von Kindern verbreitet sich die Krankheit wahrscheinlich durch die in der Luft verbreiteten Sporen, kann sich jedoch auch durch directe Ansteckung mittheilen; so haben mehrere Beobachter die Uebertragung des Soors auf die Brustwarzen der Amme, die ihrerseits die Krankheit auf einen neuen Säugling übertragen kann, constatirt; die Löffel und Saugflaschen können ebenfalls die Ueberpflanzung des Parasiten vermitteln.

§ 2. **Pathologische Anatomie.** — Wenn man bei einem vom Soor befallenen Kinde die auf der Mundschleimhaut angesammelten weisslichen Massen mit dem Microscop untersucht, erkennt man darin inmitten einer grossen Zahl von Pflasterepithelzellen die Sporen und das Mycelium eines Pilzes, welchen Robin unter dem Namen Oidium albicans[1] beschrieben hat. Das Mycelium wird von 3—5 μ breiten und 500—600 μ langen, röhrenförmigen Fäden gebildet, die in Abständen mit Scheidewänden versehen, oft im Niveau derselben verengt und mehrmals verzweigt sind; sie werden aus langgestreckten, an den Enden ineinander gefügten Zellen zusammengesetzt; diese Zellen schliessen einige moleculäre, oft durch Brown'sche Bewegungen hin und her getriebene Körnchen und zuweilen andere kleine Zellen ein. Wenn man mitten aus den Epithelzellen und den isolirten Sporen den Anfang eines Fadens absondern kann, constatirt man gewöhnlich, dass seine erste Zelle die Verlängerung einer Spore ist, aus welcher sie hervorkeimt. Am Ende des Fadens oder seiner Verzweigungen findet man eine grössere Zelle, als die vorhergehenden, welche 5—7 μ misst und wahrscheinlich eine für die Lostrennung reife Spore ist. Die Sporen sind sphärisch oder etwas

[1] Quinquaud trennt den Soorpilz von der Gattung Oidium und bringt ihn in einer neuen Gattung unter, für welche er den Namen Syringospora vorschlägt. (Arch. de Physiol. 1868, p. 295.)

langgestreckt, ihr Hohlraum enthält einen feinen Staub und oft 1 oder 2 Körner, die mit einer BROWN'schen Bewegung versehen sind; eine gewisse Zahl von Sporen ist frei, die meisten adhaeriren stark an den Epithelzellen und bedecken sie zuweilen vollständig (ROBIN).[1]

Das Oidium albicans scheint sich in den Zelleninterstitien des Mundepithels, welche es nach allen Richtungen hin durchzieht, zu entwickeln und kann bis in das Chorium der Schleimhaut eindringen (REUBOLD).[2] Wenn die Myceliumfäden sich in ihrer vollen Entwicklung befinden, kreuzen sie sich mit den Epithelzellen und den Sporen, um ein sehr enges Netz von käsiger Consistenz zu bilden, das, wenn es jung ist, mehr oder weniger an der Schleimhaut adhaerirt und sich von derselben leichter loslöst, sobald es alt ist.

Die Flüssigkeit, welche die parasitären Massen befeuchtet, zeigt eine ziemlich ausgesprochene saure Reaction. Obwohl letztere nicht nur im Mundspeichel der am Soor erkrankten, sondern auch bei gesunden Neugeborenen beobachtet werden kann, ist sie dennoch von vielen Autoren für ein wichtiges Moment bei der Verbreitung des Pilzes gehalten worden. GUBLER,[3] der diesen Gegenstand zuerst studirt hat, ist zu dem Schlusse gelangt, dass die einzige zur Entwicklung des Oidium albicans durchaus nothwendige Bedingung in dem beständigen Vorhandensein eines Mittels besteht, welches mit zucker- oder stärkemehlhaltigen, gährungsfähigen und somit Säure bildenden Substanzen imprägnirt ist; der saure Schleim ist ein erst aus der Entwicklung des Parasiten hervorgehendes Symptom, das jedoch, wenn es einmal entstanden ist, zur Förderung der cryptogamischen Vegetation beiträgt.

Der Mund ist der gewöhnlichste Sitz des Soors; man kennt keinen Fall, in welchem der Pilz auf irgend einer Stelle des Verdauungscanals sass, ohne zugleich auf der Schleimhaut des Mundes vorhanden zu sein (ARCHAMBAULT).[4] Der Parasit kommt auch ziemlich häufig im Pharynx vor; SEUX hat die Beobachtung gemacht, dass er sich alsdann genau auf der Grenze aufhält, die den Rachen von den Nasenhöhlen trennt und zwar an der Stelle, wo das Pflasterepithel des Verdauungscanals aufhört. Der Soor erstreckt sich ziemlich häufig über die Speiseröhre, hört jedoch gewöhnlich in der Nähe der Cardia auf. Das Vorkommen des Soors auf der Magenschleimhaut und auf allen nicht mit Pflasterepithel versehenen Schleimhäuten hat zu zahlreichen Discussionen Veranlassung

---

[1] Hist. nat. des végétaux parasitaires. Paris 1857, p. 489.
[2] VIRCHOW's Arch., VII, 84.
[3] Art. Bouche, Dict. encycl. des Sc. méd.
[4] Art. Muguet, Dict. encycl. des Sc. méd.

gegeben und ist lange bezweifelt worden. Parrot[1] hat kürzlich durch microscopische Beobachtungen auf unwiderlegliche Weise das Vorhandensein des Parasiten auf der Magenschleimhaut, jedoch mit einem eigenthümlichen Aussehen, welches ihn lange hat verkennen lassen, festgestellt. Der Soor des Magens zeigt sich in Form von kleinen, zuweilen nur mit der Lupe sichtbaren Erhöhungen, die niemals die Grösse eines Hirsekornes übersteigen. Diese Erhöhungen sind scharf zugespitzt oder napfförmig abgeflacht; sie sind isolirt oder confluirend und bilden dann hervorragende Plaques von verschiedener Grösse, von einer wachsgelben oder einer der übrigen Schleimhaut gleichen Färbung; niemals bieten sie die weisse Farbe des Mundsoors dar. Diese Plaques haben vornehmlich in den Curvaturen des Magens, besonders in der Nähe der Cardia ihren Sitz; sie adhaeriren fest an der Schleimhaut, von der sie durch einfaches Abschaben nicht getrennt werden können. Das Microscop lässt darin eine grosse Anzahl Sporen und Pilzfäden erkennen, welche denen des Oidium albicans ganz ähnlich sind. Die Fäden dringen tief in das Schleimhautgewebe bis zu der Muskelschicht ein; in einigen Fällen führt der Parasit eine partielle Zerstörung der Schleimhaut herbei und wird der Ursprung von Magengeschwüren. Valleix und Seux haben den Soor des Dünn- und des Dickdarms beschrieben. Parrot[2] hat einmal im Dickdarm Laesionen, ähnlich denen, welche er beim Magen beschrieben, angetroffen. Dieser Autor meint, dass das Oidium sich nur in sehr schweren Fällen in dem subdiaphragmatischen Theile des Verdauungscanals entwickelt, da der Magen und der Darm alsdann unfähig sind, gegen den Parasiten zu reagiren und ihn auszustossen.

Der Soor ist niemals auf den Theilen der Respirationsschleimhaut, die mit einem Flimmerepithel bedeckt sind, gefunden worden; allein man hat ihn auf der Epiglottis und den unteren Stimmbändern angetroffen, von wo er sich auf die Glottis und die Seitenventrikel fortpflanzen kann; endlich hat ihn Parrot einmal bei einem 13tägigen Kinde im Innern einer Lungenalveole beobachtet.

Das Eindringen des Soors in die Gefässe (F. Wegner) und die Möglichkeit von Hirnembolien, welche durch das Oidium erzeugt werden (Zenker), sind von einigen Autoren angenommen worden (Gerhardt), aber sie sind noch nicht genügend erwiesen.

Die bei den Kindern, welche im Laufe des Soors gestorben sind, constatirten Laesionen der inneren Organe gehören den Krankheiten an, mit welchen sich der Parasit complicirte; dies sind meistentheils die Entero-Colitis, die Bronchopneumonie oder die Meningitis.

---

[1] Arch. de Physiol., 1869, No. 4 und 5.

[2] Arch. de Physiol., 1870, p. 621.

§ 3. **Symptomatologie.** — **Anfang.** — Der Soor kündigt sich durch Trockenheit der Mundschleimhaut, welche roth und schmerzhaft wird, an; die Papillen der Zunge sind angeschwollen; diese Symptome sind mit einer reichlichen Production von Epidermiszellen verbunden; das Cryptogam erscheint am ersten bis dritten Tage in Form eines Samenbeetes aus weissen Puncten, welches einem Niederschlag von Mehlthau ähnlich ist; diese Flecke sind auf der Zunge, dem Zahnfleisch, den Lippen und der Innenfläche der Wangen zerstreut; je nach der Intensität der Krankheit bleiben sie isolirt oder breiten sich schnell aus; in heftigen Fällen bedeckt der Soor bald die ganze innere Mundfläche und pflanzt sich auf den Schlund fort. Die Soormassen zeigen eine Consistenz, welche derjenigen von weichem Käse gleicht und haben eine weisse, glänzende Farbe, die unter der Lufteinwirkung in Gelb oder Braun übergeht. Die käsigen Ablagerungen sind leicht, besonders auf der Zunge, wegzunehmen, bilden sich jedoch schnell wieder.

Man kann bei dem Verlauf und den den Soor begleitenden Symptomen eine leichte und eine schwere Form unterscheiden.

Leichte Form. — Wenn die Krankheit wenig heftig und die cryptogamische Ablagerung begrenzt ist, so sind die anderen localen Symptome oft wenig ausgesprochen; der Mund ist jedoch trocken, die Einführung des Fingers und jedes fremden Körpers in denselben ist schmerzhaft; auch verweigert das Kind die Brust oder lässt dieselbe bald los, wenn es sie angefasst hat; es kaut beständig und streckt die Zunge hervor, gleichsam um den fremden Körper, welcher es behindert, auszustossen. Der Mund haucht niemals einen foetiden Geruch wie bei anderen Mundentzündungen aus.

Der Soor wird oft von einer geringen Diarrhöe begleitet: die zuerst gelben Stuhlentleerungen werden grünlich und sauer, die Umgebung des Afters roth, man beobachtet zuweilen Coliken und ein leichtes Fieber, allein diese Symptome sind durchaus nicht constant. Der Darmcatarrh ist trotz der Meinung Valleix's[1] keine nothwendige Complication des Soors; unter 115 von Berg erwähnten Fällen behielten die Stuhlentleerungen 29 Mal während der ganzen Krankheitsdauer ihre normale Färbung. Trousseau und Delpech[2] haben ebenfalls unter 50 Fällen von Soor 14 Mal das völlige Fehlen von gastro-intestinalen Affectionen beobachtet.

In leichten Fällen ist der Soor von kurzer Dauer. Die Mundschleimhaut stösst die cryptogamische Ablagerung schnell ab, die Heilung

---

[1] Clinique des mal. des enfants nouveau-nés. Paris 1838.

[2] Journ. de méd. 1845.

kann schon am vierten Tage vollständig sein; gewöhnlich tritt sie vom achten bis fünfzehnten Tage ein.

Schwere Form. — Der Soor nimmt fast nur in den Kranken- und Findelhäusern, sowie bei den durch eine fehlerhafte Ernährung oder eine vorhergegangene Krankheit schon geschwächten Neugeborenen eine schwere Form an.

Das parasitäre Exsudat ist sehr reichlich; es bildet bisweilen eine dicke Schicht, welche das Schlucken erschwert, in einigen Fällen bemerkt man sogar eine partielle Zerstörung der Mundschleimhaut; VALLEIX hat bei den vom Soor befallenen Kindern wenig tiefe Ulcerationen, die gewöhnlich an der Gaumenwölbung liegen und zuweilen dem Erscheinen des Parasiten vorausgehen, beschrieben; es sind vielleicht nur die Krankheit begleitende Veränderungen. PARROT[1] hat unter dem Namen flügelförmige Plaques eine ähnliche Affection der Gaumenwölbung beschrieben, welche oft mit dem Soor gleichzeitig besteht, ohne von demselben abhängig zu sein, sich jedoch wie er, bei atrophischen (athrepsischen) Kindern entwickelt. Hauptsächlich bei der schweren Form verbreitet sich der Parasit über die Speiseröhre; auch ist sie wahrscheinlich die einzige, bei welcher er bis zum Magen gelangt.

Die gastro-intestinalen Störungen nehmen eine grosse Intensität an; das Kind wird von einer reichlichen, von Fieber und Erbrechen begleiteten Diarrhöe befallen; hierauf beobachtet man ein über die Hinterbacken, die Geschlechtstheile und die innere Fläche der Oberschenkel ausgedehntes Erythem. Nach VALLEIX soll dieses Erythem sogar dem Erscheinen des Soors vorausgehen; TROUSSEAU und DELPECH betrachten es hingegen als eine Folge der Diarrhöe und schreiben es der durch die Stuhlentleerungen erzeugten Hautreizung zu. Oft sieht man auch Geschwüre auf der Innenfläche der Fussknöchel und Ausschläge auf der Haut; diese Erscheinungen entspringen aus derselben Ursache wie das Erythem an den Nates, sowie ferner aus dem cachectischen Zustande des Kindes. Der kleine Patient wird unter dem Einfluss der Verdauungsstörungen bald schwächer und kann schnell, zuweilen schon am fünften Tage nach dem Erscheinen des Soors zu Grunde gehen. In anderen Fällen verlängert sich das Leben um einige Wochen; das Kind kann dann genesen, jedoch recidivirt die Krankheit in Folge derselben Ursachen leicht.

§ 4, **Diagnose.** — Der Soor ist immer leicht erkennbar; das Vorhandensein von weisslichen, weichen und an der Innenfläche des

---

[1] Progrès médical 1874, Nr. 49.

Mundes wenig anhaftenden Massen ist pathognomonisch und lässt eine Verwechslung mit der Stomatitis nicht zu. Die Pseudomembranen der Munddiphtheritis unterscheiden sich von den Soormassen dadurch, dass sie weniger glänzend weiss sind, eine grosse Resistenz haben (sie lösen sich nicht auf, wenn sie im Wasser geschüttelt werden) und hauptsächlich dadurch, dass sie unter dem Microscop nicht die characteristische Structur des Soors zeigen.

Die Epidermoidcysten des Gaumens (siehe Aphthen S. 281) unterscheiden sich vom Soor durch ihren festbegrenzten Sitz, ihre kleine Zahl, ihre Adhaerenz und das Fehlen jeder Röthe der Mundschleimhaut (Archambault). Ein wenig Aufmerksamkeit genügt, um die Soormassen nicht mit den im Munde zurückgebliebenen kleinen Milchklümpchen zu verwechseln; diese Ablagerungen flottiren nur auf der Oberfläche der Schleimhaut, während letztere völlig intact ist.

§ 5. **Prognose.** — Der Soor ist an sich selbst niemals ernst, wenn er einfach ist und bei einem Kinde vorkommt, welches sich in guten hygienischen Verhältnissen befindet; doch kündet er, wenn er sich mit einer profusen Diarrhöe complicirt, wenn er bei schlecht genährten oder in einem Krankensaal angehäuften Kindern wüthet, meistentheils ein tödtliches Ende an; unter 140 im Pariser Findelhause vom Soor befallenen Kranken hat Baron 109 verloren. In der Charité zu Marseille hingegen, wo der Soor selten mit Enteritis complicirt war und wo die Kinder Ammen anvertraut waren, hatte Seux unter 632 Fällen nur 34 Todesfälle.

Wenn der Soor im Verlaufe eines acuten oder chronischen Leidens im vorgerückten Kindesalter, wie z. B. beim Typhus oder bei der Tuberculose auftritt, ist er fast immer von schlimmer Prognose.

§ 6. **Behandlung.** — Die prophylactische Behandlung des Soors besteht vor Allem in der diätetischen Pflege; man muss den Kindern, wenn irgend möglich, eine gute Amme geben. In den Fällen, in welchen man gezwungen ist, seine Zuflucht zur künstlichen Ernährung zu nehmen, muss diese einzig und allein in Milch bestehen; die Amylaceen, der Farinzucker u. s. w. sind zu vermeiden. Niemeyer empfiehlt, in allen Fällen den Mund des Kindes jedesmal, nachdem es die Brust genommen hat, sorgfältig zu reinigen, damit die auf den Lippen zurückgebliebene Milch nicht durch den Contact mit der atmosphärischen Luft die Milchsäuregährung erleide und eine die Entwicklung des Parasiten begünstigende Säure bilde; zu demselben Zwecke räth er, den Säugling nicht an der Brust einschlafen zu lassen. In Krankenhäusern und Asylen, wo die Ammen oft mehrere Kinder gemeinschaftlich zu säugen haben, muss man mit der grössten Sorgfalt auf die Sauberkeit der Brustwarzen und Saugfläschchen Acht geben.

Ist der Soor einmal entwickelt, so kann man sein Fortschreiten noch durch diätetische Pflege bekämpfen; wenn das Kind gepäppelt wird, muss man ihm eine Amme geben; ist die Amme schlecht, so muss man dieselbe wechseln.

Die locale Behandlung muss in erweichenden oder boraxhaltigen Waschungen bestehen; man muss die Mundhöhle täglich mehrere Male mit Borax und Rosenhonig zu gleichen Theilen, oder besser, um die Einführung von zuckerhaltigen, gährungsfähigen Substanzen in den Mund zu vermeiden, mit einer Auflösung von Borax in Glycerin, auspinseln. Gubler empfiehlt zur Beseitigung des sauren Mundschleimes Vichy-Wasser als Mundwasser oder zum innerlichen Gebrauch; das Kalkwasser wird denselben Zweck erfüllen. Archambault räth, die parasitäre Ablagerung mit einem kleinen, mit einer alcalischen Lösung durchtränkten leinenen Tampon zu entfernen. Wenn die Krankheit dieser Behandlung trotzt und das Kind noch keine Zähne hat, muss man das Innere des Mundes mit einem in eine schwache Höllensteinlösung getauchten Pinsel bestreichen.

Die den Soor begleitenden Affectionen, wie Diarrhöe, Erbrechen, Erythem der Nates sind durch die entsprechenden Mittel zu bekämpfen.

Fünftes Capitel.

Mundbrand (Noma, Stomatitis gangraenosa).

Der Mundbrand ist erst im Anfang des siebzehnten Jahrhunderts von Battus, einem holländischen Arzte, genau studirt worden; er hat von van der Voorde den Namen Wasserkrebs (waterkanker) erhalten, unter welchem er von Richter[1] beschrieben worden ist. Er ist auch mit dem Namen Gangraen, Ulcus noma, Stomacace und Stomatitis gangraenosa bezeichnet worden.

§ 1. **Aetiologie.** — Der Mundbrand wird fast immer im vorgerückten Kindesalter beobachtet, er ist zwischen dem dritten und fünften Lebensjahre besonders häufig, nach dem zwölften und vor dem zweiten selten. Billard hat indessen einige Fälle der Krankheit bei Neugeborenen gesehen. Die Noma scheint besonders in Ländern mit kaltem

[1] Der Wasserkrebs der Kinder. Berlin 1828.

und feuchtem Klima gewöhnlich zu sein; man beobachtet sie hauptsächlich im Frühling und Herbst. Sie ist nicht ansteckend und kann recidiviren.

Die Mundgangraen befällt vornehmlich die kränklichen und schwachen Kinder, sowie die, welche durch Elend, Entbehrungen, eine ungesunde Wohnung oder durch einen längeren Aufenthalt in einem Krankenhause heruntergekommen sind; sie tritt niemals spontan, sondern stets consecutiv nach einer anderen Krankheit auf; man hat sie in Folge von Lungenentzündung, Ruhr, Keuchhusten, Wechselfieber, Pocken, Scharlach, aber besonders von Masern, beobachtet; unter 98 von Tourdes, West, Rilliet und Barthez zusammengestellten Fällen von Noma kamen 47 in Folge von Masern vor.

Die Mundgangraen kann durch eine mercurielle Behandlung hervorgerufen werden; manchmal folgt sie auf eine Stomatitis ulcerosa.

§ 2. **Pathologische Anatomie.** — Da die meisten durch die Mundgangraen erzeugten anatomischen Veränderungen während des Lebens leicht zu constatiren sind, so sollen sie mit den Krankheitssymptomen zusammen beschrieben werden.

Bei der Autopsie der an Noma gestorbenen Kinder findet man die unter der erkrankten Schleimhaut liegenden Gewebe mehr oder weniger verändert. Die Muskeln und das Bindegewebe sind bald serös infiltrirt, bald zerfallen sie in eine gangraenöse jauchige Masse. Die Kieferknochen werden zuweilen theilweise necrotisch. Die kleinen Gefässe sind durch secundäre Thromben obliterirt, doch bleiben die grossen Arterien inmitten der gangraenösen Gewebe durchgängig, wie es die Untersuchungen von Rilliet und Barthez und die von Quinquaud und Rendu [1] ausgeführten Injectionen beweisen. Das Neurilemm ist wie seine umgebenden Gewebe infiltrirt, jedoch sind die Nervenfasern nicht verändert. Die Lymphdrüsen wurden in einigen Fällen intumescirt gefunden.

Fast immer sind die inneren Organe der Sitz irgend einer zu den Complicationen der Krankheit gehörenden Laesion. Die häufigste ist die Pneumonie; manchmal ist der Darm entzündet oder aufgelockert. Endlich findet man zuweilen andere Körpertheile von der Gangraen befallen; nach den Untersuchungen von Tourdes [2] sind die gleichzeitig mit dem Munde von der Gangraen befallenen Organe der Häufigkeit nach folgende: die Lungen, die Geschlechtstheile, der Pharynx, die Enden der Extremitäten, die Speiseröhre und der Magen.

---

[1] Sostrat, Th. de Paris, 1872. Beob. 1 und 2.
[2] Th. de Strassbourg, 1848.

§ 3. **Symptomatologie.** — Der Mundbrand zeigt sich durch ein kleines Geschwür, welches gewöhnlich auf der Innenfläche der Wange oder auf der Unterlippe, viel seltener auf der Oberlippe sitzt; dieses Geschwür ist schmerzlos und kann Anfangs unbemerkt bleiben; sein Grund besteht aus einer mortificirten graulichen Hautschicht, welche sich bald in eine gangraenöse jauchige Masse verwandelt. Bald greift die Mortification um sich und dehnt sich über den benachbarten Schlund aus. Zu gleicher Zeit bemerkt man auf der Haut eine oedematöse Geschwulst, die im Niveau des Mundgeschwürs liegt; zuweilen ist diese Geschwulst das erste Symptom der Krankheit und geht der Necrose der Schleimhaut voraus. Nach Verlauf von 1 bis 2 Tagen bemerkt man mitten in dem oedematösen Gewebe eine harte und tiefe Infiltration, die Haut wird in diesem Niveau gespannt, glänzend und bekommt manchmal eine dunkelblaue Marmorirung, in deren Mitte ein schwärzlicher oder dunkelblauer Fleck erscheint, welcher durch die mortificirte Haut gebildet wird. Gewöhnlich zeigt sich der Brandschorf am dritten bis sechsten, in einigen Fällen erst am neunten Tage. Er erscheint Anfangs in der Form eines linsenförmigen, zuweilen von einer Phlyctaene bedeckten Fleckes und nimmt dann schnell zu. Es geht seiner Ausdehnung eine einige Millimeter breite Zone voraus, welche an ihrer inneren Fläche graulich und leicht blutend, an ihrer äusseren roth und oedematös ist (Bouley und Caillault).[1]

Der Mund ist der Sitz einer profusen Salivation, es fliesst aus demselben eine zuerst klare, dann mit Blut und jauchigen Massen vermischte Flüssigkeit; gangraenöse und halb losgelöste Fetzen hängen im Innern des Mundes und das Kind reisst diese mit den Fingern, fast ohne Schmerz, ab. Der Athem ist fürchterlich stinkend. Dieser Gestank ist zuweilen schon am ersten Tage der Krankheit vorhanden.

Wenn die Gangraen fortschreitet, dehnt sich der Schorf über die Gesichtshaut aus; bisweilen ist er grösser als ein Fünfmarkstück; man hat ihn in einigen Fällen sich über die Nase, die Augenlider, das Kinn, die Haut des Halses verbreiten sehen; allein gewöhnlich beschränkt er sich nur auf eine Seite des Gesichts. Er schreitet in gleicher Weise im Innern des Mundes fort, zerstört zuweilen einen Theil der Zunge und des Zahnfleisches, die Zähne werden lose und fallen aus; manchmal werden die Kieferknochen blossgelegt, theilweise exfoliirt oder sogar necrotisch. Der Tod tritt meistens ein, bevor die Mortification diesen Grad erreicht hat. Wenn das Kind länger lebt, so erfolgt um den Brandschorf eine Abstossung; die mortificirten Gewebe lösen sich los,

[1] Gaz. méd. de Paris, Juli 1852.

hinterlassen einen grossen Substanzverlust, welcher es gestattet, das Innere der Mundhöhle zu sehen. In den schwersten Fällen werden die den Substanzverlust einschliessenden Ränder gangraenös und der Brand dehnt seine Verheerungen aus; in anderen Fällen erfolgt eine Vernarbung, die einen mehr oder weniger vollständigen Verschluss der Wunde herbeiführt, welcher oft eine grässliche Verunstaltung des Gesichts zur Folge haben kann. Die Heilung erzeugt zuweilen fehlerhafte Verwachsungen, welche beständig die Kaubewegungen beeinträchtigen; in einigen Fällen verbleibt an den Stellen, wo der Knochen exfoliirt ist, ein Fistelgang.

Da der Mundbrand fast immer bei Individuen vorkommt, welche schon durch eine vorhergegangene Krankheit erschöpft sind, so ist das Allgemeinbefinden gewöhnlich schon im Beginn schlecht, aber der kleine Patient zeigt während der Entwicklung der Krankheit eine geringe allgemeine Reaction. Das Gesicht ist blass und traurig, die Augenlider sind oft infiltrirt, nichtsdestoweniger bleibt der Appetit und die Kräfte sind zuweilen soweit erhalten, dass das Kind spielen oder sich in seinem Bett zur Einnahme der Mahlzeit aufsetzen kann; Schmerz ist fast gar nicht vorhanden, der Puls bietet selten eine grosse Beschleunigung dar, indessen stirbt das Kind gewöhnlich nach Verlauf von 8 bis 14 Tagen unter dem Einfluss einer allgemeinen Entkräftung, welche oft durch eine aufreibende Diarrhöe beschleunigt wird, die durch die Resorption der im Munde entwickelten Jauchemassen verursacht scheint.

Der Tod tritt in den meisten Fällen ein, bevor die Perforation des Mundes erfolgen konnte. Zuweilen wird der tödtliche Ausgang durch eine Complication, meistentheils durch eine Bronchopneumonie, eine Enteritis oder durch die Gangraen eines anderen Organs herbeigeführt. Das Kind geht selten an einer Haemorrhagie zu Grunde, was sich durch die mit der Bildung des Brandschorfes einhergehende Obliteration erklärt; Hueter hat indessen ein Mädchen von 15 Jahren an einer Haemorrhagie sterben sehen, welche aus der Ruptur einer Gesichtsarterie erfolgte. In den günstigen Fällen bleibt das Kind nach der Heilung entstellt; bisweilen hat man indessen den Brandschorf sich auf die Schleimhaut beschränken und abstossen sehen, bevor er die Hautoberfläche erreicht hat.

§ 4. **Diagnose.** — Die Noma bietet zu characteristische Symptome dar, als dass sie für eine andere Krankheit gehalten werden könnte; ihr Vorkommen bei Individuen, die schon durch eine vorhergegangene Krankheit, namentlich durch die Masern geschwächt sind, sowie die Ausbreitung des Brandschorfes von Innen nach Aussen werden jede

Verwechslung mit der Pustula maligna unmöglich machen. Die differentielle Diagnose zwischen dem Mundbrand und der ulcerösen Stomatitis ist bei Gelegenheit dieser Krankheit angegeben worden (siehe S. 279).

§ 5. **Prognose.** — Der Mundbrand ist stets ein sehr schweres Leiden; er endet ungefähr bei drei Vierteln der Fälle mit dem Tode; er ist besonders furchtbar, wenn er in einem Krankenhause wüthet und sehr junge oder schon heruntergekommene Kinder befällt. Wenn er sich mit einer Bronchopneumonie verbindet, kann die Prognose als absolut tödtlich angesehen werden.

§ 6. **Behandlung.** — Eine gute Ernährung und eine verständig angeordnete Hygiene sind die besten prophylactischen Mittel gegen den Mundbrand; im Allgemeinen darf man Calomel oder andere Quecksilberpräparate bei den an Masern erkrankten Kindern nicht anwenden, um das Auftreten von Noma bei ihnen nicht zu begünstigen.

Ist die Krankheit einmal vorhanden, so sind die Hilfsquellen der Therapie sehr beschränkt. Man hat die Ausbreitung der Gangraen durch die Cauterisation zu hemmen versucht, allein meistentheils ohne Erfolg; nichtsdestoweniger darf dieses Mittel, das in einigen Fällen guten Erfolg hatte, nicht vernachlässigt werden. Man muss Mineralsäuren oder das Glüheisen anwenden und darauf achten, durch das Aetzmittel alle erkrankten Theile bis zu den gesunden Geweben zu zerstören; darauf muss man sich nach Abstossung der Brandschorfe überzeugen, dass die Narbenränder nicht von Neuem von Gangraen befallen werden, da man sonst die Aetzung wiederholen müsste; es bedarf nicht erst der Erklärung, dass, je früher man gehandelt hat, desto mehr Aussichten auf Heilung vorhanden sind.

Gleichzeitig muss man den ausserordentlichen Gestank des Athems und der jauchigen Mundflüssigkeit durch häufig wiederholte desinficirende Waschungen mit Carbolsäure, Salicylsäure, Kali hypermanganicum oder durch die locale Anwendung von trockenem Chlorkalk bekämpfen. Ebenso muss man die Kräfte des Kindes durch eine energische tonisirende Behandlung und eine roborirende Diät erhalten.

Wenn die Noma unförmliche Narben der Nase oder eine Ankylose des Kiefergelenks hinterlässt, so kann man denselben zuweilen durch plastische Operationen oder durch die Resection des Unterkiefers abhelfen (Operation nach Esmarch).

Sechstes Capitel.

Rachen- und Mandelentzündung (Pharyngitis und Amygdalitis, Angina pharingea und tonsillaris).

§ 1. **Aetiologie.** — Die acute Entzündung der Schlingorgane kann in allen Perioden des Kindesalters beobachtet werden; sie ist häufiger nach als vor dem fünften Jahre und kommt bei Säuglingen nur ausnahmsweise vor. Sie kann primär oder secundär sein. In ersterem Falle ist sie meistentheils durch eine Erkältung verursacht; auch kann sie, jedoch viel seltener, durch eine directe Reizung, welche von der Einführung einer zu heissen Flüssigkeit u. s. w. herrührt, entstehen. Die secundäre Angina wird im Verlaufe der Eruptionsfieber besonders beim Scharlach, beim Erysipelas des Gesichts, beim Rheumatismus und beim Typhus beobachtet. Auch ist sie manchmal im Verlaufe der Pneumonie beschrieben worden, in welchem Falle sie nur coincidirt. Dieses Capitel soll nur der primären acuten Angina gewidmet sein. Die chronische glandulöse Angina ist, ohne im Kindesalter eine Ausnahme zu bilden, in demselben verhältnissmässig selten.

§ 2. **Symptomatologie.** — Die Entzündung des Pharynx und der Tonsillen kann auf die Schleimhaut beschränkt bleiben oder sich auch auf das submucöse Zellgewebe erstrecken, woher zwei Varietäten der Krankheit entstehen: die Angina catarrhalis und die Amygdalitis phlegmonosa.

A. Angina catarrhalis. — Die Krankheit wird zuweilen durch Prodrome, wie Unbehagen, leichte Fieberbewegung angekündigt oder sie offenbart sich auch sofort durch einen Schmerz im Rachen. Dieser Schmerz tritt beim Schlucken oder beim Druck hinter dem Unterkieferwinkel besonders hervor; bei sehr jungen Kindern, die unfähig sind, ihre Empfindungen in anderer Weise zu äussern, macht er sich durch eine Grimasse beim Schlingen bemerkbar. Die Untersuchung lässt in der Gegend der Rachenhöhle eine diffuse Röthe constatiren, die sich auf die Uvula, das Velum und die Tonsillen ausdehnt; diese Organe sind zu gleicher Zeit mehr oder weniger angeschwollen. Die beiden Mandeln sind gewöhnlich gleichzeitig entzündet und bilden zwei in die Fauces hineinragende Geschwülste; sie sind Anfangs glänzend roth und bedecken sich darauf mit gelblichen Concrementen, welche durch Schleim und durch die aus ihren Crypten hervorkommende käsige Masse gebildet werden. Oft bemerkt man auch im Rachen weisse, wenig dicke Plaques mit halb von der Schleimhaut losgelösten und über sich selbst wieder zusammengefalteten Rändern; diese Plaques, welche die breiartige

Varietät der entzündlichen Angina characterisiren, werden meist bei einem schlechten Allgemeinzustande beobachtet (Trousseau) und sind bei der secundären Angina häufig; sie werden durch das von der Schleimhaut abgelöste Epithel gebildet.

Wenn die Rachengeschwulst ausgesprochen ist, so wird das Schlucken äusserst schmerzhaft und schwer, der Klang der Stimme wird näselnd, die Athmung schnarchend und sonor, der Athem foetid, jedoch niemals in dem Maasse wie bei den Mundentzündungen; Kinder von einem gewissen Alter werfen zuweilen einen schaumigen, mit zähem Schleim gemischten Speichel aus. Die Cervicaldrüsen sind oft angeschwollen.

Die allgemeinen Symptome sind sehr veränderlich. Bei der bei weitem am häufigsten leichten Angina ist das Fieber selten sehr lebhaft; man bemerkt ein geringes Unbehagen, Appetitlosigkeit, Zeichen einer gastrischen Störung; die Zunge ist an den Rändern roth und auf ihrer Rückenfläche mit einem dicken rahmartigen Belage bedeckt. In heftigeren Fällen wird das Kind von Unruhe, zuweilen sogar von Convulsionen oder Delirien befallen. Bei einigen Kranken beobachtet man ein ziemlich starkes Fieber, ohne dass der Halsschmerz sehr hervortritt; auch darf man, wenn ein Kind fieberhaft ist, niemals die Untersuchung der Rachenhöhle verabsäumen, selbst dann, wenn Nichts die Aufmerksamkeit auf dieselbe lenkt.

Die Symptome der catarrhalischen Angina fangen gewöhnlich vom dritten oder vierten Tage an, sich zu bessern und die Heilung ist am siebenten bis zehnten Tage vollständig. Bisweilen bleiben die Mandeln noch eine gewisse Zeit lang angeschwollen und bei praedisponirten Individuen kann die Geschwulst in den chronischen Zustand übergehen. Die catarrhalische Angina recidivirt leicht.

B. Amygdalitis phlegmonosa. — Diese Form der Krankheit folgt entweder auf die vorige oder die Angina ist schon von Anfang an phlegmonös. Sie wird durch einen sehr lebhaften Halsschmerz angekündigt. Das Schlingen ist schrecklich mühsam, der Druck hinter dem Unterkieferwinkel unerträglich, das Oeffnen des Mundes fast unmöglich und die Kaumuskeln scheinen spastisch contrahirt; zuweilen ist die Athmung sehr erschwert, die Beklemmung ist ausserordentlich gross und man beobachtet wirkliche Erstickungsanfälle. Oft gesellen sich zu der Krankheit Ohrensausen oder sogar eine vorübergehende Taubheit, welche aus der Verbreitung der Entzündung auf die Tuba Eustachii herrührt. Die Untersuchung des Rachens, die sehr beschwerlich ist und schnell ausgeführt werden muss, lässt eine Intumescenz und eine starke Röthung der Mandeln, eine dunkelblaue Färbung des Gaumensegels, sowie eine oedematöse Anschwellung des Zäpfchens und der Gaumenbögen constatiren.

Das Fieber ist sehr lebhaft und kann von Delirien oder Convulsionen begleitet werden. Wiederholter Frostschauer kündet die Eiterung der Tonsillen an; die Intensität der localen Symptome lässt darauf nach und man findet auf der Oberfläche mehrere zerstreute kleine Eiterherde oder einen einzigen grossen Abscess; im letzteren Falle lässt die Palpation eine fluctuirende Geschwulst in der einen oder anderen Mandel erkennen; selten sind beide Organe zu gleicher Zeit befallen. Sich selbst überlassen öffnet sich der Abscess meistentheils, zuweilen schon am vierten oder fünften Tage, gewöhnlich im Laufe der zweiten Woche, spontan in die Mundhöhle. Das Kind wirft dann eine Menge Eiter aus. Wenn sich der Abscess während des Schlafes öffnet, kann dies unbemerkt vorübergehen, da die Flüssigkeit verschluckt wird. Ist der Abscess einmal entleert, so schliesst er sich schnell und das Kind wird in kurzer Zeit wieder gesund. In einigen nur sehr ausnahmsweise stattfindenden Fällen fliesst der Inhalt des Abscesses, anstatt sich durch den Pharynx zu entleeren, in das Bindegewebe des Halses und erzeugt eine diffuse Phlegmone.

§ 3. **Diagnose.** — Die Diagnose der primären Angina ist im Allgemeinen leicht; zu ihrer Feststellung genügt eine sorgfältige Untersuchung des Rachens. Die differentielle Diagnose zwischen ihr und der Scarlatina sowie der diphtheritischen Angina ist bei Gelegenheit dieser beiden Krankheiten angeführt worden (siehe S. 27 und 87).

§ 4. **Prognose.** — Die Prognose der catarrhalischen Angina ist immer gut, die der phlegmonösen Amygdalitis ist es ebenfalls; nichtsdestoweniger kann die letztgenannte Affection auch ausnahmsweise mit dem Tode endigen. Rilliet nnd Barthez berichten einen Fall von einem jungen dreizehnjährigen Mädchen, welches am zweiten Tage der Krankheit an Suffocation starb. Die Symptome, welche einen tödtlichen Ausgang befürchten lassen, sind: ein sehr heftiges Fieber, eine ausserordentliche Dyspnoe, eine grosse Veränderung der Gesichtszüge, Delirien oder Convulsionen.

§ 5. **Behandlung.** — Es ist gewöhnlich überflüssig, die catarrhalische Angina activ zu behandeln, da diese Krankheit stets nach Verlauf einiger Tage spontan verschwindet. Schutz gegen Kälte, ein wollenes Halstuch werden in sehr vielen Fällen genügen. Wenn das Kind hingegen einen lebhaften Schmerz im Halse empfindet, muss man ein erweichendes Gurgelwasser, welchem ein wenig Alaun hinzuzufügen ist, verordnen; wenn der Patient zum Gurgeln noch zu jung ist, muss man den Alaun mit dem Finger oder vermittelst Einblasens durch eine kleine, aus einer zusammengerollten Karte gebildete Röhre, direct auf die Mandeln bringen; gleichzeitig muss man den Hals mit Watte, welche mit einem schmerzstillenden Liniment durchfeuchtet ist, umwickeln lassen und ein Brechmittel verschreiben. Wenn das Fieber lebhaft und von Kopfschmerz begleitet ist, muss man ein Senffussbad verordnen.

Die einfachen Mittel werden auch meistentheils bei der phlegmonösen Angina von Erfolg sein; selten ist man genöthigt, zu einer energischen Therapie seine Zuflucht zu nehmen; kaltes Gurgelwasser, kleine im Munde gehaltene Eisstückchen genügen oft zur Linderung des Schmerzes. Wenn die entzündlichen Erscheinungen sehr heftig sind, muss man hinter dem Unterkieferwinkel einige Blutegel setzen, ferner in derselben Gegend Einreibungen mit Unguent. hydrarg. ciner. machen und darauf cataplasmiren lassen. Man hat für den Fall, in welchem die Anschwellung der Tonsillen die Athmung behindert, Scarificationen der Mandeln und des Zäpfchens mit dem Bistouri vorgeschlagen. Hat sich der Abscess einmal gebildet, so reicht zu seinem Aufbruch oft eine Berührung mit dem Fingernagel hin; zuweilen platzt er durch die Wirkung eines Brechmittels auf; wenn sich seine Eröffnung verzögert, so muss man ihn mit einem schmalen Bistouri, welches bis an die Spitze mit Diachylumpflaster umwickelt ist, punctiren.

Siebentes Capitel.

Hypertrophie der Mandeln.

§ 1. **Aetiologie.** — Die Hypertrophie der Mandeln ist eine im vorgerückten Kindesalter ziemlich häufige Affection; sie ist in den ersten Lebensjahren selten; Robert hat indessen Fälle derselben bei Kindern von 6 Monaten an beobachtet. Sie ist zuweilen ererbt und kann bei Kindern von guter Constitution gefunden werden, befällt jedoch vornehmlich die scrophulösen, welche besonders für Erkrankungen des lymphatischen Systems praedisponirt sind.

Die Hypertrophie der Tonsillen kommt meistentheils ohne wahrnehmbare Veranlassung vor; manchmal ist sie eine Folge wiederholter Mandelentzündung; nach West soll sie in gewissen Fällen durch die Reizung bei der Dentition entstehen.

§ 2. **Symptomatologie.** — Wenn man bei einem an Hypertrophie der Tonsillen leidenden Kinde die Fauces untersucht, so findet man ihren Isthmus durch die beiden Mandeln, welche manchmal die Grösse einer Wallnuss erreichen, verstopft; letztere sind gelblich oder blassroth, zuweilen zeigen sie eine dunkelblaue livide Färbung, ihre Crypten sind erweitert und enthalten eine zähe und weissliche Flüssigkeit, zuweilen kleine Steine oder Speisereste. Die anatomischen Untersuchungen haben dargethan, dass die Hyperplasie der Gewebe sich nicht nur auf die Schleimhaut und die Lymphfollikel der Mandeln, sondern auch auf das interstitielle Bindegewebe dieser Organe erstrecken kann.

Die functionellen Symptome sind folgende: ein mehr oder weniger grosses Hinderniss beim Schlucken, eine näselnde Stimme, manchmal eine Gehörsschwäche, die sich bis zur Taubheit steigern kann und ein beständiges Respirationshinderniss, welches dem Kinde ein ganz eigenthümliches Aussehen verleiht; sein Gesichtsausdruck ist ängstlich und sein Mund ist immer weit geöffnet, wodurch es oft stupid erscheint. In einigen Ausnahmefällen ist die Dyspnoe stark genug, um das Leben zu gefährden. West hat einen kleinen, an Hypertrophie der Tonsillen leidenden Knaben beobachtet, der ein beständiges Respirationshinderniss hatte und ausserdem zeitweise von Erstickungsanfällen heimgesucht wurde, welche einmal so schwer waren, dass sie die Tracheotomie nothwendig machten.

Man hat dem mechanischen Hinderniss, welches in Folge der Hypertrophie der Mandeln die Athmung beeinträchtigt, bleibende Veränderungen in der Bildung des Brustkastens zugeschrieben. Dupuytren[1] hatte schon bei den mit chronischer Mandelschwellung behafteten Kindern eine Deformität des Thorax beschrieben, welche durch die Einziehung der vorderen Wand und durch die Abplattung der Rippen characterisirt wird; diese Deformität kann bei Kindern, welche durchaus nicht rachitisch sind, beobachtet werden (Vidal).[2] Nach Lambron[3] soll bei der Hypertrophie der Mandeln eine transversale Depression des Thorax an der Vereinigungsstelle seiner beiden oberen Drittel mit dem unteren characteristisch sein. Eine von West mitgetheilte Beobachtung Shaw's scheint die Wirkung der diese Krankheit begleitenden Hemmung des freien Luftzutritts zu den Lungen auf die Thoraxbildung zu beweisen: ein mit Tonsillarhypertrophie behafteter Knabe bot bei seinem Eintritt in das Krankenhaus eine „Hühnerbrust“ dar, aber nach der Excision der Mandeln wurde die Hervorragung des Sternum's nach und nach geringer und die Brust nahm wieder ihre normale Form an. Nach Robert[4] müsste man auch die Verengerung der Nasenlöcher, die Abflachung des Alveolarbogens, sowie

---

1 Répert, d'Anat. et de Physiol., 1827.
2 Art. Amygdales. Dict. encycl. des Sc. méd.
3 Bull. de l'Acad. de méd., 1861.
4 Bull. de Thérap., 1843.

die spitzbogenartige Form der Gaumenwölbung, welche oft mit der chronischen Mandelschwellung zusammenfallen, auf letztere zurückführen; allein man muss daran denken, dass diese Anlage oft congenital ist.

Die Hypertrophie der Mandeln hat einen wesentlich chronischen Verlauf, der von acuten oder subacuten Entzündungen, welche unter dem Einfluss der geringsten Ursachen, wie durch Erkältung oder Eindringen eines fremden Körpers in die Cryptenmündungen vorkommen, unterbrochen werden kann. Diese Entzündungen recidiviren häufig und tragen zur Vergrösserung der Mandelschwellung bei.

§ 3. **Prognose.** — Die Hypertrophie der Tonsillen ist im Allgemeinen ein wenig ernsthaftes Leiden; nur sehr selten bringt sie das Leben in Gefahr; wenn sie jedoch einen gewissen Grad erreicht, so ist sie durch das Hinderniss, welches sie beim Schlucken, bei der Athmung und bei der Entwicklung des Kindes mit sich führt, nicht gleichgültig; sie kann ausserdem Taubheit erzeugen; auch erfordert sie, wenn sie beträchtlich ist, eine active Behandlung.

§ 4. **Behandlung.** — Verschiedene topische Mittel sind gegen die Hypertrophie der Mandeln vorgeschlagen worden; man hat die Anwendung von Alaun, die Cauterisation mit Argent. nitr., das Gurgeln mit Citronensaft u. s. w. empfohlen; allein diese Mittel sind meistentheils erfolglos und die Abtragung der kranken Organe wird nothwendig. Man muss für diese Operation stets das Tonsillotom dem geknöpften Bistouri, welches bei Kindern sehr schwer anwendbar ist, vorziehen. Die Excision der Mandeln ist gewöhnlich eine ungefährliche Operation; zuweilen folgt ihr indessen eine Haemorrhagie, welche ernstlich werden kann, wenn sie nicht rechtzeitig gestillt wird. Man muss diesen Zufall dadurch bekämpfen, dass man auf die Wunde einen in Liquor ferr. sesquichlor. getauchten Charpietampon oder ein kleines Stückchen Eis legt; eine mit offenem Munde gemachte tiefe Inspiration genügt zuweilen zur Stillung der Haemorrhagie. Wenn diese Mittel fehlschlagen, muss man die Compression der Carotis machen oder, was noch besser ist, die Mandel direct vermittelst einer langen Pincette comprimiren, deren eine, mit einem Schwamm versehene Branche auf die Wunde zu legen ist, während die andere von aussen auf die entsprechende Stelle gesetzt werden muss; die unter einander verbundenen Ringe der Pincette werden die Compression unterhalten (Hatin).

Die Abtragung der Mandeln befreit den Kranken schnell von dem Hinderniss, welches ihn quälte, schützt ihn jedoch nicht immer vor einem Rückfall; man muss der Wiederkehr der Krankheit durch allgemeine Mittel, wie z. B. durch Leberthran und Schwefelwasser vorzubeugen suchen.

Achtes Capitel.

Schlundbrand (Gangraen des Pharynx).

Bretonneau hat zuerst die Gangraen des Pharynx von der diphtheritischen Angina deutlich getrennt und ihre ausserordentliche Seltenheit dargethan; Rilliet und Barthez haben eine sehr ausführliche Beschreibung dieser Krankheit bei Kindern geliefert.

§ 1. **Aetiologie.** — Trousseau[1] hat eine primäre Form des Schlundbrandes beschrieben, welche er bei Erwachsenen beobachtet hat; bei Kindern ist die Krankheit immer secundär; sie resultirt aus einer allgemeinen Schwäche des Organismus und tritt unter denselben Bedingungen, wie der Mundbrand, zu welchem sie sich bisweilen gesellt, auf; die Pharynxgangraen folgt äusserst selten auf eine primäre acute Angina; hauptsächlich kommt sie im Verlauf des Scharlachs und der Masern vor; auch hat man sie in Folge oder im Verlaufe von Typhus, Keuchhusten, Dysenterie und Tuberculose beobachtet; sie kann die diphtheritische Angina, besonders wenn diese secundär ist, compliciren.

Der Schlundbrand wüthet zuweilen epidemisch (Becquerel);[2] er folgt alsdann fast immer auf Diphtheritis (siehe Diphtherie S. 79).

Er ist bei Kindern unter 6 Jahren häufiger als bei älteren Individuen und befällt vornehmlich solche von schwächlicher Constitution.

§ 2. **Pathologische Anatomie.** — Rilliet und Barthez beschreiben zwei Formen der Pharynxgangraen, eine circumscripte und eine diffuse.

Wenn die Gangraen circumscript ist, zeigt sie sich in Form von runden oder ovalen vertieften Plaques, deren Dimensionen zwischen denen einer Linse und eines Einmarkstückes variiren; die erstgenannte vergegenwärtigt wahrscheinlich den Anfang der Krankheit; diese Plaques sind grau, schwärzlich oder völlig schwarz; sie verbreiten einen gangraenösen Geruch, ihre Ränder sind senkrecht zugeschnitten; sie werden von einem Brandschorf der Schleimhaut gebildet, der sich über das submu-

---

[1] Clin. méd., 3me éd., I, p. 349.
[2] Gaz. méd., 1843, p. 687.

cöse Gewebe erstreckt und zuweilen das Muskelgewebe verschont. Diese Form der Gangraen nimmt gewöhnlich den untersten Theil des Pharynx ein; zuweilen findet man sie auf der vorderen Fläche des Organs in dem einspringenden Winkel der Cartilago thyreoidea; sie kann auch die Epiglottis und den Larynx befallen. In einigen Fällen sitzt sie auf einer der Mandeln, die sich in eine schwärzliche und stinkende jauchige Masse umbildet. Die nicht vom Brande ergriffenen Theile der Rachenschleimhaut behalten ihr normales Aussehen. Sobald der Brandschorf abfällt, hinterlässt er einen Substanzverlust auf der Schleimhaut, dessen Grund von einer bisweilen mit einer graulichen Pseudomembran bedeckten Ulceration gebildet wird.

Bei der am häufigsten vorkommenden diffusen Form bemächtigt sich die Gangraen grosser Flächen; ihre Ausdehnung hat nichts Regelmässiges, die Grenzen des Brandschorfes sind wenig markirt; die Mandeln, das Velum, die Gaumenbögen, manchmal der Kehldeckel und ein Theil des Kehlkopfes werden brandig. Die Mortification der Gewebe geht mehr oder weniger tief; sie kann die grossen Halsgefässe erreichen und eine tödtliche Blutung veranlassen, wovon Becquerel einen Fall mitgetheilt hat. Die Gangraen des Pharynx kann mit der des Mundes, der Lungen und der Vulva coincidiren; sie wird zuweilen von Glottisoedem begleitet und kann sich, jedoch seltener als der Mundbrand, mit einer Bronchopneumonie verbinden.

§ 3. **Symptome.** — Wenn die Krankheit die Mandeln, das Gaumensegel oder den hinteren Theil des Rachens trifft, so findet man bei der Untersuchung des Halses diese Theile mit einem schwärzlichgrauen Brandschorf bedeckt; wenn jedoch die Gangraen nur in zerstreuten Plaques auf dem unteren Theil des Schlundes vorhanden ist, entgeht sie der directen Untersuchung und offenbart sich nur durch den gangraenösen Geruch des Athems. Meistentheils bemerkt man weder Schmerz noch Dysphagie und die Submaxillardrüsen sind nicht angeschwollen. Mit den allgemeinen Symptomen, zu denen sich die Gangraen gesellt, verbindet sich eine schwere Adynamie; der Tod tritt sehr schnell, am häufigsten am zweiten bis sechsten Tage ein; die Heilung ist ein gänzlicher Ausnahmefall.

§ 4. **Diagnose.** — Der Schlundbrand bleibt oft latent; man muss an diese Krankheit denken, wenn ein Kind im Verlaufe oder in Folge eines Eruptionsfiebers, einer diphtheritischen Angina oder eines typhösen Fiebers einen gangraenösen Geruch des Athems wahrnehmen lässt, ohne dass man Mundgangraen beobachtet. Die Auscultationserscheinungen und das Fehlen von foetidem und sanguinolentem Auswurf werden die Gangraen des Pharynx von der Lungengangraen unterscheiden lassen.

Ist der Brandschorf sichtbar, so ist die Krankheit zuweilen beim ersten Blick schwer von der diphtheritischen Angina, welche zuweilen von einem fast ebenso stinkenden Geruch des Athems begleitet wird, zu unterscheiden; man muss sich jedoch erinnern, dass bei der Angina die Krankheit mit einer weisslichen Plaque anfängt, die nicht gleich das äussere Ansehen der Gangraen annimmt, dass ferner die Submaxillardrüsen fast immer angeschwollen sind, dass man endlich, sobald man die Pseudomembranen entfernt, unter denselben keine Ulceration constatirt, wofern die beiden Krankheiten nicht zugleich vorhanden sind.

§ 5. **Prognose.** — Die circumscripte Form der Pharynxgangraen ist nicht unheilbar; man hat bei einigen Autopsien neben dem Brandschorf Narben von gangraenösen Geschwüren gefunden; die diffuse Form ist fast immer schnell tödtlich.

§ 6. **Behandlung.** — Wenn die brandigen Partien dem Auge zugängig sind, kann man es versuchen, die Krankheit durch Cauterisation wie bei der Mundgangraen zu bekämpfen; ausserdem muss man auf den Brandschorf trockenen Chlorkalk legen; im Uebrigen muss man sich darauf beschränken, Ausspritzungen des Pharynx oder desinficirendes Gurgelwasser zu verordnen und die Kräfte des Kindes durch eine tonisirende Behandlung aufrecht zu erhalten.

Neuntes Capitel.

Retropharyngealabscess.

Literatur:

Mondière, l'Expérience, 1842, IX.
Allin, New-York journ. of med. Novembr. 1851.
E. Gillette, Thèses de Paris, 1867.
Giraldès, Leçons clin. sur les mal chirurg. des enf., Paris 1869, p. 357.
Gautier, Des abscès rétro-pharyngiens idiopathiques, Genève 1869.
Abelin, Nord. med. Arch. III, 1871, No. 24.
Schmitz, Jahrb. f. Kinderheilk. 1873, 3.

Die retropharyngealen Abscesse haben einen zweifachen, sehr verschiedenartigen Ursprung: die einen sind als Congestionsabscesse symptomatisch und rühren von einer Caries der Vertebralwirbel her; ihr Studium gehört in das Gebiet der Chirurgie; die anderen sind idiopathische Abscesse und entwickeln sich in Folge von Entzündung des Bindegewebes der retropharyngealen Gegend; von den letzteren wird dieses Capitel ausschliesslich handeln.

§ 1. **Aetiologie.** — Die retropharyngealen Abscesse können in allen Lebensperioden beobachtet werden, sind jedoch im Kindesalter und hauptsächlich im ersten Jahre besonders häufig. Wir finden in der Monographie von GAUTIER zu Genf, der 89 Fälle von retropharyngealen Abscessen zusammengestellt hat, 26 Fälle, die Kinder unter einem Jahre, 9 Fälle, welche Kinder im zweiten Jahre, und 11 Fälle, die Kinder zwischen zwei und fünf Jahren betreffen; unter 16 von SCHMITZ mitgetheilten Fällen bezogen sich 9 auf Individuen von 6 bis 7 Monaten.

Die Retropharyngealabscesse kommen bisweilen unter dem Einfluss einer vorhergegangenen Krankheit, wie der Rachitis, der Scrophulose, der Tuberculose vor; auch sind sie in Folge oder im Verlaufe der Pocken, der Masern, des Scharlachs, des Keuchhustens, der diphtheritischen Angina, des Gesichtserysipels beobachtet worden; allein in der grossen Mehrzahl der Fälle sind sie ein primäres Leiden.

Die Kälte kann manchmal die veranlassende Krankheitsursache sein; in anderen Fällen ist dies ein Trauma, welches durch die Anwesenheit eines fremden Körpers (Knochensplitter, Geldstücke u. s. w.) im Pharynx oder Oesophagus oder nach GIRALDÈS durch die Einführung zu heisser Getränke hervorgerufen wird.

Zuweilen sind die retropharyngealen Abscesse die Folge einer eiterigen Entzündung einer Drüse oder irgend eines dem Pharynx benachbarten Organs, sowie der sich nach der hinteren Rachenwand ausdehnenden Eiteransammlung.

§ 2. **Pathologische Anatomie.** — Die retropharyngealen Abscesse sitzen gewöhnlich in dem zwischen den Mm. constrictores pharyngis und der Aponeurosis vertebralis antica liegenden Bindegewebe oder noch tiefer, hinter dieser Aponeurose. Nach GAUTIER und SCHMITZ sollen sie zuweilen in den Lymphdrüsen, welche längs der hinteren Rachenwand gelegen sind, entstehen; diese Drüsen findet man bei allen Kindern unter drei Jahren.

Die Grösse der retropharyngealen Abscesse variirt zwischen der einer Haselnuss und eines Hühnereies; diese Abscesse erstrecken sich oft bis hinter den oberen Theil der Speiseröhre, manchmal sogar noch weiter hinunter (Retrooesophagealabscess); sie dehnen sich in einigen Fällen bis zum letzten Halswirbel und bis in den Thorax aus, in anderen steigen sie hinter dem oberen Theil des Pharynx bis zur Pars condyloidea des

Hinterhauptbeines empor. Sie liegen meistentheils in der Mittellinie, ragen jedoch manchmal etwas seitwärts hervor. Selten ist mehr als ein Eiterherd vorhanden. Der Eiter ist gewöhnlich phlegmonös und dick, manchmal dünn und blutig.

Der Abscess öffnet sich selten spontan in den Pharynx oder Oesophagus; meistentheils geht das Kind zu Grunde, bevor der angesammelte Eiter nach aussen entleert wird; zuweilen breitet sich der Eiter mitten durch das Bindegewebe des Halses nach den abhängigen Theilen aus, dringt in das Mediastinum oder in die Pleurahöhle ein und kann eine purulente Pleuritis oder eine Pneumonie veranlassen. In anderen Fällen kriecht er nach vorn, umgiebt den Larynx und erscheint unter der Haut vor dem Zungenbein. In gewissen Fällen nimmt die Entzündung, insbesondere wenn sie durch das Eindringen eines fremden Körpers verursacht wird, die Form einer diffusen oder gangraenösen Phlegmone an, legt die Gefässe und die Nerven bloss und erzeugt ausgedehnte Verheerungen in der Cervicalgegend.

Die dem Pharynx benachbarten Organe sind oft entzündet; in einigen Fällen verbindet sich der retropharyngeale Abscess mit Glottisoedem.

§ 3. **Symptomatologie.** — **Anfang.** — Die retropharyngeale Entzündung fängt wie eine einfache entzündliche Angina an, nur ist die Steifheit des Halses mehr hervortretend, als bei der catarrhalischen Angina. Bei sehr jungen Kindern kann der Anfang unbemerkt vorübergehen und die Aufmerksamkeit wird erst auf den Pharynx gelenkt, wenn bereits eine Eiteransammlung stattgefunden hat. Wenn sich der Abscess in Folge von Diphtheritis oder Scharlach bildet, werden seine Prodrome oft durch die primäre Affection verdeckt. Zuweilen beobachtet man zwischen den Anfangssymptomen und dem Erscheinen des Abscesses einen Stillstand der Krankheit; diese Thatsache ist jedoch bei Kindern sehr selten.

Functionelle Symptome. — Die Dysphagie ist eines der ersten Symptome, welches das Vorhandensein einer Eiteransammlung im hinteren Theil des Rachens offenbart; sie entsteht entweder in Folge des Schmerzes, welchen die Schlingbewegungen hervorrufen oder aus dem Hinderniss, welches die Geschwulst dem Durchgang der Speisen entgegensetzt. In einigen Fällen kann das Kind Nichts hinunterschlucken; wenn es ein Säugling ist, so sieht man es die Brust gierig ergreifen, sich bald darauf nach hinten zurückwerfen, husten und die Milch durch Nase und Mund wieder von sich geben (Gautier). Wenn die Krankheit einen langsamen Verlauf hat, kann die Dysphagie durch die Beeinträchtigung der Ernährung den Tod verursachen.

Die Dyspnoe ist eines der beständigsten Symptome des Abscesses; sie fehlt nur, wenn die Eiteransammlung auf den oberen Theil des Pharynx beschränkt ist; das Kind athmet dann leicht, so lange der Mund geöffnet ist, die Respiration durch die Nase ist jedoch unmöglich; ausser diesem Ausnahmefall wird die Dyspnoe gewöhnlich durch eine erschwerte Athmung characterisirt, welche sich bis zur Orthopnoe steigern kann und zuweilen von einem Pfeifen bei der Inspiration begleitet ist; sie wird durch einen Druck auf den Hals vermehrt; der Durchgang der Speisen oder die Untersuchung des Arztes genügen manchmal, um heftige Erstickungsanfälle hervorzurufen.

In einigen Fällen husten die Kinder nicht, in anderen werden sie von einem trockenen und pfeifenden oder sehr starken und röchelnden Husten mit Eiterauswurf befallen; manchmal hat der Husten einen croupalen und metallischen Klang; er wird zuweilen von Erbrechen begleitet. Die Stimme ist gewöhnlich verändert, sie ist rauh und näselnd; der Schall ist abgeschwächt und dumpf; mit der fortschreitenden Krankheit kann eine völlige Aphonie eintreten.

Die Bewegungen des Kopfes sind oft sehr schmerzhaft, woher eine ausserordentliche Steifheit des Halses rührt; dieses Symptom wird meistentheils von einem Werfen des Kopfes nach hinten oder nach der Seite begleitet. Die Kaubewegungen sind selten wie bei der phlegmonösen Angina behindert. Der Hals ist zuweilen angeschwollen und die durch die Eiteransammlung nach vorn gedrängte Cartilago thyreoidea ist beim Druck empfindlich. Die Submaxillar- und Cervicaldrüsen sind oft intumescirt und gehen manchmal in Eiterung über.

Physicalische Symptome. — Die gesammten functionellen Symptome können einen retropharyngealen Abscess vermuthen lassen, genügen jedoch nicht zu seiner Diagnose; man muss deshalb den Pharynx durch Inspection und besonders durch Palpation direct untersuchen.

Gewöhnlich bemerkt man bei der blossen Inspection den Abscess, der zwischen den Bögen des Gaumensegels in Form einer mehr oder weniger gewölbten Geschwulst hervorragt, welche den Isthmus des Schlundes verstopft; allein manchmal liegt die Eiteransammlung zu hoch oder zu niedrig, um leicht wahrgenommen zu werden; sie kann durch Schleim oder sogar durch Pseudomembranen verdeckt werden, wenn sie im Verlaufe einer diphtheritischen Angina vorkommt; die Untersuchung ist übrigens wegen ihrer Schmerzhaftigkeit sehr schwer und kann bei kleinen Kindern nicht lange hintereinander fortgesetzt werden. Die Palpation hingegen kann sehr schnell geschehen und giebt immer sichere Aufschlüsse über die Existenz eines Abscesses. Man muss sie ausführen, indem man den Finger zuerst direct nach hinten auf die Wirbelsäule, dann nach oben gegen die Nasenhöhlen und nach unten gegen die Speiseröhre führt; diese rasche Untersuchung lässt eine mehr oder weniger harte und hervorragende, zuweilen fluctuirende und stets beim Drucke sehr empfindliche Geschwulst constatiren.

Allgemeine Symptome. — Wenn die Krankheit sehr acut ist, zeigen die allgemeinen Symptome oft eine grosse Intensität; das Gesicht drückt lebhafte Angst aus, ist bald blass und livid, bald roth und injicirt, zuweilen gedunsen und cyanotisch; der Puls wird fadenförmig, die Prostration ist ausserordentlich gross, manchmal wird das Kind von Erbrechen, Ohnmachten und Nervenzufällen, wie Kopfschmerz, Unruhe, Delirien und partiellen oder allgemeinen Convulsionen befallen (Gautier). In den chronischen Fällen ist die Krankheit fieberlos und giebt sich nur durch die localen Symptome zu erkennen.

Verlauf. Ausgang. — Die Krankheit entwickelt sich bald stürmisch, bald nimmt sie einen chronischen Verlauf. In dem letzteren Falle bildet sich die Eiteransammlung nur äusserst langsam und wächst Wochen oder sogar Monate lang. West berichtet einen Fall von einem 8 Jahre alten Kinde, bei welchem ein hinter dem Pharynx gelegener Abscess sich lange Zeit nur durch Dysphagie und Dyspnoe offenbarte und erst nach Verlauf von sechs Wochen durch die Untersuchung mit dem Finger erkannt wurde. In einem von Dariste[1] mitgetheilten, ein 16 Monate altes Kind betreffenden Falle, hatte die Krankheit eine Dauer von fünf Monaten; die Autopsie bewies, dass der Abscess nicht aus einer Caries der Halswirbel hervorgegangen war. Die Abscesse traumatischen Ursprungs haben eine kürzere Dauer als diejenigen, welche spontan entstehen.

Die retropharyngealen Abscesse haben niemals einen günstigen Ausgang, wenn der Eiter nicht entleert wird, und die Heilung folgt sehr selten auf eine spontane Eröffnung des Abscesses. Fast in allen von den Autoren mitgetheilten Beobachtungen wurde das Kind nur dann wiederhergestellt, wenn der Abscess künstlich geöffnet wurde; alsdann erfolgt im Allgemeinen eine unmittelbare Erleichterung und eine schnelle Heilung. Manchmal bemerkt man noch einige Tage lang ein leichtes Pfeifen bei der Inspiration und eine Veränderung der Stimme, welche aus einer Anschwellung der Stimmbänder resultirt.

Wenn der Abscess nicht zur rechten Zeit geöffnet wird, endet die Krankheit gewöhnlich mit dem Tode; zuweilen erliegt der kleine Patient einem Erstickungsanfall. In einem von Allé[2] beschriebenen Falle wurde ein sechsjähriges Kind, welches seit sechs Wochen an einem retro-

---

[1] Bull. de la Soc. anat., 1836.

[2] Oesterr. med. Wochenschr., 1841, No. 6.

pharyngealen Abscess litt, plötzlich in dem Augenblicke, als es ein Stück Brod hinunterschluckte, dahingerafft. Häufiger entschläft das Kind allmälig und stirbt an Asphyxie oder Inanition. Endlich kann in den Fällen von retropharyngealer Entzündung, welche in der diffusen, gangraenösen oder in der mit Eitersenkungen in das Mediastinum oder in die Pleurahöhle complicirten Form auftreten, der Tod durch Septicaemie oder Entzündung in der Brust herbeigeführt werden.

§ 4. **Diagnose.** — Die Diagnose der Retropharyngealabscesse ist in der Praxis von höchster Wichtigkeit; man kann behaupten, dass von ihr das Wohl und Wehe des Kranken abhängt; sie ist äusserst leicht, wenn der Arzt, das wahre Wesen der Krankheit vermuthend, seinen Finger in den Schlund steckt; wenn er jedoch diese Untersuchung verabsäumt, so ist es sehr leicht, dass der Abscess, wie es häufig der Fall ist, verkannt wird. Man hat schon Retropharyngealabscesse für eine einfache Angina, für Croup, chronische Laryngitis, Glottisoedem gehalten; in einigen Fällen ist der Irrthum noch grösser gewesen, da der durch die Intensität der allgemeinen Symptome getäuschte Arzt an eine acute Hirnhaut- oder Lungenaffection geglaubt hat.

Die functionellen Symptome, welche auf die Annahme eines Retropharyngealabscesses führen müssen, sind hauptsächlich folgende: der durch die Bewegungen des Kopfes auf dem Halse verursachte Schmerz, die allgemeine Anschwellung der Cervicalgegend, die Hervortreibung der Cartilago thyreoidea und besonders die Schlingbeschwerden, die stärker als bei irgend einer anderen anginösen Affection hervortreten. Das Vorhandensein von Pseudomembranen im hinteren Theil des Rachens darf nicht gleich den Gedanken an einen Retropharyngealabscess ausschliessen lassen; man hat die Diphtheritis mit dieser Krankheit zusammentreffen sehen, daher die Vorschrift bei den Fällen von Angina membranacea oder Croup, den Schlund mit dem Finger genau zu untersuchen. Wenn Glottisoedem die Retropharyngealabscesse complicirt, kann es ebenfalls zu Irrthümern in der Diagnose Veranlassung geben; im Augenblick, wo der Arzt den Finger hinter die Zunge einführt, fühlt er zuerst die angeschwollenen ary-epiglottischen Wülste, und wenn er die Untersuchung nicht weiter fortsetzt, kann er glauben, dass diese Anschwellung die ganze Krankheit bildet.

Die Congestionsabscesse unterscheiden sich von den hinter dem Pharynx gelegenen idiopathischen Abscessen durch das gleichzeitige Vorhandensein einer Deformität des Nackens und eines beharrlichen Hindernisses bei den Bewegungen des Kopfes; es geht ihnen niemals eine entzündliche Angina voraus.

§ 5. **Prognose.** — Die Prognose des Retropharyngealabscesses ist bedenklich; unter 95 von GAUTIER gesammelten Fällen endete die Krankheit 41 Mal mit dem Tode; allein bei diesem Leiden kann vielleicht mehr als bei jedem anderen eine zu rechter Zeit gestellte Diagnose, welcher eine rationelle Therapie folgt, den Ausgang der Krankheit ändern. Die Statistik GAUTIER's ist in dieser Beziehung sehr auffallend. Bei 25 Fällen, in welchen der Abscess verkannt wurde, war der Ausgang immer tödtlich, während unter 66 Fällen, bei denen die Krankheit erkannt wurde, nur 16 Todesfälle vorkamen und zwar trat der Tod bei dieser Zahl acht Mal ein, ohne dass eine Incision versucht war und drei Mal nach einem verspäteten oder unvollständigen Einschnitt; die Krankheit hatte vier Mal die diffuse und gangraenöse Form angenommen.

§ 6. **Behandlung.** — Alle gegen die retropharyngealen Entzündungen und Abscesse angewendeten Mittel, wie allgemeine oder locale Blutentziehung, Brech- und Abführmittel, Gargarismen sind allein unfähig, die Heilung herbeizuführen; sie können höchstens einige Symptome für den Augenblick abschwächen; GAUTIER empfiehlt indessen beim Beginn der Krankheit die Anwendung von kaltem Gurgelwasser und kleinen Eisstückchen, welche in kurzen Zwischenräumen zu verschlucken sind, jedoch ist dieses Mittel bei kleinen Kindern schwer zu gebrauchen. Eine dringende Indication besteht darin, die Geschwulst, sobald man das Vorhandensein derselben erkannt hat, zu incidiren; es ist unnütz, zu warten bis sie fluctuirend geworden ist; je zeitiger dieser chirurgische Eingriff ausgeführt wird, desto grösser sind die Möglichkeiten des Erfolges.

Die Incision muss vom Pharynx aus gemacht werden; man hat selten die Retropharyngealabscesse von aussen her geöffnet; auch hat die letztere Methode nicht so günstige Resultate wie der innere Einschnitt ergeben. Dieser ist folgendermassen auszuführen: der Kopf des Kindes muss von einem Assistenten festgehalten werden; der Chirurg muss zuerst den Zeigefinger der linken Hand, welcher mit Leinwand umwickelt ist, bis zum höchsten Puncte des Abscesses einführen; dieses Verfahren muss so schnell wie möglich ausgeführt werden, denn es ist äusserst schmerzhaft und verschlimmert augenblicklich die Dyspnoe. Sobald sich der Chirurg des Punctes, wo der Einschnitt zu machen ist, versichert hat, muss er mit der rechten Hand das Bistouri ergreifen und dasselbe den rechten Rand des linken Zeigefingers entlang bis zu der Geschwulst führen, in welche er es senkrecht nach hinten einstechen muss; da die Wände des Abscesses oft verdickt sind, muss er das Instrument in eine bestimmte Tiefe einstossen und darauf achten, sich nicht mehr als drei oder vier Millimeter von der Mittellinie zu entfernen, um jede Möglichkeit einer Haemorrhagie zu vermeiden. Ist die Punction einmal gemacht, so muss er den Einschnitt je nach dem Sitz der Geschwulst nach unten oder oben ein wenig vergrössern. Das Bistouri muss bis in die Nähe der Spitze mit einem Zwirnsfaden oder einem Stück Heftpflaster umwickelt werden. In einigen Fällen muss man sich eines geknöpften oder gekrümmten Bistouri's bedienen. Wenn die Einführung des Fingers in den Mund unmöglich ist, muss man das Pharyngotom von J.-L. Petit anwenden.

Abelin zieht die Anwendung des Troicar's derjenigen des Bistouri's vor, aus Furcht, dass der Eiter im Augenblicke, wo er herausläuft, in die Trachea fliessen und den Kranken in Erstickungsgefahr bringen könnte; die Erfahrung beweist, dass dieser Zufall wenig zu befürchten ist; man muss indessen den Kopf des Kindes abwärts neigen, um das Ausfliessen des Eiters zu erleichtern, sobald der Abscess geöffnet ist. Man darf sich während der Operation niemals des Chloroforms bedienen; in einem von Giraldès berichteten Falle hätte dieses Mittel beinahe einen Erstickungstod veranlasst.

Es wird zuweilen nöthig sein, nach Verlauf einiger Zeit seine Zuflucht zu einer zweiten Punction zu nehmen oder die erste Incision zu erweitern, wenn diese ungenügend war. Wenn der Abscess sich von selbst entleert hat, wird man gut thun, seine Oeffnung künstlich zu vergrössern, wofern die Zufälle, welche er hervorrief, nicht gänzlich verschwunden sind. Wenn die Eiterung durch das Vorhandensein eines Fremdkörpers unterhalten wird, muss man diesen zu entfernen suchen.

Die auf die Operation folgende Behandlung ist sehr einfach. In den meisten Fällen genügen die natürlichen Schlingbewegungen, um den Eiterherd, welcher schnell vernarbt, zu reinigen; man muss indessen den Kranken anempfehlen, sich von Zeit zu Zeit mit lauwarmem Wasser zu gurgeln.[1] Selten gelangen Speisetheilchen in die abschüssigen Theile des Abscesses.

Die Tracheotomie ist für die Behandlung der Retropharyngealabscesse vorgeschlagen worden; diese Operation ist unnütz, da die Incision der Geschwulst das Athmungshinderniss viel besser und leichter beseitigt.

---

[1] Da nur ältere Kinder sich zu gurgeln verstehen, so wird man dies bei jüngeren durch Ausspritzungen mit lauwarmem Wasser ersetzen müssen. D. Uebers.

Zehntes Capitel.

Dyspepsie.

Literatur:

BEDNAR, Die Krankheiten der Neugeborenen und Säuglinge. Wien, 1850.
J. BÉCLARD, Hygiène de la première enfance. Paris, 1852.
MEIGS and PEPPER, A practical treatise on the Diseases of children. 5th ed. London, 1874, p. 356.
DONNÉ, Conseils aux mères sur la manière d'élever les enfants nouveau-nés. 5me éd. Paris, 1875.

Man versteht unter dem Namen Dyspepsie alle functionellen Verdauungsstörungen, welche mit keiner wahrnehmbaren organischen Veränderung verbunden sind. Die Dyspepsie wird bei Kindern bald unter einer acuten Form, der Indigestion, bald unter einer chronischen, der habituellen Dyspepsie beobachtet. Wir wollen diese Leiden im frühen und im vorgerückten Kindesalter hintereinander beschreiben.

I. Frühes Kindesalter. — § 1. **Aetiologie.** — Die künstliche Ernährung oder das zu frühzeitige Entwöhnen sind im frühen Kindesalter die mächtigsten Ursachen der Dyspepsie. Die an der Brust genährten Kinder sind den Verdauungsstörungen weniger ausgesetzt als diejenigen, welche mit der Flasche gross gezogen werden, jedoch sind sogar bei ersteren die Indigestionen nicht sehr selten. Es ist nicht immer leicht, die Ursachen dieser plötzlichen Störungen zu erklären; die häufigsten sind: ein Diätfehler oder eine heftige Gemüthsbewegung der Amme, eine neue Schwangerschaft während der Säugung, eine zu frische oder zu alte Milch, zu häufig und zu unregelmässig wiederholtes Stillen bei zarten Kindern, ein schwieriges Zahnen oder der Ausbruch einer acuten Krankheit u. s. w.

§ 2. **Symptomatologie.** — **1. Indigestion.** — Die Neugeborenen, sowie alle Säuglinge geben oft nach einer reichlichen Mahlzeit einen Theil der Milch, welche sie getrunken haben, wieder von sich; dies wird durch den Genuss einer zu grossen Menge von Milch, durch Hustenstösse oder durch den Schlucken hervorgerufen; die im ersten Jahre fast verticale Richtung des Magens macht hierfür besonders empfänglich. Dieses Regurgitiren ist von keiner schlimmen Bedeutung und ruft keine allgemeine Reaction hervor.

Bei der eigentlichen Indigestion hingegen erblasst das Gesicht, die Züge werden spitz, das Kind wird unruhig; es wird oft von leichten Convulsionen, wie Contractur der Finger oder einigen Rotationsbewegungen des Augapfels befallen; in anderen Fällen ist es benommen und entkräftet. Die Indigestion kann schnell mit reichlichem Erbrechen von geronnener und sauerer Milch enden oder sie dauert auch an: der Unterleib wird dann hart, gespannt, beim Drucke schmerzhaft; das Kind wird von heftigen Coliken befallen und hat sehr stinkende, gelbe oder grüne flüssige Stuhlentleerungen, die weisse Klümpchen von unverdauter Milch enthalten.

2. Habituelle Dyspepsie. — Wenn die Ursachen der Indigestion fortdauern, wiederholen sich das Erbrechen und die Diarrhöe, anstatt schnell aufzuhören, Tage oder Monate lang. Das Kind verliert an Gewicht, wird sehr leicht kühl; der Teint verändert sich, das Fleisch wird weich und welk, der Blick matt. Das Abdomen ist gewöhnlich aufgetrieben und von Gasen ausgedehnt; von Zeit zu Zeit treten heftige Coliken ein, welche sich durch Schreien und Anziehen der Beine an den Leib kund thun; die Stuhlentleerungen sind häufig, ruhrartig oder serös-schleimig; sie haben einen saueren oder stinkenden Geruch. Man bemerkt im Allgemeinen kein Fieber. Nach Verlauf einer kürzeren oder längeren Zeit kann man bei Neugeborenen alle Anzeichen infantiler Atrophie und bei älteren Kindern die Rachitis auftreten sehen. Die Dyspepsie verbindet sich leicht mit Entero-Colitis, deren erstes Stadium sie oft bildet; sie ist bei jungen Kindern eine der häufigsten Ursachen der Eclampsie.

§ 3. **Behandlung.** — Die beste Prophylaxis gegen Dyspepsie besteht in einer dem Alter und der Verdauung des Kindes angemessenen Ernährung; wir haben im Uebrigen die Regeln, welche die Ernährung der Neugeborenen leiten müssen, vorgezeichnet (siehe Seite 6 u. f.).

Bei der eigentlichen Behandlung beherrscht die causale Indication die symptomatische; man muss die Ursache der Indigestion erforschen und bekämpfen. So muss man, wenn die Dyspepsie der Entwöhnung von der Brust folgt, zu der Milchnahrung zurückkehren und, wenn es noch möglich ist, das Kind wieder an die Brust bringen. Da die Amylaceen die gewöhnlichste Quelle der Krankheit sind, muss man sie in den ersten 6 Monaten streng vermeiden. In Fällen von Indigestion durch schwierige Zahnung muss man dem Kinde 1 oder 2 Tage lang eine strenge Diät verordnen. Wenn die Dyspepsie einfach aus der Einsperrung im Zimmer entspringt und sich bei Kindern entwickelt, deren Ernährung eine tadellose ist, so genügt ein Aufenthalt auf dem Lande oder sogar schon ein täglicher Spaziergang zur Beseitigung des Leidens.

Die symptomatische Behandlung ist sehr einfach. Gegen die Indigestion muss man Aqua Calcis und Aqua Cinnamomi āā, alle 10 Minuten einen Theelöffel voll, verordnen (Meigs und Pepper), auf den Unterleib heisse Kamillentheeumschläge legen, und die Beine erwärmen, indem man sie mit Watte und gummirtem Taffet umwickelt. Sind lebhafte Coliken vorhanden und die Stuhlentleerungen stinkend, so muss man einen Theelöffel Ol. Ricini oder Syrup. Cichorii cum Rheo[1] verordnen.

Das beste Mittel gegen die habituelle Dyspepsie bei jungen Kindern ist das Vichy-Wasser, welches man theelöffelweise nach jeder Mahlzeit anwenden muss; der Gebrauch von NESTLÉ'schem Kindermehl oder LIEBIG'scher Milch ist bei Kindern, welche an Dyspepsie leiden, besonders angezeigt.[2]

II. Vorgerücktes Kindesalter. — § 1. **Aetiologie.** — Die accidentellen Indigestionen sind bei Kindern von 2 bis 5 Jahren nicht selten; sie resultiren fast immer aus Diätfehlern, welche in diesem Alter so häufig sind.

Die habituelle Dyspepsie ist bei zarten, rachitischen oder scrophulösen Kindern, ferner bei solchen, die an schwerem Zahnen leiden oder welche in der früheren Kindheit an der Enteritis gelitten hatten, häufig. Die Empfänglichkeit für die Dyspepsie ist zuweilen hereditär und wird bei mehreren Kindern derselben Familie hintereinander beobachtet.

§ 2. **Symptomatologie.** — **1. Indigestion.** — Die Indigestion offenbart sich wenige Stunden nach der Mahlzeit. Das Kind empfindet Unbehagen; es klagt über Kopfweh und Schmerzen im Epigastrium; es ist blass und wird von Uebelkeit befallen. Wenn es sich übergeben kann, so verschwindet das Unbehagen oft schnell. In gewissen Fällen hingegen vermehrt sich die Unruhe, das Fieber entbrennt, die Wangen werden roth und glühend, der Puls sehr frequent, das Abdomen aufgetrieben und beim Drucke schmerzhaft. Bei derartigen Symptomen kann man, hauptsächlich bei Kindern unter 5 Jahren, den Ausbruch eines eclamptischen Anfalles befürchten. Alle diese Zufälle weichen gewöhnlich schnell einem Brechmittel oder hören nach einer reichlichen ruhrartigen Diarrhöe von selbst auf.

---

[1] Der Syrup. Cichorii cum Rheo ist ein mit Zucker versetztes Infusum aus Rad. Fol. Cichorii und einer vierfach grösseren Quantität Rad. Rhei mit Zusatz von etwas Kali carbon. Er wirkt ziemlich stark abführend. D. Uebers.

[2] Zu demselben Zwecke könnte das Dr. BIEDERT'sche Rahmgemenge, welches aus $^1/_8$ Lit. süssem Rahm, $^3/_8$ Lit. Wasser und 15 grm. Milchzucker besteht und je nach dem Alter des Kindes $^1/_{16}$, $^1/_8$, $^1/_4$ und $^3/_8$ Lit. Milch zugesetzt erhält, angewendet werden. Vgl. Virchow's Archiv Bd. LX., sowie Jahrbuch für Kinderheilkunde Bd. IX. S. 76 und XI. S. 117 und folg. D. Uebers.

2. Dyspepsie. — Die an Dyspepsie leidenden Kinder fallen gewöhnlich durch das Fehlen ihres Frohsinns und ihrer guten Laune auf, ihr Teint ist blass, ihr Fleisch welk, ihre Gestalt lang und dünn; sie klagen beständig über Müdigkeit. Der Appetit ist bald gar nicht vorhanden, bald übermässig, fast immer seltsam; es ist sehr schwer, sie zum Fleischessen zu bewegen; jede Mahlzeit wird für die Eltern ein Moment des Kampfes und der Besorgniss. Die Verdauung ist oft schmerzhaft; einige Kinder werden nach der Mahlzeit vom Magenkrampfe befallen, welchen sie zu beschwichtigen suchen, indem sie sich auf der Erde umherwälzen oder das Epigastrium gegen ein Stück Möbel stemmen; das Erbrechen ist selten; die Stuhlverstopfung ist hartnäckig oder wechselt mit einer reichlichen und stinkenden Diarrhöe ab. Die geistige Untauglichkeit ist sehr gross; man beobachtet oft einen fortwährenden Kopfschmerz. Der Character der Kinder ist reizbar und eigensinnig. Der Schlaf ist oft unruhig; er wird von schrecklichen Träumen und Pavor nocturnus begleitet (siehe S. 273). Alle diese Störungen, welche im Anfang eine allgemeine Tuberculose vortäuschen können, verschwinden, sobald es gelingt, die Verdauung in Ordnung zu bringen und die Constitution zu kräftigen.

§ 3. **Behandlung.** — Die beste Behandlung der Indigestion, selbst wenn sie sich mit Eclampsie verbindet, ist die Anwendung eines Brech- und Abführmittels, dem während 12 oder 24 Stunden eine absolut strenge Diät folgen muss. Wenn die Entkräftung gross ist, muss man einige Tropfen Spiritus Menthae pip. Angl. oder Liqu. Ammonii anisati in ein wenig Zuckerwasser verordnen und die Extremitäten durch reizende Einreibungen oder durch warme Tücher erwärmen. Endlich muss man, wenn die Schmerzen sehr lebhaft sind, auf den Unterleib Leinsamenmehlumschläge, die mit einigen Tropfen Opiumtinctur befeuchtet sind, legen.

Die habituelle Dyspepsie erfordert eine allgemeine hygienische Behandlung; Land- oder Gebirgsaufenthalt im Sommer, Seebäder, Hydrotherapie, Gymnastik, endlich der Gebrauch der Tonica, wie Eisen, Chinarinde und Cacao müssen die Basis für dieselbe bilden. Zu gleicher Zeit muss man vor jeder Mahlzeit 2 oder 3 Esslöffel voll Pepsinwein, dem ein gleiches Quantum Salzsäurelimonade zugesetzt wird, einnehmen lassen.

Wenn die Dyspepsie von Magenkrämpfen und Stuhlverstopfung begleitet wird, lässt man das Kind im ersten Esslöffel folgendes Pulver einnehmen:

Magnes. ust. 30 cgrm.
Tinct. Opii crocat. gtt. II.

und muss als Getränk VALSER Wasser[1] (Paulinenquelle) verordnen.

Man muss die Behandlung durch eine strenge Diät unterstützen, indem man alle schweren und unverdaulichen Speisen verbietet, dem Kinde häufigere und weniger reichliche Mahlzeiten geben lässt und ihm das Essen zwischen diesen Mahlzeiten untersagt.

Elftes Capitel.

Einfacher acuter Darmcatarrh (Enteritis acuta simplex).

Literatur:

LEGENDRE, Mémoire sur la diarrhée des enfants, a. a. O.
BEDNAR, a. a. O.
EICHSTEDT, Ueber den Durchfall der Kinder. Greifswald, 1852.
RILLIET, Mémoire sur quelques maladies gastro-intestinales de la première enfance, Gaz. méd. de Paris, 1853, p. 60.
LE BARILLIER, Contributions à l'étiologie de l'entérite chez les enfants à la mamelle. Journ. de méd. de Bordeaux, August und Septbr. 1860.
HENOCH, a. a. O.
MÜLLER, Der Durchfall der Kinder mit besonderer Berücksichtigung der Therapie. Journ. f. Kinderkrankh. 1868, Bd. 50, S. 296.
MEIGS and PEPPER, a. a. O. p. 383.

§ 1. **Aetiologie.** — Die acute Enteritis kann in jedem Alter unter dem Einfluss der verschiedensten Ursachen auftreten; wir wollen uns nur mit den entzündlichen Diarrhöen des frühen Kindesalters beschäftigen, welche hier allein eine besondere Beschreibung verdienen. Die einfache acute Enteritis ist bald primär, bald secundär.

A. Die primäre acute Enteritis ist im Alter von 6 Monaten bis zu 2 Jahren, d. h. während der ersten Zahnungsperiode besonders häufig; auch hat man seit langer Zeit eine wechselseitige Beziehung zwischen der Diarrhöe und dem Zahndurchbruch angenommen; einige Autoren haben sogar den Darmcatarrh während der Dentition als ein physiologisches Ableitungsmittel betrachtet, welches dazu bestimmt sei, die sympathische Gehirnreizung zu mildern. TROUSSEAU[2] hat diese Theorien eines anderen Zeitalters gänzlich zurückgewiesen und vielmehr deutlich

---

[1] VALS in der Ardèche hat viele Quellen, deren Wasser stark kohlensäurehaltig ist und Natr. bicarbon. und Ferr. carbon. als Hauptbestandtheile enthält. D. Uebers.

[2] Journ. des Connaiss. méd. chir., Novbr. 1841.

gezeigt, dass die Dentition für gastro-intestinale Catarrhe praedisponirt; es giebt Kinder, welche bei jedem Zahndurchbruch von Diarrhöe befallen werden. Billard erklärte diese ganz besondere Empfänglichkeit der Magen- und Darmschleimhaut dadurch, dass er eine mit dem Durchbruch der Zähne Hand in Hand gehende Entwicklung der Drüsen und Follikel derselben annahm. Wie dem auch immer sein mag, die Zahnung ist in den meisten Fällen nur eine praedisponirende Ursache der Enteritis, während die veranlassende anderswo zu suchen ist.

Alle Ursachen der Dyspepsie im frühen Kindesalter können eine catarrhalische Entzündung des Verdauungscanals erzeugen; das Kind wird früher oder später von Enteritis befallen, wenn es einer Diät unterworfen wird, die seiner Verdauung nicht angemessen ist, sowie, wenn es nicht bis zum Alter von 4 oder 5 Monaten ausschliesslich mit Milch genährt wird, wenn es schlechte Milch bekommt, und besonders, wenn es zu frühzeitig entwöhnt wird (siehe Dyspepsie).

Der Einfluss der Sommerhitze auf das Erscheinen der Darmcatarrhe bei jungen Kindern ist allgemein anerkannt, jedoch nicht von Allen auf dieselbe Weise gedeutet worden; nach Einigen ist die übermässige Hitze an sich toxisch und hat eine specifisch deletäre Wirkung auf den Digestionsapparat; nach Anderen wirkt die Hitze nur indirect, indem sie die Entwicklung von Krankheitskeimen und stinkenden Ausdünstungen begünstigt.

Die Sommerdiarrhöe wüthet bei kleinen Kindern besonders in den bevölkerten Vierteln grosser Städte; die Commission für Gesundheitspflege in der Stadt Boston[1] hat durch unwiderlegbare Ziffern festgestellt, dass es zur Veranlassung einer Epidemie von schwerer infantiler Enteritis zweier Factoren bedarf: einer übermässigen Sommerhitze und einer sehr dicht wohnenden Stadtbevölkerung; die directe Ursache der Krankheit ruht in der Verpestung der Luft, welche durch die Ausdünstungen der Abtritte unter dem Einfluss der Hitze herbeigeführt wird.

B. Die secundäre acute Enteritis tritt in Folge oder im Verlaufe verschiedener Krankheiten, hauptsächlich der Masern und der Bronchopneumonie auf. Rilliet und Barthez[2] haben bewiesen, dass das Erscheinen dieser secundären Catarrhe oft durch die übereilte Anwendung gewisser Medicamente, wie z. B. der Brechmittel, des Kermes minerale, oder der salinischen Abführmittel hervorgerufen wird.

Hennig[3] hat unter dem Namen perniciöser acuter Catarrh

---

1 The Sanitary Condition of Boston. The Report of a medical Commission. Boston 1875, p. 153.

2 A. a. O., T. I, p. 801.

3 Lehrb. der Krankh. des Kindes, 2te Aufl., 1859.

eine secundäre Enteritis beschrieben, welche sich bei Neugeborenen im Verlaufe der infantilen Atrophie entwickelt und immer mit dem Tode endet.

§ 2. **Pathologische Anatomie.** — Die Autopsien der primären Darmentzündungen sind selten und liefern keine gleichen Resultate; alle Autoren, welche Untersuchungen über diesen Gegenstand veröffentlicht haben (Bouchut, Rilliet und Barthez, Lambl u. A.) bestätigen den Mangel an Uebereinstimmung, der oft zwischen den beobachteten Symptomen und den constatirten anatomischen Veränderungen besteht, und zwar können dieselben klinischen Erscheinungen unter dem Einfluss sehr verschiedener Erkrankungen erzeugt werden, oder die Krankheit hat in einigen Fällen nach dem Tode keine Spur zurückgelassen. Nichtsdestoweniger kommen in der Regel bei der schweren acuten Enteritis anatomische Veränderungen vor; sie sind im Allgemeinen nicht in gleicher Weise über die ganze Länge des Darmcanals vertheilt, sondern haben vornehmlich den Dickdarm und zuweilen auch den unteren Theil des Dünndarms zu ihrem Lieblingssitz.

Man constatirt gewöhnlich eine abnorme Vascularität der Darmschleimhaut, welche bald allgemein ist, bald sich in der Gestalt von dendritischen Bildungen oder von rothen, in der Nähe der Solitärfollikel und der Peyer'schen Plaques localisirten Höfen zeigt. Die Schleimhaut selbst ist mehr oder weniger geschwellt und aufgelockert. Die Zellen der Epithelschicht sind aufgequollen, mehrere erleiden eine colloide Entartung, andere stossen sich ab und können in kleinen Knäueln in der Darmflüssigkeit wiedergefunden werden. Die Follikel nehmen zuweilen an der Entzündung Theil; sie sind geschwellt und ragen über die Schleimhautoberfläche hervor; in einem vorgeschritteneren Stadium kann man sie in Eiterung oder Verschwärung finden (Schwartze). Man trifft zuweilen eine seröse Durchfeuchtung des submucösen Zellgewebes im Colon descendens und Rectum an (Steiner).

Die Mesenterialdrüsen bieten meistentheils keine wahrnehmbaren anatomischen Veränderungen dar.

§ 3. **Symptomatologie.** — **Anfang.** — Die acute Enteritis fängt zuweilen plötzlich inmitten einer guten Gesundheit mit Erbrechen, Fieber und Coliken an; gewöhnlich gehen ihr einige Tage oder Wochen Verdauungsstörungen, wie Erbrechen, Blähungen, Stuhlverstopfung, welche mit Diarrhöe abwechselt, Ruhr u. s. w. voraus. Ist die Enteritis einmal zum Ausbruch gekommen, so nimmt sie bald eine leichte, bald eine schwere Form an.

Die **leichte Form** ist fast immer primär. Sie wird schon beim Beginn von mehr oder weniger ausgesprochenen Fiebersymptomen, wie Röthung des Gesichtes, frequentem Puls, Hitze der Haut, Durst und Appetitlosigkeit angekündigt, allein die Unterleibssymptome lenken am meisten die Aufmerksamkeit auf sich. Das Kind hat Leibschmerzen, was sein unaufhörliches Schreien, seine Unruhe und das Anziehen der Beine, die gegen den Bauch hin contrahirt sind, beweist; ein Druck auf das Abdomen, hauptsächlich in der Nabelgegend oder in einer der Fossae iliacae ist schmerzhaft und ruft heftiges Schreien hervor. Die Stuhlentleerungen sind häufig, reichlich, flüssig, gewöhnlich Anfangs noch gelb, jedoch mit Schleim, unverdauten Caseïnklümpchen und bisweilen mit Blutstreifen vermischt; sie werden leicht grün.

Alle diese Symptome dauern 10 oder 14 Tage; dann fällt das Fieber unter dem Einfluss einer guten Diät oder einer angemessenen Behandlung, der Appetit erscheint wieder, die Stuhlentleerungen werden seltener und nehmen nach und nach wieder ihr normales Aussehen an. Nichtsdestoweniger bleiben die Kinder noch einige Zeit schwach und welk; selbst die leichteste Enteritis wird immer von einem ziemlich bedeutenden Gewichtsverlust begleitet.

Die **schwere Form** wird, wenn sie primär ist, fast nur während der heissen Sommerzeit beobachtet; sie ist oft secundär und tritt vornehmlich bei schwächlichen oder schlecht genährten Kindern auf. Sie fängt im Allgemeinen wie die leichte Form an, unterscheidet sich jedoch von derselben bald in mehreren Puncten. Die Stuhlentleerungen werden häufiger, sie können binnen 24 Stunden eine Zahl von 15 bis 20 erreichen; sie verändern ihre Beschaffenheit und werden bald braun und stinkend, bald grünlich und sauer, bald endlich farblos und verbreiten einen faden Geruch; in letzterem Falle nimmt die Enteritis oft die Form der infantilen Cholera an.

Die Ausleerungen sind scharf und reizend; trotz der sorgfältigsten Reinlichkeit entwickelt sich auf den Nates und den unteren Extremitäten ein Erythem. Die Haut wird etwas wund und man sieht dann auf den Fersen, den Fussknöcheln und den Hinterbacken grosse Geschwüre entstehen.

Die Folgen der schweren Enteritis für die Ernährung sind viel ernsthafter, als die der leichten. In einigen Tagen können die Kinder bis zum äussersten Grade herunterkommen; das Fleisch wird welk, die Augen treten aus ihren Höhlen hervor und werden von einem bläulichen Ringe umgeben. Endlich kann sich die Krankheit mit Gehirnzufällen verbinden. Rilliet hat zwei Formen von cerebraler Enteritis beschrieben; bei der ersten, der convulsivischen Form, beobachtet man entweder schon im Beginn der Krankheit oder erst im Verlaufe der gastrointestinalen Affectionen eclamptische Anfälle. Bei der meningitischen Form ist Anfangs eine Neigung zur Verstopfung mit sehr grosser Empfindlichkeit gegen Geräusch und Licht vorhanden; die Unruhe wechselt mit Benommenheit ab; der Puls und die Athmung sind zuweilen unregelmässig; bald bläht sich indessen der Unterleib auf, die Diarrhöe erscheint und die Nervensymptome verschwinden schnell, während das Darmleiden seinen gewöhnlichen Gang, wie wir denselben beschrieben haben, verfolgt.

§ 4. **Prognose.** — Die primäre Enteritis endet fast immer, selbst in der schweren Form, mit Genesung, wofern die hygienischen Zustände nicht traurig sind und man sich nicht in der heissesten Sommerzeit befindet; sonst wandelt sie sich oft in infantile Cholera um. In einigen Fällen geht die Enteritis in den chronischen Zustand über.

Die secundäre Enteritis ist in den sechs ersten Lebensjahren fast immer tödtlich; sie bietet in jedem Alter eine gewisse Gefährlichkeit dar.

§ 5. **Behandlung.** — Eine strenge Diätetik bei der Ernährung der kleinen Kinder und der Landaufenthalt sind die besten prophylactischen Mittel gegen die Enteritis während der heissen Sommerzeit. Die gegen die Zufälle selbst anzuwendende Medication bietet je nach den Fällen verschiedene Indicationen dar.

1. Die anzuordnende Diät variirt je nach der Art der Nahrung. Ist das Kind an der Brust, so muss man ausser der Muttermilch, alle Nahrungsmittel, welche ihm während seiner Gesundheit gegeben wurden, vermeiden; das Stillen muss in gehörigen Zwischenräumen stattfinden, jedoch darf man es nicht ganz und gar aufgeben, wie es Billard für das acute Stadium räth. Wird das Kind mit der Flasche aufgefüttert, so muss man, wenn es noch Zeit ist, versuchen, es an die Brust zu gewöhnen, wenn nicht, muss man der Milch Kalk- oder Vichy-Wasser (ein Viertel auf drei Viertel Milch) hinzufügen. Wenn die Milch trotzdem schlecht verdaut wird, muss man statt ihrer Hühner- oder Kalbsbrühe darreichen. Sobald sich die acuten Symptome vermindern, kann man Nestle'sches Kindermehl, oder, wenn dies nicht vertragen wird, Eselmilch versuchen.

2. Die Abführmittel, wie kleine Dosen Ricinusöl oder Magnesia usta, sind im Beginn der Enteritis in allen den Fällen, in welchen die Diarrhöe von stinkenden Gasen und unverdauten Speiseklümpchen begleitet wird, gerathen.

Man hat stets das Calomel bei der Behandlung der Enteritis, sei es als Purgativ in der Dosis von 10 bis 15 $^{\text{cgrm.}}$, sei es als Alterans in getheilter Dosis (5 $^{\text{cgrm.}}$ täglich, in 8 oder 10 Pulvern) gerühmt. West giebt in denselben Dosen den Mercur in Verbindung mit Creta praepar.; auch verbindet er dieses Hydrargyrum cum creta der englischen Pharmacopoe mit kleinen Dosen von Dower'schem Pulver. Unsere Erfahrung ist der Anwendung der Quecksilbermittel und hauptsächlich des Calomels bei der acuten Enteritis nicht günstig und stimmen wir hierin mit zwei Beobachtern, welche in dieser Beziehung von bedeutender Autorität sind, mit Meigs und Pepper überein.

Die Ipecacuanha ist bei der Behandlung der Enteritis sehr gerühmt worden; nichtsdestoweniger muss man es vermeiden, sie kleinen Kindern in einer Erbrechen erregenden Dosis zu geben. Henoch empfiehlt bei den ruhrartigen, von Stuhlzwang und schleimig-blutigen Ausleerungen begleiteten Fällen ein Infus von 10 $^{\text{cgrm.}}$ Ipecac. auf 60 $^{\text{grm.}}$ Wasser.

3. Die Opiate sind indicirt, wenn die Stuhlentleerungen häufig und sehr flüssig werden oder wenn sie von heftigen Coliken begleitet sind. Man darf bei der Anwendung des Opium nicht zu furchtsam sein, allein wenn man es verabreicht muss man die Zahl der Tropfen den Lebensmonaten des Kindes anpassen und die Wirkung des Mittels aufmerksam überwachen; der Collaps, welcher bei schweren Diarrhöen eintritt, ist keine Contraindication gegen das Opium; er wird von der Narcose stets leicht durch die Gesichtsblässe, durch die Erkaltung der Nase und der Extremitäten, durch das Fehlen von Röthe und Anschwellung des Gesichtes u. s. w. zu unterscheiden sein.

4. Die äussere und innere Anwendung der Kälte kann unter besonderen Umständen grosse Dienste leisten; so empfiehlt Henoch gegen wiederholtes Erbrechen lebhaft kalte Getränke und sogar Eispillen. Wenn die Enteritis von einer starken febrilen Reaction und von Gehirnzufällen begleitet wird, werden kalte Umschläge auf den Unterleib und ein kaltes Bad eine schnelle Beruhigung herbeiführen.

5. Die Salzsäure ist ein bei der Behandlung der Enteritis von Henoch sehr gerühmtes Medicament. Es scheint besonders gegen die gastrischen Symptome, welche sich oft mit der Enteritis aestiva verbinden, wie z. B. gegen Appetitlosigkeit, belegte Zunge, Erbrechen von Erfolg gewesen zu sein. Man verordnet sie in einer Dosis von 15 bis 20 Tropfen täglich in einer Mixtur von 60 $^{\text{grm.}}$ oder in einer Dosis von 1 bis 3 Tropfen fünf- oder sechsmal täglich.

6. Die adstringirenden Klystiere und besonders die mit Höllenstein scheinen in hoffnungslosen Fällen, wo alle anderen Mittel fehlschlugen, Erfolg gehabt zu haben; da der Dickdarm bei der acuten

Enteritis der ausschliessliche Sitz der Erkrankung ist, so ist es erklärlich, dass die locale Therapie bei ihr den Vorzug verdient. Man muss ein grosses Klystier in der Weise geben, dass das Medicament so hoch als möglich eindringt.

Man formulire es folgendermassen:

Rcp. Argent. nitr. 0,1 grm.
Aqu. destill. 100,0 grm.
D.S. zu 1 oder 2 Klystieren.

Jedem Klystier muss ein doppelt so grosses mit einer Stärkelösung folgen.

Zwölftes Capitel.

Choleraartiger Darmcatarrh (Enteritis choleriformis, Cholera infantum).

Literatur:

TROUSSEAU, Clin. méd., p. 130.

H. SCHWARTZE, Pathol. Anat., Bild der Cholera Infantum. Journ. für Kinderkrankheiten, 1859, Bd. 32, S. 329.

Die Enteritis choleriformis (TROUSSEAU, RILLIET und BARTHEZ) bietet in ihren Symptomen, ihrem Verlauf und ihren Ausgängen bemerkenswerthe Besonderheiten dar, welche sie von anderen gastro-intestinalen Catarrhen unterscheiden; diese Krankheit ist bald unter dem Namen Cholera infantum (RUSH, DEWEES), bald unter dem Namen Cholerine (BOURGEOIS) oder acute Magenerweichung (FISCHER und JAEGER) beschrieben worden.

§ 1. **Aetiologie.** — Die infantile Cholera herrscht nur während der Sommermonate und wüthet hauptsächlich in den bevölkerten und ungesunden Vierteln grosser Städte. Sie befällt nur Kinder unter 2 Jahren. Sie scheint aus einer miasmatischen Infection der Luft durch nicht specifische faulige Ausdünstungen zu entstehen.

§ 2. **Pathologische Anatomie.** — Die Autopsien haben widersprechende Resultate ergeben. Man kann mit MÜLLER drei Categorien von Befunden unterscheiden. Meistentheils ist die Schleimhaut des Verdauungscanals blass, blutleer und bietet ausser einer abnormen Hervorragung der Follikel und der PEYER'schen Plaques keine wahrnehmbare Laesion dar. Zuweilen ist die Dickdarmschleimhaut geröthet und injicirt, die PEYER'schen Plaques zeigen alle Zeichen einer lebhaften

Entzündung. Endlich constatirt man in einigen seltenen Fällen eine gallertartige Erweichung der Magen- oder der Darmschleimhaut. Diese Magenerweichung hat bei der Pathogenese der infantilen Cholera nicht die Bedeutung, welche man ihr zuschrieb; sie ist eine Erkrankung, die ohne jede cadaveröse Erweichung bestehen kann, jedoch secundär auftritt; sie ist die fortdauernde Wirkung der übermässigen serösen Transsudation, deren Sitz die gastro-intestinale Schleimhaut während des Lebens war.

Die Pathogenese des choleraartigen Darmcatarrh's ist noch in Dunkel gehüllt. Alles, was man heute über die vasomotorischen Paralysen im Allgemeinen und über die Lähmungen des Splanchnicus im Besonderen weiss, macht die Theilnahme des abdominalen Gangliensystems an der Erzeugung dieses furchtbaren Leidens wahrscheinlich (Rilliet und Barthez).

§ 3. **Symptomatologie.** — Die infantile Cholera tritt bald während eines guten Gesundheitszustandes, bald in Folge von Verdauungsstörungen oder einer einfachen acuten Enteritis auf. Ihr Verlauf ist von Anfang an sehr heftig. Das erste Symptom, welches den Ausbruch der choleraartigen Zufälle ankündigt, ist gewöhnlich eine Veränderung in der Zahl und Beschaffenheit der Stuhlentleerungen; diese wiederholen sich rasch auf einander und werden farblos und serös. Bald erscheint Erbrechen, zuerst von Speisen, dann von Flüssigkeit. Die Flüssigkeitsmenge, welche ein Kind in einigen Stunden verlieren kann, ist sehr beträchtlich; hieraus resultirt ein unlöschbarer Durst, welcher mehr hervortritt, als bei jeder anderen Krankheit des Kindesalters (Rilliet und Barthez); die Urinsecretion ist unterdrückt; die Bauchdecken werden schlaff, sie lassen sich wie Lappen zusammenfalten (Romberg). Im Gesicht zeigen sich hauptsächlich die auffallendsten Veränderungen; dasselbe nimmt ein greisenhaftes Aussehen an, die Augen treten aus den Höhlen und werden von einem bläulichen Ringe umgeben, die Nase wird spitz, der Teint bleifarben; diese Veränderung der Physiognomie tritt von Stunde zu Stunde, in dem Masse, wie die Krankheit fortschreitet, mehr hervor. Die Abmagerung wird an den anderen Körpertheilen ebenfalls bemerkbar. Wenn die Krankheit in ihrem unheilvollen Verlauf nicht aufgehalten wird, sinkt die Körpertemperatur schnell; die Nase, die Zunge, die Füsse und die Hände sind kühl. Das Kind verfällt in einen tiefen Collaps; die Fontanelle sinkt ein und die Schädelknochen schieben sich übereinander; der Puls wird elend und das Kind stirbt nach 2 oder 3 Krankheitstagen oder wird plötzlich während eines Krampfanfalles hinweggerafft.

Wenn der Ausgang günstig ist, was weniger häufig geschieht, so entsteht eine Reaction; der Puls hebt sich, die Stuhlentleerungen werden seltener und nehmen nach und nach eine grüne oder gelbe Färbung an; sie bleiben noch einige Tage lang sehr flüssig. Das erste Zeichen der Besserung ist das Aufhören des Erbrechens, wenn es mit der Hebung des Pulses und der Erhöhung der Temperatur an den peripherischen Körpertheilen zusammentrifft, denn man bemerkt auch oft das Aufhören des Erbrechens bei dem Collaps, welcher dem Tode vorausgeht. Die Abmagerung dauert nach den Beobachtungen von Rilliet und Barthez fort und erreicht während der Reconvalescenz ihr Maximum. Der Durst ist eines der zuletzt verschwindenden Symptome.

Die Dauer des choleraartigen Darmcatarrh's ist schwer zu bestimmen; in tödtlichen Fällen beträgt sie ungefähr 2 bis 4 Tage; je jünger das Kind ist, desto schneller tritt der Tod ein; in den glücklichen Fällen ist die Krankheitsdauer eine längere; es vergehen zwischen dem Anfang und der völligen Wiederherstellung fast immer 7 oder 8 Tage.

§ 4. **Diagnose.** — Die infantile Cholera wird von einem so characteristischen Symptomencomplex gebildet, dass man sie schon im Beginn leicht erkennen kann. Man wird sie weder mit der Peritonitis noch mit der Invagination verwechseln; in ersterem Falle ist der Unterleib aufgetrieben und beim Druck schmerzhaft; in letzterem bemerkt man schleimig-blutige Ausleerungen und Stuhlzwang, die bei der infantilen Cholera niemals vorhanden sind.

Die asiatische Cholera ist bei kleinen Kindern in einigen grossen Epidemien beobachtet worden; sie war nicht immer leicht von der choleraartigen Enteritis zu unterscheiden und hatte nur die Extremitätenkrämpfe und die dunkelblauen Flecke auf den Backen als besondere Symptome.

§ 5. **Prognose.** — Die Enteritis choleriformis ist eine furchtbare, für die Kinder in grossen Städten die mörderischeste Krankheit. Rilliet und Barthez haben drei Viertel ihrer Kranken verloren.

Je schlechter die hygienischen Verhältnisse sind und je jünger das Kind ist, desto ernster ist die Prognose. Im Verlaufe der Krankheit kündigen gewisse Zeichen, wie eine allmälige Abkühlung, welche mehr als 24 Stunden dauert, ein plötzliches Aufhören des Erbrechens ohne allgemeine Reaction, fast immer ein tödtliches Ende an. Dessenungeachtet haben Rilliet und Barthez Recht, wenn sie dazu auffordern, nicht zu früh jede Hoffnung aufzugeben, da man bei Kindern, deren letzte Stunde gekommen zu sein schien, eine wunderbare Genesung beobachtet hat.

§ 6. **Behandlung.** — Alle Autoren stimmen darin überein, dass sie während der zwei oder drei gefahrdrohenden Tage eine strenge Diät, d. h. das Verbot jeglicher Nahrung, ausser Ammenmilch oder ein wenig Hühnerbrühe in grossen Zwischenräumen, empfehlen. Die Getränke müssen auf ein Minimum reducirt und die Lippen des Kindes zur Stillung des Durstes und Erbrechens mit ein wenig Eiswasser angefeuchtet werden.

Gegen die eigentlichen choleraartigen Zufälle bedarf es einer schnellen und energischen Behandlung. Zwei Hauptindicationen bieten sich dar, und zwar 1) wenn möglich, den dünnen gastro-intestinalen Ausleerungen Einhalt zu thun; 2) den Collaps zu bekämpfen. Unter den zahlreichen Medicamenten, welche gegen die choleraartige Diarrhöe angepriesen sind, scheinen das Argent. nitr. oder das Opium die einzigen zu sein, die während des Stadiums der Gefahr Vertrauen verdienen.

Das Argent. nitr. muss in einer Mixtur verabreicht werden; die Klystiere erregen die Peristaltik des Darms und müssen bei der Cholerine vermieden werden. Rilliet und Barthez verordnen eine Mixtur von Argent. nitr. 1 bis 3 cgrm. auf 60 grm. Aq. destillata; sie wenden dieselbe während der ganzen Dauer der Zufälle an.

Das Opium ist, trotz der übertriebenen Befürchtungen einiger Aerzte, bei einer so schweren Krankheit wie die infantile Cholera ein grosses Hilfsmittel; es vermindert die Zahl der Stuhlentleerungen und bekämpft den Collaps. Man kann es, wie Henoch vorschlägt, mit Acid. hydrochlor. in folgendem Verhältniss verbinden:

Tinct. Opii crocat. gtt. dimid. — duas,
Acid. hydrochlor. gtt. duas

in einem Kinderlöffel Zuckerwasser.

Die Dosis ist, je nach den Indicationen, täglich mehrmals zu wiederholen und der kleine Kranke streng zu überwachen.

Klystiere mit Ipecacuanha sind neuerdings gegen die infantile Cholera empfohlen worden und haben einige Erfolge aufzuweisen (Chouppe).[1] Die Klystiere werden folgendermassen zusammengesetzt:

rcp.	Rad. Ipecacuanhae	5,0 grm.
	coque cum Aq. fervid.	100,0 „
	ad remanent.	50,0 „

Die so bereits einmal abgekochte Rad. Ipecac. wird zu einem zweiten Decoct (100 grm. Wasser auf die Hälfte eingekocht) verwendet. Beide Decocte werden gemischt und auf zwei Klystiere von je 50 grm. vertheilt,

[1] Progrès médical, 1873, p. 160.

welche man an demselben Tage mit einem Intervall von 8 Stunden giebt. Der zweiten Indication muss man durch den Gebrauch von Rum oder Portwein, Aq. Camphorae,[1] Liquor Ammon. anisat., GARUS'schem Elixir[2] u. s. w. und durch die äusserliche Anwendung von warmen Tüchern, durch excitirende Einreibungen mit Vinum aromaticum, Spiritus camphoratus oder mit Linim. terebinth. genügen, und, wenn diese Mittel nicht ausreichen, mit sehr grossen Sinapismen nach dem Rathe TROUSSEAU's, welcher bisweilen nach diesem energischen Ableitungsmittel Erfolge gesehen hat, nachhelfen.

Dreizehntes Capitel.

Chronischer Darmcatarrh (Enteritis chronica).

Literatur:

E. SMITH, On the wasting diseases of children. London, 1870, p. 54.

§ 1. **Aetiologie.** — Der chronische Darmcatarrh tritt gewöhnlich unter der andauernden Einwirkung derselben Ursachen, wie die acute Enteritis, auf; häufig folgt er derselben; er wird hauptsächlich in den drei ersten Lebensjahren beobachtet und ist bald primär, bald secundär.

Die primäre Form entsteht fast immer aus Diätfehlern während der Säugung oder nach der Entwöhnung. Die secundäre Form entwickelt sich besonders nach den Masern, dem Typhus oder dem Scharlach.

§ 2. **Pathologische Anatomie.** — Der Dickdarm ist bei dem chronischen Darmcatarrh fast der ausschliessliche Krankheitssitz;

---

[1] Aqua Camphorae enthält 0,33 grm. Campher in 100 grm. Wasser.

Es dürfte dieses Mittel durch subcutane Injectionen mit Ol. camphorat. oder einer alcohol. Lösung von Campher (0,06 grm. Camph. auf 1,0 grm. Spirit. vin. rect.), wie sie HENOCH machen lässt, vollständig ersetzt werden. D. Uebers.

[2] Dieses Elixir besteht aus:

Alcolat de Garus . .	1000	part.
Vanilla „ . .	1	„
Crocus „ . .	0,5	„
Herb. Capillor. Veneris	20	„
Aq. Flor. Aurantii . .	200	„
Sacchar. alb. . . .	1000	„

Obiges Alcolat de Garus ist ein alcohol. Auszug aus: Aloes, Croci ana 5 pt. Myrrh. 2 pt., Cinnamom. optim. 20 pt., Caryophylli 5 pt., Cardamom. 10 pt. und Alcohol (80%) 5000 pt. D. Uebers.

zuweilen erstreckt sich die Erkrankung auch auf den untersten Abschnitt des Dünndarms.

Die Schwellung, die Auflockerung und die Hyperaemie der Darmschleimhaut findet man nur in den frischen Fällen. In den älteren ist die Schleimhaut blutleer, bald verdickt, bald verdünnt und bietet mehr oder weniger tiefe anatomische Veränderungen der LIEBERKÜHN'schen Drüsen oder der Solitärfollikel dar. Diese Drüsen zeigen sich zuerst unter der Form von kleinen, graulichen, stecknadelkopfgrossen Hervorragungen, die auf der Oberfläche der Schleimhaut zerstreut sind; sie sind abgeplattet und in ihrem Centrum von einer mehr oder weniger grossen Oeffnung durchbrochen, aus welcher man einen undurchsichtigen Schleim aussickern lassen kann. In einem vorgeschritteneren Grade ist die Schleimhaut mit oberflächlichen abgerundeten Erosionen besäet, welche man nur bei schräg auffallendem Licht gut sieht; später werden diese Erosionen durch wirkliche abgerundete oder sinuöse Geschwüre mit abgelösten Rändern und graulichem, bisweilen breiartigem Grunde ersetzt (LEGENDRE). Diese Geschwüre sind im Mastdarm besonders reichlich.

LAMBL und WEBER haben bei einigen Kranken eine pigmentirte amyloide Entartung der Darmzotten constatirt.

In einigen Ausnahmefällen von chronischem Darmcatarrh haben LEGENDRE, sowie RILLIET und BARTHEZ keine Laesion der Darmschleimhaut gefunden.

Die Mesenterialdrüsen sind gewöhnlich intact. Die Leber hingegen erleidet fast immer eine fettige Entartung. LEGENDRE hat mit Recht auf die Beziehung, welche zwischen der Fettleber und den chronischen Diarrhöen, unabhängig von jeder Tuberculose besteht, besonderes Gewicht gelegt.

Die Autopsie offenbart ausserdem oft zuletzt hinzugetretene Complicationen, wie z. B. doppelte Bronchopneumonie oder Sinusthrombose.

§ 3. **Symptomatologie.** — Ist die Enteritis von vorn herein zur Chronicität geneigt, so ist die Diarrhöe lange Zeit hindurch das einzige Symptom, durch welches sie sich offenbart. Während dieser ganzen Periode behalten die Kinder ihre Körperfülle, ihre Kräfte und ihre Fröhlichkeit. Allein nach Verlauf einer gewissen Zeit ändert sich das Bild; der Appetit verliert sich, das Kind erbricht oft, sein Unterleib schwillt an und wird stellenweise schmerzhaft. Die Leber hat an Umfang zugenommen und überragt die falschen Rippen um eine oder mehrere Fingerbreiten. Die Diarrhöe wird häufiger, flüssiger als am Anfang; die Stuhlentleerungen verlieren ihr homogenes Aussehen; bald sind sie grün und sauer und gleichen gehacktem Spinat, bald sind sie braun, stinkend und schliessen gelbe, weisse oder grüne Klümpchen ein, bald endlich sind sie schleimig-eiterig und enthalten Blutstreifen.

Zu gleicher Zeit magert das Kind ab und wird allmälig cachectisch. Die Haut nimmt ein erdfahles Aussehen an. Die Extremitäten und der Thorax sind beträchtlich abgemagert und stehen mit dem Abdomen, das im Gegentheil durch Gase stark ausgedehnt ist, im Contrast.

Ist die Krankheit bis zu diesem Stadium gekommen, so endet sie fast immer tödtlich, obwohl ihr Verlauf zuweilen durch vorübergehende Remissionen unterbrochen wird. Man sieht im Gesicht eine geringe Schwellung oder um die Fussknöchel ein Oedem ohne begleitende Albuminurie auftreten. Die Kinder werden täglich schwächer, sie reagiren auf äussere Eindrücke schlecht und werden leicht gleichgültig. Sie bieten vor dem Tode einen eigenthümlichen Gehirnzustand dar, welcher von Marshall Hall unter dem Namen Hydrocephaloid beschrieben ist; dieser besteht in einer Betäubung, welche von Zeit zu Zeit durch heftiges Schreien und leichte convulsivische Bewegungen unterbrochen wird und aus der Blutleere des Gehirns zu entspringen scheint. Die kleinen Kranken sterben schliesslich ohne Todeskampf im äussersten Grade des Marasmus oder werden durch irgend eine Complication, wie z. B. durch cachectische Pneumonie oder Sinusthrombose hinweggerafft.

§ 4. **Diagnose.** — Die einfache Enteritis chronica kann nur mit der tuberculösen Enteritis verwechselt werden; beide Affectionen haben in der That eine grosse Aehnlichkeit in ihren Symptomen, unterscheiden sich jedoch hinsichtlich des Alters, in welchem sie vorzugsweise auftreten; so findet man die tuberculöse Enteritis nicht vor dem zweiten Lebensjahre, sie ist am häufigsten zwischen 6 und 10 Jahren, während die chronische Enteritis eine Krankheit der ersten Lebensjahre ist und nach dem Alter von drei Jahren selten wird.

§ 5. **Prognose.** — Die Prognose der chronischen Enteritis wird nur im cachectischen Stadium, oder wenn die Diarrhöe nach Beseitigung der gewöhnlichen Ursachen der Krankheit, wie schlechte Ernährung, Kälte oder Mangel an guter Luft fortdauert, ernsthaft. Der chronische Darmcatarrh gehört zu den Krankheiten, welche unter den armen Classen am meisten zu der erschreckenden Sterblichkeit im frühen Kindesalter beitragen.

Die wässerigen oder die schaumigen und spinatgrün gefärbten Ausleerungen geben eine schlimme Prognose. Das Erscheinen des Anasarca deutet fast immer auf ein tödtliches Ende hin.

§ 6. **Behandlung.** — Die Behandlung der chronischen Enteritis ist vor Allem eine diätetische; wir haben an einer anderen Stelle auf die Diät, welche für die Kinder während des Säugens passt, hingewiesen. Nach der Entwöhnung sind gewisse chronische Diarrhöen besonders durch den Gebrauch von rohem Fleisch, nach der Vorschrift des Dr. Weisse zu St. Petersburg, zu bekämpfen (Trousseau);[1] diese Ernährungsweise hat zuweilen wunderbare Genesungen herbeigeführt; sie wirkt zugleich stärkend und antidiarrhoisch.

Die medicamentöse Behandlung der chronischen Enteritis muss je nach der Krankheitsdauer und den verschiedenen Indicationen variiren. Wie Rilliet und Barthez sehr richtig sagen, muss man im Verlaufe dieser Krankheit ein ausreichendes Arsenal von verschiedenen Mitteln zur Verfügung haben und wenn die Indicationen einmal genau festgestellt sind, das Medicament zu wechseln wissen, ohne das Heilverfahren zu modificiren.

Für den Anfang sind die Abführmittel (salinische Purgantien, Magnesia usta, Ricinusöl) indicirt, um den Darm von den stinkenden Gasen, welche ihn ausdehnen, sowie von den unverdauten Speiseklümpchen, welche ihn reizen, zu befreien. Später, wenn sich die Diarrhöe in die Länge zieht, hat der Arzt vier Classen von Medicamenten zur Disposition, welche er jedem besonderen Falle anpassen muss, die Absorbentia, die Adstringentia, die Narcotica und die Tonica-Excitantia.

1. Unter den absorbirenden Mitteln sind die am meisten gebrauchten das Bismuthum subnitricum (10—20 $^{\text{cgrm.}}$ drei- bis viermal täglich) und die Creta alba praeparata (1—2 $^{\text{grm.}}$ täglich), die bei der Mahlzeit zu nehmen sind; sie wirken wahrscheinlich, wie Monneret meint, dadurch, dass sie auf der entzündeten Schleimhaut eine schützende Schicht bilden.

2. Von den Adstringentien wollen wir den Syrup. Ratanhae (30—60 $^{\text{grm.}}$ täglich) anführen, ferner das Extract. Ligni Campechiani, die Radix Colombo,[2] welche besonders in den Fällen von Anorexie indicirt scheint, endlich und hauptsächlich das Arg. nitr. (5 bis 10 $^{\text{cgrm.}}$ auf 30—60 $^{\text{grm.}}$ Aq. dest.), entweder als Klystier oder innerlich.

---

[1] Clin. méd. III, p. 138.

[2] Goelis empfiehlt für ein Kind von zwei Jahren folgendes Recept:

rcp.	Rad. Colombo	2 Gramm
	Rad. Salep	60 Centigr.
	Aqu. fontanae	90 Gramm
	Syrup. Chamomillae	15

Alle zwei Stunden einen Kinderlöffel voll.

3. In der Anwendung der Narcotica muss man bei der chronischen Enteritis mässig sein und das Opium für Fälle von schmerzhaften Coliken, unstillbarem Erbrechen oder für die Symptome des Hydrocephaloid's aufsparen.

4. Die Tonica und die Stimulantia müssen in dem cachectischen Stadium die Basis der Behandlung bilden. Vinum Chinae, Rum, GARUS'sches Elixir, Syrup. magistr., Tinct. Bestucheffii, excitirende Einreibungen und Schwefel- oder Salzbäder werden die besten Unterstützungsmittel bei der Behandlung der Diarrhöe sein. Ein Aufenthalt auf dem Lande, am Meeresstrande oder im Gebirge in der schönen Jahreszeit genügt zuweilen, um den Appetit anzuregen, die Assimilation zu befördern und die Diarrhöe zu vermindern.

Vierzehntes Capitel.

Ruhr (Dysenterie).

Da die Ruhr kein im Kindesalter häufiges Leiden ist und sich von der Ruhr bei Erwachsenen wenig unterscheidet, werden wir nur eine kurze Beschreibung von derselben liefern.

§ 1. **Aetiologie.** — Die Ruhr ist bei Kindern vor dem fünften Lebensjahre häufiger, als nach demselben. MEIGS und PEPPER haben sie besonders bei Kindern von 2 Jahren beobachtet (unter 39 Fällen 7 Mal). Nach denselben Beobachtern befällt die Krankheit Knaben häufiger als Mädchen. Sie wüthet besonders nach einem heissen Sommer im Herbst; sie kommt auf dem Lande mehr, als in den Städten vor. Schlechte Nahrung, saure Milch, unreife Früchte scheinen für die Krankheit zu praedisponiren. Die Ruhr ist bisweilen ein secundäres Leiden; sie tritt dann besonders nach den Masern und den Pocken ein.

Die Dysenterie wird bisweilen sporadisch beobachtet, wüthet jedoch hauptsächlich epidemisch; auch spielt offenbar die Ansteckung bei ihrer Verbreitung eine Rolle. CONSTANT[1] hat hiervon mehrere Beispiele bei einer Epidemie von secundärer Ruhr im Hôpital des Enfants zu Paris beobachtet. RILLIET und BARTHEZ berichten ebenfalls derartige Fälle. Die Verbreitung der Krankheit scheint direct durch den Verkehr mit den Kranken oder indirect durch ihre Ausleerungen oder durch die von ihnen beschmutzte Wäsche zu geschehen; ein schlecht gereinigtes

[1] Gaz. méd. 1836, p. 101.

Klystierröhrchen kann die Ansteckung bewirken. In anderen Fällen scheint sich die Ruhr durch die Luft oder durch inficirtes Wasser zu verbreiten.

§ 2. **Pathologische Anatomie.** — Man findet bei der Autopsie der an der Ruhr gestorbenen Kinder dieselben anatomischen Veränderungen wie bei den Erwachsenen; die Schleimhaut des Dickdarms ist roth, verdickt, aufgelockert und zeigt Geschwüre, welche zuweilen mit Pseudomembranen bedeckt sind; das submucöse Gewebe ist manchmal mit Ecchymosen besäet; das Darmrohr enthält einen blutigen Schleim, oft auch Eiter, pseudomembranöse Ueberbleibsel und necrotische Schleimhautfetzen. In einigen Fällen hat man den Darm perforirt gefunden. Wir kennen keinen Fall, in welchem man eine Thrombose der Mesenterialvenen und eine eiterige Leberentzündung bei Kindern, welche in unserem Clima an der Ruhr gestorben sind, angetroffen hätte.

§ 3. **Symptomatologie.** — Die Symptome der Ruhr nähern sich denen der acuten Enteritis sehr; sie unterscheiden sich jedoch von denselben durch eine grössere Heftigkeit und durch das beständige Vorhandensein von Blut in den Stühlen. Die Krankheit beginnt mit Tenesmus, Coliken und häufigen Ausleerungen; letztere enthalten in den ersten Tagen Faecalmassen, bestehen jedoch bald nur aus zähem und blutigem Schleim und werden sehr reichlich; ihre Färbung ist zuweilen dunkelroth, gewöhnlich sind sie blassroth, so dass man sie mit dem Wasser, worin Fleisch gewaschen worden ist, verglichen hat; oft sind sie mit Eiter und Pseudomembranen vermischt. Die Kinder klagen über Stuhlzwang und über einen lebhaften Schmerz im After, wenn sie zu Stuhle gehen; bei jüngeren wird die Defaecation von Geschrei und Unruhe begleitet. Die Zahl der Stuhlentleerungen variirt je nach der Intensität der Krankheit; in leichten Fällen beträgt sie nicht mehr als 4—8 täglich, jedoch kann sie in schweren innerhalb 24 Stunden 30 und 40 erreichen; das Kind empfindet alsdann einen schrecklich schmerzhaften Tenesmus, der im Intervall zwischen den Ausleerungen fortdauert. In einigen Fällen verliert der After seine Contractilität. Rilliet hat bei einem Kinde von 14 Jahren, welches während desselben Tages an der Ruhr erlag, eine Paralyse des Sphincter ani beobachtet, die durch eine bleibende Erweiterung der Analöffnung characterisirt war. Der Unterleib ist gewöhnlich tympanitisch aufgetrieben und besonders in der Nabelgegend schmerzhaft.

In leichten Fällen ist das Fieber mässig oder fehlt vollständig; die Symptome bessern sich nach Verlauf von wenigen Tagen, die Stuhlentleerungen nehmen wieder ihr normales Aussehen an, und die Totaldauer der Krankheit überschreitet nicht eine Woche. In heftigeren Fällen ist das Fieber lebhaft, die Haut heiss, und wenn sich die Krankheit in die Länge zieht, magert das Kind schnell ab und verfällt bald, durch die Häufigkeit und die reichliche Menge der Ausleerungen entkräftet, in Collaps; die Extremitäten werden kühl, der Körper verbreitet einen cadaverösen Geruch und das Kind stirbt schnell. In den Fällen, in welchen die Krankheit heilt, ist die Reconvalescenz lang und man kann als Folge der Krankheit eine Extremitätenlähmung, eine Darmstrictur oder eine chronische Enteritis beobachten.

§ 4. **Diagnose.** — Die Diagnose der Ruhr bietet keine Schwierigkeit dar; das so eigenthümliche Aussehen der Stuhlentleerungen und der Tenesmus sind pathognomonisch.

§ 5. **Prognose.** — Die sporadische Dysenterie ist im Allgemeinen eine gutartige Affection; zuweilen kann sie indessen bei Kindern einen unheilvollen Ausgang nehmen (Rilliet und Barthez). Die epidemische Ruhr ist oft tödtlich. Constant, sowie Rilliet und Barthez haben fast alle von secundärer Ruhr befallenen Kinder, welche sie behandelten, erliegen sehen. Die schlimmsten Symptome für die Prognose sind die übermässig häufigen Stuhlausleerungen, ein kleiner Puls, die kühlen Extremitäten und der cadaveröse Geruch.

§ 6. **Behandlung.** — Durch hygienische Vorsichtsmassregeln, äusserste Sorgfalt für Reinlichkeit, und Entfernung von inficirten Orten, kann man die Kinder zur Zeit einer Epidemie vor der Ruhr schützen.

In leichten Fällen muss die Behandlung der Ruhr in dem Gebrauch von milden Getränken und kleinen Stärkeklystieren, denen einige Tropfen Opium beigefügt sind (4—5 Tropfen bei einem Kinde von 2 Jahren), bestehen. Man wird gut thun, Anfangs ein leichtes Abführmittel zu verordnen, um den Darm von den Stoffen, welche er enthält, zu reinigen.

In schwereren Fällen muss man die Behandlung stets mit der purgirenden Heilmethode beginnen; man muss dem Kinde Ol. Ricini, Natrum sulfur., Magnesia sulfur. oder noch besser Hydrarg. chlorat. mite geben, welches man in einer Dosis von 0,5 $^{grm.}$ bis 1 $^{grm.}$ auf einmal, oder getheilt, in mehreren, stündlich zu verabreichenden Gaben verordnen muss. Unter dem Einfluss dieser Medicamente verändern sich die Stuhlausleerungen schnell und werden diarrhoisch; das Calomel verleiht ihnen eine grünliche Farbe.

Wenn die Dysenterie von gastrischen Störungen begleitet wird, thut man gut, ein Brechmittel anzuwenden; man muss in diesem Falle stets Ipecacuanha und niemals Tartarus stibiatus verordnen. Der Gebrauch der Ipecacuanha ist auch als allgemeine Heilmethode bei der Behandlung der Ruhr empfohlen worden; man muss sie dann den Kindern in Dosen von 10—20 cgrm. mehrmals täglich oder auch in einem Infus in einer Dosis von 1—2 grm. auf 200 grm. Wasser (brasilianische Methode) verabreichen. Delioux hat zur Behandlung der Ruhr Pillen vorgeschlagen, in welchen die Ipecacuanha mit Calomel und Opium verbunden ist.

Das Opium leistet ebenfalls, besonders in den Fällen, in welchen die Krankheit von sehr heftigem Tenesmus begleitet wird, grosse Dienste; man wendet es vornehmlich unter der Form von Dower'schem Pulver innerlich oder als Laudanum im Klystier an. Einige an den After gesetzte Blutegel bieten den kleinen Kranken manchmal auch Erleichterung, jedoch darf dieses Mittel nur mit Vorsicht angewendet werden. Ein lauwarmes Bad ist oft ein gutes Mittel zur Milderung der Schmerzen, welche die Defaecation begleiten.

Wenn sich die Krankheit in die Länge zieht, muss man innerlich Adstringentia und Tonica verordnen; der Syrup. Ratanhae, das Decoct. Ligni Campechiani, die Rad. Colombo, das Acid. tannicum sind hauptsächlich indicirt; wenn die Ruhr in den chronischen Zustand übergeht, muss man Klystiere verordnen, welche auf die ulcerirte Dickdarmschleimhaut wirken sollen; diese Klystiere müssen aus Zinc. sulfur. oder noch besser aus Argent. nitr. in einer Dosis von 5—10 cgrm. auf 125 grm. Wasser bestehen.

In den Fällen, in welchen die Dysenterie einen adynamischen Character annimmt, muss man die Kräfte der Kranken durch Alcohol und China in grossen Dosen wieder zu beleben suchen. Die Diät darf im Verlaufe der Ruhr niemals absolut streng sein; man muss den kleinen Patienten mit Bouillon nähren und ihm als Getränk Eiweisswasser[1] oder das Decoct. album von Sydenham[2] geben.

---

[1] rcp. Albumin. ovor. IV
Aquae flor. Aurant. 10 part.
- destill. 1000 - D. Uebers.

[2] rcp. Corn. cervi raspat.
Mic. panis āā . . . 15 grm.
coque cum
Aquae q. s. ad Colat. 1000 -
adde
Gummi arab. . . . 7,5 -
Sacchari alb. . . . 15,0 - D. Uebers.

Fünfzehntes Capitel.

Typhlitis und Perityphlitis.

Literatur:

Meigs and Pepper, a. a. O., S. 447.
Gerhardt, a. a. O., S. 465.

§ 1. **Aetiologie.** — Die Entzündung des Blinddarms und der benachbarten Gewebe ist bei Kindern nicht selten; unter 38 von Meigs und Pepper gesammelten Fällen von Typhlitis und Perityphlitis betrafen 19 Individuen unter 15 Jahren; die meisten Fälle waren gutartig, nur drei gingen aus einer Perforation des Coecum's oder seines Fortsatzes hervor; unter 35 von Volz bei der Autopsie constatirten Fällen von Perityphlitis betrafen 11 Kinder, und von 47 von Lewis mitgetheilten Fällen gehörten 6 Individuen unter 10 Jahren, an; Gerhardt hat in der medicinischen Literatur und in seiner Praxis 21 Beobachtungen von Perityphlitis im Kindesalter sammeln können. Betz hat bei einem Kinde von 7 Monaten die Perforation des Processus vermiformis constatirt.

Die Statistiken ergeben eine grössere Häufigkeit der Krankheit bei Knaben als bei Mädchen.

Die veranlassenden Ursachen der einfachen Typhlitis entziehen sich oft unserer Beobachtung; Stuhlverstopfung, Erkältung, ein Schlag auf die Coecalgegend, fremde Körper und die Concremente im Verdauungscanal sind Momente, denen man die Krankheit meistentheils zuzuschreiben hat.

Die Perityphlitis folgt fast immer auf eine Perforation des Coecum's und hauptsächlich des Processus vermiformis. Diese Perforation scheint meistentheils durch das Eindringen eines Kothconcrementes in den Wurmfortsatz veranlasst zu werden. Derartige Concremente sind unter 14 Fällen 8 Mal bei der Section von Kindern constatirt (Gerhardt); sie bestehen gewöhnlich aus einem Kern von Faecalmassen oder verhärtetem Schleim, welcher von einer aus Kalksalzen oder Phosphaten bestehenden, concentrisch angeordneten Ablagerung umgeben ist; ihre Form und ihre Dimensionen erinnern an die eines Citronen-, eines Kirsch- oder eines Dattelkernes, mit denen sie bei einer oberflächlichen Prüfung leicht verwechselt werden; diese Concremente können schon im zartesten Alter vorkommen; so haben Hecker und Buhl einen durch Meconium im Darm eines Neugeborenen gebildeten Darmstein gefunden. Zuweilen wird die Perforation durch das Vorhandensein eines fremden Körpers, wie z. B. eines Fruchtkernes, eines Nagels u. s. w. veranlasst; es ist zweifelhaft, ob die Eingeweidewürmer die directe Ursache einer Perforation des Wurmfortsatzes sein können; wenn diese Thiere im pericoecalen Gewebe gefunden wurden, waren sie wahrscheinlich nach der Perforation durch die Darmwände geschlüpft. Die durch tuberculöse oder typhöse Geschwüre verursachten Perforationen des Blinddarms sind im Kindesalter Ausnahmefälle.

§ 2. **Pathologische Anatomie.** — Die anatomischen Veränderungen der einfachen Typhlitis bieten bei Kindern nichts Besonderes dar; wenn eine Perforation vorhanden ist, so ist fast immer der Processus vermiformis der Sitz derselben; unter 14 Fällen von Perityphlitis im Kindesalter hat man ein einziges Mal eine weite Perforation des Blinddarms constatirt (Henoch); in allen anderen Fällen war es der Wurmfortsatz, welcher eine oder mehrere Oeffnungen zeigte (Gerhardt). Die Bildung eines Abscesses um das Coecum ist bei Kindern selten; sehr häufig verbindet sich die Krankheit mit einer allgemeinen oder localen Peritonitis.

§ 3. **Symptome.** — Die **Typhlitis** wird manchmal durch eine geringe Diarrhöe oder Verstopfung angekündigt; in einigen Fällen geht ihr die Bildung einer Kothgeschwulst in der rechten Fossa iliaca voraus, welche aus der Anhäufung von Faecalmassen im Coecum entsteht. Meistentheils fängt sie mit einem lebhaften Schmerz an, der in der Gegend des Blinddarms fixirt bleibt; dieser Schmerz wird durch Druck, Husten und kräftige Inspirationen verschlimmert; man fühlt bei der Palpation in derselben Gegend eine mehr oder weniger circumscripte, resistente Geschwulst, welche bei der Percussion einen gedämpften Schall giebt. Gewöhnlich besteht Stuhlverstopfung, ebenso auch Erbrechen; die Intensität des Fiebers variirt je nach den Fällen.

Wenn die Krankheit einfach bleibt und sich nicht mit Perforation complicirt, ist ihre Dauer oft ziemlich kurz, die Zufälle bessern sich nach Verlauf von 2 oder 3 Tagen; in anderen Fällen verbleiben sie bis zum neunten Tage und die Coecalgegend bleibt noch einige Wochen nach dem Verschwinden der Geschwulst ein wenig schmerzhaft.

Der **Perityphlitis** gehen nur selten die Symptome der Typhlitis voraus; meistentheils geht die Ulceration des Coecum's oder seines Fortsatzes unbemerkt vorüber; die Perforation offenbart sich plötzlich durch einen Schmerz im Niveau des Coecum's, bisweilen durch ein Frösteln und Erbrechen. Der Schmerz ist gewöhnlich sehr heftig und verschlimmert sich bei dem geringsten Druck oder bei einer Bewegung des

Oberschenkels gegen den Rumpf; manchmal strahlt er nach der rechten Unterextremität aus; das Kind sucht sein Leiden dadurch zu vermindern, dass es sich auf die rechte Seite legt und den Oberschenkel gegen das Becken beugt. Man fühlt bei tiefer Palpation eine mehr oder weniger umfangreiche Geschwulst, welche in einigen Fällen fluctuirend wird und ein emphysematöses Knistern wahrnehmen lässt.

Der Eiter kann sich nach aussen Bahn brechen oder durch den Darm entleeren; alsdann ist die Heilung möglich. Dieser Ausgang ist im jugendlichen Alter selten. Meistentheils wird das Kind, mag eine Perforation in die Peritonealhöhle stattfinden oder mag sich eine Entzündung vom pericoecalen Zellgewebe auf die Serosa fortpflanzen, schnell von einer acuten Peritonitis befallen, welcher es bald erliegt; es ist selten, dass der Patient dann länger als eine Woche am Leben bleibt.

§ 4. **Diagnose.** — Die Diagnose der Typhlitis und der Perityphlitis ist bei Kindern gewöhnlich leicht; die Oophoritis, die Enteralgie, die Leber- und Nierencoliken, mit welchen sie Anfangs verwechselt werden könnten, sind im jugendlichen Alter sehr selten; die Differentialdiagnose zwischen ihnen und der Invagination wird bei Gelegenheit dieser Krankheit behandelt werden.

§ 5. **Prognose.** — Die Typhlitis heilt, wenn sie einfach ist, fast immer. Bei allen Individuen, welche diesem Leiden erlegen sind, hat man den Darm perforirt gefunden. Der Perityphlitis durch Perforation folgt meistentheils der Tod; nichtsdestoweniger ist ihre Prognose nicht absolut schlecht; Gerhardt hat drei Fälle von Perityphlitis bei Kindern beobachtet, welche günstig endeten.

§ 6. **Behandlung.** — In Fällen von einfacher Typhlitis werden Cataplasmen auf das Abdomen und leichte Abführmittel die Hauptindicationen erfüllen. Wenn eine Darmperforation eintritt, so ist das Opium in grosser Dosis das einzige Medicament, welches einige Möglichkeit für die Heilung gewähren kann; man muss hiermit das Auflegen einer Eisblase auf die schmerzhafte Stelle verbinden und in derselben Gegend 10—30 Blutegel, je nach dem Alter des Kindes, setzen. Ausserdem muss man eine strenge Diät verordnen und sich der Abführmittel enthalten. Wenn ein Abscess unter der Bauchwand hervorragt, muss man sich beeilen, denselben zu öffnen.

Sechszehntes Capitel.

Invagination.

Literatur:

Gorham, Guy's Hosp. Rep. 1, 7. Oct. 1838.
Rilliet, Gaz. des Hôp. de Paris, Januar-Februar 1852.
Paterson, Journal f. Kinderkrankh. 1856, Bd. 26, S. 118.
Bock, Jahrb. f. Kinderheilk. 1869, N. F. II, S. 431.
v. Mosengeil, Arch. f. klin. Chirurgie, XII, S. 75.
Groos, Berl. klin. Wochenschr., 1870, S. 395.
Pilz, Jahrb. f. Kinderheilk., 1870, N. F., III, S. 6.
Max Herz, Oesterr. Jahrb. f. Paed., 1872, I, S. 1.

Gorham hat zuerst die Aufmerksamkeit auf die Symptomatologie der Invagination im frühen Kindesalter gelenkt (1838), allein erst seit der Monographie von Rilliet (1852) sind die pathologische Anatomie und die Diagnose dieser Affection gehörig bekannt; die zahlreichen, seitdem veröffentlichten Beobachtungen haben nur die Folgerungen des gelehrten Genfer Arztes bestätigt.

§ 1. **Aetiologie.** — Die Invagination ist in den vier ersten Lebensjahren, besonders im ersten häufiger, als in jedem anderen Alter. Die Knaben leiden an derselben viel häufiger als die Mädchen.

Die Invagination kommt gewöhnlich bei kräftigen und gut genährten Kindern ohne vorherige Krankheit des Verdauungscanals vor; die Fälle, in welchen ihr eine habituelle Stuhlverstopfung oder langwierige Durchfälle vorausgingen, bilden Ausnahmen.

Die eigentliche praedisponirende Ursache der Invagination im frühen Kindesalter ruht in den anatomischen Eigenthümlichkeiten, welche der Darm in diesem Alter zeigt. Die lose Befestigung des Coecum's in der Fossa iliaca, bisweilen das Vorhandensein eines Mesocoecum's und der bedeutende Umfang des Mesocolon's im ersten Jahre begünstigen die Dislocationen des Dickdarms; das Fehlen von Ausbuchtungen im Coecum, mithin die sehr geringe musculäre Widerstandsfähigkeit seiner Wandungen und der Ileocoecalklappe erleichtern den Eintritt des Ileum's in den Dickdarm (Rilliet).

Die veranlassenden Ursachen der Affection sind nicht immer leicht erkennbar. Man hat als solche die Anstrengungen beim Husten, die übermässigen Bewegungen, welche sich dem Darmtractus beim Schaukeln oder Springen der Kinder mittheilen, den übertriebenen Gebrauch von Abführmitteln oder Suppositorien, die directe Gewalt u. s. w.

betrachtet. Rilliet theilt eine Beobachtung bei einem neunjährigen Knaben mit, bei welchem die Invagination durch einen Fusstritt auf den Leib veranlasst zu sein schien.

§ 2. **Pathologische Physiologie.** — Im frühen Kindesalter kommt die Invagination stets im Dickdarm vor. Der letzte Theil des Dünndarms stülpt sich durch die Bauhini'sche Klappe ein; sie giebt die leitende Richtung für das Invaginationsstück an und zieht das Coecum mit seinem Fortsatz, das Colon ascendeus, zuweilen sogar das Colon transversum nach sich. Die Invagination ist immer absteigend, die aufsteigende ist eine Ausnahme. Die Invaginationen im Dünndarm kommen nur in der Agonie vor.

Bei der Eröffnung des Abdomens findet man die rechte Fossa iliaca und die rechte Seite mit ausgedehnten Dünndarmschlingen angefüllt; das Colon ascendens und bisweilen auch das Colon transversum sind verschwunden; das Ileum stösst im spitzen Winkel mit dem Colon descendens oder mit dem linken Theil des Colon transversum zusammen. Die durch die Intussusception gebildete Geschwulst liegt gewöhnlich links vom Nabel und dehnt sich schräg unter der Form einer röthlichbraunen Schlinge von der Regio hypogastrica bis in die Fossa iliaca sinistra aus. Wenn der Tod nach dem vierten Tage eintritt, findet man gewöhnlich die serösen Oberflächen der Darmschlingen durch zarte Verwachsungen verklebt, welche das Aufrollen des Darms erschweren. Die umgebenden Darmtheile sind manchmal roth und klebrig, jedoch ist die allgemeine Peritonitis sehr selten.

Im vorgerückten Kindesalter liegt die Invagination bald im Dickdarm, bald im Dünndarm. Die längere Dauer der Krankheit in diesem Alter hat es gestattet, an der Leiche die verschiedenen Ausgänge zu studiren; so hatte man zuweilen Gelegenheit, partielle oder vollständige Gangraen der invaginirten Schlingen mit oder ohne Perforation der Darmwände, in einigen Fällen eine Vernarbung der Darmwände nach Abstossung des invaginirten Theiles und einmal eine allgemeine Peritonitis durch Zerreissung der Narbe zu constatiren.

§ 3. **Symptomatologie.** — **Frühes Kindesalter.** — Das Auftreten der Krankheit geschieht immer plötzlich. Im Augenblick, wo die Affection entsteht, stösst das Kind ein Geschrei aus und schlägt mit Armen und Beinen heftig um sich; das Gesicht wird blass und die Züge werden spitz; der Puls ist klein, die Extremitäten sind kalt. Gleichzeitig tritt Erbrechen und Tenesmus auf; das Kind macht heftige Anstrengungen bei der Defaecation und entleert Massen, welche mit einigen Tropfen Blut vermischt sind. Fieber ist nicht vorhanden; der Bauch ist weder gespannt noch schmerzhaft, so dass es, wenn die Krisis einmal vorüber ist, schwer hält, sich über die Natur der Krankheit Rechenschaft zu geben. Bald erscheinen die Coliken wieder, sie erneuern sich gewöhnlich im Laufe des ersten Tages mehrere Male; die Stuhlentleerungen, welche Anfangs noch Fäcalmassen enthielten, werden sehr wenig reichlich und bestehen einzig und allein aus Schleim und reinem Blut. Am zweiten Tage wird das Erbrechen häufiger und enthält Galle; der Leib ist beim Druck bald schlaff und schmerzlos, bald aufgetrieben und empfindlich.

Die Palpation zeigt alsdann oft das Vorhandensein einer leicht verschiebbaren Geschwulst; zuweilen fühlt man links vom Nabel sehr deutlich einen harten Strang, der sich schräg gegen die Fossa iliaca sinistra ausdehnt; in anderen Fällen ist es eine bewegliche Masse, die von teigiger Consistenz ist; in noch anderen Fällen endlich ist der Unterleib elastisch und zeigt keine Unregelmässigkeit. Manchmal kann man das Vorhandensein des Invaginationsstücks durch die Untersuchung vom Rectum aus constatiren; bisweilen steigt der invaginirte Theil sogar bis zum Anus hinab und prolabirt im Augenblick des Tenesmus (v. Mosengeil, Groos).

Das Allgemeinbefinden ist noch befriedigend; die fieberhafte Reaction, wenn solche überhaupt vorhanden, ist sehr mässig. Vom dritten Tage an ändert sich das Bild, es zeigen sich Symptome von Collaps. Die Augen treten aus den Höhlen und werden von bläulichen Ringen umgeben, die Extremitäten werden kühl. Das Erbrechen dauert fort, seine Häufigkeit ist jedoch vermindert; es bleibt gallig und nimmt nur sehr selten den stercoralen Character an (Rilliet, Groos); die Stuhlentleerungen sind immer wenig reichlich, sehr häufig und von blutigschleimiger Beschaffenheit, zuweilen hören sie vollständig auf und werden schon am zweiten Tage durch eine hartnäckige Verstopfung ersetzt. Der Leib kann bis zum Ende weich und teigig bleiben (Rilliet); nichtsdestoweniger ist er gewöhnlich in den letzten Tagen ein wenig aufgetrieben, erreicht jedoch niemals den Spannungsgrad, welchen man bei älteren Kindern oder Erwachsenen beim Ileus beobachtet.

Von den Ausgängen der Krankheit ist der Tod bei Weitem der häufigste; er tritt gewöhnlich am dritten bis fünften Tage, zuweilen früher ein (Hempel);[1] das Kind stirbt an vollständigster Entkräftung, oder auch während eines convulsivischen Anfalles. Die Genesung ist unglücklicherweise ziemlich selten; in einem von Rilliet beobachteten

---

[1] Ugeskrift for Laeger, 1855, in J. f. Kinderkr., 42, S. 332.

Falle löste sich die Invagination von selbst auf, in anderen Fällen konnte die Reposition künstlich gemacht werden (NISSEN,[1] WILKS,[2] WAGNER,[3] LUCAS).[4] Alle beunruhigenden Symptome verschwinden dann schnell, die Defäcation wird wieder hergestellt und nach wenigen Tagen ist das Kind geheilt.

Vorgerücktes Kindesalter. — Man kann im vorgerückten Kindesalter zwei klinische Formen der Krankheit unterscheiden, von denen die eine der Invagination im früheren Kindesalter und die andere derjenigen bei Erwachsenen ähnelt.

Die erste Form nimmt einen sehr schnellen Verlauf; sie wird hauptsächlich bei Kindern von 2—5 Jahren beobachtet. Sie beginnt plötzlich, wie im frühen Kindesalter, mit blutigen, ruhrartigen Stuhlentleerungen, jedoch ist der Blutabgang weniger reichlich und weniger andauernd. Der Leib wird schneller aufgetrieben und die Geschwulst ist nicht so leicht wahrzunehmen, wie bei jüngeren Kindern. Der Collaps tritt schnell ein und die Kranken erliegen nach Verlauf von 3—4 Tagen (SVITZER).[5]

Der zweiten Form begegnet man gewöhnlich nach dem 4. Jahre. Stuhlverstopfung ist alsdann regelmässig vorhanden, der Leib beginnt gleich am Anfang aufgetrieben zu werden, das Erbrechen, welches Anfangs aus Speise und Galle bestand, wird oft kothartig. Zuweilen stirbt das Kind in einem Zustande von tiefem Collaps nach 5 oder 6 Tagen. Meistentheils erliegt es an einer allgemeinen Peritonitis ungefähr nach Verlauf einer Woche. In einigen Fällen bricht die Peritonitis nicht aus oder bleibt begrenzt und das Kind entleert nach einwöchentlicher Verstopfung stinkende, aus Blut und Fäcalmassen bestehende Stühle, denen an demselben oder am folgenden Tage aus dem Anus eine mehr oder weniger bedeutende Menge von Darm, welche aus dem brandigen Invaginationsstück besteht, folgt. Nach dieser Ausleerung vermindert sich das Fieber, die Coliken verschwinden, der Appetit kehrt wieder und nach Verlauf einiger Wochen wird das Kind allmälig geheilt, jedoch geht die vollständige Wiederherstellung sehr langsam von Statten; der kleine Kranke behält noch lange Coliken, unregelmässigen Stuhlgang, die Abmagerung dauert fort und das Kind hat grosse Mühe, sich wieder an das Laufen zu gewöhnen (RILLIET). Bisweilen bricht sogar die

---

[1] Canstatt's Jahresber., 1843, S. 146.
[2] Lancet, 1870, p. 21.
[3] Jahrbuch f. Kinderheilk., N. F. III, S. 343.
[4] Lancet, 1870, II, 6.
[5] Journ. f. Kinderkr., 1864, 42, S. 328.

Narbe zu einer Zeit, wo Alles auf eine nahe Genesung hoffen liess, auf, und das Kind wird von einer subacuten Peritonitis dahingerafft.

Wir wollen schliesslich eines von Dr. Bock veröffentlichten Ausnahmefalles erwähnen, der in keine der von uns angeführten beiden Formen passt. Es handelt sich um eine Invagination des Duodenum und des Colon ascendens in das Colon descendens bei einem Knaben von 10 Jahren; diese Invagination verstopfte das Darmlumen nicht vollständig, so dass das Kind während des ganzen Verlaufes der Krankheit fortfuhr, Fäcalmassen zu entleeren und kein Kothbrechen hatte. Man konnte während des Lebens in der linken Fossa iliaca zweimal eine Geschwulst constatiren; der Leib war wenig aufgetrieben und das einzige beunruhigende Symptom war die häufige Wiederkehr der Coliken. Das Kind erlag schliesslich nach abwechselnder Besserung und Verschlimmerung am 26. Tage einer Peritonitis in Folge von Perforation.

§ 4. **Diagnose.** — I. Im frühen Kindesalter ist das characteristischste Zeichen der Invagination eine Darmblutung, welche plötzlich nach einem Anfall von Schmerz und Erbrechen eintritt und welcher Symptome von Collaps folgen; die Diagnose der Krankheit kann alsdann sogar in Ermangelung einer durch die Palpation oder durch die Untersuchung vom Rectum aus wahrnehmbaren Geschwulst gestellt werden.

Zwei Affectionen, die Ruhr und die Melaena der Neugeborenen können ebenfalls durch das Vorhandensein von Blut im Stuhlgang characterisirt sein; allein die erstere, im frühen Kindesalter sehr selten, beginnt niemals plötzlich und wird am ersten Tage nicht von Erbrechen begleitet; die zweite entscheidet sich innerhalb 24 Stunden und ist oft von Blutungen aus dem Nabel, der Nase oder dem Munde begleitet. Die Collapssymptome und das Erbrechen erinnern zuerst an einen Anfall von Cholera infantum, jedoch unterscheidet die wässerige Beschaffenheit der Stuhlentleerungen und das Fehlen von Schmerzen dieses Leiden stets deutlich von der Invagination.

II. Im vorgerückten Kindesalter ist es nicht immer leicht, die Invagination von den aus einer anderen Ursache entspringenden Darmverschliessungen zu unterscheiden. Die Diagnose muss sich auf die grössere Häufigkeit der Invagination in diesem Alter und auf das Vorhandensein einer sehr deutlichen, beweglichen Geschwulst, die gewöhnlich links vom Nabel liegt, stützen.

Die Typhlitis und die Perityphlitis unterscheiden sich von der Invagination durch ein lebhafteres Fieber, eine weniger hartnäckige Stuhlverstopfung, durch das Fehlen von Blut in den Stühlen und durch das Vorhandensein einer sehr deutlichen Geschwulst in der Fossa iliaca dextra.

Die acute Peritonitis complicirt häufig die Invagination; sie unterscheidet sich von derselben durch bedeutende Temperaturerhöhung und lebhafte Schmerzen, die über den ganzen Leib verbreitet sind.

§ 5. **Prognose.** — Die Prognose der Invagination ist eine bedenkliche; im frühen Kindesalter ist sie absolut schlecht, wenn es nicht gelingt, die Intussusception rückgängig zu machen. Im vorgerückten Kindesalter sind einige Möglichkeiten für die spontane Genesung durch Abstossung des Invaginationsstückes vorhanden, jedoch muss man selbst in diesem Falle in jedem Augenblick das Erscheinen einer acuten Peritonitis befürchten.

§ 6. **Behandlung.** — Die einzige fundamentale Indication besteht darin, für die Entleerung der Fäcalmassen zu sorgen. Man hat zu diesem Zwecke die Abführmittel und locale Blutentziehungen vorgeschlagen. Die ersteren, welche bei der Darmverschliessung so grosse Dienste leisten, müssen bei der Invagination streng vermieden werden; sie vermehren die peristaltischen Contractionen des Darms und vergrössern die Intussusception, anstatt dieselbe zu vermindern. Die locale Blutentziehung im Niveau der Geschwulst, welche man zur Lösung der invaginirten Theile und zur Erleichterung der Reposition empfohlen hat, scheint wenig wirksam und muss bei kleinen Kindern niemals angewendet werden, weil sie den Collaps vergrössert.

Die einzige indicirte Medication besteht in der Anwendung von Opiaten; man muss das Opium in grosser Dosis, in der Form von Tinct. Opii crocat. anwenden, seine Wirkung überwachen und die Dosis dem Alter des Kindes anpassen. Dieses Mittel ist das beste Praeservativ gegen die Peritonitis und zuweilen ein wirksames Heilmittel gegen die Invagination selbst; in jedem Falle erleichtert es die Wirkung der mechanischen Mittel sehr und vermindert zu gleicher Zeit die Schmerzen und das Erbrechen.

Von den verschiedenen zur Reposition des invaginirten Darmes vorgeschlagenen mechanischen Mitteln stellen wir das Einblasen obenan.[1] Diese Methode zählt zahlreiche Erfolge bei Kindern, ist jedoch nur in den ersten Tagen, bevor sich Verwachsungen zwischen den Invaginations-

[1] Wood, Americ. Journ., 1836 No. 30. — Mitchell, Lancet, 1838, jan.—marth. Wilks, Lancet, 1870, I, No. 21. — Lucas, Lancet, 1870, II, p. 6. — Wagner, Jahrb. f. Kinderhk., N. F. III, S. 343. — Cousins, Wien. Med. Wochenschr. 1862, No. 26.

schlingen gebildet haben, indicirt, und selbst dann gelingt sie nicht immer (zwei Fälle von HERZ). Die Operation wird mit Hilfe eines Blasebalgs, welchen man entweder direct oder vermittelst einer Gummicanüle dem Mastdarm anpasst, ausgeführt. Es genügen manchmal einige kräftige Einblasungen für die Reposition; diese geschieht alsdann mit Geräusch und alle Zufälle verschwinden wie durch ein Wunder. In einem von WAGNER beobachteten Falle zeigte sich die Geschwulst am folgenden Morgen wieder und konnte von Neuem durch den Blasebalg reponirt werden; die Genesung war nach Verlauf von 10 Tagen eine vollständige. COUSINS hat sich mit Erfolg der Magenpumpe als Insufflators bedient; er räth, die Luft sehr langsam auszustossen, da ein zu schleuniges Einblasen die Spannung des S Romanum zum einzigen Resultat hat und so gleichsam eine klappenartige Verschliessung veranlasst, welche die Luft verhindert, höher hinauf zu gelangen; der Luftdruck muss allmälig sein Maximum erreichen und eine gewisse Zeit lang in dieser Höhe erhalten werden, damit er gleichzeitig auf das invaginirte Ende und die invaginirende Wand wirkt; ein starker Stoss mit dem Pumpenstock ist nur dann indicirt, wenn die Invagination seit einigen Tagen datirt; er hat die Zerreissung der Verwachsungen zur Folge. WILKS hat das Kind vor der Insufflation chloroformirt; es scheint uns, dass dieses Verfahren erst eingeschlagen werden muss, wenn das Einblasen ohne Chloroform vergeblich war.

Eine Art der Reduction, die sich der Insufflation nähert, ist die Einspritzung einer Kohlensäure entwickelnden Mischung in den Mastdarm. LABOULBÈNE hat bei Erwachsenen mehrere Erfolge erzielt, indem er durch die Canüle allmälig die Potio Riverii[1] No. 1 und 2 injicirte und darauf die Afteröffnung hermetisch verschloss, um dem Entweichen der Gase Widerstand zu leisten. Dieses sehr einfache Mittel ist uns bei einem Kinde von einigen Monaten geglückt, das alle gewöhnlichen Symptome der Invagination (Stuhlverstopfung, wenig reichliche und blutige Stühle, Erbrechen, Coliken, beginnenden Collaps, jedoch keine Geschwulst und keine Tympanitis) zeigte. Der Anwendung dieses forcirten Klystiers folgten bald regelmässige Stühle und die Symptome erschienen nicht wieder.

Man hat auch aufsteigende Douchen und die Reduction des invaginirten Darms vermittelst eines Schwammträgers gerühmt (NISSEN);[2]

[1] Rcp. Natr. bicarbon. 2,0 grm.
Aq. commun. 50,0 -
Syrup. simpl. 15,0 -
M.d.s. Potio Riverii No. I.

Rcp. Acid. citr. . . . 2,0 grm.
Aq. commun. . 50,0 -
Syrup. succi citr. 15,0 -
M.d.s. Potio Riverii No. II. D. Uebers.

[2] KNESCKE, Summarium, 1832, No. 34, in Canstatt, 1843, S. 146.

allein diese Mittel haben grösstentheils im Stich gelassen; das Verfahren NISSEN's, welches zweimal in den Händen seines Erfinders glückte, ist von schwieriger, beschränkter Anwendbarkeit.

Wenn alle inneren oder mechanischen Reductionsmittel erfolglos sind, muss man die Chancen der Heilung, welche ein chirurgischer Eingriff noch darbieten kann, erwägen; soll man durch die Gastrotomie zur Untersuchung der Geschwulst schreiten und das Hinderniss beseitigen, indem man die Därme auseinanderzieht? Soll man sich darauf beschränken, den Fäcalmassen durch die Enterotomie einen Ausgang zu schaffen? Soll man sich endlich des Eingriffs enthalten und der Natur die Abstossung der invaginirten Partie überlassen? Es sind dies schwierige Fragen, welche man nur im Allgemeinen beantworten kann und welche von den Umständen abhängen, unter denen sich ein jeder besondere Fall zeigt. Man muss sich nur erinnern, dass jedes Zeichen der Peritonitis die Operation ausdrücklich contraindicirt.

Die Gastrotomie ist eine sehr schwere Operation, deren Resultate bisher nicht sehr ermuthigend waren; sie ist bei Kindern von ausgezeichneten Operateuren, wie GERSON,[1] WEINLECHNER,[2] SPENCER WELLS,[3] ohne Erfolg ausgeführt worden. Hingegen ist sie in zwei von PFEIFER citirten Fällen gelungen; in dem ersten Falle konnte die Reduction des Darms vermittelst eines einfachen Zuges an dem invaginirten Stück gegeschehen; in dem anderen war sie erst nach einem partiellen Einschnitt in den invaginirenden Theil möglich.

Unlängst hat HUTCHINSON[4] den invaginirten Darm bei einem kleinen vierjährigen Mädchen reponirt; das Kind hatte keine Peritonitis und genas. Kurz, die Gastrotomie darf nicht unüberlegt versucht werden; es scheint uns, dass sie auf die Fälle zu beschränken ist, wo man die Geschwulst deutlich fühlt, wo keine Peritonitis vorhanden ist, wo die anderen Reductionsmittel fehlschlugen, sowie bei sehr jungen Kindern; in diesem Alter kann man die Heilung von den Bestrebungen der Natur allein nicht erwarten. In solchen Fällen richtet sich RILLIET, ein grosser Anhänger der Gastrotomie nach dem Sprichwort: Melius anceps remedium quam nullum.

Die Enterotomie muss nur bei Kindern über 4 oder 5 Jahren ausgeführt und auf die Fälle beschränkt werden, in welchen die mit der Einschnürung des Darms verbundenen Symptome, wie Tympanitis oder Erbrechen, das Leben direct bedrohen; die Operation ist dann der

---

[1] PILZ, a. a. O.

[2] Oesterr. Jahrb. f. Paed., 1872, I. S. 1.

[3] De Laparotomia in volvulo necessaria. Diss. inaug., 1843.

[4] Berl. klin. Wochenschr., 1872, No. 27.

erste Schritt, welcher die natürliche Abstossung des Invaginationsstücks erleichtert und die Möglichkeit einer Perforation verringert.

Ausser diesen dringenden Indicationen muss man stets die exspectative Methode, verbunden mit capillären Punctionen, welche den Vorzug haben, die Coliken durch die Verringerung der Tympanitis zu mildern, vorziehen.

Siebenzehntes Capitel.

Stuhlverstopfung (Obstructio alvi).

Wir werden in diesem Capitel alle Ursachen, welche ausser der Invagination die Entleerung der Fäcalmassen bei Kindern hemmen oder verzögern, besprechen und dieselben nach einander bei Neugeborenen, im frühen und im vorgerückten Kindesalter einzeln durchgehen.

I. **Neugeborene.**[1] — Die Retention des Meconiums nach der Geburt ist vom Vorurtheil des Volks für einen dem Kindesalter nachtheiligen Umstand gehalten worden. Diese Retention rührt zuweilen nur von der Beschaffenheit des Meconiums oder auch von der Trägheit des Darms, welche bei schwachen oder zu früh geborenen Kindern häufig ist, her; sie bietet alsdann keine Schwierigkeit dar, überschreitet kaum den dritten oder vierten Tag nach der Geburt und weicht stets einem leichten Abführmittel.

Die Retention des Meconiums ist nur bedenklich, wenn sie das Symptom einer congenitalen Verengerung des Darmrohrs oder eines imperforirten Anus ist; wir wollen hier nicht von dem letztgenannten organischen Fehler sprechen, welcher in das Gebiet der Chirurgie gehört.

---

[1] Gerhardt hat in seinem Lehrbuch den congenitalen Verengerungen des Darms ein interessantes Capitel gewidmet; wir können diese besondere Frage nicht einzeln discutiren und verweisen auf die nachstehenden Literaturangaben, welche wir zum Theil Gerhardt entlehnen:

Billard, a. a. O., p. 374. — Bednar, a. a. O. I, S. 122. — Valenta, Jahrb. f. Kinderheilk. VII, 1, S. 72. — Dohrn, ebend. N. F., 1868, I, S. 216. — Laborde, Mém. de la Soc. de Biol., 1861. — Druitt, Lond. obstetric. Soc. Sitzung vom 4. April 1860. — Wiederhofer, Jahrb. f. Kinderheilk., II, S. 37. — Hirschsprung, Schmidt's Jahrb., Bd. 117, S. 310. — Förster, die Missbildungen des Menschen, Jena, 1865, S. 122, Atlas, T. 23. — Fiedler, Arch. d. Heilk., V., S. 78. — Buhl, Aerztl. Intell. Bl. 1869, S. 424. — Hempel, Jahrb. f. Kinderheilk., VI, 4. — Hüttenbrenner, ebend. N. F., 1872., V., S. 419 und 1875, IX., S. 1. — Wuensche, ebend., N. F., 1875, VIII., S. 367.

Das Duodenum ist am häufigsten der Sitz der congenitalen Verengerungen; diese entstehen bald durch peritonitische Stränge, Ueberreste einer foetalen Peritonitis, bald aus Geschwüren der Schleimhaut, welche bei ihrer Vernarbung eine ringförmige Verengerung des Darmrohrs veranlassen, bald endlich aus Klappen, die durch abnorme Umstülpungen der Schleimhaut gebildet werden. Im Dickdarm haben die congenitalen Verengerungen fast immer im Rectum, ein wenig oberhalb des Bodens des Beckens, nur einige Centimeter vom Anus entfernt, ihren Sitz; sie entstehen, wie die Atresie des Anus, aus einer Hemmungsbildung des Darms; es sind fibröse, kreisförmige Verengerungen, ähnlich denen, welche eine länger andauernde Zusammenschnürung durch einen Strang hervorbringen würde.

Die Verengerungen des Dünndarms zeigen sich kurze Zeit nach der Geburt durch Meteorismus des Leibes, absolute Verstopfung und Erbrechen, das zuerst die Färbung der Nahrung, bald darauf die des Meconiums annimmt; die Kinder sind alsdann einem fast sicheren Tode geweiht; die Enterotomie ist in einigen Fällen angewendet worden, wenn die Verengerung in dem unteren Theil des Darms sass (Druitt, Laborde, Depaul), sie ist jedoch stets missglückt. Das Kind erliegt gewöhnlich am dritten bis achtzehnten Tage nach der Geburt. Je dichter die Verengerung ist und je höher sie liegt, desto schneller tritt der Tod ein.

Die Verengerungen des Mastdarms sind mit dem Leben vereinbar, wenn sie nicht zu hochgradig sind; die damit behafteten Individuen können ein ziemlich langes Leben führen, während welches sich die Verengerung nur durch eine hartnäckige Stuhlverstopfung offenbart; so erreichte der berühmte Talma, der an einer congenitalen fibrösen Verengerung des oberen Theils des Mastdarmes litt, ein Alter von 62 Jahren.

II. **Frühes Kindesalter.**[1] — Die Stuhlverstopfung ist in den beiden ersten Lebensjahren, hauptsächlich bei Kindern, welche mit der Flasche genährt werden oder zu früh mehlhaltige Substanzen bekommen haben, häufig. Die verhältnissmässig bedeutenden Dimensionen des S Romanum und die grosse Curve, welche es bei jungen Kindern nach rechts beschreibt, begünstigen die Stockung und Anhäufung der Fäcalmassen. Bohn betrachtet die hartnäckige Verstopfung als das erste Vorzeichen der Rachitis; es ist rationeller, die Verstopfung und die Rachitis als das Resultat einer fehlerhaften Ernährung anzusehen.

Ein gesunder Säugling entleert innerhalb 24 Stunden wenigstens zwei oder drei gelbe Stühle von halbflüssiger Consistenz; ein einziger

[1] Siehe: Jacobi, Americ. Journ. of Obstetrics, Mai 1869. — Bohn, Jahrb. f. Kinderheilk., N. F., 1868, I., S. 83.

Stuhl täglich ist schon ein Anzeichen von Verstopfung. Wenn die Kinder alle 2 oder 3 Tage Stühle haben, so sind die Massen hart, trocken, oft farblos und zuweilen mit Blutstreifen, die von der excoriirten Schleimhaut herrühren, bedeckt. Die Defäcation ist dann schmerzhaft und schwer; sie findet nur unter heftigen und wiederholten Anstrengungen statt, während welcher das Kind unruhig wird, Schreie ausstösst, blau wird und sogar manchmal convulsivische Bewegungen zeigt; die Defäcation complicirt sich oft mit Prolapsus der Schleimhaut des Mastdarms. Die habituelle Stuhlverstopfung begünstigt auch die Entwicklung von Nabelbrüchen. Der Leib ist gewöhnlich hart, aufgetrieben und man kann durch die Palpation kleine höckerige Geschwülste wahrnehmen, die aus Kothballen längs des Colon ascendens, des C. transversum oder des SRomanum bestehen.

Das Allgemeinbefinden des Kindes kann lange ein vollkommen gutes bleiben; indessen wird es, besonders bei Kindern, die mit der Flasche genährt werden, nach Verlauf einiger Zeit afficirt; der Teint verliert seine Frische, das Fleisch wird welk. Der Schlaf ist unruhig und von andauerndem Schreien unterbrochen; das Kind hat am Abend oder in der Nacht oft einen flüchtigen Fieberanfall, häufiges Aufstossen, bisweilen sogar Erbrechen; es leidet an heftigen Coliken, die sich durch Schreie und Anziehen der Beine an den Rumpf kund thun. Wenn man diese Zufälle nicht bei Zeiten bekämpft, so sieht man die Stuhlverstopfung oft durch Diarrhöe ersetzt oder sogar von einer schweren Enteritis gefolgt.

Die Behandlung der Stuhlverstopfung bei jungen Kindern ist fast ausschliesslich eine diätetische. Wenn man dem Kinde keine Amme verschaffen kann, muss man die Kuhmilch, welche man ihm giebt, alkalisch machen. In einigen Fällen ist das Entwöhnen das beste Mittel, um die regelmässige Entleerung der Stühle wiederherzustellen. Man lasse das Kind eine tägliche Promenade in der frischen Luft machen und soviel wie möglich Amylaceen vermeiden. Suppositorien mit Seife, mit Cacaobutter oder Belladonna, Klystiere und von Zeit zu Zeit ein leichtes Abführmittel, wie Cichoriensyrup, Malwensyrup oder Ricinusöl genügen meistentheils, um Leibesöffnung zu erzielen. Bohn empfiehlt gegen die habituelle Stuhlverstopfung zwei Mittel, deren Wirksamkeit wir bei sehr vielen Gelegenheiten erprobt haben. Es sind dies die kalten Klystiere (zwei bis fünf täglich) und der Leberthran (1 bis 2 Theelöffel täglich).

Bei Prolapsus Ani muss man kalte Sitzbäder, Umschläge von Eis oder von Goulard'schem Wasser auf das Gesäss anwenden. Im Augenblick der Defäcation muss man den Rand des Afters mit den

Fingern fixiren, um den Austritt der Schleimhaut zu verhindern (Underwood). Wenn die vorgefallene Schleimhaut nicht auf natürlichem Wege wieder zurücktritt, muss man sie sofort durch den mit feiner angefetteter Leinewand umwickelten Finger reponiren (Bouchut).

III. Vorgerücktes Kindesalter. — Die einfache Stuhlverstopfung tritt im vorgerückten Kindesalter unter dem Einfluss derselben Ursachen wie beim Erwachsenen ein: durch ungenügende oder unverdauliche Nahrung, Mangel an Leibesbewegung, übermässige oder zu frühzeitige geistige Arbeiten, Unregelmässigkeit in den Stunden der Mahlzeit und der Defäcation u. s. w. Die Symptome und die Behandlung der Stuhlverstopfung bieten in diesem Alter nichts Besonderes dar.

Die Undurchgängigkeit des Darms ist im vorgerückten Kindesalter, ausser bei der Invagination, sehr selten. Man hat einige Beispiele von Verstopfung durch verhärtete Fäcalmassen (Bauer),[1] durch eine carcinomatöse oder lymphatische Geschwulst (Steiner,[2] Bourdillat), Fälle von Einschnürung durch peritonitische Stränge, den Processus vermiformis oder das Meckel'sche Diverticulum, citirt. Dies sind pathologische Seltenheiten. Gerhardt[3] konnte 9 Fälle in der Literatur sammeln, von denen sich 8 auf Knaben bezogen; die meisten Kranken waren über 10 Jahre alt.

Einer von uns hatte Gelegenheit, im Hôpital St. Eugénie eine innere Einklemmung bei einem jungen Knaben von dreizehn Jahren zu beobachten, die durch eine fibröse Verengerung des Mastdarms verursacht war. Das Kind, welches immer gesund und kräftig gewesen, klagte seit ungefähr 8 Monaten über Verstopfung und unbegründeten Stuhldrang. Nach und nach trieb der Leib auf und das Kind magerte beträchtlich ab. Erst in den letzten Tagen vor seinem Eintritt in das Hospital war die Stuhlverstopfung absolut und die Tympanitis bedeutend geworden. Drei Tage darauf bot das Kind alle Symptome einer inneren Einschnürung dar; eine in der linken Fossa iliaca wahrnehmbare Geschwulst und das Vorhandensein eines den Mastdarm ausfüllenden Schleimhautwulstes liessen eine Invagination des Dickdarms diagnosticiren; man führte die Enterotomie nach Nélaton aus; das Kind erlag 8 Tage nachher an einer Peritonitis. Bei der Autopsie fand man, dass das Hinderniss für die Entleerung der Fäcalmassen im Mastdarm, ungefähr 8 cm. vom After sass und aus einer ringförmigen fibrösen Ver-

---

[1] Ein lethal verlaufener Fall von Coprostasis, bedingt durch Kothstein Jahrb. f. Kinderheilk. N. F., 1876. IX. p. 386.

[2] Compendium der Kinderkrankh. p. 276.

[3] A. a. O., S. 472.

engerung der Darmwände entstanden war; man konnte keinen Strang finden, um diese Zusammenschnürung zu erklären. Da der Sitz des Hindernisses genau derselbe wie bei den congenitalen Verengerungen war, so ist es wahrscheinlich, dass die Erkrankung ihren Ursprung aus dem foetalen Leben herleitete und dass der fibröse Ring erst in dem letzten Lebensjahre eng genug geworden war, um die Circulation zu hemmen.

Achtzehntes Capitel.

Melaena der Neugeborenen.

Literatur:

Billard, a. a. O. 1828, p. 323.
Cruveilhier, Atlas d'Anat. pathol. 1835, livraison XV, planche 3.
Rahn-Escher, Observations sur les hémorrhagies des premières voies. Gaz. méd. de Paris, 1835, S. 401.
Kiwisch, Sur l'apoplexie abdominale des nouveau-nés. Gaz. méd. de Paris, 1841, p. 635.
Rilliet, Gaz. méd. de Paris, 30. Decbr. 1848.
Carteaux, Soc. de Biol. Gaz. méd. de Paris 1857 p. 321.
Grandidier, Ueber die freiwilligen oder secundären Nabelblutungen der neugeborenen Kinder. Journ. f. Kinderkrankh., 1859, Bd. 32, S. 380.
Hecker, Ueber Blutungen aus dem Verdauungscanal bei neugeborenen Kindern. Klinik der Geburtskunde 1864, S. 43.
Spiegelberg, zwei Fälle von Magen-Darmblutung bei Neugeborenen in Folge von Duodenalgeschwüren. Jahrb. f. Kinderheilk. 1869, S. 333.
Ritter von Rittershain, Die Blutungen im frühesten Kindesalter. Oest. Jahrb. f. Paed., 1872. II. S. 127.
Landau, Ueber Melaena der Neugeborenen. Breslau 1874.
Kling, Ueber Melaena Neonatorum. Inaug. Diss., München 1875.

§ 1. **Aetiologie.** — Die Melaena der Neugeborenen ist ein verhältnissmässig seltenes Leiden, welches besonders in Entbindungsanstalten und Findelhäusern beobachtet wird. Hecker in München hat unter 4000 Neugeborenen 8 Fälle, d. h. 1 Fall auf 500 beobachtet.

Die gastro-intestinalen Blutungen zeigen sich unter dem Einfluss sehr verschiedener Ursachen; sie sind bald idiopathisch, bald Symptome einer Erkrankung des Verdauungscanals oder einer allgemeinen Krankheit.

A. Die idiopathischen gastro-intestinalen Blutungen zeigen sich ohne jede Erkrankung der Verdauungsschleimhaut oder ohne eine haemorrhagische Diathese. Ihre Pathogenese ist noch unklar. Billard, der 15 derartige Beobachtungen gesammelt hat, beschreibt sie unter dem

Namen passive Haemorrhagien. KIWISCH bezeichnet die zu frühzeitige Unterbindung der Nabelschnur als eine wichtige Ursache dieser Zufälle, denen er den Namen abdominale Apoplexie giebt; BOUCHUT meint ebenfalls, dass man sie einer verlängerten Compression der Nabelschnur zuschreiben muss. Die Autopsie zeigt in der That oft eine allgemeine Injection der gastro-intestinalen Schleimhaut und eine Plethora aller Baucheingeweide (BILLARD); allein die Obliteration der foetalen Circulationswege im Augenblick der Geburt ist nur eine sehr allgemeine prädisponirende Ursache; sie genügt nicht, um über alle Fälle von Melaena Aufklärung zu geben, da man diese Krankheit ebenso oft nach leichten Entbindungen und bei gesunden Kindern, wie nach schweren Entbindungen und bei Kindern, welche asphyctisch geboren wurden, beobachtet hat. Ihre wahre Ursache ist noch unbekannt.

B. Die Melaena der Neugeborenen ist in einigen Fällen ein Symptom von Ulcerationen im Magen oder im Duodenum. BILLARD, der die ersten Beobachtungen über Magengeschwüre bei Neugeborenen veröffentlicht hat, führt sie auf die folliculäre Gastritis zurück und bezeichnet das Erbrechen von bräunlichen oder blutigen Massen als ein Zeichen dieser Krankheit; nach den von ihm gesammelten Fällen wären die Kinder den Magengeschwüren umsomehr ausgesetzt, je näher sie der Geburt sind. CRUVEILHIER hat in seinem Atlas der pathologischen Anatomie Magengeschwüre bei Neugeborenen abgebildet; in einem Falle (Fig. 6) hatte man schwarzes Erbrechen beobachtet und der Magen enthielt zersetztes Blut. Seitdem sind mehrere ähnliche Thatsachen von CARTEAUX, HECKER, SPIEGELBERG veröffentlicht worden; das Geschwür hatte bald im Magen, bald im Duodenum seinen Sitz. Diese Laesionen sind entweder Embolien (LANDAU), oder einer acuten heftigen Degeneration der Gefässe (STEINER), oder endlich einer foetalen Obliteration des Ausführungsganges der gastro-duodenalen Drüsen, welcher Entzündung folgte, zugeschrieben worden (BOHN). Diese letztere Ansicht trifft gänzlich mit den alten Beobachtungen von CRUVEILHIER und BILLARD zusammen und scheint die wahrscheinlichste zu sein.

Das Vorhandensein von Ulcerationen kommt übrigens bei Melaena nur ausnahmsweise vor; so hat KLING, welcher Gelegenheit hatte, bei sechs an gastro-intestinaler Haemorrhagie gestorbenen Kindern die Autopsie zu machen, nur in 2 Fällen Ulcerationen des Magens und des Duodenum constatirt; in den anderen Fällen musste er als Ursache der Krankheit eine capilläre oder venöse Haemorrhagie annehmen.

C. Die Melaena ist manchmal nur der Ausdruck einer temporären haemorrhagischen Diathese (GRANDIDIER, RITTER); in diesem Falle ist sie fast immer von Haemorrhagien an anderen Orten, hauptsächlich aus dem Nabel, begleitet. Diese Zufälle sind besonders in Entbindungsanstalten, bei kränklichen, bei zu früh geborenen oder bei schlecht genährten Kindern in den ersten Lebenstagen beobachtet worden (Rilliet). Diese haemorrhagische Diathese muss man nicht mit der Haemophilie, wie sie Grandidier erklärt hat, zusammenwerfen, denn sie ist selten erblich, ist niemals in haemophilen Familien beobachtet worden und die Kinder, welche genesen, bieten während ihres übrigen Lebens kein Zeichen von Haemophilie dar. In zahlreichen von Ritter veröffentlichten Beobachtungen staunt man über das häufige Zusammentreffen dieser multiplen Haemorrhagien mit der puerperalen Pyaemie. Klebs[1] hat das Vorhandensein grosser Bacterien im Blute von Neugeborenen, die an Haemorrhagie gestorben sind, constatirt; es ist dies ein Gegenstand, welcher neue Nachforschungen erfordert.

§ 2. **Symptome.** — Die Melaena tritt im Allgemeinen plötzlich, ohne Prodromalerscheinungen, meistentheils am ersten bis dritten Lebenstage ein. Man sieht die Krankheit häufiger mit Darmblutung, als mit Haematemese beginnen, ausser bei Ulcerationen, wo die Haematemese die erste Erscheinung gewesen zu sein scheint (Spiegelberg). Unter den von Kling veröffentlichten Fällen war in einem Falle Haematemese allein, in 9 Fällen Haematemese und Enterorrhagie und in 7 Fällen Enterorrhagie allein vorhanden. Anfangs kann das Blut in den Stuhlentleerungen zersetzt, schwärzlich und mit Meconium vermischt sein (Hecker), jedoch bald wird es rein und in sehr grosser Menge abgeführt; die Stuhlentleerungen folgen in nahen Zwischenräumen aufeinander, die Kinder schwimmen in der Flüssigkeit, ihre Wäsche ist davon durchfeuchtet (Rilliet). Meistentheils erscheint auch Bluterbrechen, das häufig und reichlich sein kann. Die Haemorrhagie erreicht gewöhnlich ihr Maximum in den ersten 24 Stunden und die Krankheit entscheidet sich dann zum Guten oder Bösen; in einigen seltenen Fällen dauert sie bis zum fünften oder sogar bis zum zehnten Tage. Das Allgemeinbefinden ist bedenklich; die Kinder verlieren vom Beginne an an Gewicht (Ritter); das Fleisch wird welk, die Integumente nehmen eine wachsweisse Färbung an, die Nabelschnur vertrocknet, die Temperatur sinkt bedeutend herab.

Wenn die Krankheit Symptom einer haemorrhagischen Diathese ist, erscheinen die Zufälle langsamer; sie fangen in der Regel mit einer Nabelblutung an, die sich gewöhnlich nach dem Abfall der Nabelschnur zeigt; das Blut fliesst allmälig, selten stossweise und quillt Tropfen für Tropfen aus der Oberfläche des Nabels oder der

[1] Oest. Jahrb. für Pädiatrik 1874, II. S. 151.

Granulationen, die sich am Grunde der Nabeldepression befinden, hervor; das Blut ist blass und klar, es gerinnt und fährt zu fliessen fort, was man auch thun mag, um es aufzuhalten. Dies ist zuweilen das einzige Symptom der Krankheit, allein gewöhnlich folgen demselben Darmblutungen und manchmal auch Haemorrhagien aus dem Zahnfleisch, den Ohren, den Augenlidern, der Haut oder der Vulva.

Oft geht den haemorrhagischen Erscheinungen ein mehr oder weniger heftiger Icterus voraus, oder er begleitet dieselben; diese Erscheinung ist in der Statistik von Grandidier unter 202 Fällen von Nabelblutung 81 Mal verzeichnet.

§ 3. **Ausgang, Prognose.** — Die Melaena der Neugeborenen ist immer eine ernste Affection; nichtsdestoweniger ist die Prognose bei den idiopathischen Haemorrhagien eine verhältnissmässig gute; sie ist hingegen sehr bedenklich, wenn die Melaena das Symptom einer gastroduodenalen Ulceration oder einer haemorrhagischen Diathese ist; sie ist absolut gefährlich, wenn sich die Krankheit mit pyaemischen Zufällen complicirt. Kling hat von 17 Kranken 6 verloren; es handelte sich fast in allen Fällen um idiopathische Melaena. Bei 23 von Rilliet citirten Fällen war der Ausgang 11 Mal tödtlich; der Tod trat 9 Mal schnell und 2 Mal langsam durch Entkräftung ein. Ritter hat nur durchschnittlich 24 % Genesungsfälle bei constitutionellen Haemorrhagien der Neugeborenen zu verzeichnen gehabt.

In einigen Fällen hat man Kinder sich wieder erholen sehen, nachdem sie sich in einem sehr beunruhigenden Zustande befunden hatten; so hat Rilliet eine in der Wissenschaft fast einzig dastehende doppelte Beobachtung veröffentlicht: Zwillinge wurden kurze Zeit nach der Geburt gleichzeitig von Melaena befallen; die Abmagerung, die Erkaltung, die Schrecken erregende Blässe, die Kleinheit des Pulses, Alles zeigte ein nahes Ende an; nichtsdestoweniger erholten sich die beiden Kinder unter einer energischen Behandlung wieder und erfreuten sich später einer guten Gesundheit. Die Wiederherstellung ist nicht immer eine so vollständige; die 3 Kinder, deren Krankengeschichte Rahn-Escher mitgetheilt hat, sind schwächlich geblieben und haben eine zarte Körperconstitution behalten.

§ 4. **Diagnose.** — Die Melaena ist gewöhnlich leicht erkennbar; nichtsdestoweniger muss man, bevor man auf eine gastro-intestinale Haemorrhagie schliesst, nachforschen, ob das Blut nicht aus einer Mundwunde, aus der Nase oder aus einem Riss in der Brust der Amme herrührt; diese letztere, schon von Hesse angeführte Ursache von falscher Melaena ist nicht selten.

Wenn die Melaena erkannt ist, so ist es schwer zu wissen, ob sie idiopathisch oder symptomatisch ist; man besitzt bis jetzt kein sicheres Zeichen, welches es gestattet, das Vorhandensein der gastro-intestinalen Geschwüre beim Neugeborenen zu erkennen.

§ 5. **Behandlung.** — Die Behandlung der Melaena muss eine schnelle und energische sein. Da die pathologische Anatomie erwiesen hat, dass der Sitz der Haemorrhagie sich stets im Magen oder im obersten Theile des Dünndarms befindet, müssen die Klystiere vermieden werden; man muss innerlich abwechselnd Liq. ferri sesquichl. (alle 10 Minuten 3 bis 5 Tropfen in Zuckerwasser) und eine Mixtur von Ratanha-extract (2 bis 4 grm.), oder auch Ol. terebinth. in einer stündlichen Dosis von 5—6 Tropfen verordnen. Ausserdem muss man Eis innerlich anwenden. Man reibe die Extremitäten ein, erwärme dieselben und erhalte die Kräfte durch einige Tropfen Rum oder Portwein und durch Moschus. Man muss das Kind reine und häufig erneuerte Luft einathmen lassen.

Im Falle von Nabelblutung muss man auf den Nabel Watte, welche mit Liq. ferr. sesquichl. getränkt ist, auflegen, und, wenn dieses Mittel ohne Erfolg ist, die Ligatur in Masse der blutenden Stelle, nachdem man sie zuvor an ihrer Basis mit einer Nadel durchstochen hat, ausführen; dieses letztere Verfahren ist von Paul Dubois gerühmt worden.

Neunzehntes Capitel.

Eingeweidewürmer.

Literatur:

Davaine, Traité des Entozoaires, Paris, 1860, und Art. Lombric im Dict. encycl. des Sc. méd.
Leuckart, Die menschlichen Parasiten, Leipzig, 1863—1876.

Der Ascaris lumbricoides und der Oxyuris vermicularis sind die Würmer, welche meistentheils bei Kindern beobachtet werden und welche den Hauptgegenstand dieses Capitels bilden; nichtsdestoweniger sind alle Eingeweidewürmer des Erwachsenen auch bei Kindern angetroffen worden.

Der armirte Bandwurm (Taenia solium), der nicht armirte Bandwurm (Taenia mediocanellata) und der Bothryocephalus (B. latus) aus der Ordnung der Cestoiden werden zuweilen im jugendlichen Alter beobachtet. Die Taenia mediocanellata ist in demselben sogar ziemlich häufig geworden, seitdem der Gebrauch des rohen Fleisches sich in der Therapie des Kindesalters verallgemeinert hat. Betz hat bei einem Kinde von 10 Monaten einen Bandwurm beobachtet; Armor[1] hat einen Neugeborenen von 5 Tagen eine völlig entwickelte Taenia solium abführen sehen; diese Thatsache steht bisher in der Wissenschaft vereinzelt da. Die Geschichte dieser Parasiten soll uns nicht aufhalten; die allgemeinen Zufälle, die sie verursachen können, sind dieselben wie die von anderen Würmern veranlassten und werden bei Gelegenheit des Ascaris lumbricoides beschrieben werden. Die bei dem Erwachsenen gebräuchlichen Bandwurmmittel sind auch beim Kinde anwendbar; nur muss die Dosis des Mittels variiren. Die Rinde von Rad. Granat. zu 15 bis 20 grm. in einer süssen aromatischen Mixtur, das Kousso in der Dosis von 10 grm. in Mixtur oder auch in der Form von Bonbons oder Trochisci, Sem. cucurb. excorticat., von dem eine Paste mit Zucker gemacht wird oder das man in einem Saft in der Dosis von 15 bis 20 grm. giebt, endlich Extract. filicis aeth. in einer Dosis von 2 bis 4 grm. als Latwerge oder Emulsion mit Elaeosacch. Citri oder Aurantii werden von den Kindern gern eingenommen und liefern gewöhnlich gute Resultate, wenn man ihrem Gebrauche die Anwendung von Ricinusöl folgen lässt (Roger).[2]

Der Trichocephalus dispar aus der Classe der Nematoden kann in jedem Alter gefunden werden; Wrisberg hat ihn bei Kindern von 2 Jahren beobachtet; sein Vorhandensein in dem Darm zeigt sich durch kein wahrnehmbares Symptom.

Ascaris lumbricoides. — § 1. Naturgeschichte. — Ascaris lumbricoides (auch unter dem Namen Lumbricus und Strongulus bekannt) ist ein Wurm aus der Classe der Nematoden und der Familie der Ascariden. Sein Körper ist cylindrisch, verjüngt sich nach beiden Extremitäten zu, ist weiss oder röthlich und zeigt eine schräge Streifung, sowie vier längs laufende Linien, die paarweise gegenüberliegen. Der Kopf ist nicht vom Körper zu unterscheiden; er ist mit einer von drei convexen Wülsten umgebenen Mundöffnung versehen. Diese Wülste, von denen der eine dem Rücken des Thieres und die beiden anderen dem Bauche entsprechen, bestehen aus Chitin und zeigen an ihrem freien Rande sehr feine Zahnzacken, die zum Kauen dienen. Der Darm ist gerade, der After fast am Ende befindlich. Es giebt zwei

[1] New-York med. Journ., Decbr. 1871.
[2] Soc. méd. des Hôp., 11. Febr. 1876.

Geschlechter. Das männliche ist 15 bis 17 ctm. lang; sein leicht umgebogener Schwanz ist mit zwei kurzen, conischen und ein wenig gekrümmten Penes versehen. Das weibliche ist länger und erreicht 20 bis 25 ctm.; es hat im vorderen Dritttheil des Körpers eine Geschlechtsöffnung, der Zeugungsapparat wird von zwei langen, um den Darm flottirenden und sich in der Nähe der Vulva mit einander vereinigenden Röhren gebildet.

Die Männchen sind weniger zahlreich als die Weibchen; man findet im Allgemeinen nur 1 Männchen auf 3 oder 4 Weibchen.

Das Weibchen legt jährlich eine Zahl von Eiern, die auf 50 oder 60 Millionen veranschlagt wird. Diese Eier sind 57 μ lang, 58 μ breit; sie sind oval, bevor sie gelegt werden, weiss und mit 2 Hüllen versehen, einer inneren glatten und festen und einer äusseren durchsichtigen und warzenförmigen, die ihnen ein reifes Aussehen verleiht. Diese Eier entwickeln sich erst lange Zeit nachdem sie gelegt sind und folglich nachdem sie den Körper der Kinder verlassen haben; zwei Generationen von Ascariden folgen niemals bei demselben Individuum aufeinander.

Nach den Untersuchungen von Davaine und Leuckart dauert die Bildung des Embryo gewöhnlich 5 bis 6 Monate; sie wird durch die Sommerhitze beschleunigt und bleibt unter dem Einfluss der Kälte stillstehen. Die Feuchtigkeit scheint zur Entwicklung des Embryo eine nothwendige Bedingung, allein das Ei kann sich in einer trockenen Atmosphäre sehr lange unversehrt erhalten. Der einmal entwickelte Embryo ist cylindrisch, $^1/_4$ bis $^1/_3$ mm. lang; er bleibt in dem Ei so lange eingeschlossen, bis sich die für sein Auskriechen günstigen Umstände zeigen. Davaine glaubt, dass er in diesem Zustande wenigstens 5 Jahre leben kann. Nach demselben Beobachter verlässt der Embryo das Ei erst, wenn es in den Darm des Menschen oder eines Säugethieres gelangt ist; er entwickelt sich dann frei in dem Darmrohr; Davaine hat diese Erscheinung bei einer Ratte beobachtet, welche er Askarideneier verschlucken liess. Er behauptet, es sei keineswegs nöthig, dass der Embryo, bevor er sich im Darm des Menschen entwickelt, den Körper eines anderen Thieres passirt haben müsse, wie man es bei anderen Arten von Eingeweidewürmern beobachtet hat. Einmal in dem Darm ausgekrochen, soll sich der Embryo daselbst schnell entwickeln, denn der Wurm wird fast niemals herausgetrieben, bevor er nicht seine ganze Grösse erreicht hat. Die Eier sollen fast immer mit dem Wasser in den Körper des Menschen eingeführt werden; die Flüsse, welche die Abzugscanäle aufnehmen, die Brunnen, in welche das Regenwasser abfliesst, nachdem dasselbe sich durch Beimischung von Excrementen verunreinigt hat, enthalten ein grosses Quantum Ascarideneier und sollen so zur

Verbreitung des Parasiten beitragen. Eine sehr starke Hitze tödtet den Embryo; auch enthält gekochtes Wasser niemals lebendige Individuen. Filter halten das Ei auf; durch diese letztere Thatsache erklärt Davaine, weshalb die Ascariden in Paris viel weniger häufig sind als auf dem Lande; seit 1830, zu welcher Zeit der Gebrauch des filtrirten Wassers in der Hauptstadt Frankreichs gewöhnlich geworden, wurden keine Wurmepidemien mehr beobachtet.

Leuckart theilt nicht die Ansicht Davaine's über die Entwicklung und die Verbreitungsart der Ascariden. Der grosse Unterschied, welchen die Dimensionen des Embryo und die des erwachsenen Thieres zeigen, lässt glauben, dass der Wurm ausserhalb des menschlichen Darms eine Phase seiner Entwicklung durchmacht; niemals hat man in den Fäcalmassen oder im Darm Embryonen, die in der Entwicklung begriffen waren, gefunden. Die kleinsten unter diesen Bedingungen beobachteten Ascariden erreichen schon eine Länge von 20 mm. Leuckart führt ausserdem die negativen Resultate der Mosler'schen Experimente an, welcher selbst Ascarideneier verschluckte und sie Kinder verschlucken liess, ohne dass es ihm jemals gelang, durch das Experiment bei irgend einem Individuum Würmer zu erzeugen.

Leuckart ist dahin gekommen, anzunehmen, dass der Embryo der Ascariden, analog dem der Bandwürmer, einen Generationswechsel, wahrscheinlich in dem Körper eines niederen Thieres durchmacht, bevor er den erwachsenen Zustand im Körper des Menschen erreicht; allein diese Phase der Entwicklung ist bisher den Nachforschungen der Beobachter entgangen.

§ 2. **Aetiologie.** — Unter welcher Form die Ascariden auch immer in den Darm gelangen mögen, es ist sicher, dass sich diese Thiere nicht bei allen Individuen ohne Unterschied entwickeln. Gewisse Bedingungen des Alters, des Temperamentes und der Gesundheit scheinen für die Entwicklung der Eingeweidewürmer unbedingt nothwendig zu sein. Das vorgerückte Kindesalter ist besonders für die Ascariden disponirt; gegen das dritte Lebensjahr fangen die Würmer an, häufig zu werden. Sie werden sehr selten im Laufe des ersten Jahres beobachtet, was man der Ernährungsart der Neugeborenen zuschreiben kann; nach Guersant findet man in Paris unter 100 an Ascariden leidenden Kindern nur 1 oder 2 im Alter von einem Jahre, während bei denen von 3 bis 10 Jahren unter 20 wenigstens eins vorhanden ist. Die Mädchen scheinen dafür ein wenig mehr praedisponirt als die Knaben. Die Ascariden entwickeln sich hauptsächlich bei schwachen, lymphatischen und scrophulösen Kindern, sowie bei denen, welche eine schlechte Nahrung bekommen.

Die Würmer scheinen bei den Negern häufiger zu sein, als bei den Weissen. Man findet sie in allen Climaten; sie sind in Schweden, Holland, sowie in den tropischen Ländern sehr gewöhnlich; ein feuchter Boden, der Frühling, der Herbst sollen ihre Entwicklung begünstigen. Reichliche Regengüsse sind nach Davaine eine mächtige Ursache zur Vermehrung der Ascariden; die Eier werden dann in grosser Menge in Pfützen und Brunnen gespült, von wo sie mit dem Getränk in den Körper des Menschen eingeführt werden. Unter dem Einfluss besonderer Umstände und in gewissen Orten entwickeln sich die Ascariden in solcher Fülle, dass sie eine wahre Endemo-Epidemie bilden.

§ 3. **Pathologische Anatomie.** — **Sitz.** — Der Dünndarm ist der gewöhnliche Aufenthalt des Ascaris lumbricoides und es ist wahrscheinlich, dass dieses Thier allemal wenn es in anderen Organen gefunden wurde, aus dem Darm ausgewandert ist. Es hält sich selten im Dickdarm oder im Magen auf, aus welchen es gewöhnlich schnell vertrieben wird; man hat es zuweilen in der Speiseröhre, dem Pharynx, dem Ausführungsgange des Pancreas, dem Ductus choledochus, der Gallenblase und den Gallencanälen angetroffen. In einigen Ausnahmefällen sind die Ascariden ausserhalb der Verdauungscanäle, in den Nasenlöchern, in der Tuba Eustachii, den Thränen-, den Athmungswerkzeugen und der Peritonealhöhle, wohin sie oft erst nach dem Tode eingedrungen waren, gefunden worden. Endlich begegnet man ihnen bisweilen im Innern der Leber und in den Wänden des Abdomens, wo sie gewöhnlich inmitten eines Abscesses sitzen (Wurmgeschwülste, Wurmabscesse).

Zahl. — Die Zahl der Ascariden ist sehr verschieden; es sind zur selben Zeit selten mehr als 6 bis 8 im Darm vorhanden. In gewissen Fällen hat man sie indessen in einer erstaunlichen Anzahl (zu Hunderten und sogar darüber) beobachtet; Petit aus Lyon spricht von einem jungen Knaben, der in 5 Monaten 2500 Würmer abführte.

Man findet dann bei der Autopsie den Darm von Ascariden, welche in dicken Knäueln vertheilt sind, angefüllt und sogar ausgedehnt.

Anatomische Veränderungen. — Meistentheils zeigt der Darm, selbst wenn sich die Würmer in grosser Anzahl darin befinden, keine wahrnehmbare Veränderung; bisweilen wird jedoch ihre Gegenwart von einer feinen Gefässinjection der Schleimhaut, ähnlich derjenigen der erythematösen Enteritis, begleitet (Rilliet und Barthez).

In einigen Fällen schien die Gegenwart bedeutender Massen von Würmern die veranlassende Ursache einer Enteritis oder einer Peritonitis zu sein.

Man hat die Ascariden beschuldigt, dass sie directe Verletzungen der Darmwände erzeugen und so Haemorrhagien und Perforationen hervorrufen können.

Die Wanderungen dieser Thiere ausserhalb ihres gewöhnlichen Sitzes und besonders ihre Gegenwart in der Peritonealhöhle und unter der Haut des Abdomens sind zur Stütze dieser Meinung angerufen worden.

Davaine, welcher alle bekannten Beobachtungen von intestinaler, Würmern zugeschriebenen Perforation einer strengen Prüfung unterworfen hat, widerlegt die Möglichkeit, dass diese Thiere mit ihren Zähnen die gesunden Wände des Darms zu zerstören oder zu durchdringen vermögen, indem sie die Gewebsfasern durchbohren; er glaubt, dass die Ascariden niemals andere Gewebe durchdringen, als solche, welche durch eine vorausgegangene Krankheit bereits verändert oder perforirt sind. Die in der Peritonealhöhle gefundenen Würmer sind übrigens fast immer nach dem Tode in dieselbe eingedrungen; sonst würden sie eine Peritonitis veranlasst haben, von welcher man meistentheils keine Spur findet. Was die unter der Haut entwickelten Wurmgeschwülste anbetrifft, so sind dies gewöhnlich secundäre Abscesse, welche sich in Folge irgend einer Erkrankung des Darms oder der Gallengänge, wie z. B. durch Entzündung, Ulcerationen oder Gangraen bilden. Fast immer werden diese Abscesse im Niveau der Bruchöffnungen, welche einer Einklemmung ihren Ursprung verdanken, gefunden; bei Kindern sitzen sie gewöhnlich in der Gegend des Nabels, welcher im jugendlichen Alter die häufigste Stelle für Brüche ist. Sie enthalten mit den Würmern zugleich Eiter und Darmmassen, und wenn sie sich nach aussen öffnen, werden sie der Beginn einer Darmfistel, was den Beweis liefert, dass sie mit dem Darm in directer Verbindung stehen und dass die Würmer nicht nöthig hatten, sich durch die Gewebe hindurch zu arbeiten, um in dieselben einzudringen. Manchmal ist man indessen auf Wurmabscesse gestossen, welche nur Eiter und Würmer enthielten und sobald sie entleert waren, schnell vernarbten. Davaine kann die Bildung dieser letzteren nur erklären, indem er voraussetzt, dass die durch eine vorangegangene Perforation des Darms aus demselben gekommenen Ascariden auf sehr verstecktem Wege unter die Haut des Abdomens gelangt sind, wo sie die Bildung eines Abscesses veranlasst haben. Leuckart ist nicht so bestimmt in seiner Erklärung wie Davaine; er nimmt an, dass die Ascariden durch den langen Druck ihres Kopfes gegen die Schleimhaut bei der Perforation der im Bruchsack befindlichen Darmschlingen eine Rolle spielen können; es würde daraus die Bildung eines Abscesses hervorgehen, welcher sich in die Darmhöhle öffnet und den Würmern gestattet, herauszugelangen.

§ 4. **Symptome.** — Man hat der Gegenwart der Würmer im Darm eine grosse Zahl von Symptomen zugeschrieben, wie z. B. stechende Schmerzen, Coliken im Niveau des Nabels, Anschwellung des Unterleibes, Uebelkeit, zuweilen Erbrechen, Diarrhöe mit schleimigen oder blutig tingirten Stühlen, Gedunsensein des Gesichtes, bläuliche Färbung der Augenlider, Erweiterung der Pupillen, beständiges Jucken in der Nase, Speichelfluss, Heisshunger oder Appetitlosigkeit, Unregelmässigkeit des Pulses, trockenen Husten, Unruhe und nächtliches Aufschrecken, Zähneknirschen, herumziehende Schmerzen in den Gliedern, Abmagerung u.s.w. Die Würmer geben gewöhnlich zu keiner functionellen Störung Veranlassung oder machen sich höchstens durch einige vorübergehende Verdauungsbeschwerden bemerkbar.

Oft besteht das einzige Zeichen, durch welches sich das Vorhandensein der Ascariden offenbart, in der Entleerung eines oder mehrerer Würmer durch den After und viel seltener durch den Mund. Ausserdem enthalten die Stuhlentleerungen Ascarideneier, welche mit dem Microscop erkennbar sind. Die sehr grosse Fülle von Eiern in den Stuhlentleerungen macht ihre Constatirung sehr leicht; bei einem jungen Mädchen, welches nach dem Gebrauch von Santonin 22 Ascariden abführte, von denen 13 Weibchen waren, konnte Davaine in Theilchen der Fäcalmassen 320 bis 3000 Eier von der Grösse eines Getreidekornes constatiren. Bei einem kleinen Knaben waren die Eier so zahlreich, dass sich wenigstens immer eines in dem Gesichtsfelde des Microscops befand; sie verschwanden nach dem Abgang eines einzigen Wurmes vollständig.

§ 5. **Zufälle und Complicationen.** — Die alten Autoren haben die verschiedensten Affectionen auf Rechnung der Würmer gesetzt; allein eine ernste Prüfung der Thatsachen gestattet es, die Zahl der Wurmkrankheiten beträchtlich zu verringern.

Besonders sind die Neurosen dem Vorhandensein von Würmern zugeschrieben worden; in einigen Fällen schienen diese Affectionen den wurmtreibenden Mitteln in der That zu weichen; man kann ihre Entstehung durch eine Reflexwirkung erklären, deren Ausgangspunct die von den Entozoen gereizte intestinale Schleimhaut sein würde. Die häufigsten dieser sympathischen Neurosen würden epileptiforme, hysterische und tetanische Convulsionen, Choreabewegungen, Aphonie, Geistesstörungen, verschiedene Paralysen, Abnormität einer Sinnesthätigkeit u. s. w. sein.

Wir wollen von den durch die Würmer gesetzten mechanischen Störungen nur die Verschliessung des Darms erwähnen, welche nach einigen Autoren aus einer zu grossen Anhäufung von Ascariden im Dünndarm erfolgen könnte, denn es giebt, wenigstens bei Kindern, kein unbestreitbares Beispiel dieses Zufalles.

Functionelle Störungen entstehen bisweilen durch Auswanderungen der Ascariden aus dem Dünndarm. Das Eindringen der Ascariden in die Gallengänge und in das Leberparenchym, wo sie die Bildung von Abscessen veranlassen können, ist während des Lebens nicht sicher erkennbar; sehr häufig geht es sogar unbemerkt vorüber. Zuweilen zeigt der Kranke Zufälle, die den durch Gallensteine gesetzten gleich sind, oder er wird von den Erscheinungen einer eiterigen Hepatitis befallen. In einigen Fällen sah man Wurmabscesse der Leber sich in die Lungen, die Pleurahöhle oder die Bronchien öffnen oder unter der Haut hervorspringen und die Würmer im Augenblick der Eröffnung herauskriechen.

Das Vorhandensein von Würmern im Magen giebt gewöhnlich zu Erbrechen Veranlassung, welches die Parasiten vertreibt. Tonnellé hat einen Fall von einem Kinde berichtet, welches beinahe an einem ungeheueren Knäuel von Würmern, die in der Speiseröhre angehäuft waren und die Luftröhre zusammendrückten, erstickt wäre; wenn die Würmer bis in den Pharynx gelangen, zieht sie das Kind manchmal mit den Fingern heraus oder wirft sie aus. Dringen die Ascariden in die Luftwege ein, so können sie in denselben schwere Erstickungszufälle veranlassen.

Davaine hat 14 Beispiele davon gesammelt, von denen sich 8 auf Kinder von vier bis zehn Jahren beziehen; sieben Mal endete der Zufall mit dem Tode; ein einziges Mal wurde das Kind, nachdem es den Wurm in einem Hustenanfalle ausgeworfen hatte, gerettet. Der Grund solcher Zufälle ist schwer zu erkennen. Die Symptome sind die von fremden Körpern in den Luftwegen, von dem Croup oder von der stridulösen Laryngitis; der plötzliche Anfang der Suffocation, die Gewissheit, dass kein fremder Körper von aussen in die Glottis eingeführt werden konnte, das bekannte Vorhandensein von Würmern im Darme sind die einzigen Momente, welche den Weg zur Diagnose weisen könnten. Die Würmer passiren bisweilen während des Lebens zufällige Darmfisteln; man hat sie durch eine Vesico-Intestinalfistel in die Blase eintreten und durch die Harnröhre herauskommen sehen.

Die Wurmgeschwülste, welche meistentheils unter der Haut des Abdomens liegen, können bisweilen vor ihrer Eröffnung an einer Art von Crepitation, welche man bei der Palpation wahrnimmt, sowie an einem von dem Kranken empfundenen Frösteln oder Stechen erkannt werden. Meistentheils unterscheiden sie sich nicht von den einfachen Abscessen; sie enden stets günstig.

§ 6. **Diagnose.** — Das einzige pathognomonische Zeichen der Anwesenheit der Würmer im Darme ist das Vorhandensein ihrer Eier in den Fäcalmassen; man muss also die Ausleerungen mit dem Microscop untersuchen, wenn man bei einem Kinde Würmer im Verdauungscanal vermuthet; das Verschwinden der Eier zeigt, dass die Abtreibung der Würmer vollständig ist. Wir haben schon die Form und die Dimensionen dieser Eier vor dem Legen derselben angegeben (S. 353); wenn sie sich einige Zeit im Darm aufgehalten haben, wird ihre äussere Membran durchsichtig, braun oder gelblich und bedeckt die innere Membran fast vollständig; sie sind dann warzenförmig, maulbeerartig, gelb oder braun, 76 μ lang und 58 μ breit; man kann sie unmöglich für die Eier eines anderen Eingeweidewurmes des Menschen halten. Streng genommen könnte man sie mit den Sporen einiger Cryptogamen verwechseln, allein diese sind viel kleiner und befinden sich stets nur zufällig und in sehr kleiner Anzahl in den Stuhlentleerungen. In einigen Fällen sind schlecht verdaute vegetabilische Substanzen für Würmer oder Stücke von Würmern gehalten worden; dieser Irrthum kann vor einer etwas aufmerksamen Prüfung nicht bestehen; das schnellste Mittel, um die Natur dieser Massen festzustellen, besteht darin, dass man sie verbrennt; der Geruch, welcher während der Verbrennung ausströmt, giebt unmittelbar an, ob es sich um eine animalische oder vegetabilische Substanz handelt (Guersant).

§ 7. **Prognose.** — Die Ascariden bilden in der grössten Mehrzahl der Fälle, wenigstens in unserm Clima, ein sehr gutartiges Leiden; sehr häufig kann das Vorhandensein der Würmer sogar nicht als eine Krankheit betrachtet werden. Die Zufälle, welche diese Thiere durch ihre Wanderungen erzeugen können, kommen nur sehr ausnahmsweise vor; nichtsdestoweniger muss man sie stets abzutreiben suchen, sobald man ihre Anwesenheit constatirt hat.

Es ist selten, dass ein Kind mehrere Jahre hintereinander an Ascariden leidet, da zwei Generationen dieser Würmer bei demselben Individuum nicht aufeinander folgen können, jedoch wird bei den praedisponirten Kindern die Krankheit sehr leicht rückfällig.

§ 8. **Behandlung.** — Gewöhnung an Sauberkeit und die Benutzung von filtrirtem Wasser sind die besten prophylactischen Mittel gegen die Würmer.

Die Wurmmittel müssen nicht immer blindlings angewendet und wiederholt werden, wenn die Umgebung des Kindes muthmasst, dass dasselbe Würmer hat; sie müssen nur bei Kenntniss der Ursache gegeben werden; der andauernde Gebrauch dieser Mittel würde von schlimmerer Wirkung sein, als die Parasiten selbst.

Eine grosse Zahl von Medicamenten ist gegen die Ascariden vorgeschlagen worden; wir wollen nur die hauptsächlichsten erwähnen. Das corsische Moos (Fucus helminthochorton) wird oft angewendet; es wird den Kindern als Pulver in einer Dosis von 4 bis 16 grm. in sehr süsser Milch gegeben; man verordnet auch Semen Cinae als Pulver in einer Dosis von 60 ctgrm. bis 1 grm. und darüber, den Campher, das Terpentinöl, das Petroleum, das in Indien angewendete Kamala, das Calomel u. s. w. Das sicherste und am meisten gebrauchte Mittel ist das aus dem Semen Cinae (Artemisia contra) gewonnene Santonin; diese Substanz, welche die Kinder wegen ihrer Geschmacklosigkeit leicht nehmen, muss in einer Dosis von 0,1 bis 0,2 grm. mehrere Tage hintereinander wiederholt, verordnet werden; seiner Anwendung muss ein leichtes Abführmittel folgen, welches die Austreibung der Würmer erleichtern wird. Das Santonin wird oft mit Honig vermischt oder in der Form von Confect und Pastillen gegeben (die Calloud'schen Täfelchen enthalten 1 ctgrm. davon); es muss mit Vorsicht gebraucht werden, denn in grossen Dosen erzeugt es Kopfschmerz, Schwindel, Erbrechen und Gelbsehen. Man muss der Austreibung der Würmer eine tonisirende Behandlung folgen lassen.

Die durch die Wanderungen der Würmer veranlassten Zufälle bieten keine besonderen Indicationen dar. Die Wurmabscesse müssen wie einfache Abscesse behandelt werden. Der Eintritt eines Ascaris in die Luftwege wird eine sofortige Tracheotomie nöthig machen, wenn das Thier nicht gleich mit den Fingern oder mit der Pincette entfernt werden kann.

Oxyuris vermicularis, Madenwurm. — § 1. **Naturgeschichte und Aetiologie.** — Der Oxyuris vermicularis ist ein Ringelwurm aus der Classe der Nematoden, der Familie der Ascariden; sein Körper ist cylindrisch und von weisser Farbe; sein Kopf ist mit zwei seitwärts befindlichen, blasigen Anschwellungen und mit einem dreilippigen Munde versehen, welcher in zusammengezogenem Zustande rund, und wenn er hervorsteht, dreieckig ist. Das Männchen ist 2,5 mm. bis 3,3 mm. lang und 0,16 mm. breit; sein Schwanz ist spiralig aufgerollt und hat ein becherförmiges Endglied, das die Rolle eines Luftloches spielen kann; der Penis ist einfach und wie ein Angelhaken gebogen, der After liegt gegen die Mitte des Schwanzes. Das Weibchen ist viel länger als das Männchen; es erreicht 9 bis 10 mm., seine Breite beträgt 0,4 mm. bis 0,5 mm.; sein Schwanz ist lang und spitz, der After liegt an seiner

Basis, die Vagina öffnet sich in den vorderen Theil des Körpers, der Uterus ist zweifächerig. Die Eier sind glatt, länglich, nicht symmetrisch; ihre Länge beträgt 53 μ und ihre Breite 28 μ. Die Weibchen sind viel zahlreicher als die Männchen; man findet gewöhnlich auf neun Weibchen nur ein einziges Männchen (Leuckart).

Die Oxyures vermiculares entwickeln sich bei Kindern oft in sehr bedeutender Anzahl. Sie bewohnen den Dickdarm, hauptsächlich das Rectum und sind fast niemals im Dünndarm angetroffen worden; sie kommen meistens Abends aus dem After und verbreiten sich über die Falten des Sphincter und über die benachbarten Theile; sie gelangen manchmal bis in die Vulva oder Vagina, allein ihre Wanderungen dehnen sich auf trockene Theile der Haut, auf welchen sie sich nicht bewegen können, niemals weit aus. Sie ernähren sich von Fäcalmassen.

Die Weibchen legen eine grosse Zahl von Eiern in dem Rectum und in der Nähe des Afters. Diese Eier entwickeln sich wahrscheinlich niemals auf dieser Stelle, wie Küchenmeister annahm. Leuckardt nimmt, indem er sich auf die Verwandtschaft, welche zwischen dem Madenwurm und den anderen Eingeweidewürmern bestehen soll, stützt, an, dass diese Eier das Individuum, in welchem sie gelegt wurden, verlassen und von Neuem verschluckt werden müssen, um sich entwickeln zu können. Sie werden mit den Fäcalmassen abgeführt, verbreiten sich darauf als Staub in der Atmosphäre; sie können alsdann auf Früchte, Gemüse, u. s. w., die roh gegessen werden, fallen und unversehrt wieder in den Darmcanal des Menschen eingeführt werden. Leuckart und drei seiner Schüler, die einige Oxyureneier verschluckt hatten, bemerkten, dass diese Parasiten nach Verlauf von 14 Tagen in den Fäcalmassen von drei der Beobachter erschienen und bei Leuckart bis zur vierten Woche fortfuhren, sich zu zeigen; sie erreichten schon eine Länge von 6 bis 7 ^{mm}. Leuckart nimmt an, dass ein von Oxyuren befallenes unsauberes Individuum sich selbst wieder anstecken kann, indem es sich in dem Umkreis des Afters kratzt oder seine Hand auf seine mit den Eiern des Parasiten imprägnirten Betttücher oder Kleidungsstücke legt; an seinen Fingern haften dann diese Eier, welche es, ohne es zu vermuthen, verschlucken kann, wenn es die Hand zum Munde führt. Es ist wegen der geringen Ausdehnung der Wanderung der Madenwürmer sehr selten, dass die Thiere, selbst wenn zwei Kinder zusammen schlafen, von einem Individuum auf das andere übergehen.

Die Oxyuren können bei Leuten jedes Alters beobachtet werden; allein sie sind bei Kindern besonders gewöhnlich; sie existiren in allen Ländern und scheinen im Frühling und im Herbst zahlreicher zu sein als in den übrigen Jahreszeiten.

§ 2. **Symptome.** — Die Oxyuren bleiben selten unbemerkt, wenn sie bei einem Individuum zahlreich vertreten sind. Ihr Vorhandensein offenbart sich gewöhnlich durch ein heftiges Jucken um den After; das Kind kratzt sich beständig; in einigen Fällen ist das Jucken von äusserster Heftigkeit, wird von Stuhlzwang begleitet und entlockt dem kleinen Kranken Schreie. Dieses Symptom wird gewöhnlich gegen Abend, wenn sich das Kind zu Bett legt, beobachtet und es entspricht wahrscheinlich dem Moment, wo die Würmer aus dem Mastdarm herauskommen; es hört gewöhnlich nach Verlauf von 1 oder 2 Stunden auf, um am folgenden Tage zu derselben Zeit, bisweilen mit einem bemerklichen periodischen Character, der in Betreff der Diagnose irre führen kann, wiederzuerscheinen (Cruveilhier). Wenn man den Rand des Afters untersucht, findet man ihn gewöhnlich gesund, jedoch ist die Schleimhaut, welche den Schliessmuskel bedeckt, injicirt, angeschwollen und von einem zuweilen blutigen Schleim überzogen; man entdeckt häufig Madenwürmer in den Falten des Schliessmuskels.

Die Untersuchung der Fäcalmassen lässt in denselben gewöhnlich das Vorhandensein von Würmern constatiren; zuweilen zeigen sich die Oxyuren erst nach der Anwendung eines Wurmmittels in den Stuhlentleerungen. Man erkennt darin mit dem Microscop stets eine grosse Zahl ihrer Eier. Wenn die Oxyuren zahlreich sind, so sind die Fäcalmassen oft flüssig, von Schleim umhüllt und bisweilen blutig gestreift.

Wenn die Würmer in die Geschlechtstheile eindringen, so können sie bei kleinen Mädchen einen schleimigen Ausfluss aus der Vulva und der Vagina veranlassen und rufen daselbst gewöhnlich ein lebhaftes Jucken hervor, welches die Kinder drängt, diese Organe zu kratzen und sehr schlimme Gewohnheiten von Selbstbefleckung herbeiführen kann.

In einigen Fällen scheinen die Oxyuren mehr oder weniger schwere sympathische Nervenaffectionen veranlasst zu haben; man hat ihrem Vorhandensein, sowie dem der Taenia und der Ascariden Eclampsie, Epilepsie, Chorea und Geistesstörungen zugeschrieben (Davaine). Oft üben sie auf den Character und die Gesundheit des Kindes durch die wiederholte nervöse Reizung, die sie veranlassen, einen schlimmen Einfluss aus.

Die Oxyuren bilden oft ein der Therapie starken Widerstand leistendes Leiden, welches leicht rückfällig wird.

§ 3. **Behandlung.** — Unter den zahlreichen Mitteln, welche gegen die Oxyuren vorgeschlagen wurden, sind das Santonin, das Calomel und die Abführmittel besonders indicirt; mit diesen Mitteln muss man Einreibungen mit Unguent. mercur. im Umkreis des Afters verbinden, um die Parasiten bei ihrem Austritt zu vernichten. Die Klystiere mit kaltem Wasser, mit Essig- oder Salzwasser, mit Wasser, das mit Petroleum, Terpentin oder Campheröl vermischt ist, mit Abkochungen von Knoblauch, Wermuth u. s. w. sind ebenfalls mit Vortheil angewendet worden; allein, um wirksam zu sein, müssen diese Mittel wenigstens 14 Tage lang fortgesetzt werden, da sonst die Würmer bald wieder erscheinen. COBBOLD[1] nimmt an, dass die Mittel oft fehlschlagen, weil sie von keiner geeigneten hygienischen Behandlung begleitet sind und weil sich die Oxyuren manchmal im Dickdarm sehr hoch hinauf bis zum Coecum erstrecken; dieser Autor empfiehlt die wiederholte Anwendung von salinischen Abführmitteln, welcher grosse Klystiere von einfachem, oder mit einem kleinen Zusatz von Aether chlor., Ferr. sulfur., Aloë oder Asa foetida vermischtem Wasser folgen sollen; diese Klystiere müssen mehrere Tage lang fortgesetzt werden. Im Verlauf dieser Behandlung wird es gut sein, Amara zu verordnen und strenge Beobachtung der Sauberkeit anzuempfehlen.

Zwanzigstes Capitel.

Gelbsucht (Icterus).

I. Neugeborene. — Die alten Autoren vermengten unter dem Namen Gelbsucht der Neugeborenen zwei verschiedene Zustände, von denen der eine durch die gelbliche Färbung der Haut, welche physiologisch der Congestion des Blutes in den ersten Tagen folgt, der andere durch die Gegenwart des Gallenpigments in den Capillaren der Haut veranlasst ist; dieser letztere verdient allein den Namen Gelbsucht. Man kann zwei Formen desselben unterscheiden, eine idiopathische, die immer gutartig ist und eine symptomatische, welche fast immer einen tödtlichen Ausgang nimmt.

A. Der idiopathische Icterus ist in den Entbindungsanstalten und Findelhäusern sehr häufig; in Wien hat ihn KEHRER[2] unter 690 Neugeborenen 474 Mal beobachtet; nach demselben Autor soll er bei schwachen und vor der Zeit geborenen Kindern sechs Mal häufiger als bei kräftigen sein.

Die Autoren sind über die Pathogenese dieser Affection nicht einig. VIRCHOW betrachtet sie, gestützt auf eine Autopsie, als einen catarrha-

---

[1] Brit. med. Journ., Februar 1874, p. 167.

[2] Studien über den Icterus Neonatorum. Oesterr. Jahrb. f. Päd., 1871, II., S. 71.

lischen Icterus, welcher aus der Gegenwart eines Schleimpfropfes im Ductus choledochus entsteht; andere Beobachter hingegen (Burdach, Leyden,[1] Kehrer) haben niemals einen Catarrh der Gallengänge gefunden. Die Ansicht P. Frank's,[2] welcher die Gelbsucht bei Neugeborenen der Zurückhaltung des Meconiums zuschrieb, ist durch Thatsachen widerlegt. Man muss die Ursache dieses Zustandes sehr wahrscheinlich in den Veränderungen, welche die Geburt in der Lebercirculation veranlasst, suchen. Im Augenblick der Geburt vermindert sich plötzlich die Spannung in den Capillaren der Leber durch Unterbrechung der Nabelcirculation (Frerichs);[3] andererseits entwickelt sich, besonders bei schwachen und vor der Zeit geborenen Kindern, die Athmung langsam; es ist oft Lungenatelectase vorhanden und die foetalen Wege bleiben lange offen; hieraus entsteht ein Icterus durch venöse Stase (Hewitt).

Der idiopathische Icterus erscheint bisweilen einige Stunden nach der Geburt, allein die gelbe Färbung auf der Haut und der Conjunctiva wird erst am zweiten oder dritten Tage sehr ausgeprägt. Sehr selten sieht man, dass Kinder icterisch geboren werden; Bednar hat indessen einen solchen Fall beobachtet. Die gelbe Färbung nimmt an Intensität einige Tage lang zu, ohne jemals sehr hervorstechend zu sein und verschwindet nach und nach vom achten bis zehnten Tage; in einigen Fällen verbleibt sie indessen zwei oder drei Wochen lang; in anderen, noch selteneren Fällen, vermindert sie sich nach drei oder vier Tagen, um bald mit erneueter Intensität wieder zu erscheinen. Die Stuhlentleerungen bleiben gewöhnlich gefärbt, der Urin enthält selten ein beträchtliches Quantum Gallenfarbstoff.

Der idiopathische Icterus ist eine wesentlich gutartige Krankheit, welche spontan verschwindet und das Allgemeinbefinden sehr wenig alterirt. Ein leichtes Abführmittel (Calomel 5 ctgrm.) wird zuweilen indicirt sein.

B. Der symptomatische Icterus weist bei dem Neugeborenen auf zwei sehr verschiedene Ursachen hin, die Phlebitis umbilicalis und die Bildungsfehler der Gallenwege. Im ersteren Falle wird die Gelbsucht von lebhaftem Fieber und schweren Gehirnzufällen begleitet; dies ist der pyaemische Icterus (siehe Peritonitis der Neugeborenen); sein Ausgang ist stets tödtlich.

---

[1] Beiträge zur Pathologie des Icterus. Berlin 1866, S. 17.

[2] Grundsätze über die Behandlung der Krankheiten des Menschen. 4. Ausg., Mannheim 1844.

[3] Klinik der Leberkrankheiten. Bd. I., II. Aufl., Braunschweig 1861.

Im zweiten Falle ist der Icterus apyretisch, unterscheidet sich jedoch gleich von der gutartigen Form durch eine vollständige Entfärbung der Stuhlentleerungen.

Die Bildungsfehler der Gallenwege, welche sich durch Gelbsucht ankündigen, beziehen sich bald auf den Ductus cysticus allein, der in einen fibrösen Strang verwandelt ist (zwei Fälle von KÖSTLIN),[1] bald auf den Ductus choledochus allein (LHOMMEAU,[2] DONOP,[3] HENNIG),[4] bald auf alle Canäle des Hilus der Leber, die obliterirt sind (VIRCHOW,[5] BINZ),[6] bald zu gleicher Zeit auf die rudimentäre Gallenblase und auf die grossen Gallengänge, welche gänzlich fehlen (ROMBERG und HENOCH,[7] FREUND.)[8] Diese Anomalien der Entwicklung pflanzen sich manchmal bei mehreren Kindern derselben Familie fort (BINZ, PEARSON).[9] Die Leber zeigt oft die Spuren einer foetalen Krankheit, bald einer Cirrhose (SAPPEY und ROBIN,[10] FREUND), bald einer Perihepatitis, welche syphilitischen Ursprungs sein kann.

Wenn die Vena portarum in dem narbigen Bindegewebe eingeschlossen ist, sind die Därme der Sitz einer starken Congestion, die Milz ist dick, die Mesenterialdrüsen sind angeschwollen und das Peritoneum schliesst zuweilen einen serösen Erguss ein. Wenn Obliteration der Gallenwege vorhanden ist, so offenbart sich die Gelbsucht gewöhnlich wenige Stunden nach der Geburt und erreicht schnell eine bedeutende Intensität; das Integument nimmt eine dunkle, gelbgrüne Farbe an; der viel Gallenfarbstoff enthaltende Urin macht in den Windeln grünlichbraune Flecke, die Stuhlentleerungen sind hingegen völlig farblos; wenn das Leben länger dauert, so werden sie oft stinkend. Man beobachtet weder Fieber, noch beträchtliche Verlangsamung des Pulses. Bald schwillt der Leib an und

---

1 Verschliessung des Ductus cysticus mit Icterus und Rothlauf im ersten Lebensalter. Würtemb. Corr. Bl., 1862, No. 14.

2 Imperforation du canal choledoque. Bull. de la Soc. anat., 1842.

3 De ictero speciatim neonatorum. Dissertatio. Berlin, 1828.

4 Schrumpfung und Verschluss der Gallenwege. Jahrb. f. Kinderheilk., 1876, N. F., IX, S. 406.

5 Gesamm. Abhandl., S. 858.

6 Zur Kenntniss des tödtlichen Icterus der Neugeborenen aus Obliteration der Gallengänge. Virchow's Arch., 1866, B. 35, S. 360.

7 Klinische Wahrnehmungen, S. 158.

8 Ein Fall von congenitaler interstitieller Hepatitis mit Anomalie der Gallenausführungsgänge. Jahrb. f. Kinderheilk., 1875, N. F., IX, S. 178.

9 UNDERWOOD, deutsch von Schulte, S. 153.

10 Sur un point de l'anatomie pathologique de la cirrhose. Bull. de l'Acad. de Méd., 1859, T. 24, p. 943.

es tritt Erbrechen ein; die von den Darmschlingen bedeckte Leber ist bei der Palpation schwer zu fühlen. Schon am zweiten Tage ist der Puls klein und schnell; das Kind nimmt zusehends ab; es ist somnolent oder wird von Convulsionen befallen und stirbt gewöhnlich in der ersten Woche. Nichtsdestoweniger dauert das Leben manchmal zwei oder drei Monate lang; die Kinder sind dann sehr abgemagert; in einem von West berichteten Falle war der Leib durch einen Ascites ausgedehnt. In einigen Fällen wird der tödtliche Ausgang durch eine Darm- oder Nabelblutung, eine häufige Complication der Bildungsfehler der Leber, herbeigeführt (Grandidier).[1]

Ist der Ductus cysticus allein verstopft, so erscheint die Gelbsucht erst sehr spät; so wurde ein von Köstlin beobachtetes Kind erst nach Verlauf von sechs Monaten icterisch. Die Aufgetriebenheit des Leibes fehlt gänzlich, die Stuhlentleerungen bleiben gefärbt, allein die Kranken magern ab und erliegen schliesslich der Cachexie oder einer Complication (Erysipelas, Pneumonie).

II. Vorgerücktes Kindesalter. — Die Gelbsucht kann sich im vorgerückten Kindesalter unter dem Einfluss derselben Ursachen wie bei dem Erwachsenen zeigen. Man hat sie ausnahmsweise bei der acuten gelben Atrophie der Leber (Löschner),[2] bei der Phosphorvergiftung (Lewin)[3] oder im Verlaufe der organischen Herzleiden eintreten sehen, jedoch entspringt sie meistentheils einem Catarrh der Gallengänge. Dieser Icterus wird oft bei Kindern unter der Form von Epidemien beobachtet (Rehn)[4] und er ist dann wahrscheinlich durch einen Einfluss der Jahreszeit oder durch ein Miasma verursacht; er ist immer eine gutartige Krankheit. Die von den alten Autoren berichteten schweren Icterusepidemien, wie die zu Essen im Jahre 1772, welche besonders die Kinder traf, waren vermuthlich biliöse Typhoide. Die Symptome des catarrhalischen Icterus sind dieselben wie bei dem Erwachsenen: Farblosigkeit der Stuhlentleerungen, gelbe Färbung der Haut und des Urins, gastrische Beschwerden, Stuhlverstopfung u. s. w. Henoch[5] hat bei Kindern niemals die Verlangsamung des Pulses beobachtet, welche sich beim Erwachsenen stets unter dem Einfluss der Cholaemie zeigt. Die Behandlung muss im Falle von Verstopfung in leichten Abführ-

---

1 A. a. O. S. 384.
2 Allgem. Centr. Zeit., 1856, No. 68.
3 Studien über Phosphorvergiftung. Virchow's Arch., B. 21, S. 306.
4 Eine Icterus-Epidemie. Jahrb. f. Kinderheilk., N. F., 1869, III, S. 197.
5 Beiträge zur Kinderheilk., S. 342.

mitteln (Calomel 3 bis 6 ctgrm. 4 Mal täglich) und in der Anwendung chlorwasserstoffsaurer Limonade bestehen. HENOCH[1] betrachtet Acid. muriat. als eines der wirksamsten Mittel gegen catarrhalische Cholecystitis.

Einundzwanzigstes Capitel.

Hydatidengeschwülste der Leber.

Literatur:

DAVAINE, Traité des entozoaires. Paris 1860.
FRERICHS, Klinik der Leberkrankheiten. 2. Aufl. Braunschweig 1861.
PONTOU, Recherches sur les kystes hydatiques du foie chez les enfants. Thèses de Paris, 1867.
GIRALDÈS, Leçons cliniques sur les maladies chirurgicales des enfants. 1869, p. 281.
BOHN, Canstatt's Jahresb., 1869, II, S. 220.
RATHERY, Essai sur le diagnostic des tumeurs intra-abdominales chez les enfants. Thèses de Paris, 1870, p. 58.

§ 1. **Aetiologie.** — Die Hydatidengeschwülste der Leber sind zwischen 20 und 40 Jahren besonders häufig (DAVAINE); allein sie finden sich bisweilen auch im Kindesalter; PONTOU hat 22 Fälle davon sammeln können und einer von uns hat im Jahre 1872 zwei Fälle im Hôpital St. Eugénie beobachtet. Das Vorkommen von Hydatidencysten der Leber im frühen Kindesalter ist sehr problematisch; man hat einige Fälle dieser Affection bei Kindern von 4 bis 8 Jahren veröffentlicht; vom achten oder neunten Jahre an nimmt die Häufigkeit der Krankheit zu; ein Zwölftel der in Island von FINSEN[2] gesammelten Fälle bezog sich auf Kinder unter 10 Jahren, ein Drittel der von PONTOU berichteten Fälle (7 unter 21) gehört Kindern von 8 bis 9 Jahren an.

Die Taenia, deren Eier den Scolex des Echinococcus liefern (Taenia echinococcus), bewohnt hauptsächlich den Darm des Hundes; FINSEN erklärt die grosse Häufigkeit der Hydatidencysten bei den Isländern durch ihr Zusammenleben mit Hunden (20,000 Hunde auf 70,000 Seelen). Die Kinder, welche man mit diesen Thieren spielen lässt, sind den Hydatiden daher ganz besonders ausgesetzt.

§ 2. **Pathologische Anatomie.** — Die im jugendlichen Alter beobachteten Hydatidencysten sind gewöhnlich einfächerig oder haben

---

[1] Klinik der Unterleibskrankh., 2. Aufl., 1855, S. 311.

[2] Contribution à l'étude des echinocoques epidémiques d'Islande. Ugeskrift for Laeger, 1867, 3.

zwei bis drei Säcke; man hat bei Kindern noch niemals die multiloculäre Form gefunden.

§ 3. **Symptome.** — Die Symptome und der Verlauf der Lebercysten beim Kinde unterscheiden sich in Nichts von denen beim Erwachsenen; wir entlehnen von Pontou einen Auszug der von ihm gesammelten Beobachtungen.

Der Anfang der Krankheit ist gewöhnlich nicht genau zu bestimmen. Die Cyste bleibt manchmal Monate und sogar Jahre lang latent oder offenbart sich nur in Zwischenräumen durch einige dumpfe Schmerzen im rechten Hypochondrium oder selten durch Gelbsucht, Fieber und heftige Schmerzen, welche schnell vorübergehen. Sie veranlasst locale oder allgemeine Störungen in dem Moment, wo sie durch ihren Umfang schon der Untersuchung zugänglich geworden ist.

Die Geschwulst nimmt gewöhnlich den rechten Leberlappen ein und sitzt häufiger auf der convexen Fläche, als auf der concaven. Die in diesen beiden Fällen beobachteten Symptome sind ziemlich verschieden. Die Cysten der convexen Fläche werden nur von Athmungsbeschwerden begleitet, die sich gewöhnlich auf eine leichte Athemlosigkeit beschränken; in einigen Fällen kann man einen trockenen und häufigen Husten, eine ausgeprägte Beklemmung und Herzklopfen beobachten. Die Cysten der concaven Fläche veranlassen oft die aus der Compression der Gallengänge, der Vena portarum, der Vena cava, des Verdauungscanals u. s. w. entspringenden Zufälle.

So hat Pontou in den von ihm beobachteten Fällen einen intensiven Icterus, Symptome gastrischer Beschwerden, Entwicklung der subcutanen Venen im Niveau des rechten Hypochondriums, bisweilen sogar Ascites gesehen. In anderen Fällen veranlasst die Cyste nach ziemlich langen latenten Perioden Abmagerung sowie eine mattweisse Färbung der Haut und der Schleimhäute; wiederholtes Nasenbluten vermehrt die Anaemie und die Schwäche.

Die physicalischen Zeichen, an welchen man das Vorhandensein der Hydatidencysten erkennen kann, sind im Allgemeinen bei dem Kinde leichter wahrzunehmen als beim Erwachsenen. Dank der Nachgiebigkeit der Rippen zeigen sich diese Cysten oft durch eine hervorstehende Geschwulst im Hypochondrium; die Dünnheit der abdominalen Wände macht die Palpation dieser Geschwulst und die Wahrnehmung des Hydatidengeräusches leichter. Dieses letztere Zeichen ist unter 20 Fällen 6 Mal constatirt worden (Pontou).

Die Hydatidengeschwülste der Leber führen, sich selbst überlassen, früher oder später den Tod herbei; den einzigen Fall von spontaner

Heilung, welchen wir bei Kindern erwähnt gefunden haben, ist derjenige BOHN's, welcher sich auf einen Knaben von 8 Jahren bezieht, bei dem sich die Cyste in den Darm entleert hatte. Gewöhnlich ist dieser Ausgang nicht günstig; er führt eine unstillbare Diarrhöe nach sich, welche den Kranken erschöpft. Die Cyste kann in die Peritonealhöhle hinein platzen und den Tod durch subacute Peritonitis veranlassen (LASSUS, DE LA PORTE) oder sich auch in die Pleurahöhle, in die Bronchien u. s. w., wie beim Erwachsenen, öffnen.

§ 4. **Diagnose.** — Die Diagnose der Krankheit ist leicht, wenn die Cyste beträchtlich genug ist, um der Untersuchung zugänglich zu sein. Man kann sie alsdann weder mit der Leberhypertrophie, noch mit der Fettleber, welche manchmal bei tuberculösen oder von chronischer Enteritis befallenen Kindern die falschen Rippen überragt, verwechseln. Die congenitalen Cysten des Netzes könnten Lebercysten vortäuschen, wenn mit diesem Organ Verwachsungen bestehen, wie GERHARDT einige Beispiele gesehen hat; die Punction, sobald sie möglich ist, wird alle Zweifel heben; eine klare, bergcrystallartige, nicht albuminöse, schwach salzhaltige Flüssigkeit ist für die Hydatidengeschwülste pathognomonisch, selbst wenn sie keine Haken des Echinococcus enthält.

Wenn die Cyste an der Seite des Thorax hervorragt oder mit dem Brustfell communicirt, so wird sie fast immer für eine eiterige Pleuritis gehalten. Die Diagnose ist nur möglich, wenn sich der Inhalt der Cyste durch die Bronchien entleert und selbst dann ist das Vorhandensein von Hydatiden im Auswurf nicht immer das Zeichen einer Lebercyste. ROGER[1] hat bei Kindern zwei Fälle von Lungen- und Brustfellhydatiden beobachtet, welche sich daselbst primär entwickelt zu haben schienen; die Leber schien in beiden Fällen unversehrt und die Symptome erinnerten an die der purulenten Pleuritis oder der Lungenphthise; der erste Kranke, ein Knabe von 8 Jahren, wurde nach zwei, Eiter und Hydatiden enthaltenden, Lungenabscessen wiederhergestellt; der zweite, ein junges Mädchen von 15 Jahren, erlag der Schwindsucht.

§ 5. **Behandlung.** — Die Behandlung der Hydatidencysten erfordert in einem gewissen Moment stets einen chirurgischen Eingriff. Die Erfahrung hat gezeigt, dass man handeln muss, sobald die Geschwulst mit dem Troicar erreichbar ist und dass man nicht warten muss bis der Durchbruch nahe bevorsteht. In den beiden Fällen, welche wir beobachtet haben, ging die Punction, gefolgt von der Aufsaugung, mit dem POTAIN'schen Apparat ohne Zufall von Statten und veranlasste eine

[1] Gaz. Hebd., 1861, p. 677.

rasche Genesung. Murchison,[1] welcher der Beförderer der einfachen Punctionen war, hat unter 20 Operationen 17 Heilungen erzielt; er empfiehlt, einen Probe-Troicar anzuwenden und den Kranken während der zwei auf die Operation folgenden Tage in einem Zustande absoluter Ruhe zu erhalten. Diese Methode verdient vor allen anderen den Vorzug, wofern die vom Kinde dargebotenen Symptome (lebhafte Schmerzen der Leber, Frösteln, hectisches Fieber) nicht die Eiterung der Cyste vermuthen lassen. In diesem Falle muss man weit eröffnen, nachdem man durch Anwendung von Aetzmitteln nach der Methode von Récamier solide Verwachsungen zwischen der Cyste und der Bauchwand erzielt hat. Welches auch überdies die zur Anwendung gebrachte Operationsmethode sein mag, man muss die Stagnation des Eiters in der Cyste verhindern und den Ausfluss der Hydatiden durch häufige desinficirende Einspritzungen erleichtern.

Zweiundzwanzigstes Capitel.

Tuberculose des Verdauungscanals und seiner Anhänge.

Literatur:

Guersant, Art. Carreau. Dict. en 30, T. VI.
Rilliet und Barthez, a. a. O., T. III, p. 806.
Bednar, a. a. O., S. 114.
Bignon, Bull. de la Soc. anat, T. 28, p. 211.
Steiner, a. a. O., S. 365.
E. Smith, On the wasting diseases of infants and children, 2d. ed. London 1870, p. 265.

Die Verallgemeinerung der localen pathologischen Veränderungen ist bei der Tuberculose des Kindesalters eines der besonderen characteristischen Merkmale; so findet man bei Kindern, die einer Lungenschwindsucht erlegen sind, gewöhnlich im Darm, in den Mesenterialdrüsen, in der Leber, der Milz u. s. w. Tuberkel.

1. Magen. — Die in jedem Alter seltene Tuberculose des Magens ist bei Kindern weniger Ausnahme als bei Erwachsenen. Rilliet und Barthez[2] haben in 20 Fällen tuberculöse Magengeschwüre gefunden, die gewöhnlich längs der grossen Curvatur lagen; ihre Dimensionen variirten zwischen denen einer Linse und eines Fünfmarkstückes; ausser in einem einzigen Falle wurden diese Erkrankungen während des Lebens weder von Uebelkeit, noch von Erbrechen, noch von Schmerzen im Epigastrium begleitet. Nach Steiner,[3] welcher 8 Fälle von Magen-

[1] Hydatid tumours of the liver. Edinburgh. 1865.
[2] A. a. O., III, p. 833.
[3] A. a. O., S. 366.

tuberculose beobachtet hat, bestehen die Zeichen dieser Krankheit in Schmerzen im Epigastrium und häufigem Erbrechen von Nahrungsstoffen, die mit Blutstreifen vermischt sind. Bignon berichtet einen Fall von einem tuberculösen Kinde, das einer heftigen Haematemese erlag; man fand bei der Autopsie in der grossen Curvatur ein rundes Geschwür, welches im Niveau der gastro-epiploischen Gefässe lag, und durch welches sich das Blut in das subperitoneale Zellgewebe ergossen hatte; die benachbarte Magenschleimhaut war durch mehrere tuberculöse Granulationen in die Höhe gehoben.

2. Darmcanal. — Die Darmtuberculose zeigt sich fast bei einem Drittel der tuberculösen Kinder (Steiner); sie trifft fast immer mit der Tuberculose anderer Organe, wie des Bauchfelles, der Mesenterial- oder Bronchialdrüsen, der Leber, der Lungen u. s. w. zusammen; man sieht äusserst selten, dass sich die Tuberculose ausschliesslich auf den Darm beschränkt.

Der Lieblingssitz der tuberculösen Erkrankungen ist der Dünndarm, besonders das Ileum, bisweilen auch der Theil des Coecum's, der an die Valvula Bauhini stösst. Die Tuberkel sitzen unter der Form von halb durchscheinenden Granulationen in dem submucösen Gewebe; zu gleicher Zeit sind die Darmdrüsen der Sitz von tuberculösen Entzündungen, welche käsige miliare Herde, dann Ulcerationen entstehen lassen; diese sind sinuös, ungleichmässig, ausgezackt. Sie dehnen sich besonders senkrecht zur Axe des Darms aus und tragen so eine ringförmige Gestalt zur Schau; ihre Ränder sind gewöhnlich losgelöst und ihr Grund bedeckt sich oft mit halb durchscheinenden Granulationen, deren Verkäsung dazu beiträgt, die Tiefe der Aushöhlung zu vergrössern.

Die Diarrhöe ist das einzige Zeichen, durch welches sich die Tuberculose des Darms offenbart; ihre Menge steht im directen Verhältniss zur Zahl und Ausdehnung der tuberculösen Geschwüre. Nach Rilliet und Barthez hat sich unter 63 tuberculösen Kindern der Durchfall in der Hälfte der Fälle schon bei Beginn, bei einem Drittel zu einer vom Anfang und dem tödtlichen Ausgang gleich entfernten Zeit gezeigt; in der kleinsten Anzahl der Fälle ist die Diarrhöe erst am Ende eingetreten oder hat gänzlich gefehlt.

Die Behandlung der tuberculösen Enteritis ist dieselbe wie die der chronischen Enteritis; die Opiate und die adstringirenden Mittel sind besonders indicirt.

3. Mesenterialdrüsen. — Man hat unter dem Namen „Carreau" (aufgetriebener Leib) sehr verschiedene Affectionen, wie den aufgetriebenen Leib der Rachitiker, die nicht tuberculöse chronische Enteritis und die tuberculöse Peritonitis zusammengeworfen; man muss jedoch diesen Namen für die Phthisis mesaraica reserviren.

Rilliet und Barthez haben die Tuberculose der Mesenterialdrüsen bei der Hälfte der von ihnen beobachteten tuberculösen Kinder constatirt, jedoch war die Erkrankung nur bei $^1/_{16}$ dieser Kinder vorgeschritten und vorherrschend; man sieht also, dass das Carreau, der allgemeinen Ansicht entgegen, keine häufige Krankheit ist. Die Knaben sind derselben viel mehr unterworfen als die Mädchen; vor dem dritten und nach dem zwölften Jahre selten, erreicht das Carreau gegen das fünfte Lebensjahr das Maximum seiner Häufigkeit. Bednar hat die Mesenterialtuberculose einmal ohne Complication bei einem Säugling gefunden.

Die tuberculösen Drüsen sind Anfangs vergrössert, auf dem Schnitt roth und mit käsigen miliaren Herden durchsäet, die oft für tuberculöse Granulationen gehalten worden sind. In einem vorgeschrittenen Stadium erweicht sich die ganze Masse der Drüse und nimmt eine weissliche Färbung an, welche ihr das Aussehen einer ihrer Schale beraubten Marone giebt. Manchmal fliessen mehrere Drüsenmassen zusammen und bilden eine höckerige Geschwulst, die den Umfang von zwei Fäusten erreichen kann. Die tuberculösen Drüsen können eitern oder verkalken; bisweilen erleiden sie die amyloide Degeneration (Steiner).

Die Mesenterialtuberculose wird fast immer von Darmtuberculose begleitet; man sieht dann oft unter der Serosa knotige, perlschnurförmige, weissliche Lymphgefässe hervortreten, die, von Darmgeschwüren ausgehend, sich nach den Mesenterialdrüsen zu erstrecken; diese Gefässe sind durch tuberculöse Masse ausgedehnt, welche entweder aus wirklichen Granulationen oder aus den Producten einer käsigen Lymphangitis besteht (Thaon). Die Tuberculose des Mesenteriums verhält sich daher gewöhnlich secundär zu der des Darms; allein in einigen Fällen kann man das Vorhandensein einer primären Drüsentuberculose, die direct von der Diathese abhängig ist, nicht bestreiten. Das Carreau trifft hingegen selten mit der Tuberculose des Bauchfelles zusammen (Rilliet und Barthez).

Die alten Autoren (Baumes, Goy, Guersant) haben ein schmerzloses und ein schmerzhaftes Carreau unterschieden. Diese letztere Abart bezieht sich auf die tuberculöse Peritonitis, die sie mit der Phthisis mesaraica verwechselten. Bei dem eigentlichen Carreau bleibt der Leib weich, schmerzlos; er ist selten tympanitisch und gewöhnlich leicht einzudrücken; die Palpation lässt im Niveau des Nabels und vor der Wirbelsäule eine harte, höckerige, wenig bewegliche, bei der Berührung schmerzhafte, durch ein Conglomerat geschwollener Drüsen gebildete Geschwulst fühlen. Um diese Geschwulst gut zu fühlen muss man die Wände des Abdomens zwischen den beiden, an jeder Seite angelegten Händen fassen und diese allmälig der Mittellinie nähern, bis man an die Drüsenmasse angelangt ist, welche sich dann zwischen beiden Händen befindet (W. Jenner).

Das Carreau hat ausser der Auftreibung des Leibes keine eigenen Symptome. Man hat die Drüsenmasse bisweilen Ascites und eine Erweiterung der Abdominalvenen, zuweilen sogar ein Oedem der unteren Extremitäten durch Compression der Vena cava hervorrufen sehen (Rilliet und Barthez, Steiner). Alle anderen von den Autoren erwähnten Symptome, wie Abmagerung, Diarrhöe, Blässe u. s. w. hängen fast immer von anderen localisirten tuberculösen Erkrankungen oder von der Diathese selbst ab. Nichtsdestoweniger hat man beim Carreau mehr als bei jeder anderen Form der Tuberculose beobachtet, dass der Appetit, weit entfernt vermindert zu sein, im Gegentheil manchmal vermehrt ist; dieser Heisshunger wird übrigens auch bei Rachitis und chronischem Darmcatarrh beobachtet.

Gewisse Autoren nehmen die Heilbarkeit des Carreau an; Rilliet und Barthez haben im Mesenterium eines Kindes eine beträchtliche tuberculöse Masse gefunden, welche gänzlich in Verkalkung übergegangen war. Die Gefährlichkeit des Leidens hängt meistentheils von den anderen begleitenden localen tuberculösen Erkrankungen (Darm, Lungen, Bronchien u. s. w.) ab.

Die allgemeine Behandlung des Carreau ist die der Scrophulose und der Tuberculose; man muss hauptsächlich auf die Anwendung der brom- und jodhaltigen Thermen, der Salz- und Schwefelquellen besonderes Gewicht legen (Lavey, Bex, Kreuznach, Nauheim). Was die locale Behandlung anbetrifft, so ist das Bepinseln mit Jodtinctur sehr gerühmt worden und verdient einen Versuch.

4. Leber. — Die bei dem Erwachsenen so seltene Tuberculose der Leber ist bei tuberculösen Kindern, besonders im Alter von 3 bis 5 Jahren gewöhnlich. Sie begleitet meistens die subacute Lungentuberculose in pneumonischer Form und die Phthisis mesaraica-intestinalis. Das häufigste tuberculöse Product ist die Granulation; man findet oft innerhalb der Leber ein Beet von halb durchscheinenden grauen, bisweilen fibrösen Granulationen, umgeben von einem röthlichen Hofe, der mit der chamoisgelben Farbe des übrigen Organes, das sich fast immer im Zustande fettiger Degeneration befindet, contrastirt.

Manchmal, jedoch seltener, findet man im Innern der Leber dicke tuberculöse Massen, die wahrscheinlich von confluirenden Granulationen gebildet werden.

Die Tuberculose der Leber offenbart sich während des Lebens durch kein wahrnehmbares Symptom.

5. Milz. — Die Milz gehört beim Kinde zu den Organen, in denen sich die Tuberkel am häufigsten und zahlreichsten entwickeln; die Knaben sind denselben mehr unterworfen, als die Mädchen (Rilliet und Barthez). Die Tuberculose zeigt sich in der Milz, wie in der Leber, unter der Form von Granulationen, viel seltener von Infiltration. Sie ist im Uebrigen nur von pathologisch-anatomischem Interesse.

Dreiundzwanzigstes Capitel.

Einfache acute Peritonitis.

Literatur:

1. Beim Foetus:

Morgagni, De causis et sedibus morborum. Ep. 67.

Dugès, Recherches sur les maladies les plus importantes et les moins connues des enfants nouveau-nés. Paris 1821.

Billard, Traité des Mal. etc., 1828, p. 444.

Simpson, Edinb. Med. and Surg. Journ., 1838, p. 390.

F. Weber, Beiträge etc., Kiel, 1851, III, S. 59.

Virchow, Zur Lehre der Unterleibsaffectionen. Virch. Arch. 1853, Bd. 5, S. 340.

Breslau, Intrauterine perforative Peritonitis bei einem hydrocephalischen Kinde. Monatsschr. f. Geb. 1863. Bd. 21, Suppl. H., S. 141.

Dohrn a. a. O.

2. Bei Neugeborenen.

Thore, Arch. gén. de Méd. 1846.

Bednar, Krankh. der Neug. etc., Wien, 1850.

Lorain, De la fièvre puerpérale chez la femme, le foetus et le nouveau-né. Thèses de Paris 1855.

Meynet, De la gangrène de l'ombilic. Thèses de Paris, 1857.

Bergeron, Dasselbe, Thèses de Paris, 1866.

Quinquaud, Essai sur le puerpérisme infectieux chez la femme et chez le nouveau-né. Thèses de Paris, 1872.

3. Im vorgerückten Kindesalter.

Duparcque, De la péritonite essentielle chez les jeunes filles. Annales d'obstétrique, 1842, I, p. 241.

Rilliet und Barthez, a. a. O., T. II, p. 1.

Marten, Zur operativen Behandlung der Peritonitis. Virchow's Arch., 1861, B. 20, S. 530.

Henoch, a. a. O., S. 329.

§ 1. **Aetiologie.** — Die Peritonitis kann sich beim Foetus in den ersten Monaten des intrauterinen Lebens entwickeln (Simpson, Weber);

bald führt sie den Tod der Frucht im Mutterleibe herbei (Morgagni), bald veranlasst sie Bildungsfehler des Verdauungscanals (Dohrn) oder der Gallengänge, welche den Tod kurz nach der Geburt verursachen.

Die Ursachen der foetalen Peritonitis sind meistentheils unbekannt. In einem in der Wissenschaft einzigen, von Breslau, veröffentlichten Falle war die Krankheit durch eine Perforation des Darms an der Grenze des Colon ascendens und des C. transversum verursacht. In einigen Fällen scheint sie einen syphilitischen Ursprung zu haben.

Beim Neugeborenen ist die Peritonitis häufiger, als in jeder anderen Periode des Kindesalters; sie entsteht, wie die Peritonitis der Wöchnerinnen, durch Ansteckung und bildet eine der klinischen Formen der puerperalen Septicaemie. Sie grassirt in gewissen Entbindungsanstalten zu gleicher Zeit mit dem Puerperalfieber der Wöchnerinnen epidemisch. Der Neugeborene ist der Ansteckung in den beiden ersten Lebenswochen besonders ausgesetzt; man hat die infectiöse Peritonitis sogar den Foetus im Mutterleibe treffen sehen (Lorain).

Mag die Infection von dem mütterlichen Blute, den Geschlechtstheilen der Mutter während der Geburt oder von der verdorbenen Luft der Entbindungsanstalten herrühren, sie pflanzt sich immer durch die Nabelwunde auf das Bauchfell, bald durch Vermittlung von Phlebitis oder Lymphangitis, bald direct durch die Lymphgefässe fort, ohne bei ihrem Durchgange eine Entzündung zu setzen. Mit einem Worte, der Vorgang ist derselbe wie bei der Septicaemie der Wöchnerinnen, da die Nabelwunde dieselbe Rolle wie die Gebärmutterwunde spielt.

Die Peritonitis der Neugeborenen kann ausnahmsweise durch Verengerung oder Verschluss des Darmcanals (des Rectums oder Duodenums) veranlasst werden.

Im vorgerückten Kindesalter ist die Peritonitis seltener als beim Neugeborenen und beim Erwachsenen. Sie ist oft secundär und besonders im Verlauf des Scharlachs gefunden worden, wo sie sich bald während der Eruption, bald während der Reconvalescenz entwickelt; es geht ihr alsdann oft ein Ascites voraus (Rilliet und Barthez). Die Peritonitis hat manchmal einen traumatischen Ursprung, wie einen Fall, einen Schlag auf den Leib, oder auch eine Operation (Punction einer Cyste, Herniotomie, Gastro- oder Enterotomie u. s. w.). Curling[1] hat bei einem Knaben von 2 Jahren eine allgemeine Peritonitis der Quetschung eines im Bauchring zurückgehaltenen Hoden folgen sehen. Die häufigste Ursache der Peritonitis ist beim Kinde wie beim Erwachsenen eine Erkrankung der Baucheingeweide, wie Typhlitis oder

[1] Gaz. méd. de Paris, 1844, p. 675.

Perityphlitis, Nierenkrebs, Invagination und besonders Perforation des Darms. Rilliet und Barthez haben bei der Autopsie eines jungen Mädchens von 12 Jahren eine auf die untere Fläche der Leber begrenzte Peritonitis gefunden, welche durch eine Perforation der Gallenblase verursacht war.

Die idiopathische Peritonitis ist im Kindesalter weniger selten, als beim Erwachsenen; Duparcque hat eine genuine Peritonitis, die er besonders bei jungen Mädchen von 8—11 Jahren beobachtet hat und die inmitten einer guten Gesundheit spontan, ohne andere wahrnehmbare Ursache, als eine Erkältung oder eine Indigestion auftritt, beschrieben; diese spontane Form der Krankheit ist auch von anderen Autoren beobachtet worden (Legendre, Rilliet, Marten). Nach Rilliet und Barthez ist die primäre idiopathische Peritonitis in der Privatpraxis häufiger als im Krankenhause, während bei der secundären Peritonitis das Gegentheil der Fall ist.

§ 2. **Pathologische Anatomie.** — Die durch Peritonitis gesetzten anatomischen Veränderungen sind beim Kinde dieselben wie beim Erwachsenen.

Bei der infectiösen Peritonitis der Neugeborenen ist die Gefässinjection des Bauchfelles wenig ausgeprägt, allein der serös-purulente Erguss ist bisweilen sehr beträchtlich; die Leber ist enorm vergrössert, congestionirt und oft durch die Galle gelb gefärbt; die Milz ist voluminöser und zerfliessend; fast immer findet man eine hypostatische Pneumonie, bisweilen eine Pleuritis oder eine purulente Meningitis; es sind dies mit einem Wort die anatomischen Veränderungen der puerperalen Septicaemie. Bei der Peritonitis durch Perforation sind die Veränderungen im Niveau der Perforation gewöhnlich ausgeprägt und die Peritonealflüssigkeit ist mit Darminhalt vermischt; in Ausnahmefällen begrenzt sich die Peritonitis und der Erguss ist von der Bauchfellhöhle durch eine dicke Schicht von Pseudomembranen getrennt (Rilliet und Barthez). In den von Duparcque beschriebenen Fällen genuiner Peritonitis war der peritoneale Erguss purulent oder serös-purulent. Bei der scarlatinösen Peritonitis geht der Ascites manchmal der Peritonitis voraus; auch findet man bei der Autopsie eine reichliche serös-purulente Flüssigkeit.

§ 3. **Symptome.** — Die Peritonitis der Neugeborenen beginnt gewöhnlich am dritten Tage, bisweilen erst in der zweiten Woche, oder schon am ersten Tage des Lebens. Sie wird gewöhnlich durch eine leichte Veränderung der Gesichtszüge, durch grüne, von Coliken begleitete Diarrhöe und durch Erbrechen, zuerst von Nahrungsmitteln, dann von Galle angekündigt. Dieses gelbe oder grüne gallige Erbrechen ist sehr characteristisch und ist von LORAIN in den meisten Fällen von infantiler Peritonitis beschrieben worden; auch genügt die gelbe Färbung, die das Erbrechen auf den Lippencommissuren oder an den Nasenlöchern hinterlässt, um die Diagnose in Ermangelung einer genauen Krankengeschichte zu stellen (QUINQUAUD). Die Temperatur hebt sich schnell bis 40° oder 41°, das Gewicht des Neugeborenen nimmt bis zum Tode allmälig ab.

Während des Acmestadiums schwillt der Leib an und scheint sehr schmerzhaft, denn die geringste Berührung veranlasst heftiges Schreien. Der peritoneale Erguss ist manchmal beträchtlich genug, um durch die Percussion erkannt zu werden. LORAIN hat sein Vorhandensein in der Tunica vaginalis constatirt; der Inguinalcanal ist beim Neugeborenen gewöhnlich offen; dieser Erguss in die Tunica vaginalis findet sich meistentheils nur auf der rechten Seite (unter 10 Fällen 9 Mal); er ist, besonders während das Kind schreit, leicht zu constatiren; bisweilen wird er von Oedem des Hodensackes begleitet (QUINQUAUD). Das Kind, welches bis dahin gesaugt hat, weigert sich, die Brust zu nehmen; zuerst ist es sehr unruhig, verfällt dann in Stupor. Sein Mund bleibt offen, seine Zunge wird trocken, das Gesicht und die Extremitäten werden cyanotisch, es erscheinen convulsivische Bewegungen in den Augen und den Gesichtsmuskeln, das Gesicht nimmt ein hippocratisches Aussehen an und das Kind erliegt nach 4 oder 5 Tagen einem hochgradigen Fieber (QUINQUAUD).

Unter den zahlreichen Zufällen, welche die Peritonitis compliciren können und welche, wie diese, aus der septischen Infection hervorgehen, sind zu erwähnen: 1) der Icterus, welchen LORAIN unter 30 Fällen 13 Mal beobachtet hat; 2) die Nabel- und Darmblutungen, welche ebenso von der Veränderung des Blutes, wie vom Vorhandensein einer Pylephlebitis abhängen können; 3) die Phlegmone, die Gangraen und das Erysipel des Nabels, welche aus der localen Einwirkung des septischen Giftes auf die Stelle, durch welche es eindringt, entspringen; in gewissen Epidemien verallgemeinert sich die Gangraen und dehnt sich auf die unteren Extremitäten aus (MEYNET, BERGERON); 4) Purulente Entzündungen der Gelenke des Brustfelles u. s. w.

Die **primäre genuine Peritonitis** des vorgerückten Kindesalters fängt inmitten eines guten Gesundheitszustandes mit Schmerzen im Abdomen an, die zuerst begrenzt sind, sich dann verallgemeinern und von lebhaftem Fieber begleitet werden. Der Leib schwillt an, es zeigt sich lauchgrünes Erbrechen; wenn Nichts die Zunahme der Entzündung hemmt, sieht man Delirien, Stupor erscheinen; der Tod tritt am fünften bis neunten, ausnahmsweise schon am zweiten oder dritten Tage ein (Duparcque, Rilliet und Barthez). Die Heilung ist selten; indessen genasen zwei von Duparcque beobachtete Kranke vom achten bis zwölften Tage; bei einem Patienten Rilliet's war die Wiederherstellung nach Verlauf von 37 Tagen vollständig. Wenn die Peritonitis heilt, geschieht dies gewöhnlich durch Resorption; bisweilen findet die Heilung durch Entleerung des Eiters nach Aussen statt; Rilliet giebt hierfür Beispiele aus der Literatur. Bei zwei von Marten veröffentlichten Fällen (bei einem Mädchen von 10 Jahren und einem Knaben von 5 Jahren) fand die Heilung durch Entleerung des Eiters statt; in einem Falle geschah die Entleerung spontan, in dem anderen wurde sie durch eine an der Spitze der fluctuirenden Geschwulst, die sich am Nabel gebildet hatte, ausgeführte Punction erleichtert; in beiden Fällen war die Flüssigkeit serös-purulent, sie hatte weder septischen noch faecalen Geruch, was beweist, dass man es mit einer acuten idiopathischen Peritonitis zu thun hatte; die Krankheit war ohne wahrnehmbare Ursache eingetreten und von vorn herein allgemein gewesen.

Die **Peritonitis durch Perforation** ist durch die Plötzlichkeit ihres Anfanges, durch die schnelle Verzerrung der Gesichtszüge, durch das schnelle Erscheinen des Singultus und des Erbrechens und durch den Collaps, der nach Verlauf von 12—24 Stunden den Tod herbeiführt, bemerkenswerth. Dem tödtlichen Ausgang gehen bisweilen Convulsionen voran (Rilliet und Barthez); die Heilung ist gänzlich Ausnahme.

§ 4. **Diagnose.** — Die Diagnose der acuten Peritonitis ist gewöhnlich sehr einfach; sie bietet nur in folgenden beiden Fällen Schwierigkeiten dar:

1. Eine subacute Peritonitis wie die, welche auf eine Perforation folgt, kann für eine innere Einklemmung gehalten werden, besonders wenn sie von hartnäckiger Stuhlverstopfung durch Paralyse des Darms begleitet ist. Der Irrthum ist von ausgezeichneten Aerzten begangen worden; man thut in solchen Fällen stets gut, sich nicht gleich für einen chirurgischen Eingriff zu entscheiden; in der That werden, wenn man es mit einer Peritonitis zu thun hat, die bedeutende Erhöhung der Temperatur, das lauchgrüne Erbrechen und der allgemeine Schmerz am ganzen Leib bald alle Zweifel heben und bei Zeiten eine unnöthige Operation verhindern.

2. Die Perityphlitis kann mit der Peritonitis verwechselt werden; nichtsdestoweniger unterscheidet sie sich von derselben durch die Localisirung des Schmerzes in der rechten Fossa iliaca, durch eine Geschwulst oder eine teigige Beschaffenheit dieser Gegend, bisweilen durch die Re-

traction des Oberschenkels und stets durch ein weniger heftiges Fieber und weniger beharrliches Erbrechen.

§ 5. **Prognose.** — Die Peritonitis der Neugeborenen ist immer tödtlich; die Peritonitis durch Perforation ist es ebenfalls fast immer. Die Krankheit ist hingegen von einer verhältnissmässig günstigeren Prognose als beim Erwachsenen, wenn sie genuin und primär ist.

§ 6. **Behandlung.** — Die primäre Peritonitis erfordert eine energische Behandlung. Gleich am Anfang muss man loco dolenti eine dem Alter des Kindes angemessene Zahl von Blutegeln setzen und eine Eisblase auf den Unterleib legen; Opium und Calomel müssen abwechselnd alle zwei Stunden in refracta Dosi angewendet werden. Wenn sich die Unterleibsschmerzen am zweiten Tage nicht vermindert haben, muss man den Leib mit einer dicken Schicht von Unguent. mercur. bedecken. Man muss sich der Abführmittel enthalten, wenn man vermuthet, dass der Darm perforirt ist; die hartnäckige Stuhlverstopfung muss durch Klystiere bekämpft werden. Wenn die Krankheit Neigung hat, in den chronischen Zustand überzugehen und wenn die Percussion das Vorhandensein eines Exsudats mit beharrlichen dumpfen Schmerzen zeigt, muss man ein grosses Vesicator auf den Unterleib legen; wenn hingegen die Tympanitis vorherrscht, muss man das ganze Abdomen mit einer dicken Collodiumschicht versehen. In den Fällen, in welchen der Erguss sehr reichlich ist und aus dem Nabel hervorquillt, räth Marten, dem Eiter durch Punction mit einem spitzen Bistouri einen schnellen Ausgang zu verschaffen und die Wunde vor der Berührung der Luft durch eine geölte Compresse, die den Dienst eines Ventils versieht, zu schützen.

Bei der Peritonitis durch Perforation muss man, trotz der geringen Chancen eines Erfolges, schnell handeln, den Darm durch starke Opiumdosen (2—5 cgrm. Extr. Opii alle 2 Stunden) immobilisiren, eine absolute Diät beobachten lassen, ununterbrochen Eis auf den Unterleib legen, den Collaps und das Erbrechen durch Champagner in Eis bekämpfen.

Bei der septischen Peritonitis (bei Neugeborenen, beim Scharlach) ist jede locale Behandlung unnütz; man muss sich darauf beschränken, den Schmerz durch Cataplasmen mit einem Zusatz von Tr. Opii crocat. zu bekämpfen und die Kräfte durch Alcohol und Chinapräparate zu erhalten.

Vierundzwanzigstes Capitel.

Tuberculöse Peritonitis.

Literatur:

RILLIET und BARTHEZ, T. III, p. 179.
GRISOLLE, Traité de Pathologie interne, 9me édit. I., p. 590.
HEMEY, De la péritonite tuberculeuse. Thèses de Paris, 1867.
STEINER, Comp. der Kinderkr. S. 291.
THAON, Thèses de Paris, 1873.

Die tuberculöse Peritonitis kann acut oder chronisch sein; die erstere Form ist nur eine Episode der acuten Phthisis; die chronische Peritonitis hingegen hat eine besondere Physiognomie und sie ist es, die wir in diesem Capitel besonders im Auge haben.

§ 1. **Aetiologie.** — Die tuberculöse Peritonitis ist im Kindesalter verhältnissmässig häufig; RILLIET und BARTHEZ haben 86 Beobachtungen derselben gesammelt. STEINER hat unter 800 tuberculösen Kindern 92 Mal eine Tuberculose des Bauchfelles mit oder ohne begleitende Entzündung beobachtet.

Diese Affection tritt unter dem Einfluss derselben Ursachen wie die anderen Formen der Tuberculose auf (siehe Tuberculose S. 146) allein sie wird fast niemals vor dem sechsten Lebensjahre beobachtet; vom 8.—10. Jahre ist sie am häufigsten.

§ 2. **Pathologische Anatomie.** — Die acute Form wird von einem klaren, oft sehr reichlichen ascitischen Ergusse begleitet; die Serosa ist zugleich von grauen Granulationen, die hauptsächlich auf der Milz und auf der convexen Fläche der Leber, manchmal auch auf den Dünndarmschlingen reichlich vorhanden sind, bedeckt.

Bei der chronischen Form hingegen ist der Erguss wenig reichlich und immer purulent oder serös-purulent. Die Abdominalwand adhaerirt manchmal dem Netz und dem Darm (GRISOLLE); die durch zahlreiche Verwachsungen mit einander verklebten Darmschlingen bilden eine einzige Masse, die von einer dicken Schicht von grünlichgelben Pseudomembranen, welche sie zuerst den Blicken entziehen, bedeckt ist; diese Pseudomembranen enthalten in ihren Maschen flüssigen oder käsigen Eiter und gelbe miliare Tuberkel; manchmal schweben sie frei in der Peritonealhöhle unter der Form von käsigen Massen (HENOCH). In anderen Fällen zeigen sie sich unter der Form von dicken tuberculösen Plaques, die eine Dicke von 3 oder 4 cm. erreichen können und bald zwischen den Abdominalwänden und dem Darm, bald zwischen der Leber und dem Diaphragma sitzen.

Man findet auf den Därmen, der Milz und der Leber oft ein Beet von kleinen grauen oder gelblichen tuberculösen Granulationen; das Bauchfell ist in dem Niveau derselben verdickt und oft von Pigment schwarz gefärbt (Carswell,[1] Lebert.)[2]

Die tuberculösen Massen des Bauchfelles veranlassen bisweilen die Perforation des Darms; hieraus kann ein Ausfluss von peritonealer Flüssigkeit durch den Mastdarm entstehen (Henoch). Der Erguss von Fäcalmassen in die Bauchhöhle wird gewöhnlich durch zahlreiche Verwachsungen verhindert, welche sich um die Perforation herum gebildet haben. Rilliet und Barthez haben zwischen sehr entfernten Theilen des Verdauungscanals, wie z. B. zwischen dem oberen Theil des Dünndarms und dem Colon ascendens eine directe Verbindung durch doppelte Perforation entstehen sehen. In einem von Lebert bei einem Knaben von 8 Jahren beobachteten Falle hatte das Darmgeschwür zwei Finger breit vom Nabel die Bildung eines Anus praeternaturalis veranlasst; zwischen der Haut und der Darmfistel war eine Art von Tasche vorhanden, welche die Form eines Trichters zeigte, dessen Basis sich seitlich vom Darm befand. Henoch[3] hat bei einem Kinde im Verlauf einer tuberculösen Peritonitis eine spontane Perforation des Nabels beobachtet, welche dem Eiter, den Fäcalmassen und endlich einem lebendigen Spulwurm Ausgang gewährte.

Das Netz ist gewöhnlich durch Verwachsungen mit dem Darm oder der Abdominalwand verbunden; es ist bisweilen hart und fibrös, verdickt und derart zusammengeschrumpft, dass es beim ersten Anblick schwer zu erkennen ist. Das Mesenterium kann eine ähnliche Zusammenziehung zeigen; sie entsteht aus einer plastischen Infiltration fibröser Natur, welche die Granulationen verlöthet und dieselbe Gewalt der Retraction wie das narbige Gewebe besitzt (Thaon).

Die tuberculöse Peritonitis kann allgemein oder partiell sein. Nach Rilliet und Barthez ist die letztgenannte Form dreimal häufiger als die erstere und hat vornehmlich in der Leber, der Milz und dem Diaphragma ihren Sitz; manchmal, jedoch seltener, ist sie auf das grosse Netz beschränkt. Die tuberculöse Peritonitis trifft häufig mit der Darmphthise (tuberculöse Geschwüre), selten hingegen mit der Tuberculose der anderen Baucheingeweide oder der Mesenterialdrüsen zusammen. Man findet gewöhnlich zu gleicher Zeit zerstreute Tuberkel in den Lungen, jedoch sind sie in der Regel wenig zahlreich und werden von entzündlichen, wenig ausgeprägten und wenig ausgedehnten

[1] Illustr. fasc., pl. 4, Fig. 5.
[2] Physiologie pathologique. Paris, 1845, I., p. 471.
[3] Berl. klin. Wochenschr., 1874, No. 18, S. 219.

Erkrankungen begleitet; manchmal beschränkt sich sogar die ganze Wirkung der Diathese auf das Bauchfell.

§ 3. **Symptomatologie.** — Die tuberculöse Peritonitis ist gewöhnlich eine primäre Affection, die sich bei zuvor kräftigen und gesunden Kindern entwickelt; sie complicirt nur ausnahmsweise die acute oder chronische Lungenphthise, in diesem Falle ist sie fast immer auf die Milz oder auf die Leber beschränkt und zeigt sich während des Lebens nur durch etwas Schmerz in den Hypochondrien.

Anfang. — Man sieht sehr selten, dass die tuberculöse Peritonitis plötzlich auftritt und sich gleich durch lebhafte Schmerzen im Abdomen, Erbrechen und Fieber offenbart. Gewöhnlich ist der Anfang langsam und tückisch; der Appetit bleibt erhalten, das Allgemeinbefinden bleibt scheinbar befriedigend, allein die Kinder klagen über dumpfe Coliken, welche von einer hartnäckigen Stuhlverstopfung, die mit diarrhoischen Stühlen alternirt, begleitet werden; schliesslich herrscht die Diarrhöe vor und der Leib wird aufgetrieben.

Acmestadium. — Wenn die Diagnose sicher gestellt ist, so ist der Leib hervorragend und nimmt eine eiförmige, kuglige Gestalt an; bei der Palpation zeigt er eine characteristische Renitenz, welche von dem Widerstand der untereinander verlötheten Darmschlingen herrührt (Grisolle). Manchmal lässt die Percussion in der ersten Zeit, auf dem unteren Theil des Abdomens und in den Seiten eine gedämpfte Zone erkennen, die von dem peritonitischen Erguss herrührt; letzterer ist selten reichlich genug, um ein Fluctuationsgefühl zu veranlassen; der übrige Leib zeigt einen übermässig starken tympanitisch hellen Schall; die Haut ist gespannt, glänzend und von einem mehr oder weniger entwickelten Venennetz bedeckt.

Später wird die Renitenz, je nachdem der Erguss resorbirt wird und die plastischen Ablagerungen sich vermehren, immer fühlbarer. Zu gleicher Zeit empfindet man unter dem Finger kleine, sehr kurze kollernde Geräusche, eine Art von intestinalen Schreien (Guéneau de Mussy), welche durch die in den verlötheten Darmschlingen zurückgehaltenen Gase hervorgebracht werden. In den Fällen, in welchen der Erguss gar nicht oder in geringem Masse vorhanden ist, hat man bisweilen das Gefühl von zerriebener Stärke, welches aus der Reibung der peritonitischen Pseudomembranen entspringt. Nichts ist in diesem Stadium unregelmässiger, als die Vertheilung der hellen und gedämpften Zonen am Abdomen; sie hängen von der Vertheilung des Ergusses und der Pseudomembranen ab.

In einem vorgeschritteneren Stadium der Krankheit verliert der

Leib nach und nach seine regelmässige ovale Gestalt und zieht sich theilweise oder gänzlich zusammen; dieses Stadium entspricht der fibrösen Infiltration des Netzes oder des Mesenteriums und den Verwachsungen, welche zwischen dem Darmconvolut und der vorderen Bauchwand entstehen. Man fühlt dann manchmal einen schrägen Strang von links nach rechts und von oben nach unten, welcher der Insertionslinie des Mesenteriums oder auch den harten und unebenen Höckern in der Nabelgegend folgt, die durch das Zusammenrollen des Netzes in einen Knäuel gebildet werden.

Die functionellen Symptome, welche die kleinen Kranken zeigen, sind sehr veränderlich. Der Leibschmerz, welcher Anfangs stets ziemlich ausgeprägt ist, besteht in Form von dumpfen Coliken fort, ist jedoch niemals sehr heftig und wird durch Druck wenig vermehrt; von Zeit zu Zeit exacerbirt er, wird lancinirend und drückend; diese Exacerbationen fallen gewöhnlich mit der durch die Tympanitis erzeugten Volumszunahme des Leibes zusammen. Die Diarrhöe wird während des Acmestadiums habituell. Das Erbrechen ist hingegen sehr selten und der Appetit bleibt fast bis zum Tode erhalten. Die Abmagerung der Extremitäten und der oberen Körperhälfte contrastirt mit der anomalen Auftreibung des Abdomens.

Wenn eine unregelmässige Communication zwischen entfernten Darmschlingen entsteht, wird die Diarrhöe ruhrartig, da die Verdauung ungenügend von Statten geht (Rilliet und Barthez). Wenn der peritonitische Erguss sich durch den Darm Bahn bricht, führt das Kind plötzlich durch den After eine grosse Menge Eiter ab; zu gleicher Zeit fällt der Leib zusammen und verliert seine Empfindlichkeit (Henoch).

Verlauf, Ausgang. — Der Verlauf der tuberculösen Peritonitis schreitet langsam fort; er wird manchmal durch vorübergehende Remissionen unterbrochen, nach welchen die Krankheit ihren Gang wieder aufnimmt. Das Kind zehrt in Folge des hectischen Fiebers und der Nachtschweisse ab, die Cachexie tritt immer mehr hervor; in der letzten Zeit sieht man oft Purpuraflecke und ein Oedem der unteren Extremitäten ohne Albuminurie erscheinen; bisweilen verbindet sich die Krankheit mit den Symptomen einer Lungenphthise. In allen Fällen geht das Kind schnell an allgemeiner Erschöpfung zu Grunde. Die Gesammtdauer der Krankheit beträgt stets einige Monate. Der tödtliche Ausgang kann plötzlich durch eine sehr acute Peritonitis, welche aus einer Darmperforation entsteht, eintreten.

§ 4. **Diagnose.** — Die tuberculöse Peritonitis ist in ihrem Acmestadium durch die ovale Beschaffenheit des Leibes und die ganz besondere

Resistenz, welche man bei der Palpation fühlt, leicht zu erkennen; diese beiden Charactere gestatten es stets, sie von dem Carreau und von der einfachen Tympanitis, welche oft die Rachitis und die Dyspepsie begleitet, zu unterscheiden; die Unterscheidung vom Ascites ist nicht immer leicht, da der Erguss bei der tuberculösen Peritonitis beträchtlich sein und lange die tuberculösen Plaques oder die vom Darmknäuel ausgehende Resistenz verdecken kann. Man muss indessen daran denken, dass der idiopathische Ascites bei Kindern äusserst selten ist, dass er gewöhnlich während der Reconvalescenz vom Scharlach eintritt und dass die Cirrhose, eine so häufige Ursache des Ascites beim Erwachsenen, beim Kinde eine pathologische Seltenheit ist. Man kann daher mit Grisolle sagen, dass ein Ascites, der sich bei Kindern oder jungen Leuten langsam entwickelt, welchem Schmerzen im Abdomen, Erbrechen und Diarrhöe vorausgegangen sind, gewöhnlich die Folge einer chronischen Peritonitis ist; die Untersuchung des Leibes wird diese Vermuthung fast immer bestätigen. Bei keiner anderen bekannten Affection findet man diese ganz characteristische Resistenz. Der Leib hat, selbst wenn er der Sitz eines Ergusses ist, nicht dieselbe Form wie beim Ascites; er ist oval, hervorstehend, am unteren Theil wenig entwickelt; er hat nicht die halbkugelige Form, die schlauchartige Gestalt, die er bei den Arten von Ascites zeigt, welche ein Symptom aller anderen Affectionen sind.

Die tuberculöse Peritonitis kann durch eine maligne Geschwulst des Abdomens vorgetäuscht werden; bei einem von Henoch[1] beobachteten fünfjährigen Knaben hatte ein medullares Sarcom der retroperitonealen Drüsen, welches allmälig das ganze Hypogastrium ausgefüllt hatte, während des Lebens dieselben Erscheinungen wie eine Tuberculose des Peritoneums veranlasst. Rendu hat dieselbe Thatsache bei einem Knaben von 11 Jahren beobachtet, bei welchem die Autopsie das Vorhandensein eines Lymphadenoms des Processus vermiformis zeigte, das über die Mesenterialdrüsen, das Bauchfell und die Nieren verbreitet war. Einer von uns hatte Gelegenheit, einen ähnlichen Fall bei einem zwölfjährigen Knaben zu sehen; es handelte sich ebenfalls um ein Lymphadenom des Darms, das sich auf die Bauchwand fortgepflanzt und einen purulenten Erguss in die Peritonealhöhle veranlasst hatte.[2] Die Diagnose wird in solchen Fällen fast unmöglich sein.

§ 5. **Prognose.** — Die tuberculöse Peritonitis ist fast immer tödtlich. Nichtsdestoweniger müssen drei von Grisolle bei Erwachsenen

---

[1] Beiträge, S. 337.

[2] Diese beiden letzten Beobachtungen sind veröffentlicht worden in E. Demange, Etude sur la lymphadénie. Thèses de Paris, 1874, p. 73, 75.

beobachtete Heilungsfälle Veranlassung geben, nicht zu früh an der Wiederherstellung des Kindes zu verzweifeln und energisch gegen die peritonitischen Erscheinungen anzukämpfen.

§ 5. **Behandlung.** — Die allgemeine Behandlung ist dieselbe wie bei der Tuberculose (siehe S. 148). Die locale Behandlung muss hauptsächlich gegen die Peritonitis gerichtet sein. „Man kann behaupten," sagt GRISOLLE, „dass ausser der Diätetik die revulsivischen Mittel die nützlichsten Agentien bei der Behandlung der chronischen Peritonitis abgeben. Man muss auf den verschiedenen Theilen des Leibes, besonders in der unteren Nabelgegend grosse Vesicatore legen, welche mehr oder weniger häufig zu wiederholen sind, und in den Zwischenräumen Schwefelbäder verabreichen."

Ausserdem muss man die verschiedenen Symptome der Krankheit, je nachdem sie sich zeigen, bekämpfen. Gegen die Tympanitis muss man eine über das ganze Abdomen ausgebreitete Collodiumschicht anwenden, die auf dem Leib haften bleiben muss, bis sie ein deutliches Einsinken desselben veranlasst hat. Wenn der Ascites sehr bedeutend ist, die Respiration erschwert und die Verdauung beeinträchtigt, muss man die Flüssigkeit durch Punctionen mit dem POTAIN'schen Apparat entleeren.

Die Diarrhöe muss durch Opiate, durch Bismuth. subnitr., durch den Gebrauch von rohem Fleisch und edlen Weinen u. s. w. bekämpft werden.

Vierter Abschnitt.

Herzkrankheiten.

Die Krankheiten des Herzens kommen, ohne so gewöhnlich wie beim Erwachsenen zu sein, doch bei Kindern ziemlich häufig vor. Die Aetiologie und der Ausgang derselben zeigt einige bemerkenswerthe Eigenthümlichkeiten, die eine Beschreibung verdienen.

Erstes Capitel.

Pericarditis und Endocarditis.

Literatur:

René Blache, Essai sur les maladies du coeur chez les enfants. Th. de Paris, 1869.

Wir wollen gleichzeitig die Pericarditis und die Endocarditis im Kindesalter besprechen. Diese beiden Affectionen treffen in der That sehr häufig zusammen und beruhen fast stets auf denselben Ursachen.

§ 1. **Aetiologie.** — Bisweilen lässt sich beim Fötus die Entzündung der serösen Herzhäute constatiren. Rauchfuss in St. Petersburg konnte aus der Literatur und aus seiner Praxis 237 Fälle von Endocarditis, die sich vor der Geburt entwickelt hat, zusammenstellen und Billard hat bei der Autopsie eines 2 Tage alten Neugeborenen Verwachsungen des Herzbeutels gefunden, welche das Vorhandensein einer intrauterinen Pericarditis bewiesen.

Gegen das sechste Lebensjahr hin pflegt man bei Kindern die Endocarditis und Pericarditis häufig anzutreffen. Kinder, welche an einem Bildungsfehler des Herzens leiden, scheinen mehr dafür praedisponirt als andere zu sein.

Die acuten Entzündungen der serösen Herzhäute sind fast immer secundär; dessenungeachtet berichten WEST und CHARON[1] über je einen Fall von primärer Pericarditis bei jungen Individuen. Bisweilen treten diese Affectionen im Verlauf eines entzündlichen Processes im Thorax durch Fortpflanzung der Entzündung auf. So hat man bei Kindern die Pericarditis als Complication der Pleuritis, der Pneumonie und der Lungenphthise beobachtet; im letzteren Falle wurden zuweilen Tuberkel im Herzbeutel gefunden. In anderen Fällen treten die Herzkrankheiten unter dem Einfluss einer Allgemeinerkrankung auf. Manchmal begegnet man der Endocarditis im Verlaufe von Eruptionsfiebern und von Diphtherie (siehe S. 75). Die Pyaemie, besonders die, welche eine Folge der phlebitischen Omphalitis der Neugeborenen (WEBER) und der diffusen phlegmonösen Periostitis[2] ist, kann sich mit einer eiterigen Pericarditis und mit Abscessen in den Herzwandungen compliciren. Die häufigste Ursache der Herzentzündungen im jugendlichen Alter ist der Rheumatismus; schon an einer anderen Stelle (S. 116) haben wir gesagt, dass diese Krankheit beim Kinde noch häufiger als beim Erwachsenen von einer Endocarditis und Pericarditis begleitet ist und wahrscheinlich treten auch die im Verlauf der Chorea (siehe S. 265) und vielleicht auch des Scharlachs (siehe scarlatinöser Rheumatismus S. 25) beobachteten Complicationen von Seiten der Herzhäute, unter dem Einflusse des Rheumatismus auf.

§ 2. **Pathologische Anatomie.** — Die **Pericarditis** zeigt bei Kindern dieselben anatomischen Veränderungen wie bei Erwachsenen. Der Herzbeutel ist bisweilen verdickt, runzelig und seine beiden Flächen sind mit Pseudomembranen bedeckt. Gewöhnlich enthält er eine gewisse Menge seröser Flüssigkeit, welche in der Regel 100 bis 125 $^{grm.}$ nicht überschreitet, aber in einigen Fällen viel reichlicher ist; ROGER entleerte bei einem kleinen Mädchen von 12 Jahren durch die Paracentese des Herzbeutels 780 $^{grm.}$ Flüssigkeit. Die Flüssigkeit ist serös oder serös-eiterig, manchmal war sie durch Haematin roth gefärbt. BILLARD sah beim Neugeborenen den Herzbeutel mit ecchymotischen Flecken besäet. Der Herzmuskel ist oft mit fettigen Granulationen infiltrirt und nimmt bisweilen an der Entzündung der serösen Häute Theil.

Die **Endocarditis** hat gewöhnlich im linken Herzen ihren Sitz, ausser bei Neugeborenen, wo die Erkrankungen fast immer im rechten angetroffen wurden.

---

1 Contrib. à la Pathologie de l'enfance. Bruxelles, 1876, p. 57.

2 Siehe CULOT, Th. de Paris, 1871.

Die Herzklappen sind vascularisirt, verdickt, runzelig oder mit Vegetationen bedeckt; man muss diese letzteren nicht mit den kleinen Geschwülsten der Herzklappen verwechseln, welche von PARROT[1] unter dem Namen Blutknötchen (hémato-nodules) beschrieben sind und deren Vorhandensein nichts Pathologisches hat. Die Mitralklappe ist häufiger afficirt als die Aortenklappe.

Die Endocarditis ulcerosa ist bei Kindern selten; indessen ist sie bei ihnen von DUGUET und HAYEM[2] und von COLDSTREAM[3] beobachtet worden. Auch findet man im jugendlichen Alter selten Embolien, die ihren Ursprung im Herzen haben; nichtsdestoweniger hat VOGEL[4] einen Infarct der Milz und der Nieren bei einem kleinen Knaben von 8 Jahren, der an Endocarditis gestorben war, constatiren können, und WITTMANN[5] hat eine Beobachtung über ein Mädchen von 11 Jahren veröffentlicht, welche einer Obliteration der linken Arteria fossae Sylvii im Verlaufe einer rheumatischen Endocarditis erlag; dieses Kind zeigte ausserdem Infarcte der Milz und der Nieren, sowie verstopfende Gerinnsel in mehreren Arterien.

§ 3. **Symptome, Diagnose.** — Die Entzündungen der serösen Häute des Herzens, die meistens im Gefolge einer anderen Affection eintreten, können unbemerkt verlaufen. Zu ihrer Erkennung ist bei einem an Rheumatismus, Chorea, Scarlatina, Pleuritis u. s. w. leidenden Kinde die häufige Auscultation des Herzens nöthig.

Die Pericarditis wird an dem Vorhandensein eines Reibegeräusches, oder wenn der Erguss reichlich ist, an dem Fehlen der Herztöne, an einer Vergrösserung der Herzdämpfung und an einer Vorwölbung der Prae-

---

[1] PARROT (Arch. de Physiol., 1874, p. 538) hat unter dem Namen Haematome kleine Geschwülste der Herzklappen beschrieben, welche aus einem blutigen Erguss in das Endocardium entstehen und welche gewöhnlich im ersten Lebensmonat beobachtet werden; das Blut, aus dem sie bestehen, wird resorbirt, während ihre Peripherie der Sitz einer Zellenwucherung wird, welche Veranlassung zu der Bildung kleiner Verhärtungen giebt (Blutknötchen), die halb durchscheinend, manchmal roth sind, der Klappe anhaften und von fibrös-elastischem Gewebe gebildet werden. Diese Verhärtungen können den gewöhnlichen Producten der acuten Endocarditis nicht gleichgestellt werden; ihre Oberfläche ist weder glanzlos noch genarbt; auch sind sie weder weich noch zerreibbar; wenn sie roth sind, rührt ihre Färbung von einer unvollständigen Resorption des ursprünglichen Haematoms oder von einer cadaverösen Imbibition, jedoch niemals von einer Vascularisation entzündlichen Ursprungs her.

[2] DUGUET und HAYEM, Mém. de la Soc. de Biol., 1865.

[3] Edinb. med. Journ. Octbr. 1875, p. 299.

[4] A. a. O.

[5] Jahrb. f. Kinderheilk. 1876; IX, S. 325.

cordialgegend, die wegen des weiten Abstandes der Rippen im jugendlichen Alter bisweilen sehr beträchtlich ist, erkannt. Mitunter nimmt die auf das Herz gelegte Hand ein Frémissement cataire wahr. Das Kind zeigt eine Dyspnoe, deren Grad je nach den Fällen sehr verschieden ist, sowie einen gewöhnlich wenig intensiven Schmerz. RILLIET und BARTHEZ haben bei den von Pericarditis befallenen Kindern niemals Palpitationen beobachtet.

Die Endocarditis bekundet sich zuweilen durch eine Vermehrung des Herzimpulses; der Puls ist unregelmässig und aussetzend, das Kind klagt über Dyspnoe. Die Auscultation lässt mit dem ersten Ton und an der Spitze ein gewöhnlich schwaches Blasen vernehmen, seltener verdeckt das Blasen beide Töne des Herzens oder hat seinen Sitz an der Basis des Organs; in dem letzteren Falle ist das abnorme Geräusch, wenn es den ersten Ton begleitet, schwer von einem anaemischen Blasen zu unterscheiden; seine Dauer wird allein seinen organischen Ursprung erkennen lassen; es muss indessen bemerkt werden, dass sich die Anaemie bei Kindern selten durch ein Blasegeräusch offenbart (siehe S. 17).

Oft verbinden sich die Pericarditis und die Endocarditis, oder sie folgen in einem kurzen Zeitraum aufeinander; sehr selten wird Pericarditis ohne Endocarditis beobachtet; diese Affectionen werden gewöhnlich von einer mehr oder weniger heftigen Fieberbewegung begleitet. Die Zunahme des Fiebers im Verlauf des Rheumatismus oder irgend einer anderen Krankheit ist oft das erste Anzeichen einer drohenden Herzcomplication.

§ 4. **Ausgang, Prognose.** — Die Entzündungen der serösen Herzhäute allein können bei Kindern sehr selten den Tod herbeiführen; nur durch ihre Folgen können sie deletär werden. Oft geben sie in der That die Ursache eines organischen Herzleidens ab, welches mitunter schnell den Tod herbeiführen kann. GUERSANT[1] sah ein Kind von 11 Jahren den Folgen einer Herzcachexie einen Monat nach dem Beginn einer rheumatischen Endocarditis erliegen und BAMBERGER[2] berichtet einen Fall von einem kleinen Mädchen von 11 Jahren, welches nach Verlauf von einem Jahre an einer Pericarditis ohne Endocarditis starb, welche eine vollständige Verwachsung des Herzbeutels herbeigeführt hatte. Meistentheils bleiben nur die durch die Herzentzündungen gesetzten Circulationsstörungen eine gewisse Zeit lang; das Allgemeinbefinden erhält sich manchmal viele Jahre hindurch in befriedigender Weise; dann erscheinen, unter dem Einfluss einer neuen entzündlichen Attaque

---

[1] Union méd., 1847 p. 144.

[2] Lehrb. der Krankh. des Herzens, Wien 1857. S. 140.

gegen das Herz oder einer Krankheit eines anderen Organs, die functionellen Störungen organischer Herzaffectionen.

In anderen Fällen heilt die Endo-Pericarditis vollständig, ohne eine Spur zu hinterlassen; dieser glückliche Ausgang ist nicht der häufigste, wird aber noch öfter bei Kindern als bei Erwachsenen beobachtet; man sieht bei jungen Individuen nicht sehr selten Blasegeräusche, die aus einer Endocarditis der Herzklappen entstanden und mehrere Tage oder sogar mehrere Monate lang geblieben waren, gänzlich verschwinden; René Blache, sowie Meigs und Pepper, führen hierfür bemerkenswerthe Beispiele an. Bei der dem Scharlach folgenden Endocarditis kann dieses Verschwinden aller Spuren der Entzündung sogar als sehr häufig betrachtet werden; wir haben zahlreiche Beispiele hiervon sammeln können.[1] Dieser günstige Ausgang der Krankheit hat wahrscheinlich in der wirksameren Resorption der entzündlichen Producte und in der Integrität des Gefässsystems im Kindesalter seinen Grund.

§ 5. **Behandlung.** — Wenn eine Endo-Pericarditis bei einem kräftigen Kinde auftritt und von einer heftigen fieberhaften Reaction, von Schmerz und Dyspnoe begleitet wird, ist die Application von Blutegeln oder blutigen Schröpfköpfen in der Herzgegend bisweilen indicirt; doch darf man diese Mittel nur mit Vorsicht gebrauchen, da in der Anwendung von Blutentleerungen bei Kindern, besonders im Verlauf des Rheumatismus, der schon zur Anaemie praedisponirt, streng Mass zu halten ist. In den meisten Fällen ist der Gebrauch von fliegenden Vesicantien und die Bepinselung mit Jodtinctur vorzuziehen. Zu gleicher Zeit muss man die Herzaction durch Digitalis-Praeparate (0,3—0,6 grm. auf ein Infus von 120 grm.) herabzusetzen suchen. Die Resorption der in dem Herzbeutel angehäuften entzündlichen Producte begünstigt man durch die Anwendung der Diuretica, Purgantia und Alterantia (Calomel 0,2 grm. auf 4 Pulver, Einreibungen von Unguent. ciner. in die Praecordialgegend). Tritt die Krankheit als Complication des Rheumatismus auf, so muss das Fieber durch Natron salicylicum (2—5 grm.) oder Chinin. sulfur. (0,5—1 grm.) bekämpft werden. Bei schwachen oder cachectischen Kindern sind die Tonica in erster Reihe indicirt. Man hat bei Kindern mehrmals in Fällen, in welchen der pericarditische Erguss durch seine Menge das Leben bedrohte, die Paracentese des Herzbeutels ausgeführt, jedoch war dieses Verfahren selten von Erfolg gekrönt.

[1] Picot, Th. de Paris, 1872, p. 140.

Zweites Capitel.

Organische Herzkrankheiten.

§ 1. **Aetiologie.** — Die organischen Herzkrankheiten sind im jugendlichen Alter fast immer die Folge einer acuten Endo-Pericarditis. Die atheromatöse Entartung der Arterien, die bei Erwachsenen oft eine Ursache der Herzkrankheiten ist, kommt bei Kindern fast nie vor; daher die geringere Häufigkeit der Affectionen an den Aortenklappen im jugendlichen Alter. Die Rachitis kann, wenn sie eine beträchtliche, den Kreislauf hemmende Verengerung der Brust erzeugt, mit der Zeit eine Hypertrophie des Herzens herbeiführen.

Die organischen Herzleiden kommen häufiger bei Knaben als bei Mädchen vor, was der grösseren Häufigkeit des Rheumatismus beim männlichen Geschlecht zuzuschreiben ist.

§ 2. **Pathologische Anatomie.** — Die meisten beim Erwachsenen bei den organischen Herzleiden constatirten Veränderungen werden auch bei Kindern gefunden; die atheromatösen und kalkigen Plaques des Endocardiums sind jedoch sehr selten; nichtsdestoweniger berichtet Taupin[1] einen solchen Fall. Am häufigsten besteht die Erkrankung in Insufficienz der Mitralis und Stenose des Ostium venosum sinistrum; bisweilen ist es eine Stenose des Ostium arteriosum sinistr.; die Insufficienz der Aortenklappen besteht selten ohne ein anderes Herzleiden (R. Blache). Die Laesionen des rechten Herzens verdanken fast immer einer foetalen Endocarditis ihren Ursprung, und ihre Entstehung nach der Geburt wird selten beobachtet; Bouillaud[2] berichtet indessen ein Beispiel von Stenose des Ursprungs der Pulmonalarterie bei einem kleinen Mädchen von 7 Jahren, und einer von uns hatte Gelegenheit, im Hôpital des Enfants malades einen ähnlichen Fall zu beobachten.

§ 3. **Symptome, Verlauf.** — Die physicalischen Zeichen der organischen Herzaffectionen, die in jedem Alter dieselben sind, können bei Kindern wegen der unmittelbareren Beziehungen, in welchen der Herzmuskel mit der Thoraxwand steht, leichter wahrgenommen werden, als bei Erwachsenen. Wir haben schon auf die Eigenthümlichkeiten, welche die Percussion und die Auscultation des Herzens im jugendlichen Alter darbieten, hingewiesen (siehe S. 15 und 16).

Die functionellen Störungen erscheinen manchmal erst in einer ziemlich späten Période der Krankheit. Durch die Hypertrophie des

---

[1] R. Blache, a. a. O., p. 151.
[2] Traité clinique des Malad. du coeur. Paris, 1835, II., p. 155.

Herzens und vielleicht auch durch das physiologische Wachsthum des Kreislaufcentrums während der Kindheit kann eine ziemlich vollständige Compensation eintreten, die das Gleichgewicht der Circulation wiederherstellt und dem kleinen Kranken gestattet, lange Jahre hindurch fast ohne Beschwerden zu leben. Er empfindet nur in Folge einer geistigen Aufregung, einer heftigen Körperbewegung Dyspnoe oder Herzklopfen; die Symptome der Asystolie, wie Hydropsien, passive Congestionen der inneren Organe und Cachexie, treten erst sehr spät auf; manchmal beschränken sie sich auf eine Hypertrophie der Leber.

Die organischen Herzaffectionen enden meistens mit dem Tode. Manchmal entwickelt sich die Krankheit schneller als beim Erwachsenen und das Kind erliegt nach Verlauf von einigen Monaten. In anderen Fällen hingegen zeigen sich die schweren Zufälle erst lange nach der Pubertät. Endlich hat man zuweilen alle Zeichen der Krankheit verschwinden und das Kind vollständig genesen sehen. R. Blache[1] hat hiervon ein merkwürdiges Beispiel bei einem kleinen Knaben von 3 Jahren angeführt. Sehr selten enden die Herzaffectionen beim Kinde mit einem plötzlichen Tode.

§ 4. **Behandlung.** — So lange sich die Krankheit nur durch physicalische Zeichen offenbart, muss man einfach dafür sorgen, dass das Kind jede heftige oder ermüdende Körperbewegung vermeidet und seine Kräfte durch eine tonisirende Diät erhalten. Sobald die Erscheinungen der Asystolie eintreten, muss man die in ähnlichen Fällen gebräuchlichen Mittel (Digitalis, Purgantien, Milchdiät) verordnen und zwar in Dosen, die dem Alter des Kindes anzupassen sind.

Drittes Capitel.

Blausucht (Cyanose).

Literatur:

Peacock, On malformations of human heart, London, 1866.
H. Gintrac, Art. Cyanose, Nouv. Dict. de Méd. et de Chir. prat., T. X, 1869.
Smith, Diseases of Infancy and Childhood, 1869, p. 578.

Die Cyanose ist eine Krankheit, deren Ursprung fast immer auf das intrauterine Leben zurückgreift und aus einer anomalen Verbindung zwischen dem rechten und dem linken Herzen stammt.

[1] A. a. O., p. 145.

§ 1. **Aetiologie.** — Die Cyanose wird häufiger bei Knaben als bei Mädchen beobachtet; sie erscheint gewöhnlich schon in den ersten Tagen oder Monaten des Lebens, manchmal wird sie indessen erst im vorgeschrittenen Kindes- oder sogar erst im Mannesalter erkannt. Nach einer Statistik von Smith über 138 Fälle zeigte sich die Cyanose 97 Mal in der ersten Lebenswoche, 23 Mal von dieser Zeit bis zum Ende des ersten Jahres, 9 Mal vom ersten bis fünften Jahre, 7 Mal vom fünften bis zwanzigsten Jahre, 1 Mal zwischen 20 und 40 Jahren und 1 Mal in einem späteren Alter. Ihr Erscheinen wird mitunter durch eine momentane Störung der Athmung oder der Circulation in Folge eines Falles, einer hastigen Bewegung, einer gewaltsamen Leibesübung, eines convulsivischen Anfalles oder einer lebhaften geistigen Erregung veranlasst.

§ 2. **Pathologische Anatomie.** — Die bei der Autopsie der an Cyanose gestorbenen Kinder gefundenen Laesionen bieten eine ziemlich grosse Verschiedenheit dar und man müsste, um sie alle zu erklären, fast die vollständige Beschreibung der Bildungsfehler des Herzens geben; wir wollen hier nur die gewöhnlichsten erwähnen; dies sind: die Persistenz des Foramen ovale, das Offensein der intraventriculären Scheidewand und die Persistenz des Ductus Botalli; diese Laesionen kommen bald isolirt, bald gemeinsam vor und werden sehr häufig von einer Verengerung oder sogar von einer vollständigen Obliteration der Lungenarterie begleitet.

Die Ursache dieser Anomalien ist uns, wie die aller anderen Bildungsfehler, unbekannt; wahrscheinlich sind dieselben, wenigstens in gewissen Fällen, eine Folge intrauteriner Endocarditis der rechten Herzhälfte. Der Ursprung der Lungenarterie ist in Folge der Entzündung verengt oder obliterirt, wie es die Induration ihrer Klappen zu beweisen scheint; das Blut des rechten Herzens, welches dann nicht mehr ungehindert durch die Lungenarterie fliessen kann, gelangt durch das Septum ventriculorum oder durch das Foramen ovale, die beide noch unvollständig geschlossen sind und deren Schluss hierdurch verhindert wird, in das linke Herz. In anderen Fällen scheint die Perforation der intraventriculären Scheidewand, welche in einem Puncte nur durch Berührung der beiden inneren Häute gebildet wird, aus einer Endocarditis oder einer Myocarditis zu entstehen. Aus gewissen Fällen scheint hervorzugehen, dass diese Erkrankung nach der Geburt entstehen kann. Cruveilhier führt hiervon zwei Beispiele an, von denen eines beim Sohne von Parent-Duchatelet beobachtet wurde; dieses Kind wurde im achten Lebensjahre von schweren und fortdauernden Syncopen befallen; man constatirte bei der Auscultation des Herzens ein blasendes Aftergeräusch; der kleine Kranke erlag nach Verlauf von 8 Monaten einer Syncope und man fand bei der Autopsie eine von narbigem, faserigem Gewebe umgebene Perforation des Septum ventriculorum. OULMONT hat einen ähnlichen Fall beschrieben, der sich auf einen Greis bezog.

Bei den cyanotischen Individuen constatirt man auch meistentheils eine Dilatation des rechten Herzohrs und eine Hypertrophie des rechten Ventrikels, die Lunge ist gewöhnlich zusammengedrückt und mit schwarzem Blute überfüllt; die Thymusdrüse ist, selbst bei Kindern von gewissem Alter, vergrössert.

§ 3. **Pathogenese.** — Die Cyanose ist die Folge der Vermischung von arteriellem und venösem Blut, welche aus der abnormen Communication zwischen beiden Herzhälften stammt; diese Mischung wird durch Hindernisse, welchen der kleine Kreislauf begegnet und besonders durch die Verengerung der Lungenarterie begünstigt. Wenn die Communication zwischen dem rechten und dem linken Herzen nur durch eine enge oder schräge Oeffnung stattfindet, und wenn der Druck auf beiden Seiten des Herzens gleich ist, so kommt die Mischung des Blutes nur schwer zu Stande und die Cyanose erscheint erst, wenn die Athmung und die Circulation durch eine zufällige Ursache gehemmt sind; in einigen Fällen kann die Cyanose sogar trotz der Persistenz des Foramen ovale vollständig fehlen.

§ 4. **Symptomatologie.** — **Functionelle Symptome.** — Das erste Zeichen, welches bei einem von Cyanose befallenen Kinde die Aufmerksamkeit fesselt, ist das Aussehen der Haut; sie zeigt eine livide, bläuliche, veilchenblaue oder sogar schwärzliche Färbung; diese Färbung ist an den Nasenlöchern, den oberen Augenlidern, den Ohrläppchen, den Geschlechtstheilen und den Fingern besonders ausgeprägt; sie wird während der Anstrengung bei Hustenanfällen, während der Verdauungsthätigkeit u. s. w. dunkler, während sie unter dem Einfluss des Schlafes oder einer längeren Ruhe abnimmt oder sogar vollständig verschwindet.

Die anderen Symptome der Krankheit sind nicht so beständig und ihre Intensität variirt je nach den Fällen. Das Gesicht ist gewöhnlich geschwollen, die Augen sind hervortretend; die Conjunctivae, die Lippen und das Zahnfleisch sind schwärzlichblau. Die Finger zeigen eine eigenthümliche Bildung, welche an diejenige erinnert, die man bei Schwindsüchtigen beobachtet; sie sind verlängert und an der letzten Phalanx, die wie das Ende eines Trommelstockes abgerundet ist, ausgebaucht; die Nägel sind lang, breit, dick, ihre Pulpa ist dunkelblau. Die Temperatur der Haut ist fast immer verringert, die kleinen Kranken klagen gewöhnlich über Kälte.

Die Athmung ist in der Regel schwer und beschleunigt; die Säuglinge sind oft genöthigt, das Saugen zu unterbrechen, um durch den Mund zu athmen; das Kind kann nur schlafen, wenn der Kopf hoch liegt; es ist häufigen Anfällen von Dyspnoe und Herzklopfen unterworfen. Bisweilen treten die Anfälle periodisch auf oder werden auch durch eine Anstrengung oder eine geistige Erregung hervorgerufen; sie sind manchmal von grosser Heftigkeit und können sich bis zur Syncope steigern.

Die Musculatur ist schwach entwickelt, das Kind ist matt, träge, unfähig, eine Anstrengung zu machen; die Intelligenz ist schwach, der Kopfschmerz häufig; das Zahnen wird zuweilen verzögert. Der Thorax ist in seinem oberen Theil verengt; die Venen sind erweitert. Oft beobachtet man Epistaxis, Haemoptysien oder Haemorrhagien aus dem Zahnfleisch; Oedem der unteren Extremitäten und Hydropsien sind verhältnissmässig selten.

Physicalische Symptome. — Zuweilen findet man den Umfang des Herzens bei der Percussion vergrössert; die Palpation lässt in der Praecordialgegend Frémissement cataire fühlen; der Herzstoss ist stürmisch, und gewöhnlich hört man bei der Auscultation ein sehr deutliches systolisches Blasegeräusch, welches seine grösste Stärke an der Basis oder in der Nähe des mittleren Theiles des Herzens erreicht und sich meistentheils von rechts nach links in der Richtung der Lungenarterie fortpflanzt. Der Puls ist gewöhnlich klein, schwach, unregelmässig oder aussetzend. Er ist bisweilen beschleunigt und steigt bis zu 120 Schlägen in der Minute.

Verlauf, Ausgang. — Die Krankheit fängt bald mit der blauen Färbung der Haut, bald mit Muskelschwäche, bald mit Dyspnoe an; sie verläuft bisweilen langsam und in Absätzen, manchmal entfaltet sie schnell ihre ganze Intensität. Der Ausgang ist fast immer tödtlich; das Kind erliegt in verhältnissmässig ziemlich kurzer Zeit an Asphyxie oder an Syncope. Bisweilen verschwinden jedoch die Symptome der Krankheit mehrere Jahre lang und das Kind erreicht das Mannesalter; man hat cyanotische Leute ein Alter von 50 oder sogar 60 Jahren erreichen sehen. Nach einer Statistik von Smith, welche sich auf 186 Fälle von Cyanose erstreckt, trat der Tod 67 Mal im Laufe des ersten Jahres, 54 Mal zwischen einem und zehn Jahren, 41 Mal zwischen 10 und 20 Jahren, 20 Mal zwischen 20 und 40 Jahren und 4 Mal in einem höheren Alter ein.

§ 5. **Diagnose.** — Die Diagnose der Cyanose stützt sich auf das gewöhnlich frühe Erscheinen derselben, auf die bläuliche Färbung der Haut, auf die characteristische Deformität der Finger und auf das Vorhandensein eines Blasegeräusches am Herzen; keines dieser Zeichen ist pathognomonisch, jedoch wird ihr Zusammentreffen die Verwechslung der Cyanose mit einer organischen Herzaffection zufälligen Ursprungs verhindern.

§ 6. **Prognose.** Die Prognose der Cyanose ist bedenklich; am häufigsten ist ein schnell tödtlicher Ausgang. In den Fällen, in welchen das Leben sehr kurz ist, ist die Lungenarterie gänzlich obliterirt; je mehr die Circulation gehemmt ist, desto kürzer ist die Lebensdauer (Peacock).

§ 7. **Behandlung.** — Die Behandlung der Cyanose kann nur palliativ sein. Die Ruhe, die tonischen Mittel und in Fällen von Dyspnoe oder Palpitationen die Digitalis und die antispasmodischen Mittel erfüllen die hauptsächlichsten Indicationen. Das Einathmen von Sauerstoff, Bäder von comprimirter Luft sind Mittel, deren Anwendung rationell ist, über welche die Erfahrung jedoch noch nicht entschieden hat.

Fünfter Abschnitt.

Krankheiten des Athmungsapparates.

Erstes Capitel.

Schnupfen (Coryza).

Die Coryza wird als secundäres Leiden im Verlaufe mehrerer Krankheiten des Kindesalters beobachtet; so findet man sie im Beginn der Masern, des Keuchhustens und der Grippe; sie gehört zu den beständigsten Symptomen der congenitalen Syphilis (siehe S. 157) und ist häufig das Erkennungszeichen der Diphtherie (siehe S. 81). Sie zeigt sich bei den Kindern auch als eine idiopathische Affection und nimmt bald eine acute, bald eine chronische Form an.

Acute Coryza. — § 1. **Aetiologie.** — Die acute Coryza wird in allen Perioden des Kindesalters beobachtet; sie wird meistentheils durch eine Erkältung veranlasst; so ist sie bei kleinen Kindern, die nicht genügend zugedeckt oder bekleidet sind, häufig; auch wird sie zuweilen durch das Einathmen von Dämpfen oder reizenden Pulvern veranlasst.

§ 2. **Symptomatologie.** — Die Coryza wird Anfangs durch eine Trockenheit der Schleimhaut characterisirt, welche sich durch ein kitzelndes Gefühl in der Nase und durch Niesen kund thut. Bald folgt auf die Trockenheit eine mehr oder weniger reichliche Absonderung einer zuerst klaren und fadenziehenden, dann grünlichen und dicken Flüssigkeit, welche durch ihre grosse Menge die Nasenhöhlen verstopfen und die Athmung hemmen kann. Bei Säuglingen kann diese Verstopfung ein ernstliches Hinderniss für die Ernährung werden, indem sie das Kind zwingt, jeden Augenblick die Brust fahren zu lassen und durch den Mund zu athmen; wenn der kleine Kranke schon schwach ist. und schlecht verdaut, wird die Krankheit in gewissem Masse bedenklich und kann sogar in einigen Fällen den Tod durch Inanition herbeiführen. Bouchut betrachtet auch die Aspiration und Retraction der Zunge, die in Folge der respiratorischen Anstrengungen durch den Mund zu Stande kommen, als eine schwere Complication des Schnupfens der Neugeborenen; dieser Zufall könnte für die Blutbereitung hinderlich sein und so eine Todesursache werden.

Ausser im frühen Kindesalter ist der acute Schnupfen ein gutartiges Leiden; er ist gewöhnlich fieberlos, wofern er nicht von Entzündungserscheinungen des Larynx und der Bronchien begleitet wird. Er dauert selten länger als einige Tage.

§ 3. **Diagnose.** — Die Diagnose des acuten Schnupfens bietet keine Schwierigkeit dar, doch muss man sich stets vergewissern, ob die Krankheit idiopathisch oder symptomatisch ist. Die syphilitische Coryza ist gewöhnlich an den begleitenden Symptomen der Krankheit zu erkennen; sie befällt fast immer gleichzeitig beide Nasenlöcher.

Die diphtheritische Coryza wird von Pseudomembranen in den Nasenhöhlen und im Hals begleitet; die Flüssigkeit, die aus den Nasenlöchern fliesst ist sehr scharf und reizend; sie veranlasst leicht Excoriationen um die Nasenöffnung, die sich häufig mit Pseudomembranen bedecken.

§ 4. **Behandlung.** — Die einfachsten Mittel, wie ein Senffussbad, das Einhüllen des Kopfes in eine Flanellmütze und einige Vorsichtsmassregeln gegen die Kälte, werden bei einer so gutartigen Affection, wie der Schnupfen ist, meistentheils genügen. Bei Neugeborenen muss man die Schleimsecretion zu beschränken suchen, indem man Alaun- oder Tannin-Pulver in die Nase bringt oder indem man die Nasenhöhlen häufig mit einer leicht adstringirenden Flüssigkeit reinigt; Rilliet und Barthez schlagen in schweren Fällen die Anwendung von Argent. nitr. vor.

Man muss das Kind, so lange es nicht saugen kann, mit dem Löffel nähren. Bouchut empfiehlt in den Fällen, in welchen die Verstopfung der Nasenhöhlen die Respiration durch die Nase absolut unmöglich macht, die Einführung einer kleinen, 5 cm. langen silbernen Röhre in jedes Nasenloch.

Chronische Coryza. — Diese Krankheit besteht in einer chronischen Entzündung der Schleimhaut, oder sie ist das Symptom einer Caries der Nasenknochen; im letzteren Falle gehört sie in das Gebiet der Chirurgie und wird uns hier nicht beschäftigen.

§ 1. **Aetiologie.** — Die einfache chronische Coryza wird besonders im Kindesalter und in der reiferen Jugend beobachtet; die angeborene Enge der Nasenhöhlen scheint eine der praedisponirenden Ursachen der Krankheit zu sein (Duplay). Die chronische Coryza befällt vornehmlich Individuen von schwächlicher Constitution und ist oft ein Anzeichen der Scrophulose. Bisweilen folgt sie den Masern und der diphtheritischen Angina (Meigs und Pepper); sie kann der acuten Coryza folgen, hat jedoch meistentheils von Anfang an die Tendenz, chronisch zu werden.

§ 2. **Symptomatologie.** — Die Krankheit befällt nur eine Nasenhöhle, oder dehnt sich auch zu gleicher Zeit über beide aus; sie wird durch die Verdickung und Anschwellung der Schleimhaut characterisirt. Diese Membran ist der Sitz eines mehr oder weniger reichlichen Ausflusses, welcher aus einem dicken und grünlichen Schleim besteht, oder sie ist trocken und von Krusten bedeckt, welche den Eingang der Nasenlöcher zum Theil verstopfen; unter diesen Krusten findet man die Schleimhaut geröthet, dunkelblau, vascularisirt oder flockig und bisweilen im Niveau der Drüsenmündungen oberflächlich excoriirt. Die Nasenhöhle verbreitet in sehr vielen Fällen einen sehr stinkenden Geruch (Ozaena). Die Respiration ist ein wenig gehemmt, sie geschieht oft geräuschvoll und wird während des Schlafes von Schnarchen begleitet. Der Mund bleibt geöffnet, die Stimme ist näselnd; der Geruchssinn ist beeinträchtigt oder sogar ganz aufgehoben. Oft beobachtet man Nasenbluten.

Die chronische Coryza ist hartnäckig; sie neigt sehr zu Recidiven und endet in einigen Fällen mit einer Ulceration der Schleimhaut, welcher Caries der Nasenknochen folgt.

§ 3. **Diagnose.** — Die Diagnose der chronischen Coryza ist leicht; man muss mittelst der Anamnese prüfen, ob die Krankheit einen scrophulösen Ursprung hat, und sich durch die Untersuchung mit der Sonde und dem Rhinoscop versichern, ob der Schnupfen nicht ein Symptom einer Knochencaries, eines Polypen oder eines fremden Körpers ist.

§ 4. **Behandlung.** — Bei der scrophulösen Coryza muss man eine allgemeine Behandlung einleiten, deren Grundlage der Leberthran, der Syrup. ferr. jodat. und die Tonica bilden. Die locale Behandlung muss in der Anwendung verschiedener topischer Mittel bestehen; die Alaun- und Tanninpulver u. s. w. ergeben selten genügende Resultate; die Inhalation in die Nasenhöhle von Wasser, welchem Theer, Benzoe oder Jodtinctur zugesetzt ist, sind empfehlenswerth.

Die vortrefflichste Behandlung der chronischen Coryza besteht in der Anwendung der Nasendouchen, die nach der Methode WEBER's, d. h. derart gemacht werden, dass die durch ein Nasenloch eingespritzte Flüssigkeit durch das andere herauskommt; zu diesem Zwecke muss der Kranke durch den Mund athmen, so dass das Gaumensegel die Nasenhöhlen nach hinten verschliesst. Der gewöhnliche Irrigator passt vortrefflich zu diesem Verfahren und muss man ihn nur mit einer Olive versehen, welche das Nasenloch genau ausfüllt. Als Einspritzung wendet man eine schwache Lösung von Seesalz, Alaun oder Tannin an; bei Ozaena muss man sich einer desinficirenden Flüssigkeit, wie der Carbol- oder Salicylsäure bedienen.

Zweites Capitel.

Nasenbluten (Epistaxis).

§ 1. **Aetiologie.** — Das Nasenbluten ist bald idiopathisch, bald symptomatisch.

Das idiopathische Nasenbluten ist in den ersten Lebensjahren selten; diese Affection ist besonders gegen Ende des vorgerückten Kindesalters gewöhnlich; man beobachtet es oft bei jungen Knaben, die durch Studiren und beständigen Aufenthalt in der Schule abgemattet sind. Grosse Hitzen praedisponiren dazu. Die schlechte Gewohnheit mancher Kinder, die Finger in die Nase zu stecken, ist eine häufige Ursache von Nasenbluten. Endlich rufen das Fallen und die im jugendlichen Alter so gewöhnlichen körperlichen Züchtigungen oft Blutungen aus der Nase hervor. Die Krankheit ist bei Knaben häufiger als bei Mädchen.

Das symptomatische Nasenbluten ist bald eine vorübergehende Affection, wie bei den Masern, dem Typhus oder dem Keuchhusten, bald ein schweres und persistirendes Symptom, wie bei der WERLHOFF'schen Krankheit, der Haemophilie, der haemorrhagischen Diathese der Neugeborenen (siehe S. 348), in manchen Fällen von Diphtherie und bei den haemorrhagischen Eruptionsfiebern.

§ 2. **Symptome, Diagnose.** — Das Nasenbluten kündigt sich oft durch einen geringen Kopfschmerz oder durch eine Empfindung von Hitze in der Stirngegend an; das Blut fliesst in mehr oder minder grosser Menge heraus; indessen ist die Haemorrhagie bei jungen Individuen gewöhnlich unbedeutend und von kurzer Dauer; RILLIET und BARTHEZ haben niemals gesehen, dass das Nasenbluten den Tod herbeigeführt hätte. Nichtsdestoweniger können Blutverluste durch ihre häufige Wiederkehr die Ursache eines schweren und andauernden anaemischen Zustandes sein.

Das Nasenbluten ist fast stets sofort zu erkennen; in manchen Fällen fliesst indess das Blut in den Pharynx und wird dann mit dem Auswurf expectorirt oder gelangt auch in den Magen und findet sich dann in den erbrochenen Massen oder in den Stuhlentleerungen wieder. Die Krankheit kann dann, besonders bei sehr jungen Kindern verkannt und für Lungen-, Magen- oder Darmblutung gehalten werden. Das Vorhandensein einiger Gerinnsel am Eingange der Nasenhöhlen wird jedoch meistens den Ursprung der Haemorrhagien erkennen lassen.

Ist das Nasenbluten einmal constatirt, so muss man feststellen, ob es idiopathisch oder symptomatisch ist; die Prognose hängt davon ab.

§ 3. **Behandlung.** — Das Nasenbluten hört oft von selbst auf und erfordert keine Behandlung; in den Fällen, in welchen demselben Kopfschmerz, Röthe im Gesicht vorausgehen und in welchen es mässig ist, ist es eher eine günstige Erscheinung, auf die man Rücksicht nehmen muss. Ist das Nasenbluten reichlich, so muss man es zuerst durch die einfachsten Mittel, wie Hochheben der Arme, kalte Umschläge auf die Stirn und die Nasenwurzel oder auf das Genick, Einsaugung von Essigwasser durch die Nase u. s. w. zu hemmen suchen. Wenn diese Mittel im Stich lassen, muss man in die Nasenlöcher einen mit Liq. ferr. sesquichl. befeuchteten Charpietampon einführen und im Nothfall zur Tamponade der Nasenhöhlen seine Zuflucht nehmen.

Wenn das Nasenbluten häufig als Folge einer schwachen Constitution oder grosser Ermüdungen wiederkehrt, sind eine leichte und kräftigende Diät, die Ruhe, die tonischen Mittel, säuerliche Getränke indicirt. Zeigen sich Symptome von Anaemie, so müssen die Eisenpräparate, hauptsächlich das Wasser von St. Moritz und edle Weine zur Anwendung kommen.

Drittes Capitel.

Kehlkopfentzündung (Laryngitis simplex).

Unter dem Titel Laryngitis simplex wollen wir die Kehlkopfentzündungen des Kindesalters beschreiben, welche weder mit Pseudomembranen noch mit spasmodischen Anfällen complicirt sind. Diese Krankheiten können hinsichtlich ihres Verlaufes in acute und chronische, und hinsichtlich ihres Sitzes in catarrhalische und submucöse eingetheilt werden.

§ 1. **Aetiologie.** — **1. Acute catarrhalische Laryngitis.** — Diese Affection kommt im Kindesalter häufig vor; sie ist bald primär, bald secundär.

Die primäre Laryngitis wird in jedem Alter beobachtet und ist bei Kindern unter 5 Jahren besonders häufig. Knaben sind derselben mehr unterworfen als Mädchen. Diese Krankheit tritt hauptsächlich im Winter und im Frühling auf und wird meistentheils durch Erkältung veranlasst; zuweilen wird sie durch das Einathmen von reizenden Dämpfen, durch das Vorhandensein eines fremden Körpers oder durch lang anhaltendes Schreien hervorgerufen.

Die secundäre Laryngitis entwickelt sich zuweilen in Folge einer Bronchitis oder einer Coryza durch Fortpflanzung der Entzündung; sie ist eines der gewöhnlichsten Symptome der Masern und wird auch manchmal im Verlaufe der Pocken und des Typhus beobachtet.

2. Submucöse Laryngitis. — Die Laryngitis submucosa, die sich stets durch ein Glottisoedem kundthut, ist im Kindesalter zu selten, als dass wir hier eine vollständige Beschreibung derselben liefern sollten. Unter 215 von Sestier berichteten Fällen oedematöser Laryngitis kommen 17 auf Kinder; das Glottisoedem ist bei jungen Individuen in Folge einer Angina oder einer acuten catarrhalischen Laryngitis, im Verlauf der Pocken und des Erysipelas des Gesichtes, der Zellgewebsinfiltration und der Lungenschwindsucht beobachtet worden. Auch sah man es unter dem Einfluss scarlatinöser Hydropsie und im Verlauf des Typhus in Folge einer Necrose der Kehlkopfknorpel sich entwickeln.

Die englischen Autoren (Burges, Wallace, Jameson [1]) haben eine primäre Form von Glottisoedem beschrieben, welche sich in Folge der Verbrühung des Kehlkopfes entwickelt; dieser Zufall kommt bisweilen in England bei Kindern vor, die man unvorsichtiger Weise die heisse Flüssigkeit einer Theekanne durch die Tülle einsaugen lässt; der Verbrennung folgt unmittelbar oder in wenigen Stunden eine sehr heftige Dyspnoe, die den Tod schnell herbeiführen kann, wenn man sich nicht beeilt, die Tracheotomie zu machen.

3. Laryngitis chronica. — Die chronische Laryngitis ist bei Kindern ziemlich selten. Sie ist bald primär, bald entsteht sie aus einer acuten Laryngitis. Auch kann sie, wie bei Erwachsenen, zu den Zeichen der Tuberculose und der Syphilis gehören.

---

1 Dublin quart. Journ., 1848.

§ 2. **Pathologische Anatomie.** — Bei Kindern, welche im Verlauf einer acuten catarrhalischen Laryngitis gestorben sind, findet man die Innenfläche des Larynx geröthet und hyperaemisch; die Röthe ist diffus verbreitet oder auf gewisse Puncte beschränkt, die Drüsen sind vergrössert. Die Schleimhaut ist stellenweise verdickt und aufgelockert und zeigt häufig, besonders bei der secundären Laryngitis Geschwüre, die fast immer auf den Stimmbändern ihren Sitz haben; diese Geschwüre sind gewöhnlich sehr klein, linienförmig und von geringer Tiefe; es sind meistens nur einfache Erosionen. In einigen Fällen haben sie indessen eine gewisse Tiefe und können Muskeln und Knorpel blosslegen; ihre Ränder sind dann erweicht und von einer dunkelblaurothen Färbung. Selten hat man Gelegenheit, bei Kindern die durch primäre chronische Laryngitis gesetzten Veränderungen zu beobachten; sie sollen nach Meigs und Pepper in einer Verdickung der Schleimhaut des Larynx bestehen.

§ 3. **Symptomatologie.** — **1. Acute Laryngitis.** — Rilliet und Barthez unterscheiden zwei Formen der acuten Laryngitis bei Kindern: eine von mittlerer Intensität, welche primär oder secundär sein kann und eine andere schwerere, die fast immer primär ist.

Bei der leichten Form beginnt die Krankheit mit Heiserkeit, welcher bisweilen eine mehr oder weniger vollständige Aphonie folgt; in anderen Fällen ist die Aphonie das zuerst beobachtete Symptom. Gleichzeitig tritt ein rauher Husten ein, jedoch ohne Dyspnoe, wenigstens ohne Complication von Seiten der Bronchien oder Lungen. Das Fieber ist wenig ausgeprägt; in sehr leichten Fällen fehlt es sogar vollständig. Die Krankheit wird alsdann nur durch einen trockenen und rauhen Husten, der paroxysmenweise wiederkehrt, und durch eine Veränderung der Stimme, welche sich fast nur beim Schreien zeigt, characterisirt; dieses Symptom tritt am Abend etwas mehr hervor als am Morgen. Ist die Krankheit primär, so endet sie fast immer mit der Heilung; bisweilen geht sie indessen in den chronischen Zustand über.

Die schwere Form beginnt bisweilen wie die obengenannte; nichtsdestoweniger thut sie sich gewöhnlich durch Unruhe und intensives Fieber kund; das Kind wird von einem rauhen Husten befallen, seine Stimme verändert sich und man erblickt zuweilen eine Röthe auf dem Gaumensegel. Alle Symptome verschlimmern sich in den folgenden Tagen, die Respiration wird mühsam, schneller und von einem sehr deutlichen laryngo-trachealen Rasseln begleitet. In einigen Fällen scheint die Asphyxie nahe bevorstehend, jedoch beobachtet man sehr selten wirkliche Erstickungsanfälle; die Expectoration ist nicht vorhanden oder einfach schleimig. Gewöhnlich ist der Larynx auf Druck schmerzhaft;

die Aphonie kann vollständig werden, das Fieber ist immer lebhaft, der Puls sehr klein. Wenn sich die Symptome nicht bessern, verändern sich die Züge sehr, die Dyspnoe nimmt zu; bisweilen kommt es zu Delirien oder Convulsionen und das Kind kann nach Verlauf von 7—8 Tagen oder sogar noch schneller zu Grunde gehen; in einem von JURINE beobachteten Falle trat der Tod schon am ersten Tage der Krankheit ein. Wenn die Laryngitis günstig endet, vermindern sich das Fieber und die Dyspnoe, die schnarrende Respiration verschwindet, die Expectoration wird reichlicher und das Kind wird ziemlich schnell gesund; trotzdem kann die Stimme noch eine gewisse Zeit lang heiser bleiben.

2. Chronische Laryngitis. — MEIGS und PEPPER beschreiben eine Form der chronischen Laryngitis, welche sie bei Kindern, die von jeder Lungenaffection frei waren, beobachtet haben; sie begleitet oft die Angina tonsillaris. Diese Krankheit wird durch einen rauhen, Mark und Bein erschütternden Husten characterisirt, der bisweilen sogar einen bräuneartigen Klang hat. Dieser Husten ist Abends häufiger; er nimmt gewöhnlich durch die horizontale Lage zu und dauert manchmal mehrere Stunden hintereinander fort, wenn das Kind im Bette liegt. Die Laryngitis kann sich sehr in die Länge ziehen; sie zeigt oft Remissionen, recidivirt jedoch sehr leicht bei der geringsten Erkältung.

§ 4. **Diagnose.** — Die Laryngitis wird bisweilen verkannt, wenn sie secundär ist; ist sie primär, so kann man sie gewöhnlich an der Aphonie und der Rauhheit der Stimme erkennen.

Die Differentialdiagnose zwischen der schweren catarrhalischen Laryngitis und der diphtheritischen Laryngitis kann grosse Schwierigkeiten darbieten; diese letztgenannte Krankheit wird meistentheils an dem Vorhandensein einer begleitenden diphtheritischen Angina und an dem Auswerfen von Pseudomembranen erkannt; allein diese beiden Symptome können fehlen, und man hat Kinder, die man von einer einfachen Laryngitis befallen glaubte und bei denen man wegen der starken Dyspnoe dennoch die Tracheotomie gemacht hatte, nach der Operation Pseudomembranen aushusten sehen.

Die Zeichen, welche eher eine einfache Laryngitis annehmen lassen, sind ein sehr lebhaftes Fieber, ein sehr characteristischer Schmerz im Larynx und das gewöhnliche Fehlen von Erstickungserscheinungen.

Die Unterscheidung von der Laryngitis stridula wird bei Gelegenheit dieser Affection angegeben werden.

§ 5. **Prognose.** — Die primäre Laryngitis ist fast immer eine gutartige Krankheit; sie bedroht nur sehr ausnahmsweise das Leben.

Die secundäre Laryngitis ist nur ernsthaft, wenn sie mit Oedem verbunden ist.

§ 6. **Behandlung.** — Die beste Behandlung der acuten Laryngitis besteht in leichten Fällen darin, dass man Einathmungen erweichender Dämpfe machen lässt und ein Senffussbad giebt; der Hals muss warm eingewickelt werden; wenn der Husten häufig ist und den Schlaf stört, muss man ein leichtes Narcoticum verordnen. In heftigen Fällen legt man auf den Hals einen mit heissem Wasser angefeuchteten Schwamm oder Senfpapier. Wenn diese Mittel nicht hinreichen und das Kind kräftig ist, darf man sich nicht scheuen, einen oder zwei Blutegel in den Nacken zu setzen. Ein Brechmittel ist indicirt, wenn die Dyspnoe hochgradig ist. In verzweifelten Fällen endlich muss man die Tracheotomie machen.

Gegen die chronische Laryngitis empfiehlt man den Gebrauch des Theer- und des Schwefelwassers zur Inhalation oder als Getränk und lässt den vorderen Theil des Halses mit Jodtinctur bepinseln. Das Kind muss vor Kälte geschützt werden und darf niemals mit blossem Halse ausgehen.

Viertes Capitel.

Pseudocroup (Laryngitis stridula).

Die Laryngitis stridula ist lange mit dem eigentlichen Croup (diphtheritische Laryngitis) zusammengeworfen worden; sie wurde zuerst von MILLAR im Jahre 1769 beschrieben und war lange unter dem Namen acutes Millar'sches Asthma bekannt. WICHMANN hat sie genau von der pseudomembranösen Laryngitis getrennt; seitdem ist sie unter den Namen Angina stridula (angine striduleuse, BRETONNEAU), Pseudocroup, Laryngite striduleuse (GUERSANT) und Laryngite spasmodique (RILLIET und BARTHEZ) beschrieben worden.

§ 1. **Aetiologie.** — **Praedisponirende Ursachen.** — Die Laryngitis stridula ist eine dem Kindesalter eigene Affection. Die organische Ursache dieser Krankheit scheint die Enge der Stimmritze im jugendlichen Alter zu sein; unter dem Einfluss einer catarrhalischen Reizung der Stimmbänder, welche sich wahrscheinlich mit einem nervösen spasmodischen Element complicirt, ist der freie Durchgang der Luft derart behindert, dass das Kind von suffocatorischen Erscheinungen befallen wird. Die Praedisposition für die Krankheit verschwindet mit dem fortschreitenden Alter; die Laryngitis stridula ist zwischen zwei und sieben Jahren besonders häufig. Sie ist bei Knaben gewöhnlicher als bei Mädchen; auch befällt sie ebenso oft kräftige und gesunde, wie elende und kränkliche Kinder. Die Laryngitis stridula ist bisweilen erblich und kann bei mehreren Kindern derselben Familie beobachtet werden.

Gelegenheitsursachen. — Die Laryngitis stridula entwickelt sich meistentheils in Folge einer Erkältung; sie scheint bisweilen unter dem Einfluss des Zahnens einzutreten; auch hat man sie in Folge von Weinen und andauerndem Schreien, die wahrscheinlich eine Congestion der Stimmbänder veranlasst hatten, beobachtet. Bei jungen Kindern gehört sie bisweilen zu den Anfangssymptomen der Krankheiten, welche die Schleimhaut der Respirationswege befallen; so beobachtet man sie im ersten Stadium der Masern, des Keuchhustens und der Grippe.

§ 2. **Symptomatologie.** — Dem Erscheinen eines Anfalles von Laryngitis stridula geht oft ein leichtes Fieber, Thränen der Augen, Schnupfen, Heiserkeit oder Husten voraus. Rilliet und Barthez haben diese Prodromalerscheinungen unter 15 Fällen 13 mal beobachtet; ihre Dauer variirt zwischen einigen Stunden und 1 oder 2 Tagen. Trotzdem fehlen sie jedoch oft oder gehen unbemerkt vorüber und die Krankheit beginnt plötzlich inmitten einer scheinbar vollkommen guten Gesundheit mit einem Erstickungsanfall. Der Anfall der Laryngitis stridula tritt gewöhnlich während der Nacht, oft gegen 11 Uhr Abends ein. Das Kind wird plötzlich von scheinbar sehr beunruhigenden Symptomen erweckt; es wird von einem rauhen und sonoren Husten befallen, den man mit dem Bellen eines Hundes oder dem Schreien eines Hahnes verglichen hat; die Respiration ist sehr mühsam und von einem heftigen Zischen begleitet. Manchmal scheint die Erstickung nahe bevorstehend; das Kind setzt sich in einem Zustande von äusserster Angst in seinem Bette auf, sein Gesicht ist roth, congestionirt, bisweilen von einer dunkelblauen und lividen Farbe, der Puls geht schneller, die Athmungsmuskeln sind heftig contrahirt und jede inspiratorische Bewegung wird von einer sehr ausgesprochenen Einziehung der falschen Rippen begleitet. In einigen Fällen werden die Extremitäten von convulsivischen Zuckungen befallen. Die Stimme bleibt gewöhnlich klar, manchmal ist sie jedoch heiser. Der Anfall ist von ziemlich verschiedener Dauer; er währt bisweilen nur einige Minuten, manchmal jedoch mehrere Stunden mit kurzen Remissionen; dann tritt wieder Ruhe ein, das Kind schläft und scheint gänzlich hergestellt.

Die Krankheit beschränkt sich zuweilen auf einen einzigen Anfall;

häufiger tritt in derselben Nacht oder auch im Laufe des folgenden Tages, selten in der nächsten Nacht, ein zweiter Anfall, der gewöhnlich weniger heftig, als der erste ist, ein; die Attaque wird dann oft durch eine geistige Aufregung oder irgend eine reizende Ursache veranlasst. Die Anfälle wiederholen sich selten mehr als 2 oder 3 Tage hintereinander, jedoch recidivirt die Krankheit bei gewissen praedisponirten Individuen sehr leicht.

Man bemerkt manchmal zwischen den Anfällen einen geringen Husten, eine Röthe im Rachen und ein leichtes Fieber, jedoch treten diese Symptome wenig hervor und verschwinden schnell. Sind die Anfälle einmal beendigt, so ist die Wiederherstellung eine vollständige.

Die Intensität der Laryngitis stridula variirt je nach den Fällen; bisweilen besteht die Krankheit nur in einem rauhen und bellenden Hustenanfall ohne Zischen, in anderen Fällen sind hingegen die Anfälle von langer Dauer; sie werden von lebhaftem Fieber und extremer Dyspnoe begleitet, welche nach der Krisis nicht immer vollständig verschwindet; die Laryngitis stridula endet indessen fast stets günstig. Nur sehr ausnahmsweise verbindet sich die Krankheit mit Uebelkeit, Erbrechen, einem Zustand äusserster Depression und das Kind geht inmitten der heftigsten Beklemmung asphyctisch zu Grunde; in diesem Falle hat man bei der Autopsie die Larynxschleimhaut erweicht oder sogar ulcerirt gefunden.

§ 3. **Diagnose.** — Die Laryngitis stridula wird bisweilen für einen wahren Croup gehalten; man wird diesen Irrthum vermeiden, wenn man sich zunächst versichert, dass das Kind nicht die Zeichen einer diphtheritischen Angina zeigt; allein diese Untersuchung genügt nicht; es giebt Fälle, in welchen der Croup von vornherein ohne Angina auftritt und nicht von der Expectoration von Pseudomembranen begleitet wird; die Diagnose kann dann nur je nach dem Verlauf der Krankheit gestellt werden. Bei der Laryngitis stridula geschieht die Attaque heftiger; der erste Erstickungsanfall tritt fast immer in der Nacht ein und die folgenden Anfälle sind an Intensität nicht bedeutender; in der Zwischenzeit athmet das Kind frei, der Husten behält immer einen sonoren Klang und die Stimme ist selten verändert. Bei der diphtheritischen Laryngitis hingegen ist der Anfang oft tückisch; je mehr sich die Anfälle wiederholen, desto heftiger wird die Dyspnoe und sie zeigt niemals eine vollständige Remission; der Husten wird schnell dumpf und die Stimme erlischt.

Die einfache acute Laryngitis unterscheidet sich von der Laryngitis stridula durch ihren ununterbrochenen Verlauf und durch das Fehlen von Erstickungsanfällen.

Die Erscheinungen des Glottisoedem's unterscheiden sich leicht von denen des Pseudocroup; es gehen ihm gewöhnlich Zeichen einer chronischen Affection des Larynx voraus oder sie folgen auf eine Verbrennung dieses Organs; sie werden von einer vollständigen Veränderung der Stimme, von einer Dyspnoe, welche zwischen den Anfällen nicht vollständig verschwindet und von einer durch die Palpation leicht constatirbaren Anschwellung der Stimmbänder begleitet; das Glottisoedem kommt überdies im jugendlichen Alter nur ausnahmsweise vor.

Es ist selten, dass ein auf den Stimmbändern sitzender Polyp des Larynx plötzlich durch einen Erstickungsanfall entdeckt wird und eine Attaque von Pseudocroup vortäuscht; die Entwicklung der Polypen wird gewöhnlich von einer fortdauernden Dyspnoe und von einer habituellen Veränderung der Stimme begleitet, welche ihr Vorhandensein vermuthen lässt; in zweifelhaften Fällen wird die Diagnose durch die Palpation und durch die laryngoscopische Untersuchung festgestellt.

Wir haben schon oben Zeichen angeführt, an welchen man die fremden Körper im Larynx (S. 87) und die Retropharyngealabscesse (S. 307), die bisweilen den Schein einer Laryngitis stridula erwecken, erkennen kann.

Die Unterscheidung von Spasmus glottidis ist bei Gelegenheit dieser Krankheit angegeben worden. (S. 259.)

§ 4. **Prognose.** — Die Prognose der Laryngitis stridula ist fast immer günstig; selbst die scheinbar ernsteren Fälle heilen gewöhnlich, wenn sie frei von Complicationen sind; unter 109 von Meigs und Pepper beobachteten Fällen von Pseudocroup endete keiner mit dem Tode, obwohl 23 eine gewisse Gefährlichkeit zeigten. Einige Autoren (Jurine, Vieusseux, Guersant, Trousseau) haben indessen Fälle berichtet, deren Ausgang tödtlich war.

§ 5. **Behandlung.** — Die Laryngitis stridula heilt meistentheils von selbst, weshalb es unnöthig ist, sie durch energische Mittel zu bekämpfen; man begnügt sich, auf den Vordertheil des Halses ein Senfpflaster oder einen mit warmem Wasser getränkten Schwamm zu legen und ein Brechmittel zu verordnen; die Inhalationen von heissen Dämpfen, sowie ein warmes Bad lindern bisweilen die Zufälle schnell (Meigs und Pepper); deutsche Autoren empfehlen die kalten Umschläge um den Hals und das Gurgeln mit Eiswasser. Die Antispasmodica, die Narcotica, Vesicantien und Blutegel im Nacken sind meistentheils unnöthig; nur in ganz schweren Fällen muss man zur Tracheotomie seine Zuflucht nehmen.

Fünftes Capitel.

Bronchitis.

Wir wollen unter diesem Titel die Entzündung der Trachea und der grossen Bronchien beschreiben, während die capilläre Bronchitis bei der Bronchopneumonie, von welcher sie schwer zu trennen ist, ihre Stelle finden wird. Die Bronchitis kommt in einer acuten und in einer chronischen Form vor.

Acute Bronchitis. — § 1. Aetiologie. — Die acute Bronchitis ist eine in jedem Alter vorkommende Krankheit; sie ist bei Kindern sehr häufig und kann schon am Anfang des Lebens auftreten; bald ist sie primär, bald secundär.

Die primäre Bronchitis folgt meistens einer Erkältung; die zu leicht gekleideten kleinen Kinder oder die, welche man unvorsichtig dem Einfluss der Kälte aussetzt, sind ihr hauptsächlich unterworfen. Das Zahnen wird oft von einem catarrhalischen Zustand begleitet, der sich auf die Trachea und die Bronchien fortpflanzen kann. Bisweilen entwickelt sich die Bronchitis unter einem epidemischen Einfluss; sie hat dann den Namen Grippe.

Die Bronchitis zeigt sich im Verlauf mehrerer Krankheiten des Kindesalters, hauptsächlich bei den Masern und dem Keuchhusten als secundäre Affection; sie complicirt häufig die Lungentuberculose.

§ 2. **Symptomatologie.** — **Leichte Form.** — Die acute Bronchitis ist oft nur ein leichter Catarrh, characterisirt durch einen mässigen Husten, welcher von einem über den Thorax verbreiteten Rasseln begleitet wird. In anderen Fällen tritt die Krankheit stärker hervor; sie beginnt mit einem trockenen und etwas schmerzhaften Husten, welcher hauptsächlich beim Erwachen zu beobachten ist. Bald hört man bei der Auscultation Schnurren in der Trachea oder ein pfeifendes Rasseln in beiden Lungen; die Respiration ist frequent, bald wird sie von einem trockenen und ein wenig schnarrenden, bald von einem etwas feuchten Röcheln begleitet; meistentheils sind die Stimme und der Schrei normal; manchmal ist jedoch bei sehr jungen Kindern der Schrei matt und dumpf und nur die Wiederaufnahme (reprise) desselben zu hören (Rilliet und Barthez).

Das Fieber ist gewöhnlich mässig, oft intermittirend und wird, besonders gegen Abend, von einer geringen Ermattung begleitet. Die Krankheit steht entweder still oder nimmt einige Tage lang zu; dann fällt das Fieber, der Husten wird zäher und ist bei Kindern über 5 Jahren von einem durchscheinenden oder grünlichen Auswurf begleitet, der bald aufhört; die Wiederherstellung geht dann schnell von Statten.

Schwere Form. — In einigen Fällen, besonders im frühen Kindesalter, kann die Bronchitis gefährlich werden; die Krankheit beginnt dann mit einem sehr häufigen, heftigen, anstrengenden und schmerzhaften Husten, welcher in Paroxysmen wiederkehrt. Man beobachtet eine starke Fieberbewegung, die Abends ihr Maximum erreicht; die Körpertemperatur übersteigt 38°, der Puls hat 120 bis 130 Schläge; die Haut ist heiss und trocken; die bedeutend beschleunigte Respiration wird von einer geringen Dyspnoe und Aufregung begleitet; die Augen sind roth und thränen, das Kind verliert den Appetit und verschmäht, wenn es ein Säugling ist, die Brust. Die Auscultation lässt in den beiden Lungen sehr reichliche schnurrende und pfeifende Rasselgeräusche vernehmen, die zuweilen mit dem starken knisternden Rasseln, welches an der Basis des Thorax vorherrscht, vermischt sind; hört man das Athmungsgeräusch von fern, so hat es einen trockenen Klang. Ist die Bronchitis bis zu diesem Stadium gelangt, so verbindet sie sich oft, besonders bei sehr kleinen Kindern, mit Lungenatelectase, oder dehnt sich über die kleinen Bronchien und über die Lunge aus, und das Kind erliegt einem suffocatorischen Catarrh oder einer Bronchopneumonie; endlich wird es manchmal von Gehirnaffectionen dahingerafft; es wird dann von äusserster Unruhe befallen, welcher eine bedeutende Entkräftung, dann allgemeine Convulsionen folgen; der Puls wird schwach, klein, ungleichmässig und der Tod tritt nach Verlauf einiger Stunden ein (Rilliet und Barthez). Meistentheils endet indessen die Bronchitis nach 1 bis 3 Wochen günstig.

Grippe. — Wenn die Bronchitis in einer epidemischen Form auftritt, zeigt das Fieber gewöhnlich eine Intensität, welche keineswegs zu der geringen Bedeutsamkeit der Symptome von Seiten des Thorax im Verhältniss steht; es wird von einer grossen Abgeschlagenheit begleitet; West sah bei kleinen Kindern die Grippe mit Convulsionen und einem Zustande äusserster Depression sich verbinden. In anderen Fällen ist die Respiration schwer, das Kind klagt über grosse Beklemmung, ohne dass die Auscultation Störungen in den Lungen, welche im Verhältniss zu der Höhe der Dyspnoe stehen, ergiebt. Manchmal verbindet sich die Krankheit mit einer tödtlichen Bronchopneumonie, oder der Tod kann auch, wie West es bei der Grippe-Epidemie beobachtete, welche im

Jahre 1856 in London wüthete, durch nervöse Depression herbeigeführt werden; diese Fälle bilden indessen eine grosse Ausnahme und die Grippe endet fast immer günstig; die Reconvalescenz ist bisweilen langwierig, besonders kehrt der Appetit nur sehr langsam wieder.

§ 3. **Diagnose.** — Die acute Bronchitis ist sehr schwer vom Keuchhusten in seinem ersten Stadium zu unterscheiden; oft kann der Verlauf der Krankheit allein die Diagnose aufklären. An einer anderen Stelle (S. 34) haben wir auf den Unterschied zwischen der Grippe und dem Beginn der Masern hingewiesen.

§ 4. **Prognose.** — Die acute Bronchitis ist meistentheils eine gutartige Affection; nichtsdestoweniger kann sie bei sehr jungen Kindern, oder wenn sie sich unter der epidemischen Form zeigt, mit dem Tode enden. Bei Kindern, die zur Tuberculose praedisponirt sind, ist die acute Bronchitis oft der Beginn der Lungenschwindsucht.

§ 5. **Behandlung.** — Die acute Bronchitis heilt meistentheils von selbst und erfordert keine Behandlung. Wenn sie von Fieber begleitet ist, verordnet man Ruhe im Bett und Brustthee als Getränk; hiermit verbinde man je nach den Fällen einen Brustsaft mit 10 ctgrm. Stib. sulfur. rubr., eine Mixtur mit Codein- oder Belladonna-Syrup und die Application eines ableitenden Pflasters oder die Bepinselung der Brust mit Jodtinctur. Bei sehr jungen Kindern ist die Anwendung von Brechmitteln oft indicirt; einige Theelöffel voll Syrup. Ipecacuanh., die beim Erwachen eingegeben werden, werden das Kind von dem Schleim, welcher die Bronchien verstopft, befreien. Bei der Grippe muss man flüchtige Reizmittel verordnen; das Chinin. sulfur. ist in den Fällen indicirt, in welchen das Fieber einen zweifellos remittirenden Typus zeigt.

Chronische Bronchitis. — Die chronische Bronchitis ist im jugendlichen Alter selten; man beobachtet indess bisweilen in Folge der acuten Bronchitis einen dauernden Bronchialcatarrh.

Die chronische Dilatation der Bronchien kommt auch manchmal im Kindesalter vor; Rilliet und Barthez berichten mehrere Beispiele davon. Bei der Section der dieser Krankheit erlegenen Kinder findet man eine Erweiterung der Bronchien, welche zuweilen bis zu ihrem Ende ausgedehnt sind; die Wände dieser Organe sind verdickt und ungleichmässig, sie knirschen unter dem Messer; die Schleimhaut ist blass, blutleer; das Lungengewebe verschwindet zwischen den hypertrophirten Bronchien. Die blasenförmige Erweiterung der Bronchien, welche eine Caverne vortäuscht, wird bei Kindern selten angetroffen.

Die Symptome der Bronchiectasie erinnern an die Lungenphthise, von welcher sie sehr schwer zu unterscheiden ist; man hört bei der Auscultation bronchiales oder sogar cavernöses Athmen und verstärkte Bronchophonie; das Kind hustet, wird bisweilen von Erstickungsanfällen ergriffen, denen ein sehr reichlicher, schleimig-eiteriger Auswurf folgt. Die allgemeinen Symptome sind die des hectischen Fiebers; der kleine Kranke magert ab, wird schwächer und erliegt nach Verlauf einer mehr oder weniger langen Zeit; in einem von Rilliet und Barthez citirten Falle trat der Tod nach Verlauf von vier Jahren ein.

Die pseudomembranöse (croupöse) chronische Bronchitis, welche ohne Diphtherie auftritt, ist im jugendlichen Alter selten; unter 43 von P. Lucas Championnière[1] von dieser Affection gesammelten Fällen betrafen nur 2 Individuen unter 10 Jahren. Bisweilen ist sie bei kränklichen oder von der Lungenschwindsucht befallenen Kindern beobachtet worden. Das Hauptsymptom dieser Krankheit ist die Expectoration von pseudomembranösen Cylindern, die aus Fibrin bestehen; hiermit verbindet sich oft Haemoptoe. Sie endet manchmal unter dem Einfluss der begleitenden Lungentuberculose oder in Folge eines durch die Krankheit selbst veranlassten Erstickungsanfalles mit dem Tode; meistentheils nimmt sie jedoch nach einer mehr oder weniger langen Dauer einen günstigen Ausgang.

Die chronische Bronchitis verbindet sich bei Kindern ausnahmsweise mit Asthma und Lungenemphysem. Politzer[2] hat indessen fünfmal das nervöse Asthma bei Kindern in Folge eines Bronchialcatarrh's beobachtet; dieses Asthma that sich durch dispnoetische Anfälle kund, die 8 bis 20 Stunden dauerten und von pfeifenden Rasselgeräuschen in den Lungen begleitet waren. Das Lungenemphysem zeigt dieselben Symptome wie bei den Erwachsenen; die Thoraxwände sind ausgedehnt, der Percussionsschall der Lungen ist übermässig hell, die Respiration ist eine jenseits der kindlichen liegende (ultrapuérile) (Rilliet und Barthez), das Kind wird zeitweise von Asthma befallen.

Die therapeutischen Indicationen, welche die verschiedenen Formen der chronischen Bronchitis stellen, werden durch die Anwendung von Leberthran, Theerwasser, Terpentinsyrup, Eucalyptus globulus (5 $^{\text{grm.}}$ bis 10 $^{\text{grm.}}$ Pulver täglich) und durch die Schwefelbrunnen erfüllt. Ein im Süden zugebrachter Winter beschleunigt die Heilung der Krankheit.

---

[1] Th. de Paris, 1876.

[2] Jahrb. f. Kinderheilk., III, S. 377.

Sechstes Capitel.

Bronchopneumonie.

Literatur:

GERHARDT und RUFZ, The Americ. Journ. of the Med. Sc., 1834, Aug. u. Novbr.
RILLIET und BARTHEZ, 1re éd., 1838.
VALLEIX, Maladies des nouveau-nés, 1838, p. 40.
FAUVEL, Recherches sur la bronchite capillaire. Thèses de Paris, 1840.
LEGENDRE, Nouvelles recherches sur quelques maladies du poumon. Paris, 1856.
ZIEMSSEN, Pleuritis und Pneumonie, Berlin, 1862.
BARTELS, Bemerkungen über eine Masern-Epidemie mit besonderer Berücksichtigung der dabei vorgekommenen Lungenaffectionen. Virchow's Arch., 1861, Bd. 21, S. 65 u. 129.
DAMASCHINO, Des différentes formes de la pneumonie aiguë chez les enfants. Thèses de Paris, 1867.
ROGER, Art. Broncho-pneumonie. Dict. encycl. des Sc. méd.

Die Bronchopneumonie (catarrhalische Pneumonie, lobuläre Pneumonie) ist beim Kinde von der croupösen Pneumonie (lobäre Pneumonie) erst seit den Arbeiten von GERHARDT und RUFZ, sowie von RILLIET und BARTHEZ deutlich getrennt worden. Die alten Autoren, wie BOËRHAVE[1] und SYDENHAM,[2] die man immer bei Gelegenheit der Bronchopneumonie citirt, haben wohl eine ähnliche Krankheit unter dem Namen unechte Pneumonie (Peripneumonia notha) beschrieben, jedoch ist ihre Beschreibung verworren und passt nicht für die Pneumonie der Kinder.

§ 1. **Aetiologie.** — Die Bronchopneumonie gehört zu den häufigsten Krankheiten des Kindesalters, kommt fast ausschliesslich in den ersten Lebensjahren vor und wird nach dem sechsten Jahre selten.

Die Krankheit ist wesentlich eine secundäre; sie folgt immer auf eine Entzündung der Bronchien; auch tritt sie gewöhnlich im Verlauf der einfachen Bronchitis oder der Allgemeinerkrankungen auf, welche von einem congestiven Zustand der Schleimhaut der Respirationsorgane begleitet sind. Die Masern und der Keuchhusten compliciren sich am häufigsten mit Bronchopneumonie, dann kommen, nach ihrer Häufigkeit, die einfache oder epidemische Bronchitis, der Croup und der Typhus.

Bei Neugeborenen ist die Bronchopneumonie eine häufige Endcomplication des Sclerem's, des Soor's und des Erysipelas (VALLEIX).

---

[1] Aphor., p. 874.
[2] Opera Universa, 1705, p. 233.

Die rachitischen Kinder, sowie die, welche von schwächlicher Constitution oder durch vorhergegangene Krankheiten entkräftet sind, sind hauptsächlich für die Bronchopneumonie praedisponirt. Der Mangel an Ventilation und die daraus resultirende Verdorbenheit der Luft sind die mächtigsten praedisponirenden Ursachen der Krankheit (BARTELS); daher kommt ihre Häufigkeit in Hospitälern und Findelhäusern und ihr Vorherrschen unter den Kindern der niederen Classen. Das Uebergreifen der Entzündung der Bronchien auf das Lungenparenchym wird durch die andauernde horizontale Lage auf dem Rücken begünstigt (LÉGER).

Bei der Bronchopneumonie, welche im Verlauf der fieberhaften Krankheiten, wie der Masern oder des Typhus auftritt, spielt vermuthlich die Intoxication des Blutes eine wichtige aetiologische Rolle (DAMASCHINO). Die Einwirkung der Kälte auf die Entwicklung der Bronchopneumonie ist keineswegs erwiesen.

§ 2. **Pathologische Anatomie.** — Wir wollen hintereinander die Veränderungen der Bronchien und der Lungen besprechen.

A. Veränderungen der Bronchien. — Die Bronchien bieten in der grossen Mehrzahl der Fälle entzündliche Veränderungen dar, die sich über den ganzen Bronchialbaum erstrecken und in den mittleren und capillären Bronchien vorherrschen. Die Bronchialschleimhaut zeigt eine abnorme Vascularisation; am Anfang ist sie mit klarem, glasartigem, lufthaltigem Schleim bedeckt (BARTELS), der sich in einen dicken, nicht lufthaltigen, schleimigen Eiter verwandelt, welcher unter der Form von Tröpfchen aus den Bronchien herausquillt.

In den subacuten oder chronischen Fällen constatirt man häufig cylindrische Erweiterungen der Bronchien, welche oft mit verdicktem und gelblichem Secret angefüllt sind. Man muss sich bei der Beurtheilung dieser Laesionen erinnern, dass die Spitze des oberen linken Lappens und der hintere Rand der unteren Lappen im normalen Zustande Bronchien besitzen, welche fast bis zur Peripherie ihren ursprünglichen Durchmesser behalten (LEGENDRE).

B. Veränderungen der Lungen. — Von den Veränderungen der Lungen, welche man bei der Autopsie der an Bronchopneumonie gestorbenen Kinder findet, haben einige einen mechanischen Ursprung, dies sind die Atelectase und das Emphysem; die anderen sind entzündlicher Natur, dies sind die Congestion und die Induration, sowie die verschiedenen Ausgänge der Entzündung, wie z. B. die vesiculären Abscesse, die Hepatisation u. s. w.

Die **Atelectase** spielt bei der infantilen Bronchopneumonie eine wichtige Rolle, indem sie oft in einer grossen Ausdehnung und in wenigen Stunden die Athmungsfläche beschränkt. Sie wird besonders bei sehr jungen Kindern und bei denen, welche durch Elend oder durch eine vorhergegangene Krankheit geschwächt sind, angetroffen. Sie stammt aus der Erschlaffung des der Luft beraubten Lungengewebes; die atelectatischen Theile haben das Aussehen einer Lunge, die noch nicht geathmet hat, weshalb diese Laesion von LEGENDRE,[1] der die beste Beschreibung derselben gegeben hat, Foetalzustand benannt wird. „Wenn man das so afficirte Zellgewebe untersucht," sagt er, „so findet man es luftleer und beim Drucke nicht mehr knisternd. Es ist fleischig, fest, jedoch biegsam, schlaff, von grösserem specifischen Gewicht als das Wasser, worin es bis auf den Grund untertaucht. Man unterscheidet auf der Oberfläche sehr wohl die zelligen Interstitien, welche die Lappen trennen. Seine Farbe ist gewöhnlich violettroth; sie kann jedoch schwärzlich werden, wenn ein sehr bedeutender hyperaemischer Zustand vorhanden ist... Auf dem Schnitt ist das Gewebe glatt, gleichförmig, rein. Man unterscheidet die organische Structur und die verschiedenen Elemente, die in die Zusammensetzung des Gewebes hineingezogen sind, vollkommen. Endlich kann man Luft in alle Lungenbläschen einblasen und dem Organ seine physiologische Beschaffenheit wiedergeben."

Die Atelectase hat vornehmlich in den dünnsten Theilen der Lunge, wie im Niveau des unteren Umfanges der Lunge und in der Spitze des oberen linken Randes ihren Sitz (LEGENDRE), allein sie kann sich auch von unten nach oben und von hinten nach vorn unter der Form eines zusammenhängenden Bandes über die hintere Fläche der beiden unteren Lappen, über den inneren Theil des mittleren rechten Lappens und über die hintere Fläche der oberen Lappen erstrecken (ZIEMSSEN). In anderen Fällen sind die atelectatischen Partien unregelmässig, auf der Oberfläche der Lungen und innerhalb derselben unter der Form von unregelmässigen weinhefenfarbenen Flecken oder Inseln zerstreut, welche durch ihre deprimirte Oberfläche von den sie umgebenden lufthaltigen Theilen abstehen.

Die Pathogenese der Atelectase bei der Bronchopneumonie ist verwickelt; sie resultirt aus dem Zusammenwirken der beiden Hauptfactoren: 1) dem bronchitischen Schleim, der in den kleinen Bronchien für die inspirirte Luft einen undurchdringlichen Pfropf abgiebt, jedoch während der Exspiration die in den Alveolen zurückgehaltene Luft passiren lässt (GAIRDNER); man weiss in der That, dass die Exspirationskraft um ein Drittel stärker ist, als die Inspirations-

[1] A. a. O., p. 161.

kraft (Mendelssohn). Diese Ursache wirkt besonders in den Randtheilen der Lunge; 2) der Congestion nach den Lungen, welche durch die Verengerung des Calibers der Alveolen auf die Dauer die Luft aus den Lungenbläschen treiben und ihr Collabiren veranlassen kann (Rilliet und Barthez, Damaschino); hauptsächlich aus der letztgenannten Ursache entspringt die Atelectase, welche man in den abschüssigen Theilen der Lunge, besonders am hinteren Rande findet.

Das **Emphysem** ist eine gewöhnliche Complication der Bronchopneumonie; es zeigt sich meistentheils in der vesiculären Form und ist um so entwickelter, je weiter sich die Atelectase und die entzündlichen Laesionen der Lunge erstrecken. Es nimmt gewöhnlich die oberen und vorderen Theile der Lungen ein und sticht durch sein gedunsenes Aussehen, seine röthlichweisse Färbung und seine characteristische Weichheit von dem benachbarten entzündeten Gewebe ab. Sein Ursprung ist rein mechanisch; es stammt bald aus der forcirten Exspiration, welche den Husten begleitet, bald aus der Erweiterung, welche die durch die collabirten Theile im Thorax gelassene Lücke ausfüllt. Seltener kann man ein interlobuläres Emphysem constatiren, welches sich unter der Form von Blasen zeigt, die einige Millimeter bis 2 oder 3 ctm. breit sind; diese Blasen liegen entweder im interlobulären Zellgewebe oder unter der Pleura pulmonalis, welche sie allmälig loslösen (Damaschino); diese Erscheinung entspringt aus der Zerreissung einiger Lungenbläschen und folgt gewöhnlich auf heftige Hustenanfälle.

Der **anatomische Befund des entzündlichen Zustandes** bei der catarrhalischen oder lobulären Pneumonie zeigt ein Gesammtbild von characteristischen Zeichen, welches sich vollständig von demjenigen der croupösen oder lobären Pneumonie unterscheidet. Sie sind meistentheils bilateral und beginnen stets an den abschüssigen Theilen, d. h. an der hinteren Fläche der unteren Lappen; von da erstrecken sie sich bald nach vorn durch die Dicke der unteren Lappen und des rechten mittleren Lappens, bald nach oben in den unteren hinteren Theil der oberen Lappen. Dieses Eindringen geschieht unregelmässig, diffus, so dass man neben infiltrirten oder sogar purulenten Lobuli normale oder hyperaemische findet; diese Buntscheckigkeit der Laesionen ist ein characteristisches Zeichen der lobulären Pneumonie. Die Verdichtung oder die Induration der entzündeten Lungen geschieht niemals in Masse, sondern durch circumscripte Herde (warzenförmige Form) oder durch das Zusammenfliessen mehrerer isolirter Infiltrationsstellen (pseudolobäre Form). Das Microscop zeigt, dass die alveoläre Infiltration im Wesentlichen zelliger Natur ist und von Epithel, sowie von Leucocyten gebildet wird; es ist eine grosse Ausnahme, dass man auf dem Durchschnitt der Lungen hervorspringende Granulationen und in den Lungenbläschen ein wirkliches fibrinöses Netz findet, wie man es bei der croupösen Pneumonie bemerkt; dessenungeachtet hat DAMASCHINO[1] ein unbestreitbares Beispiel hiervon publicirt.

Prüfen wir jetzt im Einzelnen das verschiedene Aussehen, welches die Lungen annehmen, je nach der Krankheitsperiode, in welcher die Kinder gestorben sind; wir wollen diese anatomischen Veränderungen nach ihren Beziehungen zu den plötzlichen, den acuten, den subacuten oder den chronischen Fällen gruppiren.

1. Plötzliche Fälle. — Wenn der Tod kurz nach dem Beginn der pneumonischen Erscheinungen in Folge eines Catarrhus suffocativus eintritt, bieten die Lungen alle Zeichen der Asphyxie dar; die Pleura ist mit punctartigen Ecchymosen übersät. Der untere Rand der Lunge ist collabirt, wie ein Stück Tuch zusammengeschrumpft; auf dem Schnitt ist sie trocken, woraus hervorgeht, dass sie einfach atelectatisch ist; die oberen Lappen und der vordere Theil der unteren Lappen sind aufgebläht und emphysematös. Die ganze übrige Lunge zeigt einen starken Congestionszustand (Anschoppung der Lungen), welcher auf der hinteren Fläche der unteren Lappen sein Maximum erreicht. Aeusserlich sind die angeschoppten Partien dunkelroth, ihre Oberfläche ist manchmal ungleich und mit vertieften Plaques von mehr dunkelblauer Farbe übersät, die aus dem collabirten Lungengewebe entstehen; wenn man mit dem Finger über die hintere Lungenfläche fährt, fühlt man tiefe Höcker, welche durch die beginnende Infiltration des Lungengewebes verursacht sind (BARTELS). Das Aufblasen ist nichtsdestoweniger überall möglich, verleiht jedoch den dilatirten Partien eine lebhaft rothe Färbung. Der Schnitt durch die angeschoppten Gewebe lässt reichliches schwarzes Blut, welches mit Luftblasen gemischt ist, ausfliessen. Mit dem Microscop constatirt man die Verengerung der Lungenbläschen durch Gefässschlingen, die durch die varicösen Capillaren, welche die Zwischenräume der Zellen umgeben, gebildet sind; die Bläschen sind, besonders in den am meisten Widerstand leistenden Theilen des Lungengewebes, mit granulösen Epithelzellen angefüllt.

2. Acute Fälle. — Wenn der Tod erst nach Verlauf von 1 oder 2 Wochen eintritt, wie man es z. B. bei der die Masern complicirenden Bronchopneumonie beobachtet, so bedecken einige frische, weiche Pseudomembranen die Basis der Lunge nach hinten oder den unteren Theil des mittleren rechten Lappens und beweisen somit auf unwiderlegliche Weise den entzündlichen Character der Lungenlaesionen. Die Congestion

[1] A. a. O., p. 47.

ist allgemein geworden und stellenweise in eine wirkliche Induration der Lunge übergegangen, die aus einer dichten zelligen Infiltration in den Alveolen hervorgeht. Die indurirten Partien sind schwer, fest, sie ändern sich nicht durch Lufteinblasen. Die Schnittfläche ist glatt, nicht körnig; sie hat Anfangs eine mahagonibraune Farbe (Rilliet und Barthez), welche sich später grau oder gelb adert, je nachdem die Leucocyten im Inhalte der Alveolen vorherrschen; alle Autoren haben auf dieses characteristische granit- oder marmorartige Aussehen hingewiesen, welches die Schnittfläche der indurirten Theile bei der Bronchopneumonie zeigt; es stammt aus dem unregelmässigen und allmäligen Eindringen der Entzündung in die verschiedenen Läppchen, so dass man die drei Grade der Pneumonie nebeneinander findet. In dem Verhältniss wie die verschiedenen Lobuli der indurirten Masse in Eiterung übergehen, vermindert sich auch die Consistenz des Gewebes; die Lockerheit und die Entfärbung beginnen gewöhnlich im Mittelpunct und erstrecken sich von da nach und nach über die ganze indurirte Masse. Die Induration der Lunge kann localisirt oder diffus sein.

1. Bei der localisirten Form (warzenförmigen Form) hat sich der Umfang der beiden unteren Lungenlappen vergrössert; ihre Oberfläche ist höckerig. Auf dem Schnitt findet man inmitten des Lungengewebes eine gewisse Zahl von genau begrenzten indurirten Herden, deren Umfang zwischen der Grösse eines Hanfkornes und eines Taubeneies variiren kann; man findet in einer ganzen Lunge einen bis zwanzig, dreissig oder noch mehr solcher Herde (Rilliet und Barthez). Manchmal sind die Herde schwarzroth; die Lungenapoplexie verbindet sich dann mit der Bronchopneumonie, ohne dass stets festzustellen möglich ist, welches die anfängliche Erkrankung sei. Bei einem Kinde, das in Folge von Croup einer warzenförmigen Pneumonie erlegen war, haben wir in den apoplectischen Herden eine Venenthrombose gefunden. In anderen Fällen ist der Mittelpunct dieser Herde erweicht und von grauem Eiter oder auch von kleinen Vacuolen ausgefüllt, welche sehr deutlich erscheinen, wenn man die Lunge in Wasser taucht.

2. Die diffuse Form (pseudolobäre Form) ist etwas weniger häufig, als die warzenförmige; die Induration bietet dieselben physicalischen Eigenschaften dar, allein anstatt circumscript zu sein, erstreckt sie sich teppichartig in grosser Ausdehnung über die unteren Lappen oder befällt diese sogar gänzlich; manchmal erreicht sie auch die mittleren, seltener die oberen Lappen. Diese massenhafte Verdichtung kann bisweilen eine lobäre Pneumonie vortäuschen; allein die Structur der Lunge ist noch erkennbar, die Schnittfläche ist glatt und hat ein characteristisches marmorirtes Aussehen. Man kann die pseudolobäre Form in der

einen Lunge finden, während die andere von der warzenförmigen befallen ist.

3. Subacute und chronische Fälle. — Nur im Falle eines spät eintretenden Todes kann man ausser den schon beschriebenen anatomischen Veränderungen die verschiedenen Ausgänge der Entzündung, wie die Lungenabscesse, die chronische Induration und die Verkäsung studiren; diese Veränderungen sind hauptsächlich bei der dem Keuchhusten folgenden Bronchopneumonie angetroffen worden.

Die Lungenabscesse zeigen sich entweder unter der Form von miliaren Eiterherden oder unter der Form von Vacuolen. Die miliaren Eiterherde (grains purulents)[1] sind gelb oder grau; man findet sie gewöhnlich im Mittelpuncte eines Entzündungsherdes; sie haben die Grösse eines Stecknadelkopfes, collabiren beim Aufstechen und lassen ein Tröpfchen Eiter hervorquellen. Sie sind von zwei concentrischen Zonen des Lungengewebes, einer gelblichen, bröckligen inneren und einer rothen, festeren äusseren umgeben (Rilliet und Barthez). Die Vacuolen zeigen zwei Formen: einige sind tief und befinden sich, wie die eiterigen Körner, im Centrum der pneumonischen Herde; sie entstehen aus der eiterigen Schmelzung des entzündeten Lungengewebes; die anderen liegen unter der Pleura, welche sie in der Form von Blasen in die Höhe heben; sie zerplatzen sobald man sie aufsticht und lassen ein gewisses Quantum Eiter herausfliessen. Ihre Wände sind glatt und communiciren in grosser Ausdehnung mit den Bronchien; diese letztere Form von Vacuolen ist selten; sie stammt vermuthlich aus der emphysematösen Zerstörung der Scheidewände eines Lobulus und aus der Anhäufung des Eiters der benachbarten Bronchien in dieser künstlichen Höhle.

Die chronische Induration ist ein seltener Ausgang der Bronchopneumonie und wird besonders bei der warzenförmigen Form beobachtet (Damaschino); sie entspringt stets aus einer Proliferation des Bindegewebes (interstitielle Pneumonie), die sich durch eine Verdickung der interlobulären Wände fortpflanzt. Sie kann von einer persistirenden Erweiterung der Bronchien begleitet werden.

Die Verkäsung wird nur bei cachectischen oder scrophulösen Kindern beobachtet; sie kann sich schon nach Verlauf einiger Wochen zeigen (Ziemssen). Sie ist bei der pseudolobären Form häufiger, als bei der warzenförmigen. Die beiden hinteren Ränder der Lunge, die ihr gewöhnlicher Sitz sind, sind in eine feste, homogene, bläulich-graue, für die Luft undurchgängige Masse umgeformt; ihre Schnittfläche

---

[1] Mit Grains purulents sind wahrscheinlich unsere kleinen peribronchitischen Herde gemeint. D. Uebers.

ist glatt, trocken, gelblichweiss. Die Veränderungen der Lunge betreffen fast ausschliesslich den Inhalt der Alveolen, welche mit granulösen Epithelzellen und einer scheinbar homogenen (körnigen) Masse angefüllt sind. In der ganzen Ausdehnung der verkästen Gewebe findet man die Bronchiolen und die Alveolen durch einen käsigen Pfropf, der aus granulösen, trockenen und sich gegenseitig comprimirenden Epithelzellen besteht, dilatirt; man kann oft diesen Pfropf, der die Form eines kleinen Cylinders hat, herausdrücken (Bartels).

§ 3. **Symptomatologie.** — **Anfang.** — Da die Bronchopneumonie immer eine secundäre Erkrankung ist, so ist es oft schwer, den Augenblick ihres Auftretens innerhalb der bronchitischen Symptome der primären Krankheit genau festzustellen. Ihre Attaque ist tückisch, allmälig fortschreitend und gewöhnlich nur durch die Auscultation und das Thermometer zu erkennen; die catarrhalischen Rasselgeräusche werden beim Auscultiren plötzlich reichlicher und feinblasiger, die Temperatur steigt am Abend; dieses Ansteigen der Temperatur ist um so auffallender, je weniger der bisherige Zustand von einem ausgeprägten Fieber begleitet war. Oft ändert sich auch der Character des Hustens; so vermindern sich oder verschwinden die Hustenparoxysmen, wenn die Bronchopneumonie im Verlaufe eines Keuchhustens auftritt und werden dann von einem trockenen, häufigen, schmerzhaften Husten mit einer etwas forcirten Respiration abgelöst, welche oft genügt, um die Aufmerksamkeit des Arztes auf das Vorhandensein einer Lungencomplication zu lenken.

In einigen seltenen Fällen hingegen ist die Attaque plötzlich und stürmisch; sie kann wie bei der croupösen Pneumonie von Convulsionen begleitet werden. Dies beobachtet man zuweilen bei der morbillösen Bronchopneumonie.

Ist die Krankheit einmal declarirt, so entwickelt sie sich unter zwei ziemlich verschiedenen Formen, einer sehr schnell zur Suffocation führenden (capilläre Bronchitis nach Fauvel) und einer langsameren acuten oder subacuten entzündlichen Form (langsam congestive Form nach Legendre); es giebt allerdings auch in der Mitte liegende Formen, jedoch kann man alle Fälle auf diese beiden Typen zurückführen.

Suffocative Form. — Die Bronchopneumonia acutissima ist besonders bei Kindern unter dem zweiten Lebensjahre häufig; man beobachtet sie bisweilen beim Croup nach der Tracheotomie oder auch am Anfang der Masern. In dieser Form erscheinen auch gewöhnlich die Lungencomplicationen bei rachitischen Kindern, bei denen die Deformität des Thorax und die allgemeine Schwäche schnell die Athmungskräfte lähmen.

Die Dyspnoe ist das hervorstechendste Symptom der Krankheit und nimmt manchmal schon am Anfang beunruhigende Dimensionen an. Die Respirationsfrequenz vermehrt sich schnell und erreicht oft in 1 oder 2 Tagen die Zahl 80. Die Nasenflügel erweitern sich; der Husten ist häufig, die Inspiration energisch, der ganze Thorax nimmt an der letzteren Theil; manchmal stemmen sich sogar die Kinder mit den Händen gegen die Seitentheile ihrer Bettstelle und ziehen die Schultern bei jeder Inspirationsbewegung in die Höhe. Die Hustenstösse sind sehr kurz und häufig.

Die physicalische Untersuchung lässt Anfangs ausser den pfeifenden oder schnurrenden Rasselgeräuschen in den grossen Bronchien, feine knisternde Rasselgeräusche an dem hinteren Rand der Basis der Lungen, mit einer beträchtlichen Verminderung des vesiculären Athmungsgeräusches und manchmal eine leichte Dämpfung constatiren. Bald bestehen alle diese Zeichen während der ganzen Krankheitsdauer allein, bald, jedoch selten, sieht man an einem begrenzten Puncte des Thorax Bronchialathmen und Dämpfung erscheinen; das Bronchialathmen ist bisweilen sehr schwankend und kann auf einem Puncte verschwinden, um auf einem anderen wiederzuerscheinen; diese Unbeständigkeit der physicalischen Symptome ist ein characteristisches Zeichen der Bronchopneumonie; sie steht vermuthlich mit der Veränderlichkeit des congestiven Zustandes und der Atelectase der Lungen in Beziehung.

Das Fieber ist, besonders am Abend, heftig. Die Haut ist trocken und brennend, der Durst lebhaft; die Augen glänzen und sehen verstört aus. Die Unruhe ist sehr gross; sie vermehrt sich am Abend mit dem Fieber; wenn die Dyspnoe bedeutend ist, so wird sie von einer unbeschreiblichen Beängstigung und manchmal von Delirien begleitet. Die Benommenheit herrscht dagegen bei sehr jungen Kindern vor, die auf dem Rücken liegen bleiben, den Kopf in die Kissen versenkt haben und schneller als die anderen in das asphyctische Stadium gelangen.

Die Krankheit geht gewöhnlich schnell einem lethalen oder günstigen Ausgang entgegen und bleibt selten stationär, im letzteren Falle verbindet sie sich mit der entzündlichen Form, welche wir bald beschreiben werden.

Wenn die Krankheit einen schlimmen Verlauf nimmt, werden die Symptome der Asphyxie immer deutlicher; die Backen werden dunkelblau, das Gesicht nimmt eine mattweisse Farbe an. Das Kind sucht noch manchmal zu kämpfen, macht einige heftige respiratorische Anstrengungen und schlummert bald darauf ein; die Respiration wird dann sehr schnell und oberflächlich, sie wird bisweilen von einem geräuschvollen Rasseln, welches man in der Entfernung hört, begleitet. Der

Husten wird seltener und schwächer, der Puls fadenförmig und äusserst häufig, der Schrei schwach, der Blick erlischt; das Kind fällt in Coma oder in Convulsionen; in anderen Fällen behält es bis zum letzten Augenblick sein Bewusstsein; oft richtet es sich plötzlich im Bette auf, gleichsam um dasselbe zu verlassen, dann fällt es schwer zurück. Die Respiration wird immer oberflächlicher und unmerklicher und steht endlich still; der Blick wird starr und tief und die Ruhe des Todes folgt der Angst und den Gesichtsverzerrungen der Agonie. Der Tod tritt gewöhnlich am fünften bis achten Tage, viel seltener in den drei ersten Tagen der Krankheit ein.

In den Fällen hingegen, in welchen die Krankheit mit Heilung endigt, vermehrt sich die Häufigkeit und die Stärke des Hustens, der Puls hebt sich, die Dyspnoe vermindert sich. Je plötzlicher der Anfang der Krankheit war, desto schneller werden die Kinder wieder hergestellt. Rilliet und Barthez[1] haben einige Beobachtungen über Suffocationscatarrh bei sehr jungen Kindern veröffentlicht, die in einem Zeitraum von 8—10 Tagen unter dem Einfluss einer rationellen Behandlung mit Heilung geendigt haben.

Entzündliche Form. — Diese Form wird durch das Vorherrschen der fieberhaften Symptome characterisirt; sie nähert sich mehr als die eben besprochene der croupösen Pneumnonie, unterscheidet sich von der letzteren jedoch immer durch ihren unregelmässigen, von häufigen Remissionen unterbrochenen Verlauf und durch ihre unbestimmte Dauer.

Die Attaque wird stets durch eine bedeutende Steigerung der Temperatur und der Respirationsfrequenz, die sich trotzdem nicht über 40 bis 50 während des ganzen Höhestadiums erhebt, gekennzeichnet. Die Backen sind roth, der Puls ist frequent, voll und vibrirend. Die Steigerung der Temperatur ist einige Tage lang beträchtlich, jedoch erscheinen bald starke Morgenremissionen und das Fieber behält während eines grossen Theils der Krankheit den remittirenden Typus; die Temperaturcurve kann mehrmals hintereinander steigen und sinken. Man beobachtet keine wirkliche Entfieberung. Ist der Ausgang glücklich, so kehrt die Temperatur nur langsam zur Norm zurück; jede plötzliche Erhöhung oder jeder plötzliche Abfall der Temperatur ist ein schlechtes Zeichen. Die Dyspnoe ist weniger ausgeprägt als bei der capillären Bronchitis; der Anfangs trockene Husten wird zähe und feucht; im Verlauf des Keuchhustens oder bei Kindern von einem gewissen Alter wird er von einer Expectoration dicker, münzenförmiger, eiteriger, nicht lufthaltiger Sputa begleitet. Die physicalische Untersuchung er-

---

[1] Arch. gén. de Méd., 1851, T. 27, p. 136.

giebt im Anfang, ausser den pfeifenden und schnurrenden, auch knisternde Rasselgeräusche, welche sich von denen der einfachen Bronchitis durch ihre grössere Feinheit und Reichlichkeit, sowie auch durch ihr Vorherrschen bei der Inspiration unterscheiden.

Die Untersuchung lässt zu allererst an der Basis, dann bald auf einer Seite, bald auf beiden Seiten gleichzeitig das Vorhandensein einer Lungeninduration constatiren. Die Dämpfung, die Verminderung des Vesiculärathmens, das Bronchialathmen und die Bronchophonie, welche die Zeichen derselben sind, dehnen sich manchmal allmälig von unten nach oben, gewöhnlich ungleichmässig auf jeder Seite aus; in anderen Fällen verrathen sie durch ihre häufigen Veränderungen und ihr Erscheinen in den verschiedenen Theilen derselben Lunge die Unbeständigkeit der begleitenden Hyperaemie (Damaschino). Das Bronchialathmen kann bei der warzenförmigen Form übrigens vollständig fehlen, wenn die Herde wenig ausgedehnt und vom auscultirenden Ohr durch eine gesunde Lungenschicht getrennt sind; wenn es im Anfang sehr ausgedehnt ist und sich gleichzeitig in beiden Lungen entwickelt, wird die Krankheit schnell bedenklich.

Der Verlauf der Bronchopneumonie ist acut oder subacut. In ersterem Falle ist die Dauer der Krankheit eine längere, als bei der croupösen Pneumonie; sie beträgt wenigstens 1—2 Wochen und wird erst durch Remissionen unterbrochen, denen Fieberexacerbationen folgen, die neuen entzündlichen Nachschüben in den Lungen entsprechen (Ziemssen); man könnte es einen schlecht gelöschten Brand nennen, dessen Flamme sich immer wieder belebt, wenn sie einen Ausgang oder neue Nahrung findet.

Ist die Krankheit subacut, so kann ihre Dauer 1 oder 2 Monate betragen. Diese schleppende Form beobachtet man besonders in Folge von Keuchhusten. Das Fieber ist mässig, allein die Apathie des Kranken ist ausserordentlich. Die Ernährung leidet darunter; das Kind verliert an Gewicht, die Magerkeit des Rumpfes und der Extremitäten contrastirt mit der Aufgedunsenheit des Gesichtes. Die trockene und schuppige Haut bedeckt sich manchmal mit Ecthymapusteln; das Kind bildet bisweilen durch Kratzen diesen unbedeutenden Ausschlag in hartnäckige Geschwüre um, die hauptsächlich in der Nähe der Nase und des Mundes sitzen (Ziemssen). Am Kreuz kann Decubitus entstehen; der äussere Habitus ist derjenige der Phthise.

Die Ausgänge sind je nach den Fällen verschieden. Der Tod tritt bald durch langsame Asphyxie nach Verlauf von 2 oder 3 Wochen, bald durch Erschöpfung nach 1 oder 2 Monaten ein. In den günstigen Fällen geht die Heilung nur langsam von Statten; die Besserung wird oft durch Rückfälle unterbrochen; die Kinder bleiben noch lange nach dem Verschwinden des Fiebers schwach und reizbar. Der Uebergang zum chronischen Zustande (interstitielle Pneumonie) ist in einigen sehr seltenen Fällen beobachtet worden; was den Uebergang einer einfachen in eine tuberculöse Bronchopneumonie betrifft, so ist er sehr selten und nur bei praedisponirten Individuen beobachtet worden.

§ 4. **Diagnose.** — Anfangs kann die Bronchopneumonie leicht verkannt und für eine diffuse Bronchitis gehalten werden; die Prüfung der Temperatur und die Auscultation werden bei der Diagnose werthvolle Führer sein.

In gewissen acuten Formen mit plötzlichem Anfang und lebhaftem Fieber kann man in den ersten Tagen zwischen einer Bronchopneumonie und einer croupösen Pneumonie im Zweifel sein; der Irrthum ist leicht, wenn die anamnestischen Details fehlen, wenn das Kind nicht auswirft und wenn die Zeichen der Lungeninduration sich auf einen einzigen Lappen oder auf eine Seite beschränken (pseudolobäre Form). Das Nachlassen des Fiebers, der Sitz der Dämpfung und des Bronchialathmens, die an der Basis anfangen und allmälig bis zur Spina scapulae aufsteigen, ohne sich in der Axillargegend zu verbreitern (Ziemssen), das Fehlen der Entfieberung an den kritischen Tagen müssen eine Bronchopneumonie annehmen lassen.

Die subacute cachectische Bronchopneumonie, welche dem Keuchhusten folgt, gleicht manchmal, so dass man sich leicht täuschen kann, einer acuten Lungentuberculose; die Diagnose ist bisweilen unmöglich und kann sich nur auf Wahrscheinlichkeit stützen. Da die Bronchopneumonie nach dem Keuchhusten viel häufiger als die Lungenphthise ist, so muss man sie zu allererst annehmen, wofern keine schlechten Antecedentien oder begleitende Zeichen von Scrophulose oder Tuberculose vorhanden sind; die Anwesenheit eines Anasarca ohne Albuminurie und einer Dyspnoe, deren Intensität wenig den Ergebnissen der Auscultation entspricht, wird hingegen Lungentuberculose annehmen lassen.

§ 5. **Prognose.** — Die Bronchopneumonie ist immer eine ernsthafte Krankheit, deren Gefährlichkeit jedoch im umgekehrten Verhältniss zu dem Alter des Kranken steht. Sie trägt viel zur Sterblichkeit im frühen Kindesalter bei. Bei Neugeborenen ist sie immer tödtlich; nach dem dritten Monat ist die Krankheit noch sehr ernst, jedoch nicht absolut tödtlich; nach Ziemssen soll die Sterblichkeit im ersten Jahre 50 % betragen. Bartels hat indessen alle seine Kranken verloren, die jünger als ein Jahr waren. Vom dritten Jahre an ist die Sterblichkeit eine viel geringere.

Die Bronchopneumonie, die dem Keuchhusten folgt, hat die grösste Sterblichkeit (50 %), die den Masern folgende hat nach Ziemssen die schwächste (33 %); dessenungeachtet ist die, welche vor dem Verschwinden der Eruption erscheint und diese bei ihrem Auftreten erblassen lässt, fast immer tödtlich. Die dem Croup folgende Bronchopneumonie ist fast immer lethal, wenn sie sich in den ersten zwei oder drei Tagen nach der Tracheotomie zeigt; sie bietet mehr Chancen für die Heilung, wenn sie später auftritt. Als sehr gravirende Momente für die Prognose sind zu betrachten: die angeborene oder durch vorhergegangene Krankheiten veranlasste Schwäche, die Rachitis, die Aufeinanderfolge mehrerer Krankheiten, wie des Keuchhustens und der Masern und besonders der Aufenthalt in Krankenhäusern oder die Anhäufung in schlecht ventilirten Wohnungen.

Gewisse Symptome sind die Zeichen eines nahen Todes, dies sind: die Somnolenz, die bleifarbige Blässe des Gesichtes mit der dunkelblauen Färbung der Backen und der Lippen, die Kleinheit und ausserordentliche Frequenz des Pulses, das Aufhören des Hustens, das Trachealrasseln, die Convulsionen und das Coma. Die Symptome der Asphyxie sind beim Suffocationscatarrh von einer weniger ernsten Bedeutung als bei der Bronchopneumonie in congestiver Form und mit langsamen Verlauf.

§ 6. **Behandlung.** — Da die Bronchopneumonie immer eine secundäre Affection ist, so muss man ihrem Auftreten im Verlauf der primären Krankheit durch eine prophylactische Behandlung und durch hygienische Vorsichtsmassregeln vorzubeugen suchen; man muss sich allemal, wenn bei der einfachen Bronchitis, den Masern oder dem Keuchhusten die Respiration beschleunigter und weniger leicht wird, beeilen, ein Brechmittel anzuwenden, um die Bronchien von der Verstopfung zu befreien. In den Krankenhaussälen muss man vor allen Dingen die Ueberfüllung vermeiden und auf eine gehörige Ventilation Rücksicht nehmen. Wenn die äussere Temperatur es nicht gestattet, die Kinder ins Freie zu bringen, muss man sich doch hüten, sie streng im Bett zu halten; besonders müssen die Säuglinge oft umhergetragen oder ihre Lage geändert werden, um so viel als möglich die Congestion nach der Lungenbasis zu vermindern.

Ist die Krankheit einmal vorhanden, so erfordert sie eine thätige Ueberwachung, denn es giebt kein Leiden, bei welchem die Indicationen so verschieden sind und sich so schnell verändern können.

Wir wollen zuerst bemerken, dass gewisse Mittel, die früher bei der Behandlung der Bronchopneumonie sehr gerühmt wurden, als nutzlos oder gefährlich definitiv aufgegeben werden müssen; dies sind die Blutentleerungen und die contrastimulirenden Mittel, wie das Emetin und Stib. sulfurat. rubrum.

Dasselbe kann man fast von dem Digitalisinfus, das als antipyretisches Mittel in hoher Dosis gegeben wird, sagen; in der That kann die geringste Depression der Herzthätigkeit bei einer Krankheit, wo der kleine Kreislauf schon gehemmt ist, tödtlich werden. Die lauwarmen Bäder, die Brechmittel, die Vesicantien, die Stimulantia, die Narcotica und die Tonica müssen die Grundlage der Behandlung bilden. Jedes dieser Mittel hat seine besonderen Indicationen; wir wollen sie der Reihe nach durchgehen.

Die **lauwarmen Bäder** sind von Rilliet und Barthez für alle die Fälle, in welchen das Fieber lebhaft, die Temperatur hoch, die Unruhe bedeutend, der Husten schwach und unterdrückt ist, gerühmt worden. Diese Autoren empfehlen den Gebrauch von Kleienbädern von 28° R., die ungefähr 10 Minuten dauern und wenn es nöthig ist, innerhalb 24 Stunden 2 oder 3 Mal wiederholt werden können. Unter dem Einfluss dieses Mittels wird das Kind bisweilen schon im Bade von heftigen Hustenparoxysmen ergriffen, welche die Bronchien entleeren, und ein ruhiger Schlaf folgt der peinlichen Unruhe, die vor dem Bade bestand. Der Gebrauch dieses Mittels ist nur durch grosse Entkräftung contraindicirt.

Die **Brechmittel** sind allemal indicirt, wenn sich Zeichen von Verstopfung der Bronchien oder von beginnender Asphyxie zeigen. Die Ipecacuanha muss dem Tartarus stibiatus stets vorgezogen werden, weil sie, ohne Furcht den Kranken zu schwächen, wiederholt gegeben werden kann. Wir haben bei der Behandlung der Bronchopneumonie auch das Apomorphin in subcutanen Injectionen als Brechmittel anwenden sehen, jedoch ist dies ein zuweilen unzuverlässiges Mittel, dessen Beschaffenheit sehr veränderlich ist; überdies ist der Gebrauch subcutaner Injectionen bei Kindern nicht sehr bequem. Die Indication der Brechmittel ist, besonders bei der suffocativen Form dringend; Rilliet und Barthez geben für solche Fälle folgende Regeln: „Der Brechact selbst ist nützlich; die Wiederholung und die rasch aufeinander folgende Anwendung dieses Mittels werden die Kinder in sehr vielen Fällen retten...... Das Brechmittel muss 1 oder 2 Tage hintereinander Morgens und Abends angewendet werden, so lange das Erbrechen hervorgerufen werden kann und nicht durch eine reichliche Diarrhöe ersetzt wird, vorausgesetzt, dass sich nicht eine Abnahme der Kräfte zeigt.“ Man wird es in Fällen von Asphyxie für gut erachten, der Anwendung des Brechmittels energische Reizmittel vorauszuschicken; man sieht dann die Kinder, auf welche die Emetica keine Wirkung mehr ausüben, wieder von heftigen Brecherscheinungen ergriffen werden und sich des Schleims, welcher sie zu ersticken droht, entledigen.

Die **fliegenden Vesicantien** haben eine sehr genaue Indication; sie bekämpfen die Ausdehnung der Lungenentzündung und müssen stets angewendet werden, wenn die physicalische Exploration Dämpfung und Bronchialathmen an der Basis der Lungen nachweist. Wir haben sie mit Erfolg von BARTHEZ anwenden sehen und begreifen das Interdict nicht, mit welchem sie von gewissen Aerzten belegt sind, welche durch dieses Mittel hartnäckige Ulcerationen bei cachectischen Kindern hervorzurufen fürchteten. Zur Vermeidung dieser Complicationen genügt es, kleine Vesicantien aufzulegen, sie selbst nach zwölf Stunden zu verbinden und die Wunde vor der Berührung der Luft und vor Reibung durch die Application eines Diachylumpflasters zu schützen. Dank dieser Vorsichtsmassregeln haben wir mit den Vesicantien stets nur gute Wirkungen erzielt. Man muss sich nicht fürchten, dieses Mittel bei jedem neuen entzündlichen Nachschub zu wiederholen; auf diese Weise gelingt es in sehr vielen Fällen, die Krankheit zu begrenzen und eine schnelle Resolution herbeizuführen.

Die **Stimulantia** sind unerlässliche Hilfsmittel bei der Anwendung von Emetica; ihr Zweck ist, die Kräfte der Respiration zu erhalten und zu vermehren. Man zieht gewöhnlich diejenigen vor, welche auf die Athmungsschleimhaut eine besondere Wirkung ausüben, wie Ammon. chlor. und carbon. (20—25 ctgrm. täglich für ein Kind unter 5 Jahren), mit Liq. Ammon. anisat. (gutt. X—XXV täglich), Acid. benzoic. (10—40 ctgrm. täglich), Senega (1—3 grm. in einem Infus von 70—90 grm.); Moschus leistet in subacuten Fällen, in welchen die Kräfte des Kindes durch ein langsames Fieber consumirt sind oder auch, wenn Asphyxie zu befürchten ist, ebenfalls Dienste; man muss dieses Mittel in einem Saft, in der Dosis von wenigstens 30 bis 50 ctgrm. anwenden, wenn man eine Wirkung damit erzielen will. Endlich ist das mächtigste von allen Reizmitteln der Alcohol, den man in der Form von Rum oder Portwein in Zuckerwasser oder Milch geben kann; er muss allemal, wenn sich die Symptome der Asphyxie zeigen, reichlich und hintereinander gegeben werden. Man muss sich indessen hüten, den Alcohol bei der Bronchopneumonie als allgemeine Behandlungsmethode anzuwenden, und denselben für die Fälle, in welchen die Athmungskräfte erschlaffen, aufsparen.

Wenn die Suffocation droht, muss man ebenfalls zu den äusseren Reizmitteln, wie zu Essigumschlägen und Senfpflastern seine Zuflucht nehmen. Man muss sogar, wenn die Asphyxie vorgeschritten ist, den

MAYOR'schen Hammer anwenden und das Kind Ammoniak einathmen lassen. Von diesen heroischen Mitteln kann man bei der suffocativen Form mehr hoffen, als bei der congestiven.

Die **Narcotica** müssen bei der Bronchopneumonie nur mit Vorsicht angewendet werden; man muss ihre Anwendung auf die Fälle beschränken, in welchen die Beklemmung sehr gross ist und wo die Pflicht, dieselbe zu heben, allen anderen Indicationen vorausgeht; wir haben in diesem Falle den Gebrauch von Tinct. Op. crocat., welche, je nachdem sich das Bedürfniss dafür herausstellt, tropfenweise zu geben ist, gut gefunden. Im Verlauf der Krankheit muss man, wenn der Schlaf selten und unruhig ist, gewöhnlich die Aqua laurocerasi (5—8 $^{grm.}$) und Extr. Belladonnae (1—3 $^{ctgrm.}$) dem Opium vorziehen; wir verwerfen bei der Bronchopneumonie das Chloral als gefährlich.

Die **Tonica** werden in der Reconvalescenz oder sogar während des Entzündungsstadiums die hauptsächliche Indication abgeben, wenn die Kräfte durch die Dauer des Fiebers abnehmen. Man muss die Kräfte des Kindes während der ganzen Dauer der Krankheit durch Kuh- oder Eselsmilch und Bouillon aufrecht erhalten; bei der chronischen Form kann man hiermit den Gebrauch von rohem Fleisch verbinden. In der Reconvalescenz sind bei sehr geschwächten oder zur Tuberculose geneigten Kindern China, Leberthran und Ferr. jodat. indicirt; ausserdem muss man eine Luftveränderung, wie z. B. einen Aufenthalt im Gebirge oder am Meeresstrande anempfehlen.

Siebentes Capitel.

Lungenentzündung (Pneumonia crouposa).

Die Lungenentzündung, welche auch unter den Namen fibrinöse Pneumonie, lobäre Pneumonie, croupöse und primäre Pneumonie beschrieben worden ist, unterscheidet sich von der Bronchopneumonie ebenso in klinischer wie in anatomischer Hinsicht, wie es die eben angeführten verschiedenen Benennungen zeigen.

§ 1. **Aetiologie.** — Die croupöse Pneumonie erreicht das Maximum ihrer Häufigkeit zwischen 20 und 30 Jahren, kommt jedoch auch beim Kinde oft vor und wird bei diesem besonders zwischen dem zweiten und sechsten Jahre beobachtet.

Die Pneumonie hat im Kindesalter dieselben Ursachen wie beim Erwachsenen; es ist eine wesentlich primäre Krankheit; sie tritt gewöhnlich bei kräftigen und gesunden Kindern auf; wenn sie auf eine andere Affection folgt, so ist zwischen beiden Krankheiten kein wahrnehmbarer pathologischer Zusammenhang vorhanden.

In gewissen Fällen scheint eine Erkältung die unmittelbare Ursache der Pneumonie zu sein; oft entsteht sie ohne wahrnehmbare Veranlassung. Die Rückfälle sind nicht selten; so hat ZIEMSSEN unter 201 Fällen von infantiler Pneumonie 19 beobachtet.

§ 2. **Pathologische Anatomie.** — **Anatomische Veränderungen.** — Die croupöse Pneumonie hat die Lungenalveolen zum ausschliesslichen Sitz; diese Organe sind mit einem entzündlichen Product angefüllt, welches im Wesentlichen aus Faserstoff, Leucocyten, oft auch aus einer gewissen Anzahl rother Blutkörperchen und nur accidentell aus Epithelzellen gebildet wird. Das Ganze bildet eine feste Masse, welche auf dem Durchschnitt ein körniges Aussehen darbietet. Die Granulationen der Pneumonie sind beim Kinde kleiner als beim Erwachsenen; sie erreichen durchschnittlich 70—110 μ, während sie beim Erwachsenen im Durchschnitt 130—170 μ haben (DAMASCHINO). Der Umfang der hepatisirten Lunge hat sich vergrössert; man findet auf ihrer Oberfläche oft den Eindruck der Rippen (ZIEMSSEN, BEDNAR).

Der Ausgang der Pneumonie durch Resolution ist bei Kindern die Regel; nur sehr ausnahmsweise sieht man die Krankheit bei ihnen in den Zustand einer grauen Hepatisation oder einer chronischen Induration übergehen. Der Fall DAMASCHINO's, welcher bei der Autopsie eines dreijährigen, an der lobären Pneumonie gestorbenen Kindes, einen ganzen Lappen in einen ungeheuren eiternden Sack umgebildet fand, ist eine pathologische Seltenheit. Der Ausgang in Gangraen ist ebenfalls sehr selten; ZIEMSSEN berichtet indessen einen solchen Fall von einem rachitischen Mädchen.

Sitz. — Die croupöse Pneumonie ist beim Kinde gewöhnlich einseitig und auf einen einzigen Lappen beschränkt. Der obere Lappen ist häufiger ergriffen als beim Erwachsenen; das Verhältniss zwischen den Pneumonien der Spitze und denen der Basis verhält sich beim Kinde wie 2 zu 3, was folgende Zahlen beweisen:

	Spitze	Basis	Totalsumme
ZIEMSSEN	59	99	158
RILLIET und BARTHEZ	42	63	105
VERLIAC	34	29	63
DAMASCHINO	12	4	16
	147	195	342

Die einseitige und einlappige Pneumonie ist auf der linken Seite fast ebenso häufig wie auf der rechten, mit dem Unterschiede, dass die Pneumonie der Spitze gewöhnlich rechts und die der Basis links liegt. Die doppelseitigen und multilobären Pneumonien sind ungefähr acht Mal weniger häufig als die eines einzigen Lappens.

§ 3. **Complicationen.** — Die gewöhnlichste Complication der croupösen Pneumonie ist die Pleuritis. Man findet die Oberfläche des hepatisirten Lappens fast immer mit gelblichen Pseudomembranen bedeckt. Manchmal, jedoch seltener, constatirt man einen Erguss in die Pleurahöhle; dieser kann sich nicht nur bei den Pneumonien der Basis, sondern auch bei denen der Spitze bilden; das flüssige Secret sinkt zur Basis hinab und sammelt sich dort an; diese interessante Thatsache, welche Traube[1] schon beim Erwachsenen beschrieben hatte, ist bei Kindern von Ziemssen[2] und von Damaschino[3] beobachtet worden. Bei kleinen Kindern ist der Erguss leicht eiterig. Die Pericarditis complicirt in einigen seltenen Fällen die Pneumonie des linken Lappens und kommt dann immer gleichzeitig mit einer Pleuritis auf derselben Seite vor.

Die Gehirncomplicationen der Pneumonie zeigen sich bei der Autopsie fast niemals durch wahrnehmbare Veränderungen; so haben Rilliet und Barthez nur ein einziges Mal eine cerebrale Meningitis gefunden. Weber[4] hat zwei Mal das Zusammentreffen der Pneumonie und einer spinalen Meningitis mit Exsudat in dem subarachnoidealen Gewebe beschrieben.

§ 4. **Symptomatologie.** — **Gewöhnliche Form.** — Der Anfang der croupösen Pneumonie bei sehr jungen Kindern ist gewöhnlich durch Frösteln, durch galliges Erbrechen und oft durch Convulsionen gekennzeichnet. Die kleinen Kranken haben schon am ersten Tage ein sehr ausgeprägtes fieberhaftes Aussehen, die Augen glänzen, die Backen bedecken sich mit rothen Flecken, welche auf der einen Seite bisweilen stärker hervortreten, als auf der anderen. Bei sehr jungen Kindern ist der ganze Körper der Sitz einer dem Rash bei den Pocken ähnlichen erythematösen Röthe (Rilliet und Barthez). Das Kind ist sehr niedergeschlagen oder sehr unruhig. Die Haut fühlt sich brennend heiss an; schon in den ersten Stunden zeigt das Thermometer eine beträchtliche Steigerung der Temperatur, die sich ungefähr auf 40° hält. Manchmal,

---

[1] Traube, Gesamm. Beitr., II., 1, S. 252.

[2] Ziemssen, a. a. O., S. 163.

[3] Damaschino, a. a. O., S. 134.

[4] Weber, Pathol. Anat. der Neugeborenen, II., 1852.

besonders bei Kindern über 5 Jahren, wird die Aufmerksamkeit sofort durch die classischen Symptome der Pneumonie auf die Brust gelenkt: heftige Seitenstiche, trockener und unterdrückter Husten, keuchende Respiration, einige klebrige, rostige oder mit Blut tingirte Sputa. Nichtsdestoweniger fehlen diese Symptome, besonders bei Kindern unter 4 oder 5 Jahren, gewöhnlich, und das einzige Zeichen, welches eine Affection der Brustorgane vermuthen lässt, ist die Frequenz und der gesteigerte abdominale Typus der Respiration; das Kind stösst mit dem Unterleib; oft erweitern sich auch die Nasenflügel.

Die physicalischen Symptome erscheinen je nach dem Sitz der Hepatisation mehr oder weniger schnell. Bei der Pneumonie der Basis wird die Respiration schon am ersten Tage nach hinten und unten undeutlich; die Dämpfung tritt am zweiten, selten erst am dritten Tage ein, und man hört unter dem Ohre mit subcrepitirenden Rasselgeräuschen vermischtes Bronchialathmen; die Bronchophonie und die Rasselgeräusche sind verstärkt, der Fremitus pectoralis hat zugenommen. Die Entzündung dehnt sich gewöhnlich an den folgenden Tagen von unten nach oben und von hinten nach vorn aus, so dass man in dieser Zeit die feuchten Rasselgeräusche und das beginnende Bronchialathmen in der Achselhöhe suchen muss, während das Bronchialathmen hinten bald verschwunden ist und feuchten Rasselgeräuschen Platz gemacht hat, bald allein verblieben und cavernös geworden ist.

Bei der Pneumonie der Spitze erscheinen die physicalischen Symptome oft sehr spät, selten vor dem dritten und manchmal oft am vierten oder fünften Tage. Trotz einer täglichen sorgfältigen Untersuchung hört man erst zu dieser Zeit bei der Inspiration in der Fossa supraspinata oder im oberen und äusseren Theil der Fossa infraspinata einige kleinblasige Rasselgeräusche und Bronchialathmen; an diesem Tage zeigt die Percussion keine Differenzen in dem Schall der beiden Brustseiten; am folgenden Tage hingegen constatirt man oft eine sehr ausgeprägte Dämpfung unter der Clavicula und in der Fossa supraspinata mit einem Skoda'schen Geräusch und einer geringen Vorwölbung der Gegend; zu gleicher Zeit hört man in der ganzen Ausdehnung des oberen Lappens starkes Bronchialathmen. In anderen Fällen bleiben alle physicalischen Symptome auf den äusseren Theil der Spina beschränkt und verschwinden nach Verlauf von 1 oder 2 Tagen.

Der Verlauf der croupösen Pneumonie ist characteristisch; nachdem die Temperatur in einigen Stunden 2 oder 3 Grad über die Norm gestiegen ist, erhält sie sich gleichmässig zwischen 39°,8 und 41° mit täglichen Remissionen von $^1/_2$ Grad; am dritten Tage tritt ein leichter Abfall ein. Die wirkliche Entfieberung zeigt sich am fünften oder siebenten

Tage (wenn man als Tage die aufeinanderfolgenden Zeitabschnitte von je 24 Stunden, die seit dem Initialfrost verflossen sind, rechnet), viel seltener am neunten, elften oder sogar dreizehnten Tage. Das erste Zeichen der Krisis ist die Feuchtigkeit der Hände (Ziemssen). Einige Stunden später beginnt ein allgemeiner und reichlicher Schweiss; zu gleicher Zeit nehmen die Backen eine dunkelblaue Farbe an, das Gesicht ist blass und eingefallen, der Blick ist erloschen und die Kinder bleiben in einem Zustande von Apathie und Entkräftung, welche ihre Umgebung seltsam beunruhigt, auf dem Rücken liegen. Zugleich constatirt man, dass der Puls, obgleich klein und schwach, viel von seiner Geschwindigkeit verloren hat und dass die Temperatur in einigen Stunden um mehrere Grade gefallen ist; sie erreicht 12 oder 15 Stunden nach dem Beginn der Krisis die Norm und fällt sogar einige Stunden unter dieselbe, besonders wenn das Fieber sehr hochgradig war. Der Husten ist hingegen viel häufiger und zäher geworden; die Auscultation lässt reichliche, feuchte Rasselgeräusche wahrnehmen. Die Krisis ist nicht immer so plötzlich; in einigen Fällen hält die Abnahme plötzlich eine Stunde lang an und kann erst nach Verlauf von 24 oder 36 Stunden eine vollständige sein (Ziemssen).

Ist die Krisis einmal beendet, so geht die Reconvalescenz sehr schnell von Statten; der Appetit zeigt sich fast sofort wieder, und nach Verlauf von 2 oder 3 Tagen führen die Kinder ihr gewöhnliches Leben wieder fort. Die physicalischen Zeichen der Lungeninduration verbleiben gewöhnlich einige Tage nach dem Abfall des Fiebers; so kann man noch 8 oder 10 Tage lang Dämpfung und Bronchialathmen finden. Ziemssen hat bei gewissen Pneumonien der Spitze eine abnorme Verlängerung des Fiebers und eine sehr langsame Resorption des Exsudats beobachtet; diese Fälle, welche bis zur Täuschung gewisse Formen der Lungentuberculose vorspiegeln, kommen nur sehr ausnahmsweise vor. Zuweilen beobachtet man bei anaemischen Kindern in Folge der croupösen Pneumonie Anasarca ohne Albuminurie; dies ist ein ungefährlicher Zufall, der, je nachdem sich die Kräfte wieder einstellen, schnell verschwindet; er war zu der Zeit, wo man die Pneumonie mit Aderlässen behandelte, häufig; allein er kann auch spontan, ohne jede eingreifende Behandlung erscheinen.

Cerebrale Form. — Rilliet und Barthez haben unter dem Namen cerebrale Pneumonie die Pneumonie der Spitze, welche sich mit schweren Nervenzufällen verbindet, beschrieben; sie unterscheiden zwei hauptsächliche Formen derselben, die eclamptische Form, bei welcher die Convulsionen das vorherrschende Symptom sind und die meningitische Form, die bei Kindern von 2—5 Jahren besonders durch Coma und bei denen von 5 bis 10 Jahren durch Delirien characterisirt sind.

Die eclamptische Form der Pneumonie ist bei kleinen Kindern, besonders bei denen, welche in Folge der Dentition leidend sind, gewöhnlich. Man beobachtet im frühen Kindesalter im Beginn aller Formen der Pneumonie häufig Convulsionen; sie werden durch die plötzliche Erhöhung der Temperatur am Anfang hervorgerufen und beschränken sich gewöhnlich auf einen einzigen Anfall. Bei der eclamptischen Pneumonie wiederholen sich diese anfänglichen Convulsionen oder sie erscheinen auch nur am vierten bis sechsten Tage und wechseln mit Benommenheit und sogar mit Coma ab; in einigen seltenen Fällen endlich zeigen sie sich erst in den letzten Tagen und führen rasch den Tod herbei.

Die Convulsionen sind, ausser am Anfang, selten allgemein; sie bleiben meistentheils auf die Augen-, Nacken- oder Handmuskeln beschränkt. Die eclamptische Pneumonie kann, obgleich sie sehr ernst ist, manchmal günstig enden; die Entfieberung geht dann wie bei der gewöhnlichen Pneumonie von Statten.

Die meningitische Form wird Anfangs von Kopfschmerz und Erbrechen, zuweilen auch von Stuhlverstopfung begleitet. Das vorherrschende Symptom ist die Benommenheit, welche niemals so intensiv wie bei der wirklichen Meningitis ist; diese Benommenheit, welche sich bis zum Coma steigern kann, hört gewöhnlich schon am vierten oder fünften Tage auf; in gewissen Fällen verschwindet sie erst im Augenblick der Entfieberung. Das Delirium wird erst vom fünften Jahre an beobachtet; es ist selten heftig und stürmisch und zeigt sich eher unter der Form von Typhomanie oder von Hallucinationen im Bereich des Gesichtes oder Gehörs; es verschwindet gewöhnlich mit dem Fieber und verschlechtert die Prognose nicht.

Multilobäre Pneumonie. — Wenn sich die Pneumonie über mehrere Lappen ein und derselben Lunge ausdehnt oder wenn sie nacheinander beide Lungen befällt (doppelseitige Pneumonie), so vermehrt sich das Fieber bei jeder neuen Ausdehnung der Entzündung; die Krisis wird dann fast immer verzögert und die Entfieberung findet erst am neunten oder elften Tage, oder sogar noch später statt. Die doppelseitige Pneumonie verbindet sich leicht mit collateralem Oedem und kann den Tod des Kindes durch Asphyxie herbeiführen. In einigen seltenen Fällen ist die Pneumonie der verschiedenen Lappen durch eine fieberfreie Zwischenzeit, welche einige Stunden bis einen Tag dauert, getrennt. Ziemssen hat die Aufmerksamkeit auf diese sonderbare Form der Lungenentzündung, welche er intermittirende Pneumonie nennt, gelenkt.

Pleuropneumonie. — Wenn die Pneumonie sich bei Kindern mit einer exsudativen Pleuritis complicirt, sind die physicalischen Zeichen der primären Krankheit gewöhnlich modificirt. In einigen Fällen ersetzt ein fast vollständiges Fehlen des Athmungsgeräusches das bronchiale Athmungsgeräusch; meistentheils ist hingegen das letztere verstärkt; manchmal nimmt es sogar ein cavernöses Timbre an; wenn einige catarrhalische Rasselgeräusche sich mit dem Bronchialathmen verbinden, könnte man glauben, dass sich in der Lunge eine Caverne gebildet hat. Die Bronchophonie ist sehr verstärkt; die Dämpfung wird im Niveau des Ergusses eine vollständige. Diese Zeichen werden hauptsächlich beobachtet, wenn die mit Pleuritis complicirte Lungenhepatisation im hinteren Theile der Lunge ihren Sitz hat (Rilliet und Barthez).

Die Pleuropneumonie mit reichlichem Erguss wird von einer ausgeprägteren Dyspnoe und einem lebhafteren Fieber als die einfache Pneumonie begleitet; das Fieber, anstatt an einem der kritischen Tage plötzlich zu fallen, persistirt und dauert, hauptsächlich im Falle einer eiterigen Pleuritis, unter der Form von remittirenden Anfällen fort. Die Prognose der Pleuropneumonie ist ernster als die der Pneumonie. Wenn sie sich mit Pericarditis complicirt, ist der Ausgang oft lethal.

§ 3. **Diagnose.** — Ueber die Differentialdiagnose zwischen der Pneumonie und der Pleuritis wird bei Gelegenheit der letztgenannten Affection gesprochen werden.

Das schnelle Auftreten der Krankheit, das gesteigerte und fortwährende Fieber, das Erbrechen und die Convulsionen, welche bisweilen den Krankheitsbeginn anzeigen, können die croupöse Pneumonie in den ersten Tagen mit einem Eruptionsfieber, besonders mit den Pocken oder dem Typhus verwechseln lassen; der Irrthum ist um so leichter, je centraler die Pneumonie ist und je später sie bei der physicalischen Untersuchung entdeckt wird. Das Fehlen einiger characteristischer prodromaler Zeichen dieser Krankheiten einerseits, das Vorhandensein des Hustens und der Röthe der Backen andererseits, die Frequenz und der besondere Rhythmus der Respiration werden es indess gestatten, das Bestehen der Pneumonie zu muthmassen. Die mit Sorgfalt in kurzen Zwischenräumen vorgenommene Auscultation wird bei den Pneumonien der Basis schon am zweiten Tage alle Zweifel lösen; allein bei gewissen Pneumonien der Spitze wird sie erst am vierten oder fünften Tage Zeichen für die Diagnose liefern.

Die Anfangsconvulsionen der Pneumonie unterscheiden sich von einem idiopathischen eclamptischen Anfall durch die bedeutende Temperatursteigerung, von welcher sie begleitet werden.

Die meningitische Form der Pneumonie kann nur schwer mit einer einfachen oder tuberculösen Meningitis verwechselt werden; bei der

Pneumonie ist das Coma stets weniger tief und man constatirt weder Paralysen noch Contracturen; endlich ist der Kopfschmerz fast niemals so heftig.

Die Unterscheidung der croupösen Pneumonie von der acuten Phthise in pneumonischer Form bietet bisweilen unüberwindliche Schwierigkeiten dar, da die physicalischen Symptome bei beiden Krankheiten identisch sein können. Der Gang der Temperatur kann allein einige Anzeichen liefern; bei der Tuberculose erreicht das Thermometer selten 40° und kann zwischen Abend und Morgen nur um 1° bis 2° variiren; diese letztere Thatsache wird bei der croupösen Pneumonie niemals beobachtet (Ziemssen). Ausserdem muss das Fortbestehen des Fiebers über den dritten Tag hinaus, wenn es nicht durch eine Pleuritis erklärt ist, die acute Phthise befürchten lassen.

Die Bronchopneumonie unterscheidet sich in der Mehrzahl der Fälle von der croupösen Pneumonie durch ihre Aetiologie, durch ihren langsam fortschreitenden Verlauf, durch die Ausbreitung und die Veränderlichkeit der auscultatorischen Zeichen, welche an der Basis beider Lungen zugleich erscheinen, durch die Unregelmässigkeit der Temperaturcurve, welche niemals mit einem plötzlichen Abfall endet. Es giebt indessen Bronchopneumonien mit scheinbar plötzlichem Anfang, sehr fieberhafter Form, pseudolobärer Hepatisation, welche in Ermangelung genauer anamnestischer Details für eine croupöse Pneumonie gehalten werden können; man muss sich dann nach dem Zustand der Lunge auf der anderen Seite richten; wenn sie der Sitz einer heftigen Bronchitis oder einer Lungencongestion ist, und wenn die Dyspnoe vorherrscht, kann man eher eine Bronchopneumonie annehmen.

§ 4. **Prognose.** — Die croupöse Pneumonie heilt beim Kinde stets, wenn sie einfach, auf eine einzige Lunge beschränkt und keiner schwächenden Behandlung unterworfen ist. Ziemssen[1] hat bei 201 Pneumonien im Kindesalter nur 7 Kranke verloren. Barthez[2] führt unter 212 im Hôpital St. Eugénie gesammelten Fällen von croupöser Pneumonie 2 Todesfälle an; beide waren Fälle von doppelseitiger Pneumonie.

Die Lungenentzündung ist im frühen Kindesalter bedenklicher als im vorgerückten; die Pneumonien der Spitze sind bei Kindern von 1 bis 2 Jahren, besonders bei denen, welche an Dentitionsbeschwerden leiden, gefährlich, weil sie sich häufig mit Hirnzufällen verbinden (Rilliet und Barthez).

---

1 Ziemssen, a. a. O.

2 Barthez, Mémoire sur l'expectation dans la pneumonie des enfants. Bull. de l'Acad. de Méd., 1862, T. 27, p. 676.

Die schlimmsten Zeichen für die Prognose der Pneumonie sind eine starke Dyspnoe, eine sehr hohe Temperatur und Fortdauer des Fiebers über den neunten oder elften Tag hinaus, was eine Complication (Pleuritis, Pericarditis) befürchten lassen muss.

§ 5. **Behandlung.** — Man kann als Grundsatz aufstellen, dass jedes active Heilverfahren beim Kinde in der Behandlung der croupösen Pneumonie verworfen werden muss; so ist der Aderlass, der sich früher bei der Behandlung dieser Krankheit einer so grossen Gunst erfreute, seit den wichtigen Arbeiten von Barthez und Ziemssen fast definitiv in die Acht erklärt worden; diese Autoren haben bewiesen, dass die Blutentleerungen die Reconvalescenz verzögern und die Kinder gewissen daraus hervorgehenden Folgezuständen, wie der Noma und dem Anasarca, aussetzen. Man muss die Anwendung des Aderlasses ausschliesslich auf die sehr seltenen Fälle eines ausgedehnten collateralen Oedems beschränken, welches das Leben unmittelbar bedroht, indem es plötzlich die Dyspnoe vergrössert. Die locale Blutentziehung ist nur bei starken und kräftigen Kindern, die an heftigen Seitenstichen leiden, indicirt; in diesem Falle führen ein oder zwei Blutegel eine sofortige Erleichterung herbei. Das Brechmittel hat bei der Lungenentzündung der Kinder eine unheilvolle Wirkung; um sich davon zu überzeugen genügt es, die gewissenhaften Beobachtungen zu lesen, die auf den Abtheilungen von Männern wie Legendre und Roger zu einer Zeit gesammelt wurden, wo die Brechmittel noch beliebt waren.[1] Das Vesicator ist auf den localen Verlauf der croupösen Pneumonie ohne jede Wirkung; es vermehrt während des Fieberstadiums unnöthiger Weise die Unruhe und ist für die Fälle aufzubewahren, in welchen die Lungeninduration nach dem Abfall des Fiebers verbleibt.

Die Behandlung muss eine exspectative sein und sich auf die Berücksichtigung der Symptome beschränken. So muss man in den ersten Tagen das Fieber durch kalte Waschungen oder lauwarme Bäder bekämpfen, welche den Vorzug haben, das Kind zu erleichtern, das Delirium zu lindern, den Stupor zu verringern und einen ruhigen Schlaf zu verschaffen. Wenn die Convulsionen heftig sind und sich wiederholen, muss man die Bäder mit kalten Uebergiessungen auf den Kopf und den Oberkörper begleiten. Zur Zeit der Krise muss man, wenn die Dyspnoe sehr heftig ist, das Auswerfen des pneumonischen Exsudats durch kleine Dosen von Ammon. chlorat. (25 bis 75 ctgr.),

[1] Vergl. hauptsächlich die 3. Beob. aus der Abhandlung von Legendre, betitelt: Nouvelles recherches sur quelques maladies du poumon, 1846, p. 199 und die in der Thèse von Damaschino, p. 134 mitgetheilte 6. Beobachtung.

verbunden mit Acid. benzoic. sublim. (5 bis 40 ctgr.) in einem Saft oder in einer Mixtur mit Syrup Seneg. (20 grm.), erleichtern.

Die Tonica sind für die Reconvalescenz aufzusparen.

Achtes Capitel.

Lungenbrand (Gangraena pulmonum).

Literatur:

BOUDET, Arch. gén. de Méd., 1843, T. II, p. 385.

RILLIET et BARTHEZ, 2 me éd., T. II, p. 404.

LOUISA ATKINS, Ueber Gangraena Pulmonum bei Kindern. Inaug.-Diss., Zürich 1872.

MONALTY, Case of diffuse gangrene of the Lung occurring in a young Child. Med. Times and Gaz., 1872, II, p. 67.

§ 1. **Aetiologie.** — Die Lungengangraen ist eine in jedem Alter seltene Krankheit, welche jedoch beim Kinde ein wenig häufiger als beim Erwachsenen zu sein scheint. STEINER hat allein 40 Fälle beobachtet. Sie kann in allen Perioden des Kindesalters auftreten; so betrafen, von 34 in der Statistik von L. ATKINS berichteten Fällen, 17 Kinder unter 6 Jahren und ebenso viel Kinder über diesem Alter. Die Lungengangraen ist immer eine secundäre Krankheit; bald tritt sie unter dem Einfluss einer Allgemeinerkrankung auf, bald wird sie durch eine locale Entzündung der Lunge verursacht. Sie wird besonders bei schwachen, kränklichen oder durch eine vorhergegangene Krankheit entkräfteten Kindern beobachtet; ausnahmsweise hat man sie bei starken und kräftigen Kindern auftreten sehen; in ersterem Falle hat die allgemeine Ursache das Uebergewicht über die locale, in letzterem ist das Umgekehrte der Fall; in den meisten Fällen muss man die vereinigte Wirkung dieser beiden Ursachen annehmen.

Von den Allgemeinerkrankungen, welche sich mit Lungengangraen compliciren, sind beim Kinde die Masern am häufigsten (BOUDET, RILLIET und BARTHEZ); die Lungengangraen trifft zuweilen mit der Noma, der Gangraen des Pharynx oder einer Caries des Felsenbeins zusammen. Sie ist auch im Verlaufe der chronischen Tuberculose und besonders der Drüsentuberculose (STEINER und NEUREUTTER), des Typhus u. s. w., und hauptsächlich bei allen Krankheiten, die von einer bedeutenden Prostration der Kräfte oder einer ausgeprägten Cachexie begleitet sind, beobachtet worden.

Unter den localen Krankheiten, welche beim Kinde von Lungengangraen begleitet werden können, sind die croupöse Pneumonie, die Bronchopneumonie, die chronische Lungenphthise und die Erweiterung der Bronchien, ausnahmsweise auch die Lungenapoplexie (Rilliet und Barthez), die Embolie der Lungenarterie (Langenbeck,[1] Sturges[2]), die Thrombose dieser Arterie (Wyss) und die fremden Körper in den Bronchien, wovon einer von uns ein Beispiel zu beobachten Gelegenheit hatte, anzuführen.

§ 2. **Pathogenese.** — Die Pathogenese des Lungenbrandes ist oft unklar. Die hauptsächlichen Factoren zur Erzeugung dieser Krankheit sind: 1) Von Seiten der Bronchien, die Stagnation und Fäulniss der Sputa in den dilatirten Bronchien (putride Bronchitis) oder in den Lungencavernen, das Vorhandensein eines fremden Körpers in den Luftwegen, das Eindringen von Producten, die aus einem gangraenösen Herde stammen, in den Bronchialbaum; 2) von Seiten der Gefässe, ihre Compression durch ein entzündliches Exsudat (Pneumonie), ihre Verstopfung durch ein Gerinnsel (cachectische Thrombrose), das Eindringen von septischen Embolien in ihre Verzweigungen (metastatische Gangraen), endlich Lungenblutungen, die beträchtlich genug sind, um zur Zerstörung eines Theiles des Parenchyms zu führen.

§ 3. **Pathologische Anatomie.** — Laënnec hatte schon zwei Formen der Lungengangraen beschrieben, eine circumscripte, deutlich begrenzte und eine diffuse, welche sich ohne genaue Demarcationslinie in das umgebende Lungengewebe fortsetzt. Die circumscripte Form ist beim Kinde bei Weitem die häufigste; sie zeigt sich bald in der Form von grünlichen Streifen mit gangraenösem Geruch, welche im Centrum der bronchopneumonischen Herde liegen, bald in der Gestalt von kleinen multiplen gangraenösen Abscessen, die zerstreut durch das Lungenparenchym im Centrum entzündlicher Herde oder um die erweiterten Bronchien liegen. Die diffuse Form erstreckt sich gewöhnlich über den grössten Theil eines Lappens; dieser ist von einer gangraenösen Caverne mit geschlängelten Wandungen, in welcher Ueberreste des Lungengewebes hängen, ausgehöhlt.

Der Sitz der Gangraen ist sehr veränderlich; der untere rechte Lappen scheint ein wenig häufiger als die anderen befallen zu werden. In einem von Constant berichteten Falle waren die drei Lappen der rechten Lunge gänzlich brandig.

---

[1] Langenbeck, Journ. f. Kinderkr., 1861, Bd. 36, S. 77.
[2] Sturges, Med. Times and Gaz., 1870. I, p. 547.

Wenn der gangraenöse Herd sich nahe an der Lungenoberfläche befindet, kann sich die Pleura entzünden oder auch an der Gangraen Theil nehmen und perforirt werden; hieraus entsteht je nach den Umständen ein Pyopneumothorax oder eine abgekapselte purulente Pleuritis. Man hat in einigen Fällen gesehen, dass sich die Gangraen auf das Mediastinum und den Oesophagus ausgedehnt und eine anomale Communication zwischen dem Herde in der Lunge und dem Oesophagus hergestellt hat.

§ 4. **Symptome, Diagnose.** — Die Lungengangraen kann während des Lebens vollständig unbemerkt vorübergehen. Rilliet und Barthez berichten, dass ihnen das Bestehen der Krankheit fast stets entgangen ist und dass ihnen erst die Autopsie das Vorhandensein derselben gezeigt hat. Die von den Autoren beschriebenen functionellen Symptome, wie z. B. die erdfahle Färbung des Gesichtes, das Darniederliegen der Kräfte, die Dyspnoe, der Husten, die Schwäche und Kleinheit des Pulses, das lebhafte Fieber, die Appetitlosigkeit, die Diarrhöe haben nichts Characteristisches und werden oft mit den Symptomen der primären Krankheit verwechselt. Die physicalischen Zeichen sind ebenfalls sehr veränderlich, je nachdem die Gangraen verbreitet oder local ist, je nachdem sie von der Bildung von Cavernen begleitet wird oder nicht oder je nachdem sie sich mit Pleuritis und Pneumothorax complicirt. In einigen seltenen Fällen (Boudet, Wyss) konnte die Diagnose auf das Erscheinen des Succussionsgeräusches, der amphorischen Respiration und des metallischen Timbre's an Stellen, wo man früher Dämpfung und Bronchialathmen constatirt hatte, gegründet werden.

Die einzigen pathognomonischen Zeichen werden durch den Athem und die Sputa geliefert. Der gangraenöse Gestank des Athems ist characteristisch, wenn bei dem kleinen Kranken weder Noma noch Gangraen des Pharynx besteht; der Geruch desselben ist nicht so fade, aber penetranter als der bei der einfachen putriden Bronchitis, welche zuweilen bei der Dilatation der Bronchien vorkommt. Dieses wichtige Zeichen ist unter 34, von Atkins gesammelten Fällen 26 Mal beobachtet worden, jedoch verminderte in 5 Fällen das gleichzeitige Vorhandensein der ulcerösen Stomatitis oder der Noma den Werth dieses Symptoms. Die Sputa fehlen manchmal bei jungen Kindern; sie sind indess in diesem Alter bei Lungengangraen häufiger als bei den anderen Krankheiten des Athmungsapparates.

Die Haemoptoe ist ebenfalls ein characteristisches Symptom der Lungengangraen im Kindesalter; sie fehlt jedoch häufig; Rilliet und Barthez haben sie unter 16 Fällen nur 4 Mal beobachtet; bald ist das

Blut wenig reichlich und zeigt sich unter der Form von Streifen in den Sputis, bald wird es mit der Expectoration, welcher es das Aussehen von Himbeerschaum verleiht, vermengt, bald endlich ist es fast rein und sehr reichlich.

Man hat beim Kinde oft eine grauliche und bräunliche stinkende Expectoration beobachtet, welche mehr oder weniger mit Eiter oder mit einem schaumigen Serum vermischt war; das Microscop vermochte in einigen Fällen darin das Vorhandensein von Palmitin- und Stearincrystallen, Fetttröpfchen (Steiner) und Ueberresten von Lungenalveolen (Steffen) zu constatiren. Traube[1] hat auf die Bildung von drei getrennten Schichten bei den Sputis der Lungengangraen hingewiesen: die obere schäumig, von durchsichtiger, gelbgrüner Farbe, die mittlere durchscheinend, serös, die untere dick, grünlich gelb, purulent. Man findet in der letztgenannten Schicht grauliche faulige Körner von der Grösse eines Gries- oder Hanfkornes, in welchen Leyden und Jaffé[2] Vibrionen und einen besonderen Pilz, den Leptotrix pulmonaris, sowie Fettsäurecrystalle gefunden haben. Diese graulichen eiterigen Körner sind auch bei der putriden Bronchitis aufgefunden worden.

§ 5. **Verlauf, Prognose.** — Die Dauer der Krankheit ist sehr verschieden; sie soll nach Atkins zwischen 2 und 20 Tagen schwanken. Die von den Engländern unter dem Namen intermittirende Gangraen beschriebene Krankheit, die sich mit vorübergehenden Remissionen Monate lang ausdehnen kann, hat keinen Zusammenhang mit der wirklichen Lungengangraen, sondern vielmehr mit der putriden Bronchitis, mit dem Empyem, mit der Bronchialfistel oder mit der Lungenphthise mit Bildung von Cavernen.

Die Lungengangraen endet fast immer mit dem Tode. Dieser kann durch die Abnahme der Kräfte und den Collaps herbeigeführt werden; er wird dann durch die livide und bleifarbige Färbung des Gesichtes und die Kleinheit des Pulses angekündigt; zuweilen wird er durch eine reichliche Haemoptoe oder durch die Bildung eines Pneumothorax beschleunigt.

Die Heilung ist eine Ausnahme; Rilliet und Barthez haben sie nur ein Mal constatirt: es handelte sich um eine Pneumonie der Spitze, die bei einem kleinen Mädchen von 6 Jahren den Masern folgte; der Gestank des Athems verschwand am fünfzehnten Tage, allein die Wiederherstellung war erst gegen den 73. Tag vollständig. In einem von Steffen[3]

---

[1] Deutsche Klin., 1853, S. 409.

[2] Deutsches Arch. f. klin. Med., 1866, II, S. 488.

[3] Steffen, Klinik der Kinderkrankheiten, II, S. 47.

berichteten Falle trat die Heilung am vierzehnten Tage ein; in diesem Falle stützte sich die Diagnose der Lungengangraen nicht nur auf die Haemoptoe, den Gestank des Athems und der Sputa, sondern auch auf die Constatirung von Alveolentrümmern im Auswurf.

§ 6. **Behandlung.** — Die Therapie bietet für die Behandlung der Lungengangraen wenig Hilfsmittel. Die Terpentininhalationen, welche in ähnlichen Fällen sehr gerühmt werden, verdienen einen Versuch; sie bildeten bei dem von STEFFEN veröffentlichten Heilungsfalle die Grundlage der Behandlung; hiermit kann man den innerlichen Gebrauch von Ol. terebinth. in Kapseln oder in einer Emulsio amygdalina verbinden. Ausserdem muss man innerlich ein antiseptisches Mittel, wie Plumb. acet. (2 bis 3 cgrm. alle zwei Stunden) nach dem Rath TRAUBE's, Natr. salicyl. (4 bis 6 grm. innerhalb 24 Stunden) oder Chin. sulfur. in hoher Dosis (1 bis 2 grm. in 24 Stunden) verordnen.

Eine tonisirende Diät und der Gebrauch von edlen Weinen sind als Hilfsmittel bei der Behandlung unbedingt nothwendig.

Neuntes Capitel.

Brustfellentzündung (Pleuritis).

Literatur:

HEYFELDER, Sur la pleurésie chronique. Arch. gén. de méd., 1839, p. 59.
MAC DONNEL, De l'empyème pulsatile. Gaz. méd. de Paris, 1844, p. 693.
BRICHETEAU, Pleurésie purulente chez les enfants à la mamelle. Bull. de Thérap., T. 31, p. 215.
BARTHEZ et RILLIET, Sur quelques phénomènes stéthoscopiques rarement observés dans la pleurésie chronique. Arch. gén. de méd., 1853, T. I, p. 257.
BROTHERSTON, Pleurésie scarlatineuse. Arch. gén. de méd., 1853, II, p. 331.
ARAN, Observation d'empyème pulsatile. Gaz. des Hôp., 1858, p. 402.
OWEN REES in Gaz. hebd., 1858, p. 774.
ZIEMSSEN, Pneumonie und Pleuritis im Kindesalter. Berlin, 1862.
TROUSSEAU, Clinique de l'Hôtel-Dieu. 1re édit., 1862, T. I, p. 644.
HERVIEUX, De la pleurésie des nouveau-nés. Gaz. des Hôp., 1864, p. 73. — II. Soc. méd. des Hôp., 1867. Sitzung v. 22. März.
GUINIER, De la thoracentèse chez les enfants. Bull. de l'Acad. de méd., 1865, p. 645.
VERLIAC, Remarques sur le diagnostic des épanchements pleurétiques. Thèses de Paris, 1865.
ATTIMONT, Considérations sur les résultats de la paracentèse dans la pleurésie purulente. Thèses de Paris, 1868.

DAMASCHINO, Pleurésie purulente. Thèse d'agrégation, 1869.
VOYET, Thoracentèse chez les enfants. Thèses de Paris, 1870.
PLAYFAIR, On the treatment of empyema in children. Trans. of the Obstetr. Soc. of London, v. 14, 1872.

§ 1. **Aetiologie.** — Die **idiopathische** Pleuritis ist im frühen Kindesalter unbekannt; sie ist vor dem sechsten Lebensjahre sehr selten und wird erst später, je mehr sich das Alter der Pubertät nähert, häufiger. Diese Affection tritt bald ohne wahrnehmbare Ursache, bald unter dem Einfluss einer Erkältung auf; sie befällt vornehmlich solche Kinder, die entweder hereditär oder durch ihre Constitution für den Rheumatismus praedisponirt sind; nicht selten sieht man auf eine Pleuritis im Kindesalter nach einem oder mehreren Jahren einen Anfall von acutem Gelenkrheumatismus folgen.

Die **deuteropathische** Pleuritis ist im jugendlichen Alter viel häufiger; es ist die einzige, welche man bei kleinen Kindern beobachtet; sie tritt bald als Complication einer Entzündung der Luftorgane, bald unter dem Einfluss einer Allgemeinerkrankung auf. In ersterem Falle folgt die Pleuritis fast immer einer croupösen oder catarrhalischen Pneumonie. VALLEIX und HERVIEUX haben schon beobachtet, dass die purulente Pleuritis, wenn sie nicht pyaemischen Ursprungs ist, immer einer Hepatisation der Lungen folgt; die chronischen Empyeme, welche man ziemlich häufig später bei Kindern findet, stammen oft ebenfalls von einer acuten Pneumonie. Von den Allgemeinerkrankungen, die sich mit Pleuritis compliciren, ist vor Allem das Scharlachfieber anzuführen; unter 58 secundären Pleuritiden hat WEST 32 nach Scarlatina beobachtet. Die Pleuritis tritt dann gegen die zweite oder dritte Woche der Krankheit ein; sie entwickelt sich hauptsächlich im Verlauf derjenigen Scharlachfälle, die sich mit Anasarca und Hydrothorax, verbunden mit Bright'scher Nephritis, compliciren. Die Pleuritis wird bei Kindern auch bisweilen im Verlauf eines acuten Gelenkrheumatismus mit oder ohne begleitende Endo-Pericarditis beobachtet; man hat sie in Ausnahmefällen als Complication der Masern (HEYFELDER), des Keuchhustens (JENNER) [1] oder des Typhus (TROUSSEAU) [2] beobachtet.

§ 2. **Pathologische Anatomie.** — **Sitz.** — Nach RILLIET und BARTHEZ ist die von jeder Lungencomplication freie, einfache Pleuritis beim Kinde viel öfter einseitig, als doppelseitig und sitzt etwas häufiger rechts, als links, während die Pleuropneumonie häufiger links,

---

[1] JENNER, Med. Times and Gaz., 1864, I, p. 308.
[2] TROUSSEAU, Clinique Médicale, 1re éd., T. I, p. 650.

als rechts sitzt. ZIEMSSEN hat unter 62 Fällen von primärer oder secundärer infantiler Pleuritis 4 doppelseitige und 58 einseitige beobachtet, und zwar lagen 22 rechts und 36 links.

Beim Neugeborenen ist die Pleuritis oft doppelseitig, was ohne Zweifel ihrem pyaemischen Ursprung zuzuschreiben ist; so waren unter 14 von HERVIEUX beobachteten Fällen von Pleuritis bei Neugeborenen 8 doppelseitig und 6 einseitig, von letzteren waren 5 links- und 1 rechtsseitig.

Anatomische Formen. — Die anatomischen Charactere der Pleuritis sind beim Kinde dieselben wie beim Erwachsenen, allein die relative Häufigkeit der verschiedenen Formen der Krankheit ist verschieden.

Die Pleuritis sicca complicirt sehr oft die lobäre oder catarrhalische Pneumonie; nur bei der Tuberculose der Pleura erreicht sie eine clinische Bedeutung; wir werden später, bei Gelegenheit der Lungenphthise darüber sprechen.

Die seröse Pleuritis ist beim Kinde vor dem sechsten Lebensjahre selten. Ihre Characteristica sind dieselben wie bei den Erwachsenen.

Die **haemorrhagische Pleuritis** ist beim Kinde sehr selten. HERVIEUX hat in drei Fällen bei Neugeborenen einen serös-blutigen pleuritischen Erguss gefunden. Die haemorrhagische Pleuritis ist auch im Verlauf der WERLHOFF'schen Krankheit und der haemorrhagischen Masern beobachtet worden.

Die purulente Pleuritis ist hingegen im Kindesalter häufiger, als in jeder anderen Lebensperiode und zwar ist sie unter dem sechsten Jahre viel gewöhnlicher als später. Alle chronischen pleuritischen Ergüsse bei Kindern sind purulent; unter mehr als 13,000 Kindern, die im Zeitraum von 11 Jahren auf die Abtheilung von BARTHEZ kamen, hat VERLIAC nicht einen einzigen Fall von chronischer seröser Pleuritis gefunden. Von den acuten Pleuritiden sind die, welche dem Scharlach, der Pyaemie oder der Perforation der Pleura folgen, ebenfalls fast immer purulent. Der in der Pleurahöhle befindliche Eiter ist bald dick und rahmartig, bald serös-purulent und klar; er ist bei den Exsudaten, welche mit der äusseren Luft nicht in Berührung kommen, gewöhnlich geruchlos, nimmt jedoch bei der Pleuritis septischen Ursprungs oder bei den mit der äusseren Luft in Verbindung stehenden Empyemen, besonders wenn die Fistel des Thorax oder der Bronchien eng und ausgebuchtet ist, schnell einen fauligen Geruch an. Das Quantum des in der Pleurahöhle enthaltenen Eiters kann beim Kinde wegen der grösseren Schlaffheit und Dehnbarkeit der Thoraxwände verhältnissmässig bedeutender als beim Erwachsenen sein. In frischen Fällen von Pleuritis ist das Brustfell vascularisirt, runzelig, mit einer dünnen Schicht von Pseudomembranen bedeckt; dies ist z. B. bei der purulenten Pleuritis der Neugeborenen der Fall (Hervieux). In alten Fällen hingegen ist die Pleura bedeutend verdickt, fibrinös und wenig vascularisirt; die Lunge ist zusammengeschrumpft, an die Wirbelsäule angeklebt und in Pseudomembranen eingehüllt; indessen lässt sie sich trotz ihres fleischartigen Aussehens leichter aufblasen als beim Erwachsenen. Die purulente Pleuritis ist fast immer allgemein.

Wir haben in der Literatur nur zwei Beispiele von partiellem Empyem gefunden. Der eine Fall betrifft eine abgekapselte diaphragmatische Pleuritis.[1] Der andere, von Bouvier beobachtete Fall ist eine abgekapselte purulente Pleuritis der Spitze, die einer Lungengangraen folgte. Die Lungenbasis haftete stark an der Thoraxwand an; der obere Theil der Pleurahöhle war hingegen vom vierten Intercostalraum an durch einen Liter Eiter, welcher durch feste Adhaerenzen abgekapselt war, ausgedehnt; die einige Tage vor dem Tode gemachte Thoracocentese hatte kein Resultat ergeben; in diesem besonderen Falle wurde sie an einer zu tief liegenden Stelle ausgeführt.[2]

Begleitende anatomische Veränderungen. — Die purulente Pleuritis wird sehr selten von Pleura- oder Lungentuberkeln begleitet; dies gilt noch mehr für die Kindheit, als für das reifere Alter. Die tuberculöse Pleuritis im Kindesalter ist vorzugsweise die Pleuritis sicca (siehe Lungenphthise); manchmal wird die miliare acute Phthise von einer serösen Pleuritis begleitet.

Bouvier berichtet einen Fall von Krebs des Mediastinum's bei einem Kinde von 8 Monaten, der sich mit einem ziemlich reichlichen serösen Erguss in die Pleurahöhle verbunden hatte; diese Thatsache ist eine völlige Ausnahme.

§ 3. Symptome.

— Die einzige Form der Pleuritis, welche von klinischer Wichtigkeit ist und die wir beschreiben wollen, ist die exsudative Pleuritis.

Functionelle Symptome. — Das Auftreten der Krankheit ist in einigen Fällen sehr acut; es wird dann bei jungen Kindern von einer beträchtlichen Steigerung der Temperatur, Erbrechen und Convulsionen (Henoch, Ziemssen) oder bei älteren Kindern von Delirien, welche mit Stupor abwechseln (Constant), begleitet. Gewöhnlich ist der Beginn subacut, durch eine mässige fieberhafte Reaction und oft bei Kindern über 5 oder

---

[1] Journ. f. Kinderkrankh., 1854, Bd. 22, S. 412.

[2] Bouvier, Bulletin de la Société médicale des Hôpitaux, Paris, 1864 und Gaz. Hebd., 1861, p. 572.

6 Jahren durch Seitenstiche characterisirt. In einigen seltenen Fällen wird der Beginn der Pleuritis nicht bemerkt, die Krankheit zeigt von Anfang an einen chronischen Character. Die functionellen Symptome der Pleuritis treten gewöhnlich beim Kinde weniger hervor, als beim Erwachsenen. Die Seitenstiche fehlen oder verschwinden, wenn sie Anfangs vorhanden sind, schnell. Husten ist nicht vorhanden, wofern sich die Pleuritis nicht mit einem Bronchialcatarrh verbindet; die Dyspnoe lenkt die Aufmerksamkeit nur bei sehr acuten Ergüssen oder bei solchen, die sich mit einem Hydrothorax oder mit einer anderen Entzündung der Brustorgane (Pneumonie, Pericarditis) compliciren, auf sich. Es ist begreiflich, dass die Krankheit in diesem Stadium leicht verkannt wird, wenn man die Untersuchung des Thorax verabsäumt.

Physicalische Symptome. — Die Inspection, die Palpation und besonders die Percussion liefern im jugendlichen Alter viel deutlichere Resultate, als die Auscultation. Die Dünnheit der Thoraxwände und ihre ausgeprägte Resonanz im Niveau der gesunden Lunge gestatten es, beim Kinde durch die Percussion das Vorhandensein der geringsten Flüssigkeitsmenge in der Pleurahöhle zu erkennen, vorausgesetzt, dass man sehr leise percutirt, indem man auf den als Plessimeter dienenden Finger leicht klopft; man erhält auf diese Weise in den Fällen eines pleuritischen Ergusses das Gefühl einer absoluten Dämpfung, welche durch den hellen Schall der darunter liegenden Lunge völlig verdeckt würde, wenn man stark percutirte. Diese Dämpfung wird zuerst hinten unten gefunden, sie dehnt sich, je nachdem der Erguss zunimmt, nach oben und nach vorn aus.

Die Abnahme des Fremitus pectoralis, die beim Erwachsenen ein so werthvolles Zeichen ist, kann beim Kinde wohl wahrgenommen werden; dieses Zeichen ist jedoch nur bei beträchtlichen Ergüssen bemerkbar.

Die Auscultation zeigt schon in den ersten Tagen Bronchialathmen an der Basis. In acuten Fällen haben Rilliet und Barthez das Vorhandensein dieses Zeichens bei der Inspiration schon am ersten, zweiten oder dritten Tage der Krankheit constatirt. Das Bronchialathmen wird Anfangs am ganzen Thorax, später nur in der Gegend des unteren Winkels des Schulterblattes oder in dem Interscapularraume wahrgenommen. Das Reibegeräusch ist beim Kinde selten; wir haben es niemals beobachtet, obgleich wir Gelegenheit hatten, eine ziemlich grosse Zahl von infantilen Pleuritiden zu sehen. Die Bronchophonie ist verstärkt, summend an den Stellen, wo das Bronchialathmen wahrgenommen wird, allein die wirkliche Aegophonie wird nur selten vor dem siebenten Lebensjahre beobachtet; sie ist durch ihre kurze Dauer, welche nicht 3 oder 4 Tage überschreitet, bemerkenswerth (Rilliet und Barthez). Bei den mit sehr reichlichem Exsudat verbundenen Pleuritiden kann das Athmungsgeräusch, sogar vorn unter der Clavicula, verschwinden.

Wenn der Erguss zwei Drittel oder drei Viertel des Thoraxraumes erfüllt, d. h. wenn die Dämpfung nach vorn bis zum vierten oder dritten Intercostalraum hinaufgeht, zeigt die Percussion in der Infraclaviculargegend eine beträchtliche Erhöhung des unter dem Namen Skoda'sches Geräusch bekannten lauten Schalles; dieses Symptom ist bei den Pleuritiden im Kindesalter sehr ausgeprägt. Es verschwindet, wenn der Erguss den ganzen Thoraxraum ausfüllt, oder wenn er resorbirt wird. Diese Erscheinung entsteht dadurch, dass die noch lufthaltige Lunge durch den Erguss nach vorn gedrängt wird. Die Erweiterung des Thorax beim Kinde ist bei den grossen Ergüssen sehr ausgeprägt. Wenn diese links liegen, beobachtet man zu gleicher Zeit die Verschiebung des Herzens nach rechts.

§ 4. **Verlauf, Ausgang.** — Da der Verlauf und die Ausgänge der Pleuritis vor Allem von der Beschaffenheit des Ergusses abhängen, wollen wir die seröse Pleuritis und die purulente Pleuritis getrennt besprechen.

A. Seröse Pleuritis. — Diese Krankheit ist beim Kinde immer acut. In der grössten Mehrzahl der Fälle, mögen sie idiopathisch sein oder mögen sie im Verlauf einer Entzündung der Brustorgane auftreten, ist es eine gutartige Affection, welche schnell mit Genesung endet. Das Fieber ist Anfangs manchmal sehr lebhaft; es wird während des Acmestadiums mässiger, fällt jedoch oft erst bei der Resorption des Exsudats. Der Erguss kommt gewöhnlich schneller als beim Erwachsenen zu Stande; er erreicht nach Verlauf von 8 bis 14 Tagen sein Maximum; wenn er sehr reichlich ist, so wird er im Augenblick seines Höhepunctes von einer Dyspnoe begleitet, welche aus der Compression der Brustorgane entsteht; allein wie gross die Rückstauung aus dem Herzen und den grossen Gefässen auch sein mag, der Tod durch Syncope ist dennoch wenig zu befürchten; wir kennen keinen Fall, in welchem er bei der Pleuritis im Kindesalter beobachtet worden ist.

Die vollständige Heilung durch Resorption des Ergusses ist bei der primären acuten Pleuritis im Kindesalter die Regel; sie tritt nach Verlauf von 7 bis 18 Tagen der Krankheit ein (Rilliet und Barthez).

Das Wiedererscheinen des Vesiculärathmens geht fast immer dem Verschwinden der Dämpfung voraus. Es wird bisweilen von schnurrenden Rasselgeräuschen, selten von einem Reibegeräusch begleitet.

Der Uebergang in den chronischen Zustand und in Eiterung wird fast nur bei Kindern unter 4 oder 5 Jahren oder auch bei Pleuritiden, die unter dem Einfluss einer scarlatinösen Nephritis eintreten, beobachtet.

Der lethale Ausgang ist bei der serösen Pleuritis eine völlige Ausnahme und nur in den mit Endo-Pericarditis und Pneumonie complicirten Fällen, wie sie sich unter dem Einfluss eines subacuten Gelenkrheumatismus entwickeln können, beobachtet worden.

B. Purulente Pleuritis. — Diese Form der Pleuritis verdient in Anbetracht ihrer Häufigkeit im Kindesalter eine besondere Beschreibung.

Bisweilen ist der Erguss von vornherein purulent; dies ist gewöhnlich nach den Eruptionsfiebern oder im Verlaufe einer pyaemischen Infection der Fall; so bildet sich das Empyem bei Neugeborenen sehr schnell unter dem Einfluss des Puerperalfiebers. Bei Säuglingen ist der Erguss, der zuweilen die Pneumonie begleitet, schon in den ersten Tagen fast immer purulent. Einer von uns hat bei einem Säugling von $7^1/_2$ Monaten, welcher seit ungefähr 14 Tagen hustete und ein lebhaftes Fieber hatte, durch die Thoracocentese 130 grm. rahmigen Eiter entleert. Die Autopsie erwies, dass die Pleuritis eine lobäre Hepatisation complicirte.

Gewöhnlich folgt die purulente Pleuritis der serösen Pleuritis; die Umbildung geschieht langsam und tückisch. Der Erguss bleibt, anstatt resorbirt zu werden, stationär oder vermehrt sich sogar. Das Kind magert ab und wird blass; es verliert den Appetit vollständig; das Fieber, welches sich vermindert hatte oder gefallen war, erscheint unter der Form remittirender Anfälle mit sehr hohen abendlichen Exacerbationen wieder; das Kind schwitzt während der Nacht stark.

Endlich bleibt in einigen Fällen der Beginn der purulenten Pleuritis unbemerkt und ein ziemlich bedeutendes Empyem kann sich ohne lebhaftes Fieber und ohne Einwirkung auf den allgemeinen Gesundheitszustand, ausgenommen eine allmälige Abmagerung, bilden.

Hat das chronische Empyem sein Acmestadium erreicht, so ist es leicht an einer beträchtlichen Erweiterung des Brustdurchmessers der kranken Seite zu erkennen; dieses Symptom wird gewöhnlich von einer Ausdehnung der Venen und selten von einem auf die Wände des Thorax beschränkten Oedem begleitet. Der kleine Kranke ist sehr blass, oft ist sein Gesicht gedunsen und Oedem an den Malleolen vorhanden; die Abmagerung ist bedeutend.

Die Dämpfung ist in der ganzen Ausdehnung der kranken Seite, ausgenommen zuweilen in der Nähe der Clavicula, absolut. Der Druck und die Percussion rufen einen tiefen Schmerz hervor (Verliac); das Vesiculärathmen ist verschwunden und wird entweder durch Bronchialathmen oder durch Succussionsgeräusche und amphorisches Athmen ersetzt. Diese letztgenannten Erscheinungen, welche an das Vorhandensein einer Caverne glauben lassen können, sind beim Kinde im Verlauf chronischer Empyeme nicht selten; sie wurden von RILLIET und BARTHEZ[1] den kleinen Dimensionen des kindlichen Thorax, welche die Fortpflanzung der Tonwellen erleichtern, sowie der Compression des Lungengewebes, welches die grossen Bronchialäste umgiebt, zugeschrieben. Auf der gesunden Seite ist die Respiration pueril und der helle Schall verstärkt.

Die Kinder husten wenig oder gar nicht und athmen ziemlich leicht, wenn sie auf der kranken Seite liegen, werden jedoch von Dyspnoe und heftigen Hustenparoxysmen befallen, wenn man ihre Lage plötzlich ändert; auch ist die instinctmässige Unbeweglichkeit ihrer Lage characteristisch. Die anderen Functionen sind geschwächt, jedoch ist ihr Spielraum nicht eingeschränkt und genügt momentan, um einen mit dem Leben verträglichen Zustand zu erhalten.

Die purulente Pleuritis, sich selbst überlassen, endet selten günstig; wir kennen kein unwiderlegbares Beispiel von Heilung durch spontane Resorption des Ergusses. Meistentheils erliegt das Kind nach einer mehr oder weniger langen Zeit den Fortschritten der Cachexie oder der fauligen Infection; der Tod wird manchmal durch eine amyloide Entartung der Nieren und der Leber, oder viel seltener durch eine secundäre Tuberculose herbeigeführt. Oft wird der tödtliche Ausgang durch eine spontane Entleerung des Eiters, die sogar in einigen Fällen eine vollständige Heilung herbeiführen kann, verzögert. Der Eiter schafft sich entweder durch die Bronchien oder durch die Thoraxwand nach aussen einen Ausgang; in Ausnahmefällen ergiesst er sich in das Abdomen. Wir wollen diese verschiedenen Ausgänge und die Möglichkeiten der Heilung, die sie darbieten, nacheinander prüfen.

Die Entleerung des Eiters durch die Bronchien ist beim Kinde der günstigste spontane Ausgang; sie tritt zuweilen schon am fünfzehnten oder zwanzigsten Tage nach dem Beginn der Krankheit, in anderen Fällen erst nach Verlauf von 2 oder 3 Monaten ein; der Eiter wird auf zwei verschiedene Arten ausgeworfen; bald allmälig unter der Form einer purulenten Expectoration, welche Monate lang dauern kann, bald plötzlich in einem beträchtlichen Quantum, unter der Form einer Vomica. Die erstgenannte Art der Entleerung ist die häufigste; der Husten wird habituell und besonders beim Erwachen von dem Auswerfen einiger purulenter, münzförmiger, undurchsichtiger, nicht lufthaltiger Sputa von foetidem Geruch begleitet. Sehr junge Kinder verschlucken oft diese

---

[1] A. a. O.

Sputa, welche bei ihnen eine colliquative Diarrhöe veranlassen. Diese gänzlich ungenügende Art der Entleerung kann sich Monate lang hinziehen, wenn sie nicht durch eine Vomica oder durch die Bildung einer Thoraxfistel beschleunigt wird; TROUSSEAU berichtet die Krankengeschichte eines kleinen Mädchens von 6 Jahren, bei welchem die purulente Expectoration trotz einer Thoracocentese 6 Monate lang dauerte; das Quantum des durch die Bronchien entleerten Eiters wurde auf 200 grm. Flüssigkeit veranschlagt. Die Vomica zeigt sich bald plötzlich inmitten der vollständigsten Ruhe, bald im Gefolge heftiger und langdauernder Hustenanfälle; die Quantität der auf einmal entleerten Flüssigkeit ist oft sehr beträchtlich. Der Evacuation des Eiters folgt bisweilen ein Pneumothorax; am häufigsten führt sie eine unmittelbare Erleichterung und sogar in gewissen Fällen eine vollständige Genesung herbei; so genas in einem von HEYFELDER[1] berichteten Falle das Kind nach einer einmaligen sturzweisen Eiterentleerung. Nichtsdestoweniger ist die Erleichterung gewöhnlich nur eine vorübergehende; der Erguss bildet sich neu und zu den hectischen Symptomen gesellen sich die der putriden Infection, welche sich unter dem Einfluss des Eindringens der Luft in den Eiterherd und der Retention des zersetzten Eiters entwickelt. Der Athem nimmt dann einen unerträglichen Geruch an, der an eine Lungengangraen glauben lassen kann. Die Functionen der Verdauung verändern sich; man beobachtet Appetitlosigkeit, Uebelkeit, Erbrechen und Diarrhöe; die Kräfte nehmen rapid ab, das Fieber nimmt wieder eine neue Intensität an; es wird von wiederholtem Frösteln und profusen Schweissen begleitet; das Kind erliegt alsdann bald.

Der Entleerung des Eiters durch die Thoraxwand geht gewöhnlich ein Stadium von Beängstigung, Dyspnoe und Unruhe voraus, während dessen das Kind vergeblich eine bequeme Lage sucht; die Brust ist auf der kranken Seite sehr ausgedehnt; die Haut wird glänzend und bedeckt sich mit einem Venennetz; bald wird sie von einer fluctuirenden Geschwulst, welche durch das Eindringen des Eiters in das Zellgewebe entsteht, begleitet. Die Fluctuation der Geschwulst wird in den dem Durchbruch vorausgehenden Tagen gewöhnlich sehr stark; wenn dieses Zeichen zweifelhaft ist, so genügt es, um sich von dem Vorhandensein der Flüssigkeit zu vergewissern, einen Finger flach auf den ausgedehnten Intercostalraum zu legen und mit der anderen Hand den benachbarten Intercostalraum zu percutiren; man fühlt dann unter dem Finger deutlich den Druck der Flüssigkeit. Der Lieblingssitz dieser fluctuirenden Geschwülste ist in der Nähe der Brustwarzen zwischen dem vierten und

---

[1] A. a. O. Beob. V.

sechsten Intercostalraum (Verliac). Man hat sie manchmal tiefer, sehr selten höher unter der Clavicula beobachtet (Cruveilhier). In Ausnahmefällen hat man die Gegenwart von 2 oder 3 dieser Geschwülste constatirt. Bei den linksseitigen Pleuritiden sind sie zuweilen der Sitz von Pulsationen, die mit dem Puls isochron sind, weshalb ihnen von einigen Autoren (Aran, Owen Rees) der Name pulsirendes Empyem gegeben worden ist.

Der spontanen Oeffnung des Abscesses geht stets eine ziemlich bedeutende Loslösung des subpleuralen und subcutanen Zellgewebes, sowie die Entblössung der Rippen, welche bisweilen necrotisch werden und hierdurch zur langen Dauer der Suppuration beitragen, voraus; man sieht auch in gewissen Fällen eine umfangreiche erysipelatöse Phlegmone der Thoraxwand, in Folge des Eiterergusses unter die Haut, sich bilden; auch sterben sehr viele Kinder vor der Ruptur des Abscesses. Ist die Geschwulst einmal eröffnet, so geht die Entleerung des Eiters schwer von Statten; die Luft dringt bei jeder Inspiration mit Geräusch durch die Thoraxfistel; aber die Flüssigkeit kommt nur unvollständig heraus und wird furchtbar foetid. Die Kinder erliegen dann der fauligen Infection, wenn sie nicht einer rationellen Behandlung unterworfen werden.

Die Entleerung durch das Abdomen ist eine sehr seltene Ausnahme und immer tödtlich; in diesem Falle fliesst der Eiter längs der Wirbelsäule zwischen den Schenkeln des Diaphragma's. Bei einem von Krause[1] beobachteten achtjährigen Kinde war der Eiter längs des Psoas herabgeflossen und unter dem Poupart'schen Bande wieder zum Vorschein gekommen; das Kind starb einige Tage nach der Oeffnung des Abscesses. In einem anderen Falle hatte der Eiter eine Hervorragung in der Regio lumbalis gebildet; das Kind starb zwei Monate nach der Oeffnung der Eiteransammlung an Marasmus (Owen Rees).[2]

Es bleibt uns noch übrig, den Vorgang bei der Heilung der eiterigen Pleuritis, sowohl in den seltenen Fällen, in welchen sie der spontanen Entleerung des Eiters folgt, als auch in den viel häufigeren Fällen, in welchen sie durch chirurgische Intervention bewirkt wird, zu studiren.

Je frühzeitiger und vollständiger die Entleerung des Eiters ist, desto grösser sind die Chancen der Heilung. In der That dehnt sich, wenn die Ansammlung frühzeitig entleert wird, die zusammengedrückte Lunge sofort aus und das Vesiculärathmen erscheint bald an allen den Stellen wieder, wo es von dem Erguss verdeckt oder aufgehoben war; die Däm-

---

[1] Ziemssen, a. a. O., S. 412.

[2] In Gaz. Hebd., 1858, p. 774.

pfung allein bleibt noch mehr oder weniger lange Zeit bestehen. Wenn die Entleerung später eintritt, und besonders wenn sie entweder durch eine enge Bronchialfistel oder durch eine Thoraxfistel langsam von Statten geht, so nimmt die Lunge gewöhnlich nach und nach ihre Functionen wieder auf, und zwar in dieser Weise beim Kinde häufiger, als beim Erwachsenen. In dem Masse wie der Erguss verschwindet und die Pleuracyste zusammenschrumpft, werden die Wandungen des Thorax nach innen gezogen, woraus die von LAËNNEC unter dem Namen Rétrécissement des Thorax beschriebene Deformität entsteht. Die Wirbelsäule biegt sich auf der kranken Seite nach innen und veranlasst in der Regio lumbalis eine Compensationskrümmung im entgegengesetzten Sinne; die kranke Seite contrastirt durch ihr skelettartiges Aussehen und durch die Einziehung der Rippen mit der gesunden. Wenn das Rétrécissement des Thorax einen beträchtlichen Grad erreicht, können die Kinder nur in gebeugter Haltung laufen. Untersucht man zu dieser Zeit die Brust, so findet man in ihrer ganzen unteren Partie noch Dämpfung; die Respiration ist fast überall zu hören, ist jedoch an gewissen Puncten schwach und an anderen rauh, eine Erscheinung, welche von dem Bestehenbleiben der Adhäsionen und der Pseudomembranen abhängt. Bei der linksseitigen Pleuritis kehrt das Herz nur langsam auf seinen Platz zurück und kann sogar Jahre lang verdrängt sein. Die Thoraxfisteln schliessen sich gewöhnlich sehr langsam, wenn sie spontan oder aus einem Empyema necessitatis hervorgegangen sind; nichtsdestoweniger dauern sie beim Kinde gewöhnlich weniger lange, als beim Erwachsenen. Das Rétrécissement des Thorax heilt in der grössten Mehrzahl der Fälle nach Verlauf von 1 oder 2 Jahren spontan.

§ 5. **Diagnose.** — **Acute Pleuritis.** — Die Diagnose eines pleuritischen Ergusses beruht vor Allem auf der physicalischen Untersuchung; wenn die Dämpfung absolut ist, wenn der Fremitus pectoralis fehlt, wenn der Thorax erweitert ist, drängt sich die Diagnose von selbst auf. Wenn diese Symptome noch wenig hervortreten und die Pleuritis von einem lebhaftem Fieber und schweren nervösen Symptomen begleitet wird, kann sie Anfangs leicht für eine croupöse Pneumonie gehalten werden; die Gegenwart trockener oder feuchter Rasselgeräusche in der Brust wird nicht immer genügen, um eine Pneumonie annehmen zu lassen, denn man findet diese Rasselgeräusche häufig im Beginn der Pleuritis (VERLIAC); die Percussion kann allein diese Frage lösen; wenn sie an der Basis der Lunge, selbst in beschränkter Ausdehnung, eine absolute Dämpfung nachweist, kann man von dem Vorhandensein eines Ergusses überzeugt sein. Bei der Pleuropneumonie kann die Gegenwart der Pneumonie leicht übersehen werden, wenn der Erguss beträchtlich ist; die ganz besondere Coincidenz des Bronchialathmens und der consonirenden Rasselgeräusche, sowie die bedeutende und andauernde Temperatursteigerung werden indessen genügen, um sogar in Ermangelung der pathognomonischen rostigen Sputa die Krankheit erkennen zu lassen.

Die Diagnose der Beschaffenheit der Pleuritis ist bei der acuten Form sehr schwer; man muss das Vorhandensein von Eiter bei der subacuten Pleuritis der Neugeborenen und bei der auf Scharlach, Bright'-sche Krankheit oder Pyaemie folgenden Pleuritis vermuthen, und den Uebergang einer serösen Pleuritis in die eiterige Form befürchten, wenn der Erguss nach Verlauf von 2 oder 3 Wochen stationär bleibt und wenn das Fieber wieder stärker wird und einen remittirenden Typus annimmt. In zweifelhaften Fällen wird die Thoracocentese zugleich der Diagnose und der Behandlung zu Hilfe kommen.

Chronische Pleuritis. — Die chronischen Empyeme werden beim Kinde oft übersehen oder erst in einem vorgerückten Stadium der Krankheit erkannt, weil man es verabsäumt hat, die Brust einer aufmerksamen Untersuchung zu unterwerfen. Ausser einigen aussergewöhnlichen Krankheiten, wie Lungenhydatiden oder Congestionsabscessen, welche sich in den Intercostalräumen ausgebreitet haben, giebt es eine einzige Affection, welche das chronische Empyem vortäuscht, d. i. die lobäre Tuberculose der Lunge, wie sie oft bei Kindern von zwei bis sechs Jahren beobachtet wird; der Irrthum ist sogar von Meistern der Wissenschaft begangen worden (Verliac). Die scheinbar characteristischesten Zeichen der Pleuritis, wie Dilatation des Thorax, Fehlen des Fremitus pectoralis und des Athmungsgeräusches, die absolute Dämpfung können bei der lobären Phthise gefunden werden; man muss sich dann in Ermangelung der fluctuirenden Geschwulst auf die Verdrängung des Herzens bei der linksseitigen Pleuritis und auf eine aufmerksame Untersuchung der für gesund gehaltenen Seite stützen; das beständige Vorhandensein von Rasselgeräuschen, Bronchialathmen oder Dämpfung an irgend einer Stelle dieser Seite deuten auf Lungenphthise hin. Auch muss man bei der Differentialdiagnose auf die hereditären Verhältnisse und die Anamnese grossen Werth legen; endlich ist in zweifelhaften Fällen die Explorativpunction ausdrücklich indicirt; sie ist bei der Phthise unschädlich und kann beim Empyem über das Leben des Kindes entscheiden.

§ 6. **Prognose.** — Die seröse Pleuritis heilt immer, wenn sie einfach ist; die idiopathische Pleuritis geht selten in den chronischen Zustand über.

Die eiterige Pleuritis ist eine sehr ernste Krankheit; sie heilt nur ausnahmsweise auf natürlichem Wege; wenn sie rechtzeitig erkannt und behandelt wird, heilt sie jedoch beim Kinde viel häufiger als beim Erwachsenen; so hatte GUINIER unter 31 Fällen von operirtem Empyem bei Kindern jedes Alters 25 Genesungs- und nur 6 Todesfälle; bei den Kindern unter 2 oder 3 Jahren findet eine Ausnahme statt, obwohl sogar bei Säuglingen Genesungsfälle berichtet worden sind (GUINIER).

Das Hospital ist der Statistik des Empyems ungünstig; WEST hat von 34 im Krankenhause wegen Empyems operirten Kindern 15 verloren, während 6 in der Privatpraxis operirte Kinder durchkamen. Nach unserer persönlichen Erfahrung können wir bestätigen, dass man in der Privatpraxis durch die Operation sogar Kinder retten kann, die den höchsten Grad des Marasmus erreicht haben und sich in einem verzweifelten Zustande zu befinden scheinen.

§ 7. **Behandlung.** — **Acute Pleuritis.** — Die einfache idiopathische Pleuritis erfordert keine energische Behandlung. Anfangs muss man, wenn das Kind heftige Seitenstiche empfindet, dieses Symptom durch die Application einiger Senfpflaster oder sogar eines oder zweier Blutegel bekämpfen; später muss man die Resorption des Ergusses durch salinische Abführmittel, durch diuretischen Thee oder durch Dampfbäder begünstigen. Bepinselungen mit Jodtinctur sind indicirt, wenn die Resorption langsam von Statten geht und wenn die Dämpfung bestehen bleibt. Schwächliche und scrophulöse Kinder muss man einer tonisirenden Behandlung unterwerfen und ihnen Schwefelbäder und Leberthran verordnen. ZIEMSSEN empfiehlt bei der secundären Pleuritis mit starkem Erguss, die sich mit Hydrothorax oder Lungenoedem auf der gesunden Seite complicirt, den Aderlass, wenn die Respiration behindert, die Hautfärbung dunkelblau und der Puls fadenförmig ist; die Blutentziehung verschafft dann unmittelbare Erleichterung und beseitigt bisweilen jede Gefahr einer Asphyxie definitiv; ZIEMSSEN führt ein bemerkenswerthes Beispiel hiervon an. Bei der acuten Pleuritis der Kinder muss man sich der Thoracocentese enthalten und diese Operation für die dringenden Fälle aufsparen, in welchen die Reichlichkeit des Ergusses die Respiration und die Circulation bedeutend behindert, sowie für alle von vorn herein purulenten Fälle, die von intensivem Fieber und einer bedeutenden Prostration der Kräfte begleitet werden.

Chronische Pleuritis. — Die purulenten pleuritischen Exsudate müssen entleert werden, sobald ihr Vorhandensein constatirt ist. Zuerst versuche man eine einfache Punction, verbunden mit Aspiration. Wir ziehen von allen in solchen Fällen üblichen Instrumenten den POTAIN'schen Aspirator vor. Eine einzige Punction wird bisweilen zur

Heilung des Kindes genügen. Nichtsdestoweniger kehrt der Erguss gewöhnlich ganz oder theilweise wieder und eine zweite Punction wird nothwendig. Diese muss ausgeführt werden, sobald die durch die erste Punction verschaffte Erleichterung verschwunden ist und die Allgemeinerscheinungen wieder beunruhigend werden. Wenn die Kinder schwächlich sind, wird man die Chancen einer Heilung nach der Punction durch eine Luftveränderung bedeutend vermehren; der Aufenthalt auf dem Lande ist in solchen Fällen eine sehr nützliche Unterstützung, wie wir es bei einem kleinen an Empyem und Nephritis leidenden Knaben, der nach zwei aufeinander folgenden Punctionen schnell wieder hergestellt wurde, zu beobachten Gelegenheit hatten.

Man muss beim Kinde erst nach der Constatirung des Misserfolges der einfachen Punction zu einer Methode fortwährenden Ausfliessens seine Zuflucht nehmen. In Betreff der Wahl der Methode muss man sich nach dem Allgemeinbefinden richten. Wenn der Fall dringend ist, d. h. wenn der kleine Kranke vom Fieber consumirt wird, wenn er Diarrhöe und ein phthisisches Aussehen hat und wenn der Eiter sehr übel riecht, wie dies bei der Bronchialfistel vorkommt, muss man die Operation des Empyems so früh als möglich ausführen, dem Eiter einen weiten und leichten Ausgang verschaffen und den Infectionsherd mit viel Wasser ausspülen. In weniger dringenden Fällen zieht man eine gemischte Methode, welche ein beständiges Ausfliessen des Eiters ohne Eindringen der Luft in die Pleurahöhle gestattet, vor.

Das in solchen Fällen bei Weitem bequemste Verfahren ist die Methode mit der Flasche, wie wir sie seit einigen Jahren in Genf von Revilliod haben ausüben sehen und wie sie kürzlich von Playfair in London gerühmt wurde. Man macht die Thoracocentese nach dem Verfahren Reybard's, führt dann durch die Canüle eine Kautschukröhre ein, welche man zum Verbleiben in der Thoraxhöhle fixirt; diese Röhre mündet nach aussen in eine mit Wasser gefüllte, gekorkte Flasche; sie muss ziemlich lang sein, damit man die Flasche leicht den Platz wechseln lassen kann, ohne das Ende derselben, welches in der Pleurahöhle liegt, hin- und herzuziehen. Um den Eiter aus der Pleurahöhle in die Flasche übergehen zu lassen, genügt es dann, diese im Niveau des unteren Theiles der Brust zu fixiren; um eine desinficirende Flüssigkeit aus der Flasche in die Pleurahöhle überzuführen, erhebe man die Flasche in einer gewissen Höhe über den kleinen Kranken. Die bei jungen Kindern durch dieses Verfahren erlangten Resultate sind wahrhaft überraschend; so hat Playfair die Genesung von 3 Kindern im Alter von 3—6 Jahren, welche an der purulenten Pleuritis litten, ohne wahrnehmbare Deformität des Thorax in einem Zeitraum, welcher zwischen 1 und

3 Wochen variirte, erreicht. Um jedoch solche Erfolge zu erzielen, muss man rechtzeitig operiren; bei den 3 Beobachtungen PLAYFAIR's geschah die Operation 3 Wochen bis 1 Monat nach dem Beginn der Krankheit. Wir glauben daher, dass man die Methode mit der Flasche auf junge Kinder und auf frische Fälle beschränken muss.

Was die Operation des Empyems betrifft, so muss die Incision in die Pleura, wenn man die Stelle zu wählen hat, im fünften oder sechsten Intercostalraum, fast in gleicher Entfernung vom Sternum und von der Wirbelsäule, geschehen; bei dem Empyema necessitatis darf man sich um die Stelle der Incision keine Sorge machen.

Die Incision der Thoraxwände, welche eine Länge von 3—5 cm. haben muss, ist schichtweise mit dem Bistouri zu machen, welches stets den oberen Rand der unteren Rippe streifen muss; man punctirt die fluctuirende Pleura mit dem geraden Bistouri und vergrössert die Incision in die Pleura mit dem geknöpften (MONTARD, MARTIN). Der Eiter kommt dann im Strahl heraus und die Luft dringt mit Geräusch in die Pleurahöhle ein. Der bedeutende Vortheil der grossen Incision besteht darin, dass man ein- oder mehrmals täglich die Pleurahöhle durch Auswaschungen mit Wasser reinigen kann, die vermittelst eines NÉLATON'schen Catheters und einer guten Spritze oder eines Irrigators, welcher mit einer desinficirenden lauwarmen Flüssigkeit angefüllt ist, gemacht werden. Bei diesen Waschungen müssen viele Vorsichtsmassregeln getroffen werden; die Injection muss langsam, aber dreist gemacht werden. Man muss bei Beendigung der Operation die letzten Schichten der im untersten Theil der Pleurahöhle enthaltenen Flüssigkeit durch Aspiration entleeren, nachdem man durch eine starke Injection die pseudomembranösen Ueberreste, welche sich daselbst oft zersetzen, entfernt hat. Der NÉLATON'sche Catheter muss alsdann sofort in der Wunde fixirt werden. Im Krankenhause wird man gut thun, wenn man nach dem Rathe TRAUBE's die Wunde zwischen jeder Auswaschung mit einem Präservativverbande (Carbol- oder Salicyl-Watte, LISTER'che Gaze u. s. w.) hermetisch verschliesst, um soviel als möglich das Eindringen von verdorbener Luft in die Pleurahöhle zu vermeiden.

Die Wirkungen der Behandlung auf den Allgemeinzustand sind bewundernswerth, wenn die Verbände gut gemacht werden, d. h. wenn die Stagnation des Eiters in der Pleurahöhle verhindert wird. Man sieht dann in 1 oder 2 Tagen das Fieber fallen, den Appetit wiederkehren und die Diarrhöe abnehmen. Nichtsdestoweniger ist die Schwäche sehr gross und der Arzt muss alle Sorgfalt anwenden, um das Kind durch Tonica (Syrup. magistral., Chinaextract), edle Weine und eine stärkende Diät zu erhalten.

Wenn das Fieber wiedererscheint, so ist die Ursache hiervon fast immer in einer fehlerhaften localen Behandlung zu suchen; dies ist z. B. der Fall, wenn der Einschnitt nicht gleich genügend gross war und wenn die Wunde dadurch, dass sie sich um den Catheter zusammenzieht, die Auswaschungen schwierig und unvollkommen macht. Manchmal ist man dann gezwungen, die Thoraxfistel mit Hilfe eines Laminariastiftes oder eines praeparirten Schwammes zu erweitern. ROGER bedient sich, um die zu schnelle Verkleinerung der Wunde zu verhindern, einer beweglichen silbernen Canüle (LUER'sches System), welche er befestigt, bis sich die Pleuracyste genügend zusammengezogen hat.

Die Heilung erfolgt nach dem Empyem beim Kinde viel schneller als beim Erwachsenen; der eiterige Ausfluss versiegt und die Wunde schliesst sich nach Verlauf von durchschnittlich einem Monat oder sechs Wochen, bisweilen sogar viel früher (HEYFELDER, REDENBACHER).[1] Die Thoraxfisteln sind bei Kindern fast immer spontanen Ursprungs oder das Resultat der Eröffnung einer nach aussen vorspringenden Eiteransammlung, während die zu rechter Zeit vollführte Incision des Empyems in den meisten Fällen vernarbt. Die Lunge nimmt beim Kinde kurz nach der Operation ihre Functionen wieder auf; nach 2 oder 3 Wochen kann man das Vesiculärathmen auf der ganzen kranken Seite hören. Das Rétrécissement des Thorax tritt nach der Thoracocentese immer ziemlich deutlich hervor, besonders wenn die Operation spät geschehen ist. Die daraus entspringende Deformität darf nicht mit orthopädischen Apparaten behandelt werden; diese sind auf das Rétrécissement selbst und auf die dasselbe begleitende Scoliose ohne Wirkung und haben die grosse Unannehmlichkeit, die Entwicklung des Thorax zu hindern, während sich das Rétrécissement unter dem Einfluss einer gut angeordneten Gymnastik, des Lebens in freier Luft, der Seebäder, einer kräftigen Diät u. s. w. schnell vermindert und nach Verlauf von 1 oder 2 Jahren vollständig verschwindet.

---

[1] Deutsches Arch. f. klin. Med., IX., S. 240.

Zehntes Capitel.

Lungenschwindsucht (Phthisis pulmonum, Tuberculosis pulmonalis).

Literatur:

RILLIET et BARTHEZ, III., 2 me éd., p. 654.
THAON, Recherches sur l'anatomie pathologique des tubercules. Thèses de Paris, 1873.

Wir haben an einer anderen Stelle auf die Tendenz, welche die Tuberculose im Kindesalter, sich zu verallgemeinern und eine grosse Zahl von Organen zugleich zu befallen, hat, hingewiesen (siehe Tuberculose S. 146). Es wird in diesem Capitel nur von den Fällen die Rede sein, in welchen die Lungen der Hauptsitz der Diathese sind.

§ 1. **Pathologische Anatomie. — Primäre anatomische Veränderungen.** — Die **Tuberkel der Lunge** bieten drei Formen dar: die einfache, halbtransparente oder durch Verkäsung gelbe Granulation, die infiltrirte Granulation (THAON) und die fibröse oder BAYLE'sche Granulation. Die einfachen Granulationen, welche bei Weitem die häufigsten sind, sind bald isolirt, bald vereinigt und tragen dann zur Bildung miliarer Knötchen bei (LAËNNEC). Die infiltrirten Granulationen sind selten; wir haben sie indessen bei Kindern mehrmals constatirt. Die fibrösen Granulationen nach BAYLE sind beim Kinde häufiger als beim Erwachsenen; man findet sie besonders bei Individuen von 2—5 Jahren, die in einem Zustande von vorgeschrittener Cachexie nach langen Eiterungen (Tumor albus, Malum Pottii etc.) gestorben sind; sie machen zuweilen die vorherrschende Laesion der Lunge aus und zeigen sich unter der Form von Trauben, die um eine Bronchialverzweigung gruppirt oder unregelmässig durch das Lungenparenchym zerstreut sind. Wir haben diese Thatsache mehrmals constatirt.

Die tuberculöse Pneumonie ist beim Kinde sehr häufig; sie begleitet fast immer die Granulationen. Die alveoläre Form ist viel häufiger, als die interstitielle oder fibröse; sie kann lobär oder lobulär sein. Anfangs sind die Alveolen bald mit Fibrin, bald nur mit Epithelzellen und Leucocyten angefüllt; alle diese Elemente erleiden schnell die käsige Degeneration. Die kleinen Bronchien sind stets gleichzeitig mit den Alveolen in Mitleidenschaft gezogen; ihre Wandung wird verkäst, ihr Lumen oft von Eiter oder von verkästen Epithelzellen obliterirt. Die käsige Bronchopneumonie zeigt sich beim Kinde sehr häufig unter der Form von feinen Bouquets, welche aus der Injection der Alveolen und des Hauptbronchus eines Läppchens durch die käsige Masse entstehen (THAON).

Anatomische Formen. — Die Lungentuberculose kann beim Kinde in drei Hauptformen auftreten: in der granulösen, der pneumonischen und der gewöhnlichen Form.

Die **granulöse Form** kommt in allen Perioden des Kindesalters im Verlauf der allgemeinen acuten Tuberculose vor; man findet dann die beiden Lungen mit halbtransparenten, isolirten, confluirenden oder infiltrirten Granulationen vollgepfropft; das Lungenparenchym selbst ist bald der Sitz einer intensiven Congestion, bald vollständig gesund. Die granulöse Form zeigt sich zuweilen ebenfalls bei der chronischen Tuberculose unter der Form von einfachen oder fibrösen Granulationen, die inmitten des Lungenparenchyms verbreitet sind.

Die **pneumonische Form** ist die gewöhnliche Form bei der acuten Phthise des Kindes; allein man beobachtet sie manchmal auch bei der chronischen Phthise, besonders bei Kindern von 2—6 Jahren. Sie macht häufig den Eindruck der lobären oder pseudolobären Form und verbreitet sich schnell über ein grosses Gebiet der Lunge, welche sie in eine feste Masse verwandelt; diese tuberculöse Infiltration ist roth, grau oder gelb, je nach dem Alter der Pneumonie und je nachdem die Verkäsung der Producte mehr oder weniger vorgeschritten ist. Das Aussehen der Lunge hält Anfangs zwischen dem der lobären Hepatisation und dem der halbdurchscheinenden grauen Infiltration die Mitte und nähert sich bald der einen, bald der anderen (RILLIET und BARTHEZ); darauf gehen alle kranken Partien in den Zustand gelber Infiltration über; in dieser Periode kann man noch den Durchschnitt der Bronchiolen und die von den verschiedenen, mit käsiger Masse injicirten Läppchen gebildete Zeichnung erkennen, allein später findet man nur noch enorme Massen von homogenen Tuberkeln, zwischen denen das Lungenparenchym nicht mehr erkennbar ist und die bald gänzlich oder theilweise in die käsige oder eiterige Schmelzung aufgehen. So bilden sich ungeheuere krummwandige Cavernen, die fast in ihrer ganzen Ausdehnung mit erweichten tuberculösen Fragmenten ausgekleidet sind (RILLIET und BARTHEZ). In gewissen Fällen höhlt sich die Lunge wie ein Schwamm in zahlreiche krummwandige kleine Cavernen aus, welche in der Richtung der Bronchien verlängert erscheinen; diese Cavernen sind glatt, setzen sich unmerklich in der Bronchialschleimhaut fort und täuschen bisweilen Bronchialdilatationen vor. Sie fangen mit der Auflösung des verkästen peribronchitischen Gewebes an und dehnen sich über die ganze Länge der Bronchien aus (THAON). Wenn die pneumonische Form in den chronischen Zustand übergeht, wird sie oft von tuberculösen Plaques der Pleura begleitet. Diese Plaques sind zuweilen sehr dick und zeigen den Abdruck der Rippen (RILLIET und BARTHEZ); sie treffen auch oft mit der Verkäsung der Bronchialdrüsen zusammen.

Die pneumonische Form ist meistentheils auf eine einzige Lunge beschränkt, über welche sie sich ganz oder in sehr grosser Ausdehnung verbreitet; sie hat nicht, wie beim Erwachsenen, vornehmlich an der Spitze ihren Lieblingssitz und kann fast ebenso häufig in der Mitte oder an der Basis der Lunge vorkommen.

Die **gewöhnliche Form** gleicht in allen Puncten der chronischen Phthise beim Erwachsenen, jedoch mit dem Unterschiede, dass die fibröse Infiltration dabei viel seltener ist. Diese Form wird fast nicht vor dem siebenten oder achten Lebensjahre beobachtet. Sie befällt langsam und allmälig die Lunge von der Spitze bis zur Basis und wird wie beim Erwachsenen von der Verkalkung gewisser Theile und von der Bildung von Cavernen begleitet; die einzige Eigenthümlichkeit, welche RILLIET und BARTHEZ anführen, ist bei den Kindern das Vorhandensein von einem Gerüst in den Cavernen, das durch obliterirte oder permeable, jedoch niemals geborstene Gefässverzweigungen gebildet wird.

§ 2. **Symptomatologie.** — Die anatomischen Formen der Lungentuberculose, welche wir mit den Autoren annehmen, stimmen jede mit einer wohl unterschiedenen klinischen Form überein.

1. Acute Phthisis. — Die **granulöse Form** kann in jedem Alter beobachtet werden; so hat sie HERVIEUX schon bei Kindern von 11 bis 23 Monaten constatirt. Ihre Symptomatologie läuft leicht in die der allgemeinen acuten Tuberculose aus und hat im Kindesalter nichts Besonderes. Die acute Tuberculose ist bald primär, bald in Folge einer acuten Krankheit, besonders der Masern, secundär.

Die Krankheit gleicht in ihrem Verlauf und ihren Symptomen ganz einem Typhus, von welchem sie manchmal unmöglich zu unterscheiden ist. Die Fiebersymptome sind vorherrschend: lebhafte Hitze, Unruhe, trockene Zunge, russfarbige Lippen, seltene und salzreiche Harnentleerungen u. s. w. Das Bild der Krankheit variirt je nach dem Vorherrschen der abdominalen Symptome (Aufgetriebenheit des Unterleibes, Diarrhöe, Milzanschwellung), der Symptome des Thorax (Dyspnoe, Husten) oder der cerebralen Symptome (Stupor, Coma, Delirien, Convulsionen u. s. w.). Die Auscultation liefert meistentheils nur negative Resultate oder zeigt auch das Vorhandensein von schnurrenden und schleimigen Rasselgeräuschen an der Basis der beiden Lungen. Die Abmagerung und der Verfall der Gesichtszüge finden sehr schnell statt.

Die Krankheit nimmt einen regelmässig sich verschlimmernden Verlauf und endet nach einer Dauer von 16—80 Tagen stets mit dem Tode (Rilliet und Barthez).

Die **pneumonische Form** kann wie die croupöse Pneumonie inmitten vollkommener Gesundheit beginnen; nichtsdestoweniger geht sie gewöhnlich aus den Masern oder dem Keuchhusten hervor und es geht ihr eine Störung im Allgemeinbefinden voraus, welche durch Blässe, Abmagerung und eine geringe Kurzathmigkeit characterisirt wird.

Der Verlauf der Krankheit unterscheidet sich in den ersten Tagen nicht von dem einer Pneumonie oder einer acuten Bronchopneumonie; das Fieber ist lebhaft, die Dyspnoe von Anfang an sehr ausgeprägt, der Husten häufig und man sieht, wie sich alle Symptome einer Lungeninduration entwickeln, die bald an der Basis, bald an der Spitze anfängt und sich über eine ganze Lunge ausdehnen kann. Auf der anderen Seite kann die Respiration normal sein oder die Auscultation ergiebt auch das Vorhandensein von verbreiteten Rasselgeräuschen in den Bronchien. Das Fieber erleidet abwechselnd Remissionen und Exacerbationen, während welcher das Kind zusehends abmagert. Es erliegt nach Verlauf von 1—2 Monaten an Asphyxie oder die Krankheit geht in den chronischen Zustand über.

Chronische Phthisis. — **Bei Kindern unter 6 Jahren** kommt die chronische Phthisis oft in latenter Form vor; die ersten verdächtigen Symptome erscheinen nach den Masern, dem Keuchhusten, einer schwierigen Dentition, einer zu frühzeitigen Entwöhnung u. s. w. oder auch im Gegentheil inmitten eines guten Gesundheitszustandes. Die Blässe des Gesichtes ist mit Recht als eines der ersten Anzeichen der Tuberculose bei jungen Kindern angeführt worden (Rilliet und Barthez). Zu diesem Symptom gesellen sich bald Abmagerung, Verminderung der Kräfte, sowie Verlust der guten Laune und der Munterkeit. Das Anasarca ohne Albuminurie gehört zu den sichersten Zeichen der latenten Tuberculose, wenn es weder auf eine Diarrhöe, noch auf eine chronische Eiterung zurückgeführt werden kann; es beschränkt sich gewöhnlich auf eine Gedunsenheit der Backen und auf ein weiches Oedem um die Malleolen. Trotz dieser Anzeichen von Cachexie bleibt der Appetit bestehen; die Kinder sind sogar zuweilen gefrässig. Dessenungeachtet nehmen die Kräfte von Woche zu Woche ab, die kleinen Kranken bleiben in ihrem Bette liegen, welches zu verlassen sie nicht mehr die Kraft haben; ihre Haut wird bräunlich und runzelig, sie bedeckt sich stellenweise mit kleienartigen Schuppen oder Purpuraflecken; bisweilen ulceriren die Lippen und bedecken sich mit bräunlichen Krusten oder Pseudomembranen und es kommt zu Diarrhöen und profusen Schweissen. Die Brustsymptome treten zur Zeit meistentheils wenig hervor; die Kinder husten, ihre Respiration ist kurz und schnell, allein in sehr vielen Fällen lassen die Percussion und die Auscultation nicht die Gegenwart irgend einer Lungenerkrankung erkennen; manchmal constatirt man indessen im letzten Stadium der Krankheit die Zeichen einer verbreiteten Bronchitis. Die geistigen Eigenschaften und die Neigungen bleiben gewöhnlich bis ans Ende unversehrt. Die Magerkeit wird erschreckend und das Leben erlischt schliesslich im hochgradigen Marasmus.

In anderen Fällen hingegen, welche der in den chronischen Zustand übergegangenen pneumonischen Form angehören, treten die Brustsymptome mehr hervor. Die Percussion zeigt eine absolute Dämpfung, die sich über eine ganze Seite des Thorax erstrecken kann; diese zeigt manchmal gleichzeitig einen gewissen Grad von Dilatation wie beim chronischen Empyem. Der Fremitus pectoralis ist bald erhalten, bald aufgehoben, je nachdem sich die Lungentuberculose mit tuberculösen Plaques der Pleura complicirt oder nicht. Die auscultatorischen Erscheinungen, welche man in der ganzen Ausdehnung der Dämpfung constatirt, sind ziemlich wandelbar. Am gewöhnlichsten ist das gänzliche Fehlen des Vesiculärathmens; zuweilen hört man auch Bronchialathmen und Gargouillement. Diese Erscheinungen werden ebenso häufig an der Basis wie an der Spitze der Lunge beobachtet. Bei dieser Form sind die Dyspnoe und der Husten ausgeprägter, als bei der vorher genannten; die allgemeinen Symptome und der Ausgang sind dieselben; die Dauer der Krankheit variirt zwischen 3 und 8 Monaten.

Bei Kindern über 6 Jahren nähert sich die chronische Phthisis immer mehr dem classischen Bilde, welches sie beim Erwachsenen darbietet.

Der Anfang ist immer langsam und tückisch, allein bald wird die Aufmerksamkeit durch einen trockenen Husten und Brustschmerzen, welche ihren Sitz oft ändern, auf die Brust gelenkt. Wie beim Erwachsenen erscheinen die ersten physicalischen Zeichen der Tuberculose, wie z. B. eine leichte Dämpfung, verlängerte Exspiration und verstärkte Bronchophonie an der Spitze. Die Haemoptoe, welche beim Erwachsenen zu den häufigsten Anfangssymptomen der Lungenphthise gehört, fehlt beim Kinde meistentheils. Wir haben indessen bei einem Knaben von $13^1/_2$ Jahren blutigen Auswurf beobachtet, welcher sich im Laufe der Krankheit mehrmals wiederholte und eine der Ursachen für den tödtlichen Ausgang wurde. Da alle anderen Symptome dieselben wie beim Erwachsenen sind, wollen wir sie nicht beschreiben.

Wenn die Krankheit auf die Spitze beschränkt bleibt, wenn sie von keiner acuten Complication, wie z. B. von einer Pneumonie oder Pleuritis begleitet wird, kann sie mit einem relativ befriedigenden Allgemeinbefinden verträglich sein; wir haben bei jungen Mädchen von 8—13 Jahren die Phthise mehrere Jahre lang unter dem Einflusse einer guten Diät und einer passenden Behandlung stationär bleiben sehen. Diese Form der Lungentuberculose ist die einzige, bei welcher man auf Heilung oder Besserung hoffen kann. Unglücklicherweise erliegen die Kinder in den meisten Fällen in einer Zeit von 7 Monaten bis zu 3 oder 4 Jahren entweder der Cachexie oder einer Complication.

Von den bei schwindsüchtigen Kindern beobachteten Endcomplicationen ist der Pneumothorax anzuführen, welcher aus der Ruptur einer Caverne oder einer emphysematösen Erweiterung entsteht; dieser Zufall wird meistentheils durch einen heftigen Schmerz im Thorax, begleitet von einer unaussprechlichen dyspnoetischen Beängstigung angezeigt und das Kind stirbt nach 1 oder 2 Tagen an Asphyxie; in Ausnahmefällen erholt sich jedoch der kleine Kranke wieder und erliegt erst später der Cachexie.

Die Lungentuberculose kann auch mit Tuberkeln in anderen Organen, wie z. B. im Bauchfell oder im Gehirn, complicirt sein.

§ 3. **Diagnose. — Acute Phthisis. — Die granulöse Phthisis** gleicht dem Typhus derartig, dass die Unterscheidung beider Krankheiten manchmal unmöglich ist; die Roseolaflecke, welche das einzige pathognomonische Anzeichen des Typhus sind, können bei Kindern fehlen. Rilliet und Barthez erklären, dass die Diagnose der allgemeinen Tuberculose zu den schwersten Problemen der Pathologie des Kindesalters gehört; sie kann meistentheils erst bei der Autopsie gestellt werden. Man muss bei der Differentialdiagnose besonders auf die Constitution des Kindes, bei welchem sich die Krankheit entwickelt hat, Gewicht legen; hat man es mit einem kräftigen Kinde zu thun, das inmitten einer blühenden Gesundheit von Fieber befallen wurde und das einer von Scropheln oder von Tuberculose freien Familie angehört, so sprechen alle Vermuthungen zu Gunsten des Typhus; ist das Kind hingegen schwächlich oder scrophulös, hat es tuberculöse Eltern, folgt die Krankheit auf Masern oder Keuchhusten oder ging ihr ein mehr oder weniger langes Siechthum voraus, so muss man die allgemeine Tuberculose befürchten.

Die pneumonische Form kann Anfangs leicht für eine croupöse Pneumonie oder für eine Bronchopneumonie gehalten werden.

Ziemssen[1] führt in solchem Falle als Hauptmoment für die Diagnose den Gang der Temperatur an, der bei der Tuberculose unregelmässige Schwankungen zeigt und niemals einen so hohen Grad wie bei der Pneumonie erreicht. Auch muss man auf die frühere Gesundheit des Kindes und seiner Eltern Gewicht legen.

Chronische Phthisis. — Die Elemente für die Diagnose sind bei der chronischen Phthise bei Kindern über 6 oder 7 Jahren dieselben wie beim Erwachsenen. Wir verweisen in Betreff dieser Diagnose auf die Lehrbücher der Pathologie.

Bei jungen Kindern bietet die Diagnose der chronischen Tuberculose ganz besondere Schwierigkeiten dar, welche bisweilen unüberwindlich sind. Diese Schwierigkeiten kommen daher, dass die Krankheit sich oft bei der Untersuchung der Lunge durch kein physicalisches Zeichen offenbart; die Lungentuberculose kann dann leicht mit allen wirklichen Cachexien, wie mit denen von Inanition, Rachitis, langwierigen Eiterungen oder chronischem Darmcatarrh herrührenden verwechselt werden. Das Alter und die Anamnese müssen in diesen schweren Fällen in Betracht gezogen werden; auch muss man daran denken, dass die chronische Tuberculose vor dem zweiten Jahre sehr selten und die einfache Atrophie der Kinder sehr häufig ist. Man rufe sich auch die Vorschrift von Rilliet und Barthez in's Gedächtniss: „Zu grosse Vorsicht ist einer zu grossen Uebereilung vorzuziehen", und schliesse nicht zu schnell auf Tuberculose.

Wir haben schon an einer anderen Stelle gesagt, dass die chronische pleuropneumonische Form der Lungenphthise die purulente Pleuritis vortäuschen kann, wenn sie auf eine Seite der Brust beschränkt ist; wenn der Fall alt ist und wenigstens seit mehreren Monaten datirt, muss man sorgfältig nachforschen, ob das Kind Eiter sturzweise entleert oder in Sputis expectorirt hatte, oder ob man in dem erweiterten Thoraxraum eine Fluctuation entdecken kann; diese Momente, sowie das Vorhandensein eines Venennetzes oder eines auf die Thoraxwandungen beschränkten Oedems sind pathognomonische Zeichen der purulenten Pleuritis; in zweifelhaften Fällen mache man eine Explorativpunction.

§ 4. **Prognose.** — Die Prognose der acuten Phthisis ist absolut schlecht; die einzige Form der chronischen Phthise, welche eine Chance für die Heilung bietet, ist die, welche bei Kindern von gewissem Alter beobachtet wird, wenn sich die Krankheit auf die Spitze beschränkt.

---

[1] A. a. O., S. 246

§ 5. **Behandlung.** — Wir haben an einer anderen Stelle auf **die allgemeine Behandlung der Tuberculose** hingewiesen (siehe S. 148). Eine verständige Hygiene und die Anwendung von Leberthran in grosser Dosis müssen die Grundlage derselben bilden.

Im Verlauf der chronischen Lungenphthisis können sich gewisse **symptomatische Indicationen** ergeben. So empfehlen RILLIET und BARTHEZ, wenn der Husten trocken und beschwerlich ist, Plumb. acet. mit Opium in Pillen. Jede der von ihnen verordneten Pillen enthält:

Opii	2 cgrm.
Plumbi acet. . . .	5 cgrm.

Sie lassen innerhalb 24 Stunden 2 bis 6 Pillen einnehmen.[1]

Gegen die Dyspnoe muss man Opium- oder Belladonnapraeparate, gegen die bronchiale Reizung die Balsamica, wie Syrup. Balsam. Tolutan.[2] oder die MORTON'schen Pillen[3], gegen das hectische Fieber Acid. arsenic. oder Chinin. sulfur. (2 bis 3 Dosen von je 20 cgrm.) anwenden. Die pleuritischen Stiche müssen durch Bepinselungen mit Jodtinctur oder durch kleine fliegende Vesicantien bekämpft werden.

Die Therapie ist gegen die acuten Formen der Lungentuberculose gänzlich ohnmächtig.

---

[1] Diese Dosis bezieht sich nur auf ältere Kinder, welche überhaupt nur Pillen zu nehmen verstehen. Der Uebers.

[2] rp. Balsam. Tolutani 10 part.
Aquae destillat. 100 „
Sacchari . . 19 „
M. D. S. Theelöffelweise. Der Uebers.

[3] rp. Onisci aselli . 68 part.
Ammoniaci . 34 „
Acid. benzoic. . 23 „
Croci . . . . 4 „
Balsam. Tolutan. 4 „
Ol. Lini sulfurat. 23 „
M. f. pil. ponder. 0,2 grm. Der Uebers.

Elftes Capitel.

Tuberculose der Bronchialdrüsen.

Literatur:

RILLIET et BARTHEZ, 2 me éd., III, p. 600.
BARÉTY, De l'adénopathie trachéo-bronchique. Thèses de Paris, 1875.

§ 1. **Aetiologie.** — Die Bronchialphthisis, d. h. die überwiegende oder ausschliessliche Tuberculose der Bronchialdrüsen ist eine dem jugendlichen Alter eigene Form der Tuberculose. Nach RILLIET und BARTHEZ zeigt sie sich fast in allen Perioden des Kindesalters in gleicher Weise; sie trifft gewöhnlich mit der Lungentuberculose zusammen, kann jedoch in gewissen Fällen (1 Mal unter 8) die einzige Erscheinung der Diathese sein. Ihre Aetiologie ist dieselbe wie die der Tuberculose im Allgemeinen; indessen stimmen alle Autoren darin überein, dass ihr Auftreten ganz besonders häufig nach den Krankheiten, die von Reizung der Bronchien begleitet sind, wie z. B. nach Masern und Keuchhusten stattfindet.

§ 2. **Pathologische Anatomie.** — **Sitz.** — Die Tuberculose der Drüsen kann die vier Hauptgruppen der intrapectoralen Drüsen, d. h. die Tracheal-, die Bronchial-, die Herz- und die Lungendrüsen in gleicher Weise befallen. Man sieht diese Organe grosse Massen bilden, von denen einige im Mediastinum anticum im Niveau des oberen Theils des Sternum's, andere im Mediastinum posticum liegen, wo sie die grossen Bronchien deformiren und die grossen Gefässe, sowie die Nervi vagi comprimiren können.

Primäre anatomische Veränderungen. — RILLIET und BARTHEZ behaupten, dass die tuberculöse Infiltration die häufigste Laesion bei der Bronchialphthise ist; allein man kann sich durch eine aufmerksame Untersuchung der Drüsen in allen Fällen von Tuberculose im Thorax leicht überzeugen, dass die Infiltration nicht die ursprüngliche Laesion ist; man findet gewöhnlich neben verkästen Drüsen, die von einer einförmigen gelben Farbe sind, andere hypertrophische Drüsen, welche noch roth sind und auf dem Schnitt ein Beet von grauen, halb durchsichtigen Granulationen neben kleinen käsigen, miliaren Herden entzündlichen Ursprungs zeigen; diese Laesionen, Granulationen und Entzündungen käsiger Natur sind in den Drüsen, sowie in den Lungen zugleich vorhanden; es ist beim Kinde unmöglich nachzuweisen, welches die primäre und welches die secundäre Veränderung ist; sie sind beide der Ausdruck derselben Diathese.

Verlauf der Laesionen. — In einem vorgeschrittenen Stadium bilden sich in den verkästen Drüsen, wie in der Lunge, Hohlräume, oder die ganze Drüsenmasse eitert, während ihre äussere Hülle Widerstand leistet und sich eine wirkliche, mit Eiter gefüllte Cyste bildet. Einige Drüsen können verkalken.

Oft sieht man die tuberculösen Drüsen ineinander greifen und in eine einzige unregelmässige Masse verschmelzen oder auch Verwachsungen mit der Pleura, der Lunge oder den Bronchien bilden. Wenn die Eitercysten vom Lungengewebe umgeben sind, kann man sie zuerst mit Lungencavernen verwechseln. Wenn sie ausserhalb der Lunge liegen, können sie die Eiterung der benachbarten Organe veranlassen; der Eiter und die käsige Masse entleeren sich dann entweder in die Bronchien oder in die Pleurahöhle. In einigen Ausnahmefällen hat man die Cysten sich in die Lungenarterie oder in den Oesophagus öffnen sehen.

Die tuberculösen Drüsenmassen verbinden sich manchmal mit ähnlichen Massen, welche sich in den Lungen oder der Pleura entwickelt haben, woher es kommen kann, dass alle erweichten Partien, von der Wand des Thorax bis zum Hilus der Lunge in eine feste tuberculöse Brücke verwandelt sind. Wenn diese Masse sich erweicht und eitert, entstehen zuweilen Cavernen, an deren Bildung Lungen und Drüsen betheiligt sind. Sie können sich entweder in die Bronchien oder in die Pleurahöhle öffnen und dann einen Pneumothorax veranlassen (Rilliet und Barthez).

§ 3. **Symptomatologie.** — Die Phthise der Bronchialdrüsen hat keinen eigenen Verlauf und ihr Bild vereinigt sich mit dem der Lungenphthise, mit welcher sie oft zusammentrifft. Sie kann während des Lebens nur in den Fällen erkannt werden, in welchen die tuberculösen Drüsenmassen mit der Wand des Thorax oder der Wirbelsäule in directe Verbindung treten oder auch functionelle Störungen durch die Compression der Organe, welche durch das Mediastinum gehen, verursachen. Diese functionellen und physicalischen Zeichen, die es in einigen Fällen gestatten, die Tuberculose der Bronchialdrüsen zu diagnosticiren, sind schon von Leblond und Becker beobachtet worden; ihre genaue Beschreibung und ihre rationelle Erläuterung verdankt man Rilliet und Barthez.

Functionelle Symptome. — Der Husten ist bei der Tuberculose der Bronchialdrüsen ein beständiges Symptom und nimmt einen besonderen Character an; er ist trocken, paroxysmenweis, häufig, rauh und wird zuweilen von starken Ronchis begleitet, die in der Entfernung zu hören sind; dieser Husten, welchen man einen pertussisartigen (coqueluchoïde) genannt hat, unterscheidet sich jedoch von dem Keuchhusten, weil er mit keiner Wiederaufnahme (reprise) endet und weil ihm selten Erbrechen folgt. In einigen seltenen Fällen bemerkt man intermittirende Aphonie. Die Dyspnoe ist in allen Fällen von ausgedehnter Bronchialphthise vorhanden; sie zeigt einen sehr ausgeprägten paroxystischen Character und offenbart sich gewöhnlich unter der Form von Asthmaanfällen, die sich an ein und demselben Tage bei der geringsten Aufregung mehrmals wiederholen können. Das Kind wird dann fast plötzlich von einer ausserordentlichen Oppression befallen; sein Gesicht wird dunkelblau, seine Lippen werden blau, seine Stirn bedeckt sich mit klebrigem Schweiss. Diese Anfälle haben in ihrer Wiederkehr nichts Regelmässiges; sie verschwinden manchmal nach Verlauf einiger Zeit, nachdem sie das Kind in einer beunruhigenden Weise gequält haben. Man kann diese Paroxysmen, sowie den keuchhustenartigen Husten der Compression der Nervi vagi durch die angeschwollenen Drüsen zuschreiben.

Die aus der Compression der Gefässe entstandenen Symptome sind viel weniger constant. Am häufigsten ist das Oedem des Gesichtes, welches an den Augenlidern beginnt und sich über das ganze Gesicht ausdehnen kann; es erscheint gewöhnlich erst in einem vorgeschrittenen Stadium der Krankheit und kann dann ebenso von der tuberculösen Cachexie wie von der Compression der Vena cava herrühren. Dilatation der Halsvenen, sowie Cyanose des Gesichtes, der Lippen und der Zunge sind nur selten beobachtet worden.

In Ausnahmefällen kann im Verlauf der Bronchialphthise plötzliche Haemoptoe eintreten; sie entsteht dann entweder aus der Compression der Lungenvenen oder aus einer Perforation der Lungenarterie (Rilliet und Barthez, Berton).

Physicalische Symptome. — Die Percussion ist gewöhnlich bei der Diagnose der Bronchialphthise von geringem Nutzen. Man kann nur an zwei Stellen der Brust eine besondere Dämpfung constatiren, welche durch die intrapectoralen Drüsentumoren bedingt ist, und zwar hinten in dem Interscapularraum und besonders vorn im Niveau des Manubrium zwischen den beiden Sterno-Claviculargelenken.

Die Auscultation liefert verschiedene Resultate; die auscultatorischen Zeichen dieser Krankheit unterscheiden sich wenig von denen der Lungenphthise und sind ebenfalls an der Spitze localisirt. Rilliet und Barthez, welche diese Erscheinungen sehr aufmerksam studirt haben, haben constatirt, dass die tuberculösen Drüsenmassen durch die Compression der Bronchien dieselben anomalen Geräusche wie die Lungeninduration erzeugen können, dass jedoch die Verminderung des Vesiculärathmens, die Rasselgeräusche und das Bronchialathmen durch ihre unregelmässige Aufeinanderfolge und ihre intermittirende Natur bemerkenswerth sind. Die Drüsen wirken auch als Leiter des Schalles; so vermitteln sie dem Gehör die normalen und abnormen Geräusche, die in einer von der Thoraxwand entfernt liegenden Stelle der Lunge entstehen, und scheinen dieselben zu verstärken (Rilliet und Barthez). Diese Erscheinung ist in den Fällen besonders ausgeprägt, in welchen die festen Verbindungsstränge zwischen Drüsen, Lungen und Pleura bestehen, welche das Ohr in directe Verbindung mit den grossen Bronchien bringen und an verschiedenen Stellen des Thorax Gargouillement, sowie bronchiales oder cavernöses Athmen hören lassen. Die Drüsen versehen dann den Dienst wirklicher Resonatoren.

Verlauf. — Der Verlauf der Bronchialphthise bietet nichts Besonderes dar; er ist gewöhnlich chronisch. Der Tod kann in gewissen Fällen durch eine blitzschnell eintretende Haemoptoe oder eine meningeale Apoplexie beschleunigt werden.

§ 4. **Diagnose.** — Die Diagnose der Bronchialphthisis ist nur sehr selten möglich. Sie muss sich besonders auf den keuchhustenartigen Character des Hustens, auf die Asthmaanfälle, auf das alternirende Verschwinden und Erscheinen der rationellen oder physicalischen Symptome der Krankheit und endlich auf das gleichzeitige Vorhandensein von Drüsentumoren in der Halsgegend stützen.

Die Bronchialphthise kann in gewissen Fällen den Keuchhusten vortäuschen und wird oft verkannt, wenn sie demselben folgt. Das Fehlen der Wiederaufnahme (reprise) beim Husten, das Erscheinen der Dämpfung oder der abnormen Geräusche an den Lungenspitzen werden indess meistentheils den Eintritt der Drüsentuberculose erkennen lassen.

Das **wirkliche Asthma** ist bei Kindern so selten, dass man es beim Vorhandensein von dyspnoetischen Paroxysmen fast immer ausschliessen kann.

Hodgkin, Wunderlich, Lambl u. A. haben bei Kindern einige Fälle von Adenitis beobachtet, die sich auf die intrapectoralen Drüsen ausgedehnt und Compressionserscheinungen, analog denen der Bronchialphthise, veranlasst hatte. Es genügt, die Möglichkeit derartiger Thatsachen anzuführen, um jeden Irrthum zu vermeiden, denn das gleichzeitige Vorhandensein von Hypertrophien der Hals-, Achsel- und Leistendrüsen, die häufige Hypertrophie der Leber und der Milz, das Fehlen von tuberculöser Cachexie gestatten es immer, die Adenitis zu erkennen.

§ 5. **Prognose** und **Behandlung.** — Die Prognose ist fast absolut schlecht, weil sich die Bronchialphthise meistentheils mit Lungenphthise oder mit einer anderen tuberculösen Affection complicirt.

Bei der allgemeinen Behandlung muss man den Jodpraeparaten (Ferr. jodat.) und den antiscrophulösen Mineralquellen (Lavey, Kreuznach) den Vorzug geben. Die dyspnoetischen Paroxysmen erfordern eine besondere Behandlung; man muss sie durch wiederholte Einreibungen mit Belladonnaextract zu mildern suchen; wenn dieses Mittel nicht genügt, kann man die innere Anwendung der Cicutapraeparate nach dem Rathe Ley's (2 bis 10 $^{\text{cgrm.}}$ Extr. Cicut. drei- oder viermal täglich) versuchen. Endlich muss man, wenn sich die Anfälle wiederholen und trotz der angeführten Mittel eine aussergewöhnliche Heftigkeit annehmen, nicht zögern, dem Kinde eine subcutane Injection mit Morphin. hydrochlor. zu machen.

Sechster Abschnitt.

Krankheiten der Harn- und Geschlechtsorgane.

Erstes Capitel.

Nierenkrankheiten.

Die Nierenkrankheiten sind im Kindesalter ziemlich gewöhnlich, allein die meisten derselben zeigen zu dieser Zeit die gleichen Charactere wie beim Erwachsenen; wir verweisen daher in Betreff ihrer vollständigen Beschreibung auf die Lehrbücher der Pathologie. Wir wollen in diesem Capitel nur diejenigen anführen, welche bei jungen Individuen gefunden wurden und einige Worte über diejenigen sagen, welche im Kindesalter häufiger sind.

Die **perinephritischen Abscesse** sind im jugendlichen Alter sehr selten. LOEB[1] hat ein Beispiel hiervon bei einem kleinen Knaben von 6 Jahren beobachtet. Die Krankheit folgte einem Fall und heilte vollständig nach der Incision des Abscesses.

Die **idiopathische Nephritis** ist bei Kindern eine Ausnahme, zeigt sich jedoch zuweilen beim Foetus.

RAYER berichtet drei Fälle davon.

Die **parenchymatöse Nephritis**[2] ist hingegen bei Kindern gewöhnlich; nach STEINER und NEUREUTTER,[3] welche im Prager Kinderspital 265 Fälle von BRIGHT'scher Krankheit, die bei der Autopsie constatirt wurde, gesammelt haben, ist die Krankheit im jugendlichen Alter zwischen

---

[1] Jahrb. für Kinderheilk., Decbr. 1874, S. 197.

[2] Unter derselben verstehen die deutschen Autoren die acute, die subacute und die Glomerulo-Nephritis. D. Uebers.

[3] Prager Vierteljahresschr. vol. 105, S. 79.

2 und 8 Jahren besonders häufig; allein sie kann sich schon viel früher zeigen; der jüngste ihrer Kranken war 3 Monate alt. CAHEN[1] hat die Nephritis schon in den ersten Lebenstagen constatirt; PARROT[2] schreibt einige der Nervenzufälle, welche die von infantiler Athrepsie befallenen Kinder zeigen, der Uraemie zu; er hat bei Kindern, welche in Folge dieser Zufälle gestorben sind, eine fettige Entartung der Tubuli der Niere, eine Thrombose der Nierenvenen und Harnsäureinfarct beobachtet.

Die parenchymatöse Nephritis ist bei Kindern fast immer eine secundäre Affection; in einigen Fällen scheint sie jedoch direct unter dem Einfluss feuchter Kälte zu entstehen (RILLIET und BARTHEZ).

Unter den Krankheiten, die sich im jugendlichen Alter am meisten mit der parenchymatösen Nephritis compliciren, sind vor Allem Scarlatina, dann Morbilli und Variola zu erwähnen; diese Affectionen veranlassen gewöhnlich eine parenchymatöse Nephritis, welche manchmal in eine chronische BRIGHT'sche Krankheit übergeht. Die Diphtherie verbindet sich zuweilen ebenfalls mit Albuminurie, welche immer vorübergehend ist (siehe S. 84). Die chronischen Krankheiten des Kindesalters, besonders die Tuberculose, die Scrophulose und hauptsächlich die chronischen Knocheneiterungen compliciren sich oft mit einer dauernden Albuminurie, verbunden mit amyloider Entartung der Nieren. Die Syphilis soll bisweilen ebenfalls eine Ursache der Nephritis sein. MESSENGER BRADLEY[3] hat bei einem Kinde von 4 Monaten, welches von einer syphilitischen Psoriasis befallen war, Oedem und eiweisshaltigen Urin, der mit granulösen Epithelialcylindern angefüllt war, constatirt. Diese Zufälle verschwanden unter dem Gebrauch von Calomel.

Wir wollen die verschiedenen Varietäten der Nephritis hier nicht beschreiben; die im Kindesalter am häufigsten vorkommende, die scarlatinöse Nephritis, sowie die Zufälle, welche sie veranlasst (Hydropsien, uraemische Encephalopathie) sind schon bei Gelegenheit des Scharlachs beschrieben worden (siehe S. 25).

PARROT[4] hat unter dem sonderbaren Namen **Tubulhaematie der Nieren** ein Nierenleiden beschrieben, welches er zuweilen bei Neugeborenen beobachtet hat. Diese Krankheit wird anatomisch durch die in den Tubulis der Nieren befindlichen Blutkörperchen, welche in ringförmigen übereinander liegenden Schichten vertheilt sind, klinisch durch encephalopathische Erscheinungen, eine bronzeartige Färbung der Haut und Haematurie characterisirt; sie soll nach PARROT aus einer primären

---

[1] Union médicale, 1853.

[2] Arch. gén. de méd., März und August 1872.

[3] Brit. med. Journ., 1871, p. 116.

[4] Arch. de Physiol., 1873. Nr. 5.

Dyscrasie des Blutes entstehen. POLLAK[1] hat eine Affection bei Neugeborenen beschrieben, die ebenfalls durch Haematurie characterisirt wird und welche er der Thrombose der Nierenvenen zuschreibt; sie wird bei kleinen Kindern, welche schon durch Diarrhöen erschöpft sind, beobachtet. Neue Untersuchungen über die Pathogenese dieser Affectionen sind nothwendig.

Zuweilen kommen bei Kindern **Nierensteine** vor. Wir haben schon den Harnsäureinfarct der Neugeborenen erwähnt (siehe S. 3). Die eigentlichen Steine sind sogar beim Foetus gefunden worden und sind in den ersten Jahren des Kindesalters nicht sehr selten; unter 8 von dieser Krankheit befallenen Kindern, welche RILLIET und BARTHEZ im Hospital beobachtet haben, hatten 5 ein Alter von 1—$2^1/_2$ Jahren. Die Eltern der an Nierensteinen leidenden Kinder sind oft gichtkrank. Die Steine bestehen gewöhnlich aus Harnsäure. In sehr vielen Fällen bleibt die Krankheit latent, in anderen zeigen die Kinder Symptome von Gries und leiden an Nierensteincolik. Nach KJELLBERG[2] sollen die im jugendlichen Alter beobachteten vorübergehenden Haematurien oft mit Nierengries verbunden sein. Die Blasensteine sind bei jungen Individuen ziemlich häufig; so waren von 1256 in englischen Krankenhäusern behufs Steinoperation aufgenommenen Steinkranken, 500, also beinahe 40 % unter 10 Jahre alt (PROUT).

Der **Nierenkrebs** ist im jugendlichen Alter nicht sehr selten; es sind hiervon 40 Beobachtungen bekannt (KÜHN);[3] nach dem Augenkrebs wird diese bösartige Geschwulst bei Kindern am häufigsten beobachtet. Der Nierenkrebs ist beim Foetus noch nicht gefunden, jedoch mehrmals in den ersten Lebensmonaten beobachtet worden; CHARON[4] berichtet einen Fall bei einem Kinde von 5 Monaten. Nach KÜHN soll er oft eine angeborene Krankheit sein, welche bei der Geburt unbemerkt bleibt, sich jedoch in den ersten Lebensjahren manifestirt; es sind 82 % der bekannten Fälle von Nierenkrebs im jugendlichen Alter vor dem 4. Jahre beobachtet worden.

Die Krankheit kann beide Nieren zugleich befallen, jedoch ist die eine stets mehr afficirt als die andere; oft findet man zu gleicher Zeit in der Leber und in den Lungen secundäre Krebsknoten. Die Geschwulst erreicht bisweilen einen enormen Umfang; AUDAIN[5] zu Haiti hat bei der

[1] Wien. med. Presse, 1871, S. 458.

[2] Ueber Haematurie und Albuminurie bei älteren Kindern. Oest. Jahrb. für Paediatr., 1873, I, S. 49.

[3] Deutsch. Arch. für klin. Med., 1875, XVI, S. 306.

[4] Contrib. à la pathol. de l'enf., Bruxelles, 1876, p. 73.

[5] Union médicale, 1875, Nr. 75.

Autopsie eines kleinen Negers von 10 Monaten ein büschelförmiges Sarcom der Niere gefunden, welches fast 5 $K^{grm.}$ wog. Das Aussehen der Geschwulst ist meistentheils das des Encephaloid's, manchmal ist es ein Fungus haematodes. Die histologische Untersuchung lässt darin gewöhnlich die Elemente des Sarcoms erkennen. EBERT[1] hat bei einem Kinde in der Mitte einer sarcomatösen Niere eine Geschwulst von fleischigem Aussehen gefunden, welche von glatten und quer gestreiften Muskelfasern gebildet wurde.

Der Nierenkrebs entwickelt sich zuweilen heimlich und die Krankheit zeigt sich nur durch die Abmagerung des kleinen Patienten; manchmal bemerkt man indessen ein kleines Oedem, sowie Aufgetriebenheit des Unterleibes und das Kind empfindet Schmerzen in der Lendengegend. In einigen Fällen gelingt es, durch die Palpation eine Geschwulst abzugrenzen, welche eine der Seiten inne hat und sich tief in die Lendengegend hinabsenkt; diese Geschwulst dehnt sich der Länge nach aus; die Percussion ergiebt Dämpfung, die nach innen von dem hellen Schall des Colons begrenzt wird. Diese Zeichen lassen den Nierenkrebs vom Carreau unterscheiden, mit welchem man ihn beim ersten Anblick oft verwechseln kann. Die Diagnose ist leicht, wenn die Geschwulst von Störungen in der Urinsecretion, wie z. B. von häufigem Drang zu uriniren und besonders von Haematurie, welche fast ein pathognomonisches Zeichen des Nierenkrebses im Kindesalter ist, begleitet wird. Man kann die Krankheit alsdann weder mit den Lebertumoren, noch mit den congenitalen Peritonealcysten oder den Dermoidcysten des Ovarium's, welche zuweilen bei kleinen Mädchen beobachtet worden sind, verwechseln.

Der Nierenkrebs entwickelt sich, wenn er einen gewissen Grad erreicht hat, schnell und führt nach Verlauf von einigen Monaten den Tod des Kindes herbei.

Die **cystoide Degeneration** der Niere ist eine congenitale, im Allgemeinen mit dem Leben unvereinbare Krankheit; oft führt sie beim Foetus eine enorme Ausdehnung des Unterleibes herbei und wird ein Hinderniss bei der Geburt. Man findet bei der Autopsie die Nierensubstanz in eine Menge von Cysten verwandelt. Nach VIRCHOW[2] soll diese Affection aus der Obliteration der Harncanäle durch Harnsäureinfarct entstehen; KOESTER nimmt ein congenitales Fehlen der Kelche und der Nierenbecken an.

Die **Hydronephrose** ist ebenfalls eine congenitale Krankheit; sie entsteht aus einem Bildungsfehler des Harnapparates, welcher dem Aus-

---

[1] Virchow's Archiv, Bd. 55, S. 518.

[2] Verhandl. d. Würzb. phys. med. Gesellsch., V, S. 447.

fliessen des Urins ein Hinderniss setzt. Die durch den Harn ausgedehnten Kelche und Nierenbecken bilden eine umfangreiche Geschwulst, welche von der zurückgedrängten und abgeplatteten Niere bedeckt wird. Wenn die Krankheit nur auf einer Seite ihren Sitz hat und von keinen anderen Bildungsfehlern begleitet wird, kann das Leben fortdauern, die Atrophie der einen Niere kann durch die Hypertrophie der anderen ausgeglichen werden. Die Hydronephrose zeigt sich zuweilen erst mehrere Monate oder sogar erst mehrere Jahre nach der Geburt; man constatirt dann auf der einen Seite des Abdomens eine umfangreiche, schmerzlose und manchmal deutlich fluctuirende Geschwulst, wenn seine Wände nicht zu sehr ausgedehnt sind. Das Allgemeinbefinden des Kindes kann ein befriedigendes bleiben und der Urin keine Veränderung zeigen. Die Diagnose der Hydronephrose ist oft unmöglich; die Krankheit ist zuweilen für einen Ascites, für eine Hydatidengeschwulst der Leber, für eine Geschwulst der Milz u. s. w. gehalten worden. RAYER[1] citirt einen Fall, der einen an congenitaler Hydronephrose leidenden Knaben betrifft, welcher bis zum 17. Jahre lebte, ohne dass man die Natur seiner Krankheit vermuthet hatte; diese wurde erst bei der Autopsie erkannt. Die Explorativpunction gestattet zuweilen die Stellung der Diagnose. Auch sind die Punctionen die einzige anzuwendende Behandlung. HILLIER hat bei einem kleinen Knaben von 4 Jahren durch wiederholte Punction Heilung erzielt.

Zweites Capitel.

Nächtliche Incontinenz des Urins.

§ 1. **Aetiologie.** — Die Incontinenz des Urins während der Nacht wird besonders im vorgerückten Kindesalter zwischen 3 und 14 Jahren beobachtet; sie kommt bei Knaben häufiger als bei Mädchen und bei kräftigen und gesunden Individuen in gleicher Weise, wie bei schwächlichen und scrophulösen vor.

Die nächtliche Incontinenz des Urins ist oft eine hereditäre Krankheit; man beobachtet sie zuweilen in den Familien, deren Mitglieder an Spermatorrhoe oder an Epilepsie leiden (TROUSSEAU[2]); sie kann eine larvirte Form der Epilepsie sein (siehe S. 261). Die veranlassenden Ursachen der Incontinenz sind meistentheils unbekannt; bisweilen entsteht diese Schwäche nur aus der Faulheit oder Kleinmüthigkeit des

[1] Maladies des reins, Paris, 1840—41; III, p. 495.

[2] Clin. méd., 3me éd., II, p. 724.

Kindes, welches sich fürchtet während der Nacht aufzustehen, allein grösstentheils ist sie gänzlich unfreiwillig. In einigen Fällen scheint sie auf einer congenitalen Phimose oder auf der Anwesenheit von Oxyuren, welche die Oeffnung der Harnröhre in einem Zustande beständiger Reizung halten, zu beruhen.

§ 2. **Symptomatologie.** — Die nächtliche Incontinenz des Urins zeigt sich, wie schon der Name ergiebt, nur während der Nacht; es giebt indessen Kinder, besonders solche von zarter Constitution, welche selbst am Tage mit Mühe den Urin zu halten vermögen. Gewöhnlich beschmutzt das Kind sein Bett in den ersten Stunden der Nacht oder gegen Morgen; die Urinentleerung geht oft völlig unbemerkt vorüber; manchmal träumt das Kind, dass es harnt, und fühlt, dass es sich nass macht. Der Zustand wiederholt sich gewöhnlich nicht alle Nächte, bisweilen vergehen Wochen oder Monate, ehe er wiedererscheint. Die Krankheit hört in der Regel mit dem fortschreitenden Alter auf; oft verschwindet sie bei Annäherung der Pubertät, manchmal hat man sie jedoch bis zum Mannesalter andauern sehen.

§ 3. **Behandlung.** — Es gelingt nur dann, die Kinder durch Drohungen und Strafen von der Incontinenz des Urins zu heilen, wenn dieses Leiden die Folge von Faulheit ist; meistentheils bleiben diese Mittel ohne Wirkung. Die zur Verhinderung der unwillkürlichen Urinentleerung bestimmte mechanische Behandlungsweise, wie z. B. die Einführung eines Compressors in das Rectum oder in die Vagina und die Ligatur des Penis sind umständlich anzuwenden und ihre Application ist mit grossen Unbequemlichkeiten für die Kinder verknüpft. Die von CORRIGAN vorgeschlagene Verschliessung der Praeputialöffnung durch Collodium ist leichter anwendbar, jedoch nur ein einfaches Palliativ. Die hygienischen Mittel erzielen mitunter einen Erfolg; so muss man den Kindern das Trinken am Abend verbieten, die Continenz ihrer Blase zu vergrössern suchen, indem man sie daran gewöhnt, den Urin während des Tages lange zu halten; man muss sie alle Nächte aufwecken, um sie uriniren zu lassen und die Stunde des Weckens jedesmal länger hinausschieben, bis sie die ganze Nacht ohne Zufall zuzubringen vermögen. Man muss hiermit die Anwendung der Hydrotherapie, hauptsächlich kalte Sitzbäder verbinden.

Wenn die Krankheit diesen Mitteln trotzt, muss man Strychnin- und besonders Belladonnapraeparate, welche oft merkwürdige Erfolge geliefert haben, verordnen; man muss nach dem Rathe TROUSSEAU's damit anfangen, das Kind jeden Abend eine Pille von 1 ctgrm. Extr.

Belladonnae einnehmen zu lassen und dann, falls es nöthig ist, die Dosis vergrössern; man kann ohne Nachtheil allmälig bis zu 10 ctgrm. und selbst etwas darüber steigen. Die Behandlung mit Belladonna muss noch einige Zeit nachdem die Erscheinungen ganz aufgehört haben fortgesetzt werden.

Die Electricität ist von ULTZMANN[1] zur Erregung der Contractilität des Schliessmuskels der Harnblase empfohlen worden; einer von den Reophoren wird in den Mastdarm oder in die Vagina eingeführt, während der andere auf das Perineum gesetzt wird; dieses Mittel hat einige Erfolge ergeben.

In dem Falle, in welchem die Incontinenz durch Enge der Vorhaut oder durch Oxyuren hervorgerufen wird, werden die Operation der Phimose oder die Vertreibung der Parasiten die Krankheit unmittelbar heilen.

Drittes Capitel.

Vulvo-Vaginitis.

Literatur:

RAYER, Sur les inflammations non virulentes de la muqueuse des organes de la génération chez les enfants, 1821.

BEHREND, Ueber die Entzündung der äusseren Geschlechtstheile bei kleinen Mädchen. Journ. für Kinderkrankh., X, S. 25.

§ 1. **Aetiologie.** — Die Entzündung der Schleimhaut der Vulva und des unteren Theiles der Vagina wird zuweilen bei kleinen Mädchen beobachtet; diese Affection kann schon in den ersten Lebensjahren vorkommen, ist jedoch nach dem fünften Jahre besonders häufig; nach RAYER trifft ihre grösste Häufigkeit mit der zweiten Zahnung zusammen. Man beobachtet sie hauptsächlich bei lymphatischen kleinen Mädchen und bei solchen, welche in ungünstigen hygienischen Verhältnissen leben. Sie kann primär oder secundär sein.

Eine der häufigsten Ursachen der primären Entzündung der vulvären Schleimhaut bei kleinen Mädchen ist der Mangel an Reinlichkeit, die Anhäufung von talgartigen Massen an den Geschlechtstheilen u. s. w.; die Krankheit wird zuweilen durch die Gegenwart der Oxyuren, durch Masturbation verursacht; endlich kann sie die Folge von Nothzucht oder eines Nothzuchtversuches sein.

---

[1] Mittheil. der Aerzte Nieder-Oesterreichs, 1875, Nr. 17.

Die secundäre Vulvo-Vaginitis wird hauptsächlich während der Reconvalescenz von den Eruptionsfiebern und dem Typhus beobachtet; auch tritt sie zuweilen im Verlaufe der Diphtherie auf und wird dann von einem pseudomembranösen Exsudat auf der Schleimhaut der Vulva begleitet. Oft wird sie durch eine herpetische oder impetiginöse Eruption der Vulva hervorgerufen.

§ 2. **Symptomatologie.** — Behrend beschreibt unter dem Namen phlegmonöse Vulvo-Vaginitis eine acute und tiefe Entzündung der Vulva, welche oft mit einem Abscess endet; diese Affection, die bei kleinen Mädchen selten ist, gehört in das Gebiet der Chirurgie; wir wollen uns hier nur mit der catarrhalischen Vulvo-Vaginitis beschäftigen.

Diese Krankheit beginnt oft völlig latent; ihr Auftreten geht unbemerkt vorüber und sie wird oft erst bei der Untersuchung der Wäsche entdeckt; in anderen Fällen wird sie von Anfang an von einem mehr oder weniger starken Pruritus vulvae oder von einem Hitzegefühl an den grossen Schamlippen begleitet, welches durch das Gehen, durch Berührungen oder durch den Durchgang des Urins an Intensität zunimmt; man constatirt alsdann in der Gegend der Geschlechtstheile einen Ausfluss von gelben oder grünlichen, dicken und foetiden Massen, welche die Wäsche, wie das schleimig-eiterige Secret der Blenorrhoe beflecken und welche, wenn sie nicht fortgeschafft werden, trocknen und den Lefzen fest anhaftende Krusten bilden. Die Schleimhaut der Vulva ist gewöhnlich angeschwollen und mehr oder weniger lebhaft geröthet; manchmal zeigt sie oberflächliche Excoriationen; wenn die Krankheit durch einen Herpes der Vulva veranlasst ist, so sind die grossen Lippen mit kleinen Bläschen bedeckt, welche bald aufbrechen und sickern.

Es ist selten, dass die Vulvitis bei kleinen Mädchen eine Anschwellung der Inguinaldrüsen veranlasst oder von allgemeinen Symptomen begleitet wird; in einigen Fällen bemerkt man indessen, wenn die Entzündung lebhaft ist, ein geringes Fieber und Appetitlosigkeit.

Die Vulvo-Vaginitis dauert gewöhnlich 1 bis 3 Wochen; wenn sie durch eine herpetische Eruption hervorgerufen wird, ist sie zuweilen ziemlich hartnäckig und pflanzt sich unter dem Einfluss von vesiculösen Nachschüben fort. Bei lymphatischen oder scrophulösen jungen Mädchen nimmt die Krankheit manchmal einen chronischen Verlauf und dauert mehrere Monate lang; das Jucken und der Schmerz hört auf, die Geschwulst und die Röthe der Vulva vermindern sich oder verschwinden, allein es verbleibt ein mehr oder weniger reichlicher schleimiger Ausfluss (weisser Fluss der kleinen Mädchen), welcher erst mit der Zeit verschwindet.

§ 3. **Diagnose.** — Die Vulvo-Vaginitis der kleinen Mädchen ist immer leicht zu erkennen. Wenn sie von oberflächlichen Ulcerationen auf den Lefzen begleitet ist, muss man diese Ulcerationen von den mucösen Plaques der Vulva durch das Fehlen der syphilitischen Erscheinungen auf dem übrigen Körper und durch die Anamnese unterscheiden.

Es ist oft in forensischer Hinsicht wichtig, die Ursache der vulvären Entzündung bei kleinen Mädchen zu erkennen; allein diese Diagnose bietet manchmal grosse Schwierigkeiten dar; es giebt Fälle, in welchen die einem Nothzuchtversuch folgende Vulvitis keine Charactere darbietet, die ihren Ursprung vermuthen lassen; meistentheils wird sie indessen von Ecchymosen und Einrissen der äusseren Geschlechtstheile begleitet; besonders ist die Vulva abnorm dilatirt. Bisweilen ist das Hymen zerrissen und es entsteht ein Vorfall der Schleimhaut der Harnröhre; es ist dann gewiss, dass die Krankheit aus der Einführung eines fremden Körpers in die Vagina entstanden ist. Wenn die Anzeichen einer venerischen Affection vorhanden sind, kann man sicher sein, dass ein Stuprum stattgefunden hat (Barrier).

§ 4. **Behandlung.** — Wenn die catarrhalische Vulvo-Vaginitis bei lymphatischen oder scrophulösen Kindern auftritt, muss man eine allgemeine tonisirende und antiscrophulöse Behandlung verordnen; Leberthran, Syrup. ferr. jodat., Salz- oder Schwefelbäder müssen die Grundlage der Behandlung bilden. Wenn die Krankheit hingegen durch Unreinlichkeit, Oxyuren oder schlimme Gewohnheiten verursacht oder unterhalten wird, muss man diese Ursachen zu allererst bekämpfen.

Das topische Heilverfahren muss hauptsächlich in der Isolirung der erkrankten Flächen mittelst einer mit einer fettigen Substanz überstrichenen Compresse, sowie in adstringirenden Waschungen bestehen; zu diesem Zwecke bediene man sich einer Auflösung von Alaun oder schwefelsaurem Zink, einer Abkochung von Eichenrinde oder von Wallnussblättern. In hartnäckigen Fällen muss man mit einem Pinsel auf die kranken Theile eine schwache Lösung von Argent. nitr. auftragen. Die Waschungen mit einer sehr schwachen Sublimatlösung sind besonders indicirt, wenn die Krankheit von einem heftigen Pruritus begleitet wird.

Viertes Capitel.

Gangraen der Vulva.

§ 1. **Aetiologie.** — Die Gangraen der Vulva wird unter denselben Umständen wie die des Mundes beobachtet und trifft zuweilen mit dieser zusammen; sie ist stets eine secundäre Affection, tritt bald im Verlauf chronischer Krankheiten des Kindesalters, bald nach Typhus, Scharlach oder Pocken, ganz besonders aber in Folge von Masern auf. Nach Richter[1] wird die Gangraen der Geschlechtstheile hauptsächlich zwischen dem ersten und dritten und zwischen dem sechsten und elften Lebensjahre beobachtet.

§ 2. **Symptomatologie.** — Die Gangraen der Vulva erscheint stets bei kleinen Mädchen, die durch eine vorhergegangene Krankheit entkräftet sind und sich schon in einem allgemeinen Schwächezustand befinden; auch kann ihr Auftreten inmitten der Symptome der primären Krankheit unbemerkt bleiben. Manchmal wird sie durch eine leichte Fieberbewegung und Abgeschlagenheit angekündigt; die Geschlechtstheile werden der Sitz eines lebhaften Juckens, die Harnentleerung ist schmerzhaft und man bemerkt auf der inneren Fläche der grossen und auf den kleinen Lefzen einen kleinen, blassrothen Fleck; die benachbarte Schleimhaut ist der Sitz einer sehr harten Anschwellung. Nach Verlauf von 1 oder 2 Tagen nimmt der Fleck eine grauliche, dann eine schwärzliche Farbe an; es bildet sich auf der Schleimhaut ein Brandschorf, welcher durch einen röthlichen Kreis begrenzt wird.

In ihrem weiteren Verlauf befällt die Gangraen die Schamlippen und pflanzt sich auf den Mons Veneris, das Perineum und bis in die Umgebung des Afters fort; in einem von Rilliet und Barthez beobachteten Falle waren die äusseren Geschlechtstheile gänzlich zerstört und die Mortification der Gewebe erstreckte sich bis zum oberen Theil der Oberschenkel. Der Brandschorf wird zuweilen von einer Zone entzündeter Gewebe umgeben, welche eine jauchige und stinkende Eiterung liefern; in anderen Fällen ist die Gangraen trocken, der mortificirte Fleck verhärtet sich und wird von der kleinen Kranken in Fetzen abgerissen. Die Entleerung des Urins ist oft sehr schwierig oder sogar vollständig unterdrückt. Der Puls ist klein, elend; es entsteht eine colliquative Diarrhöe, die Kräfte nehmen schnell ab und das Kind erliegt nach Verlauf einiger Tage an allgemeiner Entkräftung.

---

[1] De peronitide puerperarum. Diss. inaug. Berlin, 1838.

Wenn die Krankheit einen günstigen Verlauf nimmt, grenzt sich der Brandschorf ab; es bildet sich um denselben ein Demarcationsprocess, die brandigen Gewebe stossen sich ab und hinterlassen einen mehr oder weniger grossen Substanzverlust, welcher jedoch gewöhnlich schnell wieder ersetzt wird; die Krankheit hinterlässt zuweilen eine unförmliche Narbe auf den Geschlechtstheilen; die Gangraen der Vulva führt indessen selten Atresie oder Verengerung der Vagina herbei.

§ 3. **Diagnose.** — Die Gangraen der Vulva ist gewöhnlich leicht zu erkennen. Die diphtheritische Vulvitis unterscheidet sich von derselben durch das Vorhandensein von Pseudomembranen, welche niemals eine so dunkle Farbe, wie der Brandschorf bei der Gangraen haben; die Anschwellung der entzündeten Theile ist weniger bedeutend und weniger hart; auch führt die Krankheit keinen Substanzverlust der Gewebe herbei; sie wird übrigens fast immer von diphtheritischen Erscheinungen im Halse und in anderen Organen begleitet.

§ 4. **Prognose.** — Die Gangraen der Vulva endet in den meisten Fällen mit dem Tode; ihre Prognose ist indessen weniger schlimm als die der Gangraen an anderen Stellen im Kindesalter; hauptsächlich hängt sie von dem Zustand ab, in welchem sich die kleine Patientin beim Auftreten der Krankheit befand.

§ 5. **Behandlung.** — Die allgemeine Behandlung muss vor Allem auf die Hebung des Allgemeinbefindens bedacht sein. Man muss die localen Fortschritte der Gangraen durch Aetzungen, wie wir sie bei Gelegenheit der Mundgangraen (siehe S. 293) angeführt haben, bekämpfen. VELPEAU empfiehlt die Anwendung des Glüheisens, welches man bis zum Weissglühen erhitzt, um den ganzen Brandschorf herum applicirt, so dass man die mortificirten Theile isolirt; auf diese Weise macht man aus der Krankheit eine einfache Verbrennung, welche, falls es das Allgemeinbefinden gestattet, schnell heilt; man darf nicht zögern, dieses energische Mittel schon beim ersten Auftreten der Krankheit anzuwenden.

Siebenter Abschnitt.

Hautkrankheiten.

Erstes Capitel.

Allgemeine Uebersicht.

Fast alle beim Erwachsenen beobachteten Hautkrankheiten können sich schon in den ersten Lebensjahren zeigen, jedoch sind einige von ihnen in denselben ziemlich selten und eine grosse Zahl bietet in diesem Alter keinen besonderen Character dar; wir wollen daher die meisten nur sehr kurz erwähnen oder beschreiben und nur das Besondere, was sie im jugendlichen Alter darbieten, anführen.

Nur den Hautaffectionen, welche in der Pathologie des Kindesalters eine bedeutende Rolle spielen oder welche hauptsächlich im vorgerückteren Jugendalter beobachtet werden, wollen wir besondere Capitel widmen.

Die verschiedenen Varietäten des **Erythems** sind bei Kindern gewöhnlich; die Haut ist im jugendlichen Alter zart und leidet sehr leicht unter dem Einfluss der Kälte, der Hitze, sowie der äusseren oder inneren Reize, woher die Häufigkeit des Frosterythems, sowie des Erythema solare bei Kindern kommt. Quecksilbereinreibungen veranlassen bei ihnen leicht einen Ausschlag, welcher hauptsächlich durch ein Erythem auf der Haut, das mit sehr kleinen Vesikeln besäet ist, characterisirt wird (Hydrargyria). Die Schweissexantheme, welche in einer Hautröthe bestehen, die oft von einem miliaren Ausschlag begleitet wird, sind im Verlaufe der fieberhaften Krankheiten oder während der heissen Jahreszeit im Kindesalter häufig.

Das Erythema intertrigo ist bei kleinen Kindern, besonders bei denen, welche sehr fett sind, sehr gewöhnlich. Es zeigt sich hauptsächlich in den Falten des Halses, zwischen den Hinterbacken, in der Gegend der Geschlechtstheile und zwischen den Oberschenkeln. Es wird durch eine lebhafte Röthe der Haut, verbunden mit Jucken und einem mehr oder weniger lebhaften Hitzegefühl characterisirt; oft wird es von oberflächlichen Excoriationen begleitet, welche der Sitz eines ziemlich reichlichen serös-purulenten Secretes sein können.

Wenn die Krankheit durch die Berührung des Urins oder reizender Faecalmassen veranlasst oder unterhalten wird, wie man es oft bei Säuglingen, welche an Diarrhöe leiden, beobachtet, so verbinden sie sich oft mit Ecthymapusteln, denen Geschwürsbildungen folgen. Da die Intertrigo gewöhnlich durch das Aneinanderreiben der Hautflächen in der Gegend der Hautfalten veranlasst wird, muss die Behandlung hauptsächlich in der Isolirung dieser Flächen vermittelst eines mit Fett bestrichenen Lappens bestehen; hiermit muss man die sorgfältigste Sauberkeit verbinden; man muss die Wäsche des Kindes jedesmal wechseln, wenn dieselbe beschmutzt ist und die kranken Theile mit einem feinen Pulver (Stärkemehl, Lycopodium, Calomel) bestreuen. In den Fällen, in welchen die Haut wund ist, muss man sie mit einer Fettsubstanz, wie z. B. mit einfacher Cerat- oder Bleisalbe oder mit Zinksalbe bestreichen.

Das Erythema nodosum wird bei Kindern ziemlich häufig, besonders vom fünften Tage an beobachtet; es befällt hauptsächlich schwächliche oder an einer mangelhaften Verdauung leidende Individuen. Diese Affection bietet im jugendlichen Alter keine besondere Eigenthümlichkeit dar.

Das **Nesselfieber** (Urticaria) ist bei Kindern, besonders vom sechsten bis zum siebenten Jahre an ziemlich häufig (Rilliet und Barthez); es kann jedoch viel früher eintreten.

Henoch[1] hat bei einem Kinde von 5 Monaten eine allgemeine Urticaria beobachtet, welche sich wenige Stunden nach dem Ansetzen eines Blutegels auf der Brust zeigte. Die Krankheit hat gewöhnlich dieselben Ursachen wie beim Erwachsenen; meistentheils scheint sie das Resultat einer fehlerhaften Ernährung zu sein.

Die Gürtelrose (Herpes zoster) kommt im jugendlichen Alter ziemlich häufig vor; nach Bohn[2] kann sie sogar bei Neugeborenen eintreten. Die Krankheit befällt meistentheils das Gebiet eines Intercostalnerven, ist jedoch auch in anderen Gegenden gefunden worden. Henoch hat einen Fall von Zoster an der oberen Extremität eines 18 Monate alten Mädchens mitgetheilt; einer von uns hat bei einem tuberculösen Knaben von 13½ Jahren einen Zoster beobachtet, der sich über sämmtliche vorderen Aeste des Plexus cervicalis superficialis erstreckte.

---

[1] A. a. O., S. 387.

[2] Jahrb. für Kinderkrankh., 1869, II, S. 19.

Unter 86 von A. HYBORD[1] zusammengestellten Fällen von Zoster ophthalmicus betreffen 7 Individuen, welche jünger als 10 Jahre waren.

Das eigentliche **Eczema** ist eine im Kindesalter, hauptsächlich im Gesicht und auf der Kopfhaut, gewöhnliche Krankheit. RILLIET und BARTHEZ haben besonders bei Säuglingen ein allgemeines Eczem beobachtet, welches im Gesicht anfing und allmälig die ganze Hautfläche befiel. Diese Affection wird von lebhaftem Jucken begleitet, welches die Kinder der Ruhe und des Schlafes beraubt und auf diese Weise die Ernährung beeinträchtigt; sie ist oft sehr hartnäckig. In einem Falle hatte die Krankheit im Alter von 5 Monaten angefangen und war im vierzehnten Jahre noch nicht geheilt. Das eigentliche Eczem bietet weder in seinen Symptomen, noch in seiner Behandlung in der Jugend etwas Besonderes dar. Die Impetigo, die wahrscheinlich nur eine Varietät des im Kindesalter sehr gewöhnlichen Eczem's ist, wird in einem besonderen Capitel beschrieben werden.

Der **Lichen** ist bei jungen Individuen selten. RILLIET und BARTHEZ haben indessen den Lichen agrius zugleich mit dem Eczem beobachtet. Der Strophulus, den einige Autoren als eine Varietät des dem frühen Kindesalter eigenen Lichen betrachten, wird den Gegenstand eines besonderen Capitels bilden.

Die einfache **Prurigo** befällt zuweilen unreinliche und elende Kinder; sie wird durch leicht prominirende Papeln characterisirt, welche der Sitz eines mehr oder weniger lebhaften Juckreizes sind. Nach KLEMM[2] wird die Prurigo besonders bei Kindern zwischen 2 und 4 Jahren beobachtet und von keinem so starken Jucken wie bei dem Erwachsenen begleitet. Diese gutartige Prurigo der Kinder (Prurigo mitis) scheint uns mit der von HARDY unter dem Namen pruriginöser Strophulus beschriebenen Krankheit verwandt zu sein, welche hauptsächlich während der heissen Sommermonate bei Kindern, die in schlechten Nahrungs- und Wohnungsverhältnissen leben, häufig vorkommt. Die äussere Anwendung von Theersalbe und Arsenik innerlich bilden bei jungen Individuen die beste Behandlung der Prurigo; in den Fällen, in welchen das Jucken sehr lebhaft und auf eine wenig ausgedehnte Fläche beschränkt ist, muss man Waschungen mit Sublimat verordnen. Die hygienische Pflege trägt ebenfalls viel zur Heilung der Krankheit bei.

Die **Krätze** (Scabies) ist eine parasitäre Affection, die sich oft bei unsauberen Kindern zeigt; sie entwickelt sich stets durch Ansteckung und fängt auf den der äusseren Berührung ausgesetzten Theilen der

[1] Th. de Paris, 1872.
[2] Jahrb. für Kinderheilk., VII, 4.

Haut an. Bei den Neugeborenen, die an der Krätze leidenden Frauen anvertraut sind, befällt der Acarus zuerst die Füsse oder die unteren Theile der Beine, die von den Armen der Amme berührt werden; später, wenn die Oberschenkel und Hinterbacken nicht mehr mit Windeln umwickelt sind, findet man die characteristischen Gänge der Krätzmilbe zuerst auf diesen Theilen. Bei Kindern, welche nicht mehr getragen werden, beginnt die Krankheit gewöhnlich an ihrer Lieblingsstelle, d. h. zwischen den Fingern.

Die Krätze kann sich beim Kinde wie beim Erwachsenen mit verschiedenen secundären Ausschlägen, wie Eczem und Ecthyma verbinden. Die Behandlung muss in Schwefelbädern oder besser in einer längere Zeit fortgesetzten Einreibung des ganzen Körpers mit HELMERICH'scher Salbe,[1] welcher ein Seifbad vorauszuschicken ist, bestehen. Die Einreibungen mit Perubalsam, mit Styrax liquidus (3 Theile), verbunden mit Ol. oliv. (1 Theil), sowie mit Petroleum liefern bei der Behandlung der Krätze ebenfalls gute Resultate. Wenn sich die Krankheit mit secundären Ausschlägen verbindet, muss man diese zuerst durch Bäder und erweichende Breiumschläge[2] bekämpfen.

Die verschiedenen Varietäten der **Acne** sind bei Kindern selten, und werden fast nur beim Herannahen der Pubertät beobachtet.

Das **Ecthyma** kommt im jugendlichen Alter häufig vor. Man hat unter dem Namen infantiles Ecthyma eine Hautkrankheit beschrieben, welche bei cachectischen und schlecht genährten Individuen oft im frühen Kindesalter beobachtet wird; die Reizung, welche die Berührung des Urins und der Fäcalmassen bei Kindern, die an der Enteritis leiden, auf der Haut hervorruft, gehört zu den häufigsten Ursachen der Krankheit. Das infantile Ecthyma wird durch eine Eruption von Pusteln von ziemlich veränderlicher Grösse, die bisweilen den Durchmesser eines Zehnpfennigstückes überschreitet, characterisirt; diese Pusteln sind abgerundet und mit einem dunkelrothen Hof umgeben; ihr Inhalt wird von einem serösen und oft mit Blut gemischten Eiter gebildet. Sie trocknen schnell ab und werden durch schwarze festhaftende Krusten ersetzt oder öffnen sich auch und veranlassen blutige Excoriationen oder wirkliche

---

[1] rp. Sulfur depurat. 2,0 grm.
Kali carbon. crud. 1,0 grm.
Adip. suill. 8,0 grm.
Mf. Ungtum. D. Uebers.

[2] Auf der unter Direction des Prof. HENOCH stehenden Kinderabtheilung in der Königl. Charité zu Berlin sind bei den secundären Krätzausschlägen Breiumschläge nicht gebräuchlich, man kommt daselbst stets recht gut mit einfachen Seifbädern aus. D. Uebers.

Geschwüre, welche eine pigmentirte Narbe hinterlassen. Diese Pusteln sind im Allgemeinen wenig zahlreich; sie werden zuweilen auf dem Hals, den oberen Extremitäten und dem Rumpf beobachtet, sind jedoch auf den unteren Extremitäten besonders häufig. Das infantile Ecthyma bietet für sich allein nichts Ernsthaftes dar, ist jedoch ein schlimmes Zeichen für das Allgemeinbefinden des kleinen Kranken. Die Pusteln müssen mit erweichenden Umschlägen behandelt werden; wenn sie ulceriren, müssen sie mit Wachssalbe oder aromatischem Wein verbunden werden und wenn sie mit der Vernarbung zögern, muss man sie leicht mit Argent. nitr. touchiren. Eine tonisirende Behandlung und Sorge für Sauberkeit sind die besten prophylactischen Mittel gegen die Krankheit.

Die **Rupia** kann zuweilen bei rachitischen oder scrophulösen Kindern in derselben Form und unter denselben Bedingungen wie beim Erwachsenen vorkommen. Die meisten Autoren beschreiben unter dem Namen Rupia aescharotica eine dem frühen Kindesalter eigene Hautkrankheit, welche bei Individuen, die in schlechten hygienischen Verhältnissen leben, beobachtet wird. Diese Krankheit wird durch livide und leicht prominirende Flecke characterisirt, auf denen sich abgeplattete Blasen, die von einem dunkelblauen Hof umgeben und mit einer serösen oder blutigen Flüssigkeit angefüllt sind, erheben; diesen Blasen folgen Geschwüre von gangraenösem Aussehen, welche einen jauchigen und stinkenden Eiter absondern; sie haben einen langwierigen Verlauf und bedecken sich nicht, wie bei der Rupia der Erwachsenen mit dicken und erhabenen Krusten; auch betrachtet Bazin die Rupia aescharotica als eine Form des Pemphigus. Die Krankheit hat gewöhnlich auf der Haut des Halses, der Brust, des Unterleibes, auf dem Hodensack oder den unteren Extremitäten ihren Sitz; sie zeigt sich in auf einander folgenden Schüben, welche die Dauer der Krankheit verlängern; sie ist gewöhnlich schmerzhaft, von Fieber und Schlaflosigkeit begleitet; oft endet sie mit dem Tode. In den günstigen Fällen geschieht die Vernarbung der Geschwüre stets sehr langsam. Die Behandlung muss vor Allem eine tonisirende und roborirende sein; die Geschwüre sind mit Aqua Goulardi, aromatischem Wein oder Carbolsäure zu verbinden.

Die Pityriasis wird bei Kindern ziemlich häufig beobachtet; sie hat gewöhnlich auf der Kopfhaut ihren Sitz.

Diese Krankheit wird durch die Bildung einer grossen Zahl von kleinen kleienartigen Schuppen auf der Epidermis characterisirt, welche sich leicht loslösen; sie ist ohne Gefährlichkeit und erfordert als Behandlung nur locale Einreibungen mit Oel oder einer anderen Fettsubstanz; in rebellischen Fällen muss man eine Zink- oder Tanninsalbe und innerlich Arsenik anwenden. Die Pityriasis versicolor, eine durch einen Pilz, das Microsporon furfur, veranlasste parasitäre Affection, die durch das Vorhandensein von Hautflecken, welche die Farbe von weissem Kaffee haben, characterisirt wird, kommt im jugendlichen Alter manchmal vor; sie vergeht stets nach Schwefelbädern oder nach einer Einreibung mit Sublimatlösung.

Die **Psoriasis** ist im Kindesalter selten; sie wird indessen zuweilen bei jungen Individuen in Form der Psoriasis guttata beobachtet; die Psoriasis inveterata ist im jugendlichen Alter fast unbekannt.

Der **Lupus** befällt zuweilen scrophulöse Kinder, nimmt jedoch bei ihnen selten die ulceröse Form an; der Lupus hypertrophicus ist die im jugendlichen Alter am häufigsten beobachtete Form der Krankheit. Diese Affection zeigt sich fast immer im Gesicht; sie beginnt mit der Bildung von wenig erhabenen, schmerzlosen Knötchen in der Haut, welche eine röthliche Farbe haben; diese im Allgemeinen ziemlich zahlreichen Knötchen dehnen sich allmälig aus und können das ganze Gesicht bedecken. Die Haut und das subcutane Bindegewebe werden der Sitz einer allgemeinen Anschwellung. Das Gesicht bietet dann eine characteristische Aufgedunsenheit dar und ist mit röthlichen Flecken, die mit einigen weissen Puncten vermischt sind, bedeckt, welche aus der Resorption von Knötchen, die, ohne zu ulceriren, vernarben, entstehen (Cazenave); die Lippen sind gewöhnlich geschwollen; manchmal pflanzt sich der Lupus auf die Ohrmuschel fort oder verbindet sich mit Ectropion, Thränenfluss, Obliteration der Nasenlöcher; hieraus resultirt ein schreckliches Aussehen des Gesichtes. Der Lupus hypertrophicus ist gewöhnlich eine langdauernde Krankheit, welche das ganze Leben hindurch währen kann. Die allgemeine Behandlung ist die der Scrophulose (siehe S. 143); die locale Behandlung besteht in Aetzungen und besonders in localen Bepinselungen mit Jodtinctur, Einreibungen mit Jodschwefelsalbe (30 grm. Fett, 1 grm. Jodschwefel) oder mit Jodquecksilbersalbe (30 grm. Fett, 2 grm. Jodquecksilber).

Die **Impetigo rodens** (pustulöses Scrofulid) ist bei Kindern, welche von den schweren Scropheln befallen sind, ziemlich häufig. Die Affection beginnt mit einem Ausschlag von kleinen, herdförmig gestellten Pusteln, welche sich gewöhnlich im Gesicht, meistentheils in der Nähe der Nase, manchmal sogar innerhalb der Nasenlöcher zeigen. Die Pusteln verwandeln sich schnell in Krusten, die zuweilen weiss oder gelblich, jedoch meistens schwärzlich und mit Blut gefärbt sind. Wenn sich die Krusten loslösen oder abgerissen werden, findet man unter denselben mehr oder weniger grosse, wenig tiefe Geschwüre mit unregelmässigen Rändern, blassrothem und mattem Grunde, die eine ichoröse Flüssigkeit absondern.

Die Impetigo rodens wird weder von Schmerzen, noch von Jucken begleitet. Ihre Dauer ist im Allgemeinen eine ziemlich lange. Die Genesung erfolgt bisweilen gleich nach dem Abfallen der Krusten; man findet dann unter denselben eine ganz ausgebildete Narbe, die zuerst eine dunkelblaue Farbe hat, jedoch allmälig erblasst; in anderen Fällen hingegen greifen die Geschwüre um sich, zerstören in einer gewissen Ausdehnung die Weichtheile des Gesichtes und dringen bis auf die Knochen, welche sie jedoch fast immer verschonen. — Die Krankheit heilt dann nur, indem sie im Gesichte hässliche Narben hinterlässt.

Die Impetigo rodens ist oft schwer von dem ulcerösen Syphilid (syphilide pustulo-crustacée) zu unterscheiden; die Anamnese, die begleitenden Symptome und die Wirkung einer antisyphilitischen Behandlung werden die Diagnose mehr aufklären, als das Aussehen der Laesionen; indessen bieten die Pusteln und Narben bei der Impetigo rodens gewöhnlich eine bläuliche Färbung dar, welche von der kupferrothen der syphilitischen Knoten ziemlich verschieden ist.

Die allgemeine Behandlung ist bei Gelegenheit der Scropheln angeführt worden; die locale Anwendung von Jodtinctur bildet das beste topische Mittel (Bazin).

Das Erysipelas, der Strophulus, die Impetigo, der Pemphigus, die Tineae, die Ichthyosis und das Sclerem der Neugeborenen werden wir in besonderen Capiteln beschreiben.

Zweites Capitel.

Rose (Erysipelas).

Literatur:

Hervieux, Gaz. méd. de Paris, 1856, p. 123.
Bierbaum, Deutsche Klinik, 1875, S. 59.

§. 1. **Aetiologie.** — Das Erysipelas ist keine im vorgerückten Kindesalter gewöhnliche Krankheit; Rilliet und Barthez haben nur 9 Fälle desselben im Hospital und eine sehr geringe Anzahl in der Privatpraxis sammeln können; im frühen Kindesalter kann hingegen diese Affection unter dem Einfluss gewisser aetiologischer Bedingungen sehr häufig und ganz besonders ernsthaft werden; wir wollen uns in diesem Capitel nur mit der letzteren Form, dem Erysipelas bei Neugeborenen beschäftigen.

Man beobachtet das Erysipel hauptsächlich während der beiden ersten Lebenswochen; die Krankheit geht gewöhnlich aus einer Continuitätstrennung der Haut hervor; meistentheils erscheint es in der Nähe des Nabelgeschwürs, welches aus dem Abfall der Schnur hervorgeht oder es entsteht aus einer durch die Zange gesetzten Wunde; allein diese Laesionen genügen zur Erzeugung der Krankheit nicht; zur Entwicklung des Erysipels muss auf der Wundoberfläche eine Absorption von zersetzten Proteinstoffen geschehen. Das Erysipel der Neugeborenen ist eine häufige Form der infectiösen Puerperalerkrankung der Mutter (Lorain, Quinquaud), auch trifft es oft mit anderen, aus derselben Ursache entsprungenen Affectionen, wie z. B. mit der umbilicalen Phlebitis und der purulenten Peritonitis zusammen, und man beobachtet es im Allgemeinen zugleich mit den Puerperalfieber-Epidemien; es ist selten, dass die Krankheit ausserhalb der Hospitäler oder Findelhäuser wüthet. Nach den ersten Lebenstagen und vor einem Alter von 6 Monaten ist das Erysipel bei Kindern, welche unter schlechten hygienischen Bedingungen leben, ziemlich häufig. Bisweilen tritt es dann spontan auf; gewöhnlich hat es eine Vaccine-, eine Ecthymapustel, die Intertrigo oder einen Ausschlag der Kopfhaut zum Ausgangspunct.

§ 2. **Symptomatologie.** — Das Erysipel entwickelt sich bei den Neugeborenen meistentheils in der Nähe des Nabels; es erscheint unter der Form eines zuerst glänzend rothen, dann purpurfarbigen Fleckes, welcher sich über die Hautoberfläche erstreckt; die darunter befindlichen Gewebe sind indurirt, bieten jedoch keine bemerkenswerthe Anschwellung dar; die Röthe pflanzt sich bald über die benachbarten Theile fort, erreicht die Geschlechtsorgane, manchmal die Haut des Thorax und der unteren Extremitäten. In einigen Fällen entzündet sich das subcutane Bindegewebe und das Erysipel wird phlegmonös; in anderen Fällen wird die Haut von Gangraen[1] befallen; sie nimmt dann eine livide Farbe an und bedeckt sich mit Phlyctaenen, welchen bald Brandschorf folgt, der sich, falls das Leben des kleinen Kranken so lange anhält, fetzenweis loslöst.

Die allgemeinen Symptome erscheinen erst nach dem Erythem der Haut; das Kind wird von einem heftigen Fieber befallen, es erbleicht, ist unruhig und giebt durch sein Schreien, wenn man die entzündeten Theile berührt, einen lebhaften Schmerz zu erkennen; oft nimmt seine

---

[1] In einigen Fällen tritt die Gangraen des Nabels primär ein, ohne dass ihr Erysipel vorausging; H. Bergeron (Th. de Paris, 1866) hat einige merkwürdige Beispiele hiervon in einer Epidemie beobachtet, welche in der Entbindungsabtheilung des Necker'schen Hospitals wüthete.

Haut eine icterische Färbung an, bald verfällt es in eine ausserordentliche Abgeschlagenheit, es wird von Erbrechen und Diarrhöe befallen und erliegt, manchmal inmitten eines convulsivischen Anfalles, an Entkräftung. Der tödtliche Ausgang ist bei Kindern unter 14 Tagen, besonders wenn die Krankheit eine gangraenöse Form annimmt, die Regel; er wird oft durch eine Complication, wie z. B. durch die Peritonitis oder irgend eine andere infectiöse Krankheit beschleunigt.

Bei älteren Kindern, die unter guten hygienischen Bedingungen leben, bietet das Erysipel eine geringere Ernsthaftigkeit dar; die Krankheit beginnt in der Nähe der Laesion, welche ihr Entstehen veranlasst hat und verbreitet sich darauf über die Hautoberfläche; man hat einige Fälle gesehen, in welchen es die ganze Hautoberfläche einnahm; selten verpflanzt es sich auf das Gesicht; man beobachtet fast niemals, auch nicht bei kleinen Kindern ein Erysipel im Gesicht, ähnlich dem beim Erwachsenen. Die allgemeinen Symptome sind weniger heftig als beim infectiösen Erysipel und die Krankheit endet oft, manchmal nach einer Dauer von mehreren Wochen, günstig.

§ 3. **Diagnose.** — Die Diagnose des Erysipels ist leicht; die Röthe der Haut, welche durch einen leicht hervorspringenden Rand begrenzt ist, sowie das Wandern der Entzündung, die Schwere der allgemeinen Symptome genügen zur Characterisirung der Krankheit.

§ 4. **Prognose.** — Die Prognose hängt besonders vom Alter des Kindes und von den Verhältnissen, in welchen es sich befindet, ab; das Erysipel ist, besonders wenn es epidemisch wüthet, bei Neugeborenen, bei schlecht genährten und der Amme beraubten Kindern, ferner in Hospitälern und überfüllten Asylen sehr ernst; es heilt hingegen unter den entgegengesetzten Umständen. Die schlimmsten Zeichen für die Prognose sind die Heftigkeit des Fiebers, die Diarrhöe, das Erbrechen und das Erscheinen von gangraenösen Plaques auf der entzündeten Haut.

§ 5. **Behandlung.** — Mehrere Behandlungsmethoden sind gegen das Erysipel der Neugeborenen empfohlen worden; Sublimatbäder, Einreibungen mit einer Quecksilbersalbe, warme oder kalte Cataplasmen, Aetzungen, Zugpflaster sind zur Beschränkung der Entzündung angewendet worden, waren jedoch meistens ohne Erfolg. Am besten ist es, wenn man dem Ausbruch der Krankheit vorzubeugen sucht, indem man das Kind unter gute hygienische Bedingungen stellt und es von den Infectionsherden entfernt, oder, wenn dies unmöglich ist, indem man die Nabelwunde nach der Lister'schen Methode mit Carbolsäure verbindet.

Ist das Erysipel einmal vorhanden, so muss man die Kräfte des kleinen Kranken durch gute Milch, Alcohol, China oder durch inneren Gebrauch einiger Tropfen Liq. ferri sesquichl. zu erhalten suchen; zu gleicher Zeit muss man auf die entzündeten Theile Collodium aufstreichen oder, nach dem Rathe von Meigs und Pepper, Einreibungen mit Unguent. basilic., welches durch Terpentinöl flüssig gemacht ist, verordnen.

Wenn sich das Kind nicht mehr in den ersten Lebenstagen befindet, werden dieselben Mittel mit mehr Aussicht auf Erfolg gebraucht werden.

Drittes Capitel.

Strophulus.

§ 1. **Aetiologie.** — Der Strophulus ist eine Affection, welche hauptsächlich im frühen Kindesalter beobachtet wird; er tritt meistentheils unter dem Einfluss der Dentition ein; man findet ziemlich häufig Kinder, welche bei jedem Durchbruch von Zähnen von einem Strophulusausschlag befallen werden (Hardy).

§ 2. **Symptomatologie.** — Der Strophulus wird durch ein Exanthem von mehr oder weniger confluirenden, jedoch stets getrennten Papeln characterisirt; diese Papeln sind von der Grösse eines Stecknadelkopfes oder eines grossen Hirsekorns; sie sind bald weiss, bald lebhaft roth und werden von einem ziemlich starken Jucken begleitet, welches das Kind veranlasst, sich beständig zu kratzen und sich sogar die Haut zu zerfleischen.

Man kann mit Bateman mehrere Varietäten des Strophulus unterscheiden; beim Strophulus intertinctus sind die Papeln zerstreut und mit nicht hervorstehenden erythematösen Flecken vermischt; beim Strophulus confertus confluiren sie; beim Strophulus volaticus sind sie von lebhaft rother Farbe, in kleinen, wenig zahlreichen Gruppen vertheilt und verschwinden schnell; beim Strophulus albidus sind sie weiss und bisweilen von einem leichten entzündlichen Hof umgeben; beim Strophulus candidus sind sie grösser und ohne Hof um ihre Basis.[1] Der Sitz des Ausschlages ist veränderlich; bald ist es das Ge-

[1] Einer von uns hatte Gelegenheit, bei einem Säugling einen Ausschlag zu beobachten, der durch Papeln characterisirt wurde, die von kleinen Vesikeln bedeckt wurden, welche die Bläschen der beginnenden Varicellen vortäuschten. Dieser Ausschlag, der von Jucken begleitet war, verlängerte sich während der ganzen Zeit des

sicht, bald der Rumpf oder die Extremitäten. Bisweilen bilden die Papeln an verschiedenen Stellen der Haut zerstreute Gruppen.

Jeder Strophulusausschlag dauert 2 bis 10 Tage, jedoch können sich mehrere Eruptionen in nahen Intervallen wiederholen. Die Krankheit wird gewöhnlich von keinen allgemeinen Symptomen begleitet; manchmal bemerkt man indessen eine leichte Fieberbewegung oder einige Zeichen von gastrischen Störungen.

§ 3. **Diagnose.** — Die Diagnose des Strophulus ist leicht. Die Krankheit könnte nur mit der Krätze verwechselt werden; sie unterscheidet sich hiervon durch ihre kurze Dauer, durch das Fehlen von Gängen auf der Oberfläche der Epidermis und durch ihren Sitz. Die Eruption ist Anfangs nicht auf die Hände oder auf die unteren Extremitäten, wie bei der Krätze der kleinen Kinder, beschränkt.

§ 4. **Behandlung.** — Eine Behandlung des Strophulus ist fast unnöthig, da diese Krankheit nach Verlauf einiger Tage von selbst heilt; einige erweichende oder schwach alkalische Bäder, die locale Anwendung von Amylumpulver werden indessen zur Beruhigung des Juckens nützlich sein; wenn sich die Krankheit mit gastrischen Störungen verbindet, muss man ein Brech- oder Abführmittel verordnen.

Viertes Capitel.

Impetigo.

§ 1. **Aetiologie.** — Die Impetigo ist eine im jugendlichen Alter, besonders vor dem fünften Jahre, sehr gewöhnliche Krankheit; sie kann sich schon in den ersten Lebensmonaten zeigen. Bazin betrachtet die Impetigo bei Kindern als eine der ersten Offenbarungen der Scrophulose und macht daraus ein gutartiges Scrofulid, jedoch wird diese Krankheit sehr häufig bei Individuen von kräftiger Constitution beobachtet, die in der Folge von keiner scrophulösen Affection befallen werden.

Die Gelegenheitsursache der Impetigo ist oft nicht zu ermitteln; bisweilen scheint die Krankheit beim Kinde aus einer Störung in der

---

Durchbruchs der ersten Schneidezähne; es scheint uns, dass er mit dem Strophulus und der von Rilliet und Barthez unter dem Namen „disseminirter Herpes" beschriebenen Krankheit, welche ebenfalls die Dentition begleitet, verwandt gewesen sein muss.

Verdauung oder Säugung zu resultiren, woher der der Impetigo der Säuglinge gegebene Volksname Milchschorf kommt. Die Dentition, die Unsauberkeit und die äusseren Reizmittel, wie z. B. gewisse Pflaster oder Salben, die Läuse, der Favus oder die Vaccination (Meigs und Pepper) sind zuweilen die Veranlassung der Eruption.

§ 2. **Symptomatologie.** — Die Impetigo beginnt gewöhnlich mit dem Erscheinen von unregelmässig vertheilten oder mit einander vereinigten rothen Flecken, welche der Sitz von lebhaftem Jucken sind; bald zeigen sich auf diesem erythematösen Grunde kleine Bläschen und Pusteln, welche gewöhnlich mehr oder weniger ausgedehnte Gruppen bilden und eine zuerst leicht getrübte, dann undurchsichtige und purulente Flüssigkeit enthalten. Diese Pusteln brechen nach Verlauf von 2 oder 3 Tagen auf und sinken ein, ihr Inhalt fliesst heraus und trocknet fast sofort ein, um auf der Oberfläche der Haut festhaftende Krusten zu bilden. Diese Krusten sind bisweilen von einer schönen gelben Farbe (Melitagra flavescens), bieten jedoch bei Kindern meistentheils eine grünliche oder schwärzliche Färbung dar; sie sind gewöhnlich trocken, runzelig und nehmen durch eine beständige Secretion, welche auf ihrer inneren Fläche geschieht, an Dicke zu. Wenn sie, sei es spontan, sei es künstlich, locker werden, lassen sie eine wunde, rothe, entzündete, schmerzhafte Fläche zu Tage treten, welche eine purulente oder serös-purulente Flüssigkeit absondert, die sich bald verhärtet, um neue Krusten zu bilden. Auf den Grenzen der kranken Haut findet man gewöhnlich einige noch nicht aufgebrochene Pusteln (Bazin[1]). Dieses Ausdünstungsstadium der Krankheit, welches in acuten Fällen nur 14 Tage bis 1 Monat dauert, verlängert sich in chronischen Fällen Monate oder sogar Jahre lang; dann vermindert sich das purulente Secret allmälig und trocknet schliesslich ein, die Krusten werden weniger dick, haften weniger fest und fallen schliesslich ab, um nicht mehr wiederzuerscheinen, indem sie an ihrer Stelle röthliche Flecke hinterlassen, die nach Verlauf einiger Zeit verschwinden, ohne dass die Spur einer Narbe verbleibt, wie lange auch immer die Krankheit gedauert hat.

Die Impetigo wird im Allgemeinen von mehr oder weniger lebhaftem Jucken begleitet, das nach Bazin wenig markirt sein soll, wenn die Krankheit scrophulösen Ursprungs ist; sie ruft fast niemals allgemeine Symptome hervor und ist mit einer vollständigen Gesundheit vereinbar.

Die Impetigo kann auf allen Theilen des Körpers beobachtet werden, befällt jedoch bei Kindern meistentheils das Gesicht und die Kopfhaut.

---

[1] Affect. gén. de la peau, Paris 1865, II, p. 155.

Die Impetigo des Gesichtes sieht man besonders bei kleinen Kindern; sie zeigt sich gewöhnlich in Form von mehr oder weniger streng begrenzten, abgerundeten oder ovalen Plaques (Impetigo figurata), die manchmal auf eine Backe, auf die Stirn oder auf die Augenlider, wo sie von ciliarer Blepharitis begleitet sein können, beschränkt bleiben. Oft besetzen auch die Impetigo-Plaques den hinteren Theil der Ohrmuschel, die Lippencommissuren oder die Oeffnung der Nasenlöcher, wo sie dicke Krusten bilden; in letzterem Falle verbindet sich die Krankheit zuweilen mit einer chronischen Coryza. In anderen Fällen dehnt sich die Impetigo über den grössten Theil des Gesichtes aus, welches sie mit einer abscheulichen Larve bedeckt (Impetigo larvalis), die von stinkenden, braungelben, unregelmässigen, runzeligen Krusten gebildet wird, welche stellenweise unter dem Einflusse der Gesichtsbewegungen aufplatzen; bisweilen sind sie durch Blut schwarz gefärbt, wenn das Kind sie aufgekratzt oder abzureissen gesucht hat. Diese Form der Krankheit ist oft von einer ziemlich langen Dauer und recidivirt leicht.

Die Impetigo der Kopfhaut zeigt sich ebenfalls in Form von zerstreuten Plaques oder nimmt auch eine grössere Fläche ein; im ersteren Falle (Impetigo granulata) bilden die Pusteln kleine confluirende Massen, welche bald abtrocknen und sich in sehr festklebende bräunliche Krusten umbilden, die eine gewisse Zahl von Haaren umschliessen; hiervon lösen sich trockene, zerreibliche, unregelmässige kleine Schuppen los, die am Haupthaar festhängen und ihm ein schmutziges Aussehen verleihen. Bei dieser Varietät der Impetigo finden sich sehr häufig Läuse. Wenn die Impetigo auf der Kopfhaut sich ausbreitet, so ist diese mit einem dicken genarbten Ueberzug bedeckt, welcher einen schalen Geruch ausströmt, der auf die Dauer schrecklich stinkend werden kann; von den kranken Flächen wird eine zähe Flüssigkeit abgesondert; diese verklebt die Haare, läuft über die Haut der Stirn und des hinteren Theiles der Ohren, welche sie reizt, ab und trägt auf diese Weise zur Ausdehnung der Impetigo bei. Die Kopfhaut ist alsdann der Sitz von subcutanen Abscessen; die Cervicaldrüsen sind angeschwollen und eitern in einigen Fällen. Wenn die Krusten ausgetrocknet sind, löst sich ihr oberer Theil bisweilen los und lässt eine tiefere hellgelbe Schicht offen, welche den Krusten des Favus gleicht. Die allgemeine Impetigo der Kopfhaut ist eine der am meisten chronischen Formen der Krankheit. Der Genesung folgt manchmal ein partielles Ausfallen der Haare, welches jedoch nicht unheilbar ist.

§ 3. **Diagnose.** — Die Impetigo ist eine leicht erkennbare Krankheit; sie unterscheidet sich vom eigentlichen Eczem durch ihre primäre Efflorescenz, die von vornherein statt eines durchsichtigen Vesikels ein Eiterbläschen bildet, sowie ferner durch ihre Krusten, welche dicker und runzeliger als die beim Eczem sind; überdies sind beide Affectionen wahrscheinlich nur zwei Formen ein und derselben Krankheit. Die Impetigo unterscheidet sich vom pustulösen Scrophulid (Impetigo rodens) durch ihren schnelleren Verlauf, durch die gewöhnlich grössere Ausdehnung der Krusten, durch das begleitende Jucken und besonders durch das vollständige Fehlen von Hautgeschwüren oder von Narben nach dem Abfallen der Krusten. Die Diagnose zwischen ihr und dem Favus wird bei Gelegenheit der letzteren Affection angeführt werden.

§ 4. **Prognose.** — Die Impetigo ist keine schwere Krankheit; sie bringt das Leben des Kindes niemals in Gefahr, ist jedoch eine peinliche und widerliche Affection, die oft gegen die Behandlung rebellisch und den Recidiven sehr unterworfen ist.

§ 5. **Behandlung.** — Nach einem alten und sehr verbreiteten Vorurtheile soll es gefährlich sein, die Impetigo bei Kindern zu behandeln und eine grosse Zahl von Zufällen ist dem sogenannten Zurücktreten der Kopfausschläge zugeschrieben worden. Die Erfahrung der Zeitgenossen ist dieser Meinung wenig günstig; man sieht oft durch eine intercurrente Krankheit eine impetiginöse Eruption momentan verschwinden, jedoch ist dieses Verschwinden die Wirkung und nicht die Ursache der Complication; in gewissen Fällen schien indessen der zu schnellen Heilung einer Impetigo der Kopfhaut eine allgemeine Verschlechterung des Gesundheitszustandes, ein Hirnleiden oder eine Augenentzündung zu folgen; man wird daher zuweilen, wenn die Impetigo sehr verbreitet ist, gut thun, nicht alle kranken Flächen zu gleicher Zeit durch topische Mittel anzugreifen. Rilliet und Barthez meinen, dass man in folgenden Fällen die Kopfausschläge lieber verschonen soll: 1) wenn sie auf eine hartnäckige Augenkrankheit folgen und wenn diese sich in Folge der Eruption offenbar bessert, 2) wenn man nach einigen Tagen der Behandlung Ophthalmie entstehen sieht, 3) wenn die Entwicklung des Ausschlages bei einem zarten und sehr jungen Kinde mit einer merklichen Besserung des Allgemeinbefindens zusammentrifft, 4) wenn der Verminderung des entzündlichen Secretes allgemeine, auch noch so leichte Symptome folgen.

Die Behandlung der Impetigo besteht vor Allem in der Bekämpfung des entzündlichen Elementes; man muss zu diesem Zwecke, wenn es der betreffende Körpertheil gestattet, Hafergrützumschläge oder erweichende locale Bäder anwenden; unter dem Einfluss dieser Mittel werden sich die Krusten loslösen und die Krankheit wird in acuten Fällen schnell verschwinden. Das Einwickeln der kranken Theile in ein undurchdringliches Gewebe, wie z. B. in ein Kautschuktuch, liefert bei der Behandlung der Impetigo ebenfalls gute Resultate, ist jedoch von schwieriger Anwendung, wenn die Krankheit im Gesicht ihren Sitz hat; bei dem Impetigo der Kopfhaut wird die Anwendung einer Kappe von gummirter Leinwand eine schnelle Besserung herbeiführen.

Wenn die Krankheit chronisch ist, so muss man durch die Anwendung von topischen Mitteln, wie z. B. von Zinkoxyd-, Tannin-, Calomel- oder Theersalbe auf die kranken Theile zu wirken suchen; diese Mittel müssen indessen nicht zur Unzeit angewendet werden; zuweilen reizen sie die Haut nur noch mehr und unterhalten die Krankheit, anstatt dieselbe zu bekämpfen. In sehr hartnäckigen Fällen muss man Ol. cadini oder Aetzungen mit einer schwachen Höllensteinlösung anwenden; die einfachen oder medicamentösen Dampfdouchen sind ebenfalls indicirt, sobald die anderen Mittel erfolglos sind; Bazin empfiehlt hauptsächlich einfache oder alkalische Schwefeldouchen.

Wenn die Impetigo auf der Kopfhaut ihren Sitz hat, muss man vor der Anwendung eines topischen Mittels die Haare sehr kurz schneiden lassen; wenn die Krankheit sich mit Läusen verbindet, so muss man sich dieser Parasiten entledigen, indem man den Kopf mit Läusekrautpulver bestreut oder die Kopfhaut mit grauer Salbe einreibt.

Als allgemeine Behandlung sind die leichten Abführmittel bei Beginn der Krankheit von Nutzen. Wenn die Impetigo unter dem Einfluss der Scrophulose eingetreten zu sein scheint, so muss man Leberthran und Syrup. ferri jodat. verordnen; in hartnäckigen Fällen wird man oft gut thun, wenn man Arsenik in der Form von arseniksaurem Natron in einer Dosis von Anfangs $\frac{1}{2}$ mgrm. täglich, welche man in der Folge je nach dem Alter des Kindes bis zu 2—5 mgrm. erhöhen kann, anwendet; endlich muss man Mineralwasser, hauptsächlich die Schwefelquellen der Pyrenäen und die von Schinznach in der Schweiz empfehlen, um die Heilung der chronischen Impetigo zu beschleunigen.

Fünftes Capitel.

Pemphigus.

Der chronische Pemphigus, sowohl der P. bullosus als der P. foliaceus ist im Kindesalter nicht gewöhnlich und zeigt in demselben keinen besonderen Character; der acute Pemphigus ist hingegen bei kleinen Kindern, bei welchen er unter dem Namen Pemphigus der Neugeborenen beschrieben ist, sehr häufig. Diese letztere Affection bietet zwei Varietäten dar: eine bösartige, welche fast immer ein Symptom der ererbten Syphilis ist und die bei Gelegenheit dieser Krankheit beschrieben worden (siehe S. 156), und eine im Allgemeinen gutartige, welche ein idiopathisches Leiden ist; mit dieser allein wollen wir uns hier beschäftigen.

§ 1. **Aetiologie.** — Der idiopathische acute Pemphigus wird meistentheils in den ersten Lebenstagen beobachtet; so fing in der von Besnier und Homolle[1] beschriebenen Epidemie die Krankheit 3 bis 6 Tage nach der Geburt an; zuweilen findet man sie indessen im vorgerückten Kindesalter. Der acute Pemphigus wüthet grösstentheils unter der Form von Epidemien in Entbindungsanstalten oder bei Hebeammen; in den letzten Jahren sind Epidemien von acutem Pemphigus bei Neugeborenen hauptsächlich von Hervieux, Besnier und Homolle in Paris, von Klemm[2] und Ahlfeld[3] in Leipzig, von Koch[4] in Wiesbaden u. A. berichtet worden. Die Contagiosität der Krankheit scheint ziemlich festgestellt; so blieb der Pemphigus mehrmals auf die Patienten einer einzigen Hebamme beschränkt (Koch) und es sind positive Beispiele von Uebertragung des Ausschlages vom Säugling auf seine Amme angeführt worden (Koch, Mettenheimer[5]); indessen citirt Hervieux unter 150 Fällen von Pemphigus bei Neugeborenen nicht einen einzigen Fall von Ansteckung. Vidal[6] ist es unlängst gelungen, einem seiner Schüler den idiopathischen Pemphigus eines Neugeborenen einzuimpfen; vier Tage nach dem Stich erschien eine sehr deutliche Pemphigusblase; die Autoinoculation gelang sogar und auf diese Weise konnte Vidal bei derselben Person eine Blase von dritter Generation erzeugen.

---

[1] Union médicale, 1874, no. 138 u. 139.
[2] Deutsches Arch. für klin. Med., 1871, IX, Heft 2.
[3] Arch. für Gynaek., 1873, V, Heft 1.
[4] Jahrb. für Kinderheilk., 1873, S. 412.
[5] Jahrb. für Kinderheilk., 1873, 3. Heft.
[6] Soc. de Biol., Sitzung vom 24. Juni 1876.

In einigen Fällen trat der acute Pemphigus mit den Masern zu gleicher Zeit ein; Steiner[1] hat diese Thatsache bei vier Schwestern beobachtet und Klüpffel[2] hat bei einem einjährigen Kinde einen ähnlichen Fall gesehen.

§ 2. **Symptomatologie.** — Der acute Pemphigus wird bisweilen durch eine Fieberbewegung angekündigt, welche 1 bis 2 Tage währt; meistentheils ist die Krankheit jedoch während ihrer ganzen Dauer fieberlos. Der Ausschlag erscheint in der Form von Blasen, die mit einer hellen, farblosen oder etwas graulichen Flüssigkeit angefüllt sind; ihre Basis ist meistens von einem rothen Hof umgeben. Ihre Dimensionen sind sehr veränderlich; einige sind sehr klein und gleichen den Vesikeln der Varicellen, andere sind zuweilen grösser als ein Zweimarkstück; man kann bei demselben Individuum Blasen von allen Dimensionen beobachten. Diese Blasen zerplatzen gewöhnlich ziemlich schnell und werden von dünnen blättrigen Krusten ersetzt, welche bald abfallen und auf der Haut rothe oder dunkelblaue Flecke hinterlassen. Wenn die Krankheit Kinder von einem gewissen Alter befällt, so überschreitet die Zahl der Blasen in der Regel nicht 3—6, jedoch ist die Eruption bei Neugeborenen oft viel reichlicher. Sie wird hauptsächlich auf dem Unterleib, den Schenkeln, dem Hals und im Gesicht beobachtet; bei der von Besnier und Homolle beschriebenen Epidemie beobachtete man auf allen Puncten der Hautoberfläche, ausser auf der Fusssohle und der inneren Handfläche, Blasen. Klemm sah den Ausschlag in einigen Fällen sich über die Conjunctiva und über die Schleimhaut des Mundes erstrecken.

Die Krankheit nimmt gewöhnlich einen schnellen Verlauf, obwohl sie oft mehrere successive Nachschübe zeigt. In den von Besnier und Homolle erwähnten Fällen betrug die längste Dauer des Pemphigus 16 Tage. Bei der von Klemm beobachteten Epidemie trat die Genesung nach Verlauf von 8—12 Tagen ein, ausgenommen einige Fälle, in welchen auf die Blasen Ulcerationen folgten; diese verblieben dann einige Wochen. Der acute Pemphigus der Kinder wird fast niemals von allgemeinen Symptomen begleitet; nur in den ulcerösen Fällen beobachtet man Abmagerung und Diarrhöe (Klemm).

§ 3. **Diagnose.** — Der acute Pemphigus bietet zu ausgeprägte Charactere dar, als dass er verkannt werden könnte; man wird den gutartigen Pemphigus der Neugeborenen von dem syphilitischen Pem-

[1] Jahrb. für Kinderheilk., VII, 3.
[2] Würzb. Corr. Blatt. 1875, XLV, 1.

phigus durch das Fehlen der Zeichen einer vorgeschrittenen Cachexie und der anderen begleitenden Symptome der ererbten Syphilis unterscheiden; ausserdem wird der Ausschlag beim gutartigen Pemphigus meistens nicht in der Handfläche und auf der Fusssohle beobachtet, während dies ein gewöhnlicher Sitz des syphilitischen Pemphigus ist.

§ 4. **Prognose.** — Der acute Pemphigus der Kinder ist fast immer eine sehr leichte Krankheit. Besnier und Homolle haben nur einen einzigen ihrer kleinen Patienten verloren, welcher nach 24 Stunden der Krankheit erlag; die ganze Hautoberfläche war in diesem kurzen Zeitraum blossgelegt; bei der Autopsie wurden die inneren Organe fast absolut gesund gefunden.

§ 5. **Behandlung.** — Die Behandlung des acuten Pemphigus der Kinder muss in der Mehrzahl der Fälle eine rein expectative sein, man wird indessen gut thun, wenn man die kranken Theile zur Beschleunigung der Heilung mit Stärke- oder Lycopodiumpulver bestreut; wenn den Blasen Excoriationen der Haut folgen, muss man ein öliges Liniment verordnen. In einem von J. Simon[1] beobachteten Falle bestand die Behandlung in Waschungen mit einer schwachen Alaunlösung und in der Anwendung von isolirenden Pulvern. Wenn das Kind Symptome von Cachexie darbietet, so suche man diesem Umstande durch gute Luft und durch die Milch einer guten Amme, oder, wenn es schon ein gewisses Alter erreicht hat, durch Eisen- und Chinapraeparate abzuhelfen.

Sechstes Capitel.

Parasitäre Kopfausschläge (Tineae).

Literatur:

Bazin, Leçons sur les affections cutanées parasitaires. 2me édit. Paris, 1862.
Hardy, Leçons sur les maladies de la peau, 2 me partie. 2 me édit. Paris, 1863.
Horand, Annales de Dermatologie et de Syphiliographie, 1875—76, No. 4.

Man bezeichnet gewöhnlich mit dem Namen Tineae die durch die Entwicklung eines Pilzes auf der behaarten Kopfhaut veranlassten Affectionen. Diese Krankheiten sind bei Kindern besonders häufig.

[1] Union médicale, 1873, p. 117.

Man kennt gegenwärtig drei Varietäten der parasitären Kopfausschläge: die Tinea favosa oder Favus, welche durch das Achorion Schoenleinii erzeugt wird, die Tinea tonsuraus, hervorgerufen durch das Trichophyton tonsuraus, welche wir mit den anderen, durch denselben Parasiten verursachten Affectionen unter dem Namen Trichophytie beschreiben werden, und endlich die Tinea pelada oder Porrigo decalvans, die durch das Microsporon Audouini veranlasst wird.

Favus. — § 1. **Aetiologie.** — Der Favus kann bei Individuen jedes Alters beobachtet werden, befällt jedoch vornehmlich Kinder; nach Rilliet und Barthez ist er zwischen dem sechsten und dem neunten Lebensjahre besonders häufig; die Knaben sind für die Krankheit ein wenig mehr praedisponirt als die Mädchen, was wahrscheinlich davon herrührt, dass ihre Lebensart sie mehr den ansteckenden Affectionen aussetzt. Nach Horand ist der Favus auf dem Lande viel gewöhnlicher als in grossen Städten. Die Krankheit befällt besonders lymphatische Kinder (Bazin).

Die Ansteckung ist die einzige veranlassende Ursache des Favus; die Fortpflanzung des Parasiten kann durch directe Berührung geschehen, allein meistens wird sie durch Vermittlung eines Kammes oder irgend eines Gegenstandes, an welchem sich die Sporen des Achorion festgesetzt haben, oder sogar durch die mit feinem, von Favuskrusten herrührendem Staub angefüllte Luft erfolgen. Die Unreinlichkeit und besonders die Vernachlässigung der Pflege des Kopfhaares begünstigen die Ansteckung; man beobachtet die Tinea favosa sehr selten bei reinlichen und gut gehaltenen Kindern. Der Favus ist künstlich impfbar (Bazin, Deffis). Auch kann er sich von Thieren auf Menschen und umgekehrt fortpflanzen; diese Thatsache ist bei der Ratte, der Maus, dem Kaninchen und der Katze constatirt worden.

§ 2. **Pathologische Anatomie.** — Die characteristische Laesion des Favus ist eine Kruste, welche wenigstens während eines Stadiums ihres Vorhandenseins die Form eines Näpfchens darbietet; die Favuskrusten liegen meistens auf der Kopfhaut, können jedoch auf allen mit Haaren bedeckten Körpertheilen oder an den Nägeln beobachtet werden. Sie entwickeln sich zwischen der Hornschicht der Epidermis und dem Malpighi'schen Netze und graben sich mehr oder weniger tief in das Chorium ein, ohne jedoch jemals dieser Membran fest anzuhaften.

Die wirkliche Natur der Favuskrusten ist lange verkannt worden; erst seit den Arbeiten von Schönlein (1839), welche durch die von

LEBERT und ROBIN bestätigt sind, weiss man, dass sie wesentlich von einem Pilz gebildet werden. Wenn man ein frisch entwickeltes Näpfchen mit dem Microscop untersucht, so constatirt man auf seiner Oberfläche eine dünne Epidermisschicht; später ist diese Schicht verschwunden und man findet nur noch eine schwefelgelbe Hülle vor, die eine homogene feinkörnige Substanz einschliesst und eine mehr oder weniger dicke, vom Achorion Schoenleinii gebildete Masse bedeckt. Dieser Parasit zeigt: 1) ein von einfachen oder verzweigten Fäden zusammengesetztes Mycelium, 2) ein von gewöhnlich einfachen, isolirten oder aneinandergefügten 3 μ breiten Röhren gebildetes Receptaculum; einige sind leer, andere enthalten mit den Enden zusammengefügte Sporen, was der Röhre ein gekammertes Aussehen verleiht, 3) Sporen, welche sich unter der Form von weissen ovalen oder runden, zuweilen unregelmässigen Körnchen zeigen; ihre Dimensionen variiren zwischen 3 und 11 μ.

Die Entwicklungsart des Pilzes und die Beziehungen, welche er zu den Haaren hat, sind noch nicht genau aufgeklärt; man nimmt gewöhnlich an, dass die von aussen gekommenen und in die Scheide, welche die Basis der Haare umgiebt, gefallenen Sporen sich in diesem Canal entwickeln und in seine Wände, sowie in die Haarwurzel, welche sie zerstören, eindringen. Nach einer neuerdings erschienenen Arbeit von REMY [1] soll sich das Achorion nur zwischen den Schichten der Epidermis entwickeln und nur sehr selten in das Innere der Haare eindringen; die Atrophie und die Veränderungen dieser sollen nur das Resultat des mechanischen Druckes sein, welchen der Parasit auf ihre Basis ausübt. Ist das Achorion einmal in der Epidermis der Haarscheide entwickelt, so nimmt es in derselben eine schnelle Ausdehnung und ragt bald nach aussen hervor, wo es den characteristischen Ausschlag der Krankheit veranlasst.

§ 3. **Symptomatologie.** — Der Favus wird durch Jucken und durch das Erscheinen von erythematösen Plaques auf der Kopfhaut angekündigt. Die Plaques sind zuweilen scharf umschrieben und von kreisrunder Form; meistens sind sie diffus und erstrecken sich über weite Flächen, was am häufigsten der Fall ist; sie sind der Sitz einer mehr oder minder reichlichen kleienartigen Desquamation und die Schuppen, welche sich von derselben loslösen, bieten schon unter dem Microscop alle Charactere des Achorion dar. Die auf ihrer Oberfläche wachsenden Haare verlieren ihr glänzendes Aussehen, sie werden trocken und brüchig.

---

[1] Progrès médical, 20. Novbr. 1875.

Bald sieht man auf diesen Plaques kleine gelbliche, in ihrem Centrum deprimirte Puncte erscheinen, welche schnell zunehmen und zuweilen die Grösse einer Erbse erreichen oder überschreiten; sie bilden dann schwefelgelbe, näpfchenförmige Krusten und werden in ihrem Centrum gewöhnlich von einem oder seltener von mehreren Haaren durchzogen; Anfangs sind diese Näpfchen zwischen zwei Epidermisplättchen eingefasst, jedoch weicht das obere Plättchen bald dem Drucke, zertheilt sich, und der Parasit entwickelt sich frei auf der Hautoberfläche.

Der Favusausschlag kann in seiner Anordnung einige Varietäten darbieten. Manchmal sind die Näpfchen isolirt und von einander unabhängig (Favus urceolaris, Tinea lupinosa); in anderen Fällen vereinigen sie sich und bilden grosse Plaques, die sich über die ganze Kopfhaut erstrecken können; diese ist dann mit einer fahlgelben Rinde bedeckt, welche auf ihrer Oberfläche eine Menge napfförmiger Depressionen zeigt und sich mit Honigwaben vergleichen lässt; diese Oberfläche verbreitet einen characteristischen, stinkenden Geruch, welchen man mit dem der Maus oder des Katzenurins verglichen hat. Oft löst sich der obere Theil der Näpfchen los und es bleibt auf der Kopfhaut nur eine Kruste, ohne bestimmte Form zurück, welche allenthalben rissig und in weiten Zwischenräumen von einigen dünnen und brüchigen Haaren durchbohrt ist (Favus scutiformis). Bei der unter dem Namen münz- und kreisförmiger Favus beschriebenen Varietät ordnet sich der parasitäre Ausschlag in Kreisen auf der Stirn und der Kopfhaut an; er ist an der Peripherie des kreisförmigen Fleckes reichlicher als in seinem Centrum. Bazin hat als eine besondere Form den Favus squarrosus beschrieben, welcher durch farblose, weissliche, unebene, altem Gyps ähnliche Krusten charakterisirt wird; diese Form ist nur das Resultat der fortschreitenden Krankheit und kann als ihr Endstadium betrachtet werden (Hardy).

Wenn man das Abfallen der Krusten künstlich hervorruft, findet man unter denselben die Haut roth, uneben und mit alveolären Depressionen versehen; ist die Krankheit frisch, so verschwinden diese Depressionen bald und die Kopfhaut bietet eine vollständig glatte Oberfläche von dunkelblauer Färbung dar, welche sich jedoch bald mit einem neuen napfförmigen Ausschlag bedeckt.

Unter dem Einflusse der Fortschritte des Parasiten verändern sich die Haare immer mehr, ihre ursprüngliche Farbe verschwindet, sie bieten eine aschgraue Färbung, ein mattes Aussehen dar und sind an den verschiedenen Stellen ihres Schaftes von ungleichem Durchmesser; sie lassen sich mit der grössten Leichtigkeit ausreissen und fallen manchmal spontan mit der Wurzel und der Zwiebel aus; in einigen Fällen brechen sie in dem Niveau der Krusten ab. Auf diese Weise wird die Kopfhaut allmälig kahler, und wenn sich die Krankheit in die Länge zieht, so führt sie eine partielle oder allgemeine Alopecie herbei; die übrig bleibenden Haare sind graulich, trocken und wollig, wie die der Neger.

Der Favus entwickelt sich bisweilen ausserhalb der Kopfhaut; man kann ihn auf allen Körpertheilen beobachten, wo sich Haare befinden, auf den Augenbrauen, in der Nase, auf dem Kinn u. s. w.; Lebert hat das Vorhandensein eines Näpfchens auf der Eichel constatirt und Bazin ein solches in derselben Gegend beobachtet, wo es von einem rudimentären Haar durchbohrt war. Manchmal entwickelt sich die Krankheit auch an den Nägeln; die Kinder können sich den Parasiten an dieser Stelle einimpfen, indem sie sich den Kopf kratzen; auch sieht man den Favus der Nägel oft bei denen, welche die Haare ausrupfen.

In allen diesen Gegenden ist die Krankheit an ihren schwefelgelben Näpfchen zu erkennen.

Der Favus wird gewöhnlich von einem zuweilen ziemlich starken Jucken begleitet, welches das Kind zwingt, sich beständig zu kratzen; ausserdem führt der Parasit manchmal schon bei Beginn die Entwicklung begleitende Ausschläge, wie die Impetigo oder das Ecthyma, herbei, welche die Diagnose der primären Krankheit oft erschweren. In einigen Fällen verbindet sich der Favus mit Abscessen der Kopfhaut oder mit Anschwellungen und mit Abscessen der Cervicaldrüsen. Der Favus allein veranlasst niemals allgemeine Symptome und ist mit einer vollständigen Gesundheit vereinbar.

Wenn die Tinea favosa sich selbst überlassen bleibt, so ist ihre Dauer gewöhnlich sehr lang, der Parasit befällt allmälig die ganze Kopfhaut und verschwindet erst, wenn alle Haarzwiebeln vernichtet und abgestorben sind; die Krankheit hinterlässt dann eine unheilbare Alopecie und manchmal wirkliche Narben auf der Kopfhaut.

§ 4. **Diagnose.** — Die Favuskrusten haben eine so besondere Form, dass es fast unmöglich ist, den Favus mit irgend einer anderen Hautkrankheit zu verwechseln, wenn die Näpfchen noch gut characterisirt sind. Nur wenn die Krusten mit der Zeit ihre primäre Form verloren haben oder von einer secundären Affection begleitet werden, kann die Diagnose Schwierigkeiten darbieten; in diesem Falle lässt die microscopische Untersuchung stets die Krankheit erkennen.

Die Differentialdiagnose zwischen dem Favus und den anderen parasitären Kopfausschlägen wird bei Gelegenheit dieser Affectionen angeführt werden. Wir haben soeben die Symptome bezeichnet, welche es gestatten, den Favus von der chronischen Impetigo der Kopfhaut zu unterscheiden; ausserdem sind die Krusten bei dieser letzteren Affection weniger trocken und dunkler als beim Favus; die Haare kleben fest aneinander und widerstehen dem Zuge der Zange; sobald die Krusten abgefallen sind, findet man die Flächen unter denselben roth und unregelmässig, ohne Unebenheit der Haut, während man beim Favus deutlich begrenzte Depressionen von einer dunkleren Farbe und mit einer leichten Epidermisschicht bedeckt, findet.

§ 5. **Prognose.** — Der Favus bringt das Leben niemals in Gefahr; bisweilen veranlasst er indessen auf die Dauer eine ausgesprochene Verkümmerung des kleinen Patienten; ausserdem ist er ein peinliches und widerliches Leiden, welches, sobald es vernachlässigt wird, eine unheilbare Alopecie herbeiführt; wird er hingegen rechtzeitig behandelt, so kann er vollständig heilen, die Haare entwickeln sich von Neuem in normaler Fülle und Lebenskraft.

§ 6. **Behandlung.** — Da der Favus eine wesentlich locale Krankheit ist, muss er fast einzig durch topische Mittel bekämpft werden; man wird indessen gut thun, bei Kindern, bei welchen schlechte hygienische Verhältnisse oder eine lymphatische Constitution die Entwicklung der Krankheit begünstigt haben, eine allgemeine tonisirende oder antiscrophulöse Behandlung anzuordnen.

Die locale Behandlung besteht darin, die kranken Haare auszureissen und den Pilz durch pilztödtende Mittel zu vernichten. Das grausame Verfahren mit der Kappe, welches darin bestand, dass man auf einmal alle Haare ausriss, sowie die Geheimmittel der Gebrüder Mahon, sind gegenwärtig in der Therapie der Kopfausschläge immer mehr verlassen und man wendet vornehmlich die methodische Epilation an, wie sie von Bazin im Hôpital St. Louis zu Paris eingeführt ist. Man schafft zuerst die Favus- und Impetigokrusten, welche den Kopf bedecken, durch Umschläge, Bäder oder erweichende Waschungen fort; dann schneidet man nach Verlauf von 5—6 Tagen, nachdem die Kopfhaut gut gereinigt ist, die Haare bis auf 2 oder 3 cm. von ihrer Basis ab und beginnt die Epilation. Bazin räth, die Oberflächen, welche man enthaaren will, zur Erleichterung dieser Operation, mit Ol. cadinum einzureiben, jedoch ist es zweifelhaft, ob dieses Mittel von Nutzen ist. Man muss zur Epilation Zangen mit breiten Endstücken gebrauchen und darauf achten, dass man auf einmal nur 1 oder 2 Haare ausreisst, um zu vermeiden, dass sie abbrechen; das Ausziehen muss stets in der Richtung ihrer Axe geschehen. Die Haare müssen auf der ganzen kranken Oberfläche epilirt werden, jedoch kann diese Operation mehrere Tage in Anspruch nehmen; man muss täglich 3—4 Quadratcentimeter enthaaren und nach jeder Epilation eine Waschung mit einer Lösung von Sublimat (1 grm. Sublimat, 500 grm. Wasser, Alcohol q.s.), von Carbolsäure oder von Jodtinctur machen; die Flüssigkeit muss vermittelst eines Schwammes oder einer Bürste auf die kranken Theile gebracht werden und dieses Verfahren ist eine Woche lang täglich Morgens und Abends zu wiederholen, während man zu gleicher Zeit die Epilation fortsetzt. Man muss die Behandlung mit einer Schwefelsalbe (2 grm. Schwefel, 30 grm. Fett) oder mit einer Quecksilbersalbe (50 ctgrm. Hydrarg. sulfur. basic., 30 grm. Fett) beendigen.

Wird diese Behandlung rechtzeitig angewendet, so folgt ihr gewöhnlich eine schnelle Heilung; die Haare wachsen von Neuem, zuweilen dunkler gefärbt als zuvor. In einigen Fällen genügt indessen eine einzige Epilation nicht; nach Verlauf von 5—6 Wochen werden die Haare wieder trocken und brüchig und es erscheint ein neuer napfförmiger Ausschlag; man muss alsdann die Epilation und die pilztödtenden Waschungen so lange erneuern, bis man eine Radicalcur der Krankheit erreicht hat.[1]

Herpes tonsurans (Trichophytie). Die Untersuchungen der neueren Dermatologen, besonders die von Bazin, haben festgestellt, dass der unter dem Namen Trichophyton tonsurans (Malmsten) bekannte Pilz der Ursprung dreier Affectionen ist, welche unter den Namen Tinea tonsurans, Herpes circinatus und Sycosis bekannt sind. Wir wollen hier nur die Tinea tonsurans und den Herpes circinatus beschreiben; was die Sycosis betrifft, so ist dies eine Krankheit der Barthaare, deren Studium der Pathologie des Kindesalters nicht angehört.

§ 1. **Aetiologie.** — Der Herpes circinatus und die Tinea tonsurans kommen im jugendlichen Alter häufig vor; nach Hardy wird diese letztgenannte Affection fast nur bei Kindern beobachtet; die Tinea tonsurans ist im Gegensatz zum Favus in den Städten häufiger als auf

---

[1] Es giebt indess Fälle von Favus, welche einer jeden Behandlung trotzen; so ist z. B. auf der Henoch'schen Abtheilung in der Königl. Charité zu Berlin ein 10jähriges Mädchen auf die oben angegebene Weise und auch noch nach anderen Methoden erfolglos behandelt und nach 5 Jahren ungeheilt entlassen worden. Die Kranke hatte, trotzdem sie nicht isolirt war, während ihres fünfjährigen Aufenthaltes im Hospital kein anderes Kind angesteckt. D. Uebers.

dem Lande (Horand). Die Unsauberkeit begünstigt die Trichophytie. Die einzige veranlassende Ursache ist die Ansteckung, welche in derselben Weise wie beim Favus geschieht. Oft resultirt sie aus einer directen Berührung; so kann der Herpes circinatus bei einem Kinde durch den Kuss eines an Sycosis leidenden Individuums veranlasst werden; der Parasit kann sich auch vermittelst eines Kammes oder jedes anderen Gegenstandes fortpflanzen; in Pensionaten ist das Wechseln der Kopfbedeckungen zwischen den Schülern zuweilen die Ansteckungsursache der Tinea tonsurans. Das Trichophyton lässt sich beim Menschen einimpfen (Deffis); auch kann es sich durch Einimpfung oder Ansteckung der Katze und dem Hunde mittheilen (Vincent);[1] es ist beim Pferde und beim Ochsen beobachtet worden (Horand).

§ 2. **Pathologische Anatomie.** — Bei der Trichophytie entwickelt sich der Parasit hauptsächlich auf Kosten der Haare, deren Structur mehr als bei allen anderen Arten der Tineae leidet (Bazin). Wenn man ein auf einem vom Herpes tonsurans befallenen Flecke ausgerissenes Haar mit dem Microscop untersucht, so findet man, dass seine Wurzel, anstatt wie im normalen Zustande abgerundet zu sein, abgeplattet, verstümmelt oder manchmal sogar zerstört ist; das Haar ist an gewissen Stellen, wo es wie zerfasert erscheint und mit der grössten Leichtigkeit abbricht, gekrümmt und gequollen; diese Stellen enthalten eine Anhäufung von Sporen; in gleicher Weise findet man in dem Staub und den Schuppen, welche den Haaren anhängen, Sporen vor. Beim Herpes circinatus sind die Haare weniger verändert und brechen weniger leicht als beim Herpes tonsurans.

Die Trichophytie erstreckt sich manchmal auch auf die Nägel; Horand hat hiervon bei Kindern 5 Beispiele beobachtet. In diesen Fällen ist der Nagel abgetrennt und in eine papierartige Platte verwandelt; wenn man die abgeschabten Stückchen dieses Organes mit dem Microscop untersucht, so findet man, dass sie von dem Parasiten durchsetzt sind.

Das Trichophyton tonsurans wird gebildet: 1) durch ein gewöhnlich wenig reichliches Mycelium, welches den Beobachtern oft entgangen ist; es besteht aus gekrümmten und gabelförmig verzweigten cylindrischen Röhren, 2) aus Receptaculis oder Sporophoren, welche den vorigen ähnliche, zum Theil leere, zum Theil mit kleinen Sporen angefüllte Röhren sind; die kleinen Sporen sind oft mit den Enden aneinandergefügt und verleihen der Röhre ein gekammertes Aussehen; 3) durch

[1] Th. de Paris, 1874.

durchsichtige und farblose, kugelige, abgerundete, eiförmige oder längliche, zuweilen unregelmässige Sporen; sie haben eine Breite von 4 μ und zeigen manchmal eine Länge bis zu 10 μ. Unter allen parasitären Affectionen findet man bei der Trichophytie die meisten Sporen.

§ 3. **Symptomatologie.** — **Herpes circinatus.** — Der Herpes circinatus wird Anfangs durch einen oder mehrere isolirte, abgerundete, etwas erhabene, von kleinen weissen Schuppen bedeckte rothe Flecke characterisirt; diese Flecke wachsen excentrisch und je nachdem sie sich ausdehnen, heilt ihr centraler Theil, so dass sie sich nach Verlauf von wenigen Tagen in der Form von gewöhnlich abgerundeten, bisweilen unregelmässigen Ringen von sehr verschiedenen Dimensionen zeigen, welche sich beständig vergrössern. Manchmal findet man auf dem erythematösen Kreis kleine durchsichtige oder purulente Bläschen, jedoch ist diese Erscheinung nicht constant (Hardy); die auf den kranken Hautstellen befindlichen Wollhärchen lassen sich leicht ausziehen, brechen aber nicht ab; das Microscop lässt in denselben, sowie in den Hautschuppen die Gegenwart des Trichophyton erkennen. Der Herpes circinatus wird gewöhnlich von einem leichten Jucken oder von einem brennenden Schmerz begleitet; er ruft niemals allgemeine Symptome hervor.

Der Herpes circinatus kann auf allen mit Wollhärchen bedeckten Hautstellen seinen Sitz haben; allein er wird besonders im Gesicht, auf dem Halse und meistentheils auf den entblössten Theilen, welche der Ansteckung am meisten ausgesetzt sind, beobachtet. Man sieht häufig, dass sich Kinder, die an der Tinea tonsurans oder am Herpes circinatus des Kopfes leiden, die Krankheit auf den Handrücken einimpfen.

Der Herpes circinatus heilt meistens nach Verlauf von 1—2 Wochen spontan; wenn die Plaques zahlreich sind und wenn sich das Kind die Krankheit mehrmals hintereinander von Neuem einimpft, kann sich ihre Dauer einige Monate lang hinziehen.

Tinea tonsurans. — Die Tinea tonsurans wird gewöhnlich durch ein mehr oder weniger starkes Jucken, welches während der ganzen Dauer der Krankheit persistirt, sowie durch das Erscheinen von abgerundeten Puncten oder Flecken, die der Sitz einer kleienartigen Abschuppung sind, angekündigt; sehr häufig beobachtet man auch einen Ausschlag von Herpesbläschen auf der Kopfhaut; diese Bläschen haben zuweilen nur eine sehr kurze Dauer; sie sind gewöhnlich kreisförmig angeordnet und dehnen sich excentrisch aus. Die Haare werden röthlich, fahl, aschgrau; sie sind glanzlos und trocken, locker und brechen ab, wenn man sie ausziehen will.

In einem vorgeschritteneren Stadium der Krankheit brechen die

Haare ungefähr $^1/_2$ Centimeter von ihrer Basis spontan ab und werden von einer weisslichen, von dem Parasiten gebildeten Scheide umgeben; die Tinea tonsurans wird dann durch einen oder mehrere gewöhnlich runde Plaques characterisirt, welche vollständig einer Tonsur gleichen und mit veränderten und abgebrochenen Haaren bedeckt sind; die Kopfhaut ist leicht angeschwollen und mit staubförmigen Schuppen bedeckt; wenn man diese fortschafft, so zeigt sie eine schieferfarbene, bläuliche Färbung und ein runzeliges Aussehen. An den Rändern der Plaques beobachtet man bisweilen Herpesbläschen; oft ruft der Parasit auch eine tiefe Entzündung der Kopfhaut hervor, welche sich durch einen pustulösen Ausschlag offenbart, welchem Krusten folgen, die denen der Impetigo ähnlich sind. Wenn die Plaques auf der Grenze der Kopfhaut und der Stirn sitzen, zeigen sie auf der letzteren das Aussehen des Herpes circinatus. Die Tinea tonsurans ist eine viel hartnäckigere Affection als der Herpes circinatus. Oft dehnen sich die Plaques unbegrenzt auf Kosten der gesunden Theile der Kopfhaut aus und führen eine mehr oder weniger vollständige Kahlheit herbei; manchmal hört die Krankheit indessen von selbst auf oder die Eiterung der Haarfollikel ruft die Zerstörung des Parasiten hervor.

§ 4. **Diagnose.** — Die durch das Trichophyton veranlassten Affectionen sind im Allgemeinen leicht zu erkennen; sie können indessen Anfangs eine einfache Pityriasis oder ein trockenes Eczem vortäuschen; manchmal werden sie auch durch die Entwicklung secundärer Ausschläge verdeckt; das Microscop wird in diesen schwierigen Fällen stets die Diagnose stellen lassen. Der Favus unterscheidet sich von der Tinea tonsurans durch das so characteristische Aussehen seiner Näpfchen; wenn die Krusten beseitigt sind, so kann man die beiden parasitären Kopfausschläge noch an den Veränderungen der Haare erkennen; beim Herpes tonsurans zerbrechen die Haare, sobald man sie auszuziehen sucht; beim Favus hingegen sind sie fester und lassen sich leicht intact ausziehen.

§ 5. **Prognose.** — Die Prognose des Herpes circinatus bietet durchaus keine Besorgniss dar. Die Tinea tonsurans ist gegen die Behandlung rebellischer als der Favus; wenn sie nicht rechtzeitig behandelt wird, so kann sie eine vollständige Alopecie herbeiführen; sie übt jedoch keinen schlimmen Einfluss auf den allgemeinen Gesundheitszustand aus.

§ 6. **Behandlung.** — Die Behandlung des Herpes circinatus besteht in Einreibungen mit einer Quecksilber- oder Schwefelkaliumsalbe (30 $^{grm.}$ Fett, 1,5 $^{grm.}$ Sulphur, 50 $^{cgrm.}$ Kali carbon.)

oder in einer Einpinselung mit Tinct. Jodi. Diese Mittel führen meistens eine schnelle Genesung herbei; das Ausreissen der kranken Wollhaare ist fast unmöglich, aber auch gänzlich überflüssig.

Die Tinea tonsurans erfordert dieselbe Behandlung wie der Favus; die Epilation mit der Zange ist beim Beginn der Krankheit oft schwer, da die Haare beim Ausziehen abbrechen und die übrig bleibenden Stücke nicht fest angefasst werden können; man muss sich alsdann damit begnügen, die Haare auszureissen, indem man die kranken Oberflächen mit einem feinen Kamme abschabt (Horand). Der Epilation müssen die schon bei Gelegenheit des Favus angegebenen Waschungen folgen. Lespiau [1] hat kürzlich bei der Behandlung der Trichophytie mehrere Erfolge durch zweimal täglich wiederholte Einpinselungen mit einer Mischung von Glycerin, Jodtinctur und Tannin (1 $^{grm.}$ Tannin, 10 $^{grm.}$ Jodtinctur, 20 $^{grm.}$ Glycerin) erhalten.

Area Celsi. — Die Area Celsi (Tinea pelada, Alopecia areata, Porrigo decalvans) ist eine Krankheit, über deren Natur noch discutirt wird. Gruby entdeckte im Jahre 1843 auf den kahlen Stellen der Area Celsi einen Pilz, welchen er unter dem Namen Microsporon Audouini beschrieb und als Ursache der Krankheit betrachtete. Dieser Pilz ist seitdem nicht von allen Beobachtern wiedergefunden worden; auch stellen Hutchinson, Cazenave, v. Hebra, v. Baerensprung, Rindfleisch, [2] Horand [3] u. A. die parasitäre Natur der Area Celsi in Abrede und betrachten diese Affection als Resultat einer Ernährungsstörung der Haut; Bazin und Hardy halten hingegen ihren parasitären Ursprung aufrecht und reihen sie unter die Zahl der parasitären Kopfausschläge ein. Die unlängst veröffentlichten Untersuchungen von Malassez [4] scheinen die Frage zu Gunsten der letzteren Ansicht gelöst zu haben; dieser Beobachter hat in der That constant das Microsporon Audouini in den von den befallenen Stellen losgelösten Epidermisschuppen gefunden.

§ 1. **Aetiologie.** — Die Aetiologie der Area Celsi ist dieselbe wie die der übrigen Tineaarten. Die Krankheit wird hauptsächlich vom sechsten bis zwölften Jahre beobachtet, kann jedoch in jedem Alter auftreten. Sie ist ansteckend; unwiderlegliche Thatsachen beweisen dies, obwohl es die Gegner der parasitären Natur der Area Celsi in Abrede

---

[1] Soc. méd. des Hôp., 26. Mai 1876.
[2] Arch. für Dermat und Syph., IV., S. 483.
[3] Annales de Dermat. et de Syph., 1874—75, p. 408.
[4] Arch. de Physiol., 1874, No. 2 et 3.

stellen wollten; so berichtet GILLETTE [1] einen Fall von einem dreizehn Jahre alten, von Area Celsi befallenen Kinde, welches bei seinem Eintritt in eine Lehranstalt die Krankheit auf mehrere seiner Cameraden übertrug, und nach ZIEMSSEN [2] suchte die Area Celsi sechs Kinder heim, welche in der Schule auf derselben Bank sassen.

§ 2. **Pathologische Anatomie.** — Die Haare der von Area Celsi befallenen Individuen sind farblos, abgestorben und brüchig, ohne dass ihre wesentliche Structur merklich verändert ist; sie enthalten in ihrem Inneren keine Microsporon-Sporen, jedoch kann man solche auf ihrer Oberfläche finden. Der Parasit entwickelt sich in den oberflächlichen Lagen der Hornschicht der Epidermis, letztere ist im Niveau der Oeffnungen der Haarfollikel verdickt; nach MALASSEZ soll diese Verdickung die Ernährung der Haare mechanisch hindern, die Festigkeit ihrer Einpflanzung vermindern und somit das Ausfallen herbeiführen. Das Microsporon Audouini wird hauptsächlich durch sphärische Sporen von der Grösse von 2—5 μ gebildet; man findet keine wirklichen Röhren, sondern nur kleine Rosenkränze, welche aus 5 oder 6 aneinandergefügten Sporen bestehen (MALASSEZ).

§ 3. **Symptomatologie.** — Die Area Celsi beginnt mit einer Veränderung der Haare, welche in einer gewissen Ausdehnung ihren Glanz verlieren, trocken und staubig werden; ihre Färbung nimmt ab und sie lassen sich leicht ausreissen; das Kind empfindet ein im Allgemeinen geringes Jucken, welches jedoch während der ganzen Krankheit verbleibt. Nach Verlauf einer gewissen Zeit fallen die Haare spontan aus, um von Neuem wiederzuerscheinen; dies geschieht mehrmals hintereinander, jedoch werden sie immer unkenntlicher und gleichen schliesslich den Lanugohaaren, welche man auf dem Körper junger Kinder findet. Die Kopfhaut ist an den kranken Stellen mehr oder weniger angeschwollen und mit einer graulichen Lanugo bedeckt. Bald sieht man, wie sich auf ihrer Oberfläche blossgelegte, gewöhnlich eiförmige, eingedrückte Plaques von milchweisser Farbe bilden. Die Zahl dieser Plaques ist sehr verschieden; zuweilen findet man nur eine, manchmal zwölf bis fünfzehn auf der Kopfhaut zerstreut.

Die Krankheit kann spontan aufhören, bevor sie die Haarfollikel gänzlich zerstört hat, das Haupthaar nimmt dann allmälig seine normale Beschaffenheit wieder an. In anderen Fällen schreitet die Area Celsi

---

[1] Gaz. méd., 1839.
[2] Greifsw. med. Beitr., I., S. 295.

hingegen fort, die Plaques dehnen sich aus und vermehren sich schnell; der Kopf kann alsdann gänzlich kahl werden, die Kopfhaut wird atrophisch und es entspringt hieraus eine unheilbare Alopecie. In einigen Fällen erstreckt sich die Area Celsi über die ganze Hautoberfläche. Hardy theilt einen Fall von einem Kinde mit, welches in Folge dieser Affection auf dem ganzen Körper nicht mehr ein einziges Haar hatte. Bazin hat bei einem kleinen Knaben die Fortpflanzung der Krankheit auf die Fingernägel beobachtet, wo sie Veränderungen herbeigeführt hatte, welche den vom Trichophyton erzeugten ähnlich waren.

§ 4. **Diagnose.** — Die Area Celsi ist gewöhnlich leicht von den anderen parasitären Kopfausschlägen zu unterscheiden. Beim Herpes tonsurans bietet die Haut an den kahlen Stellen eine bläuliche schieferartige Färbung dar und ist, anstatt wie bei der Area Celsi entfärbt und gänzlich kahl zu sein, mit schwärzlichen Puncten bedeckt, welche von den abgebrochenen Haaren herrühren. Beim Favus beobachtet man gewöhnlich Näpfchen, auch sind bei demselben die Haare der kranken Stellen nicht sämmtlich zerstört.

Die Vitiligo unterscheidet sich von der Area Celsi durch ihren meistentheils congenitalen Ursprung, durch das Aussehen der Haare, die, selbst wenn sie entfärbt sind, ihre gewöhnliche Länge und Dicke behalten und durch die anomale Pigmentirung der Haut in der Nähe der weissen Plaques, welche die Krankheit characterisiren.

§ 5. **Prognose.** — Die Area Celsi ist nur durch die Verheerungen, welche sie in den Haaren erzeugen kann, ernsthaft; sie ruft im Allgemeinen keine Veränderung in der Gesundheit hervor; indessen bemerkt man nach Hardy zuweilen, wenn sich die Krankheit auf die ganze Hautoberfläche erstreckt, einen Stillstand in der Entwicklung und eine mehr oder weniger beträchtliche Abmagerung des Kindes.

§ 6. **Behandlung.** — Die Behandlung der Area Celsi besteht wie bei allen anderen parasitären Kopfausschlägen in der Epilation; diese Operation erfordert viel Sorgfalt und Geduld, da die auszureissenden Haare gewöhnlich nur sehr kleine Wollhaare sind; die Epilation muss sich auf eine gewisse Fläche über die kahlen Stellen hinaus erstrecken; es müssen ihr pilztödtende Waschungen folgen.

Horand, welcher den parasitären Ursprung der Area Celsi nicht gelten lässt, wendet auf den kranken Oberflächen kleine, mit Crotonöl durchfeuchtete runde Plättchen aus Feuerschwamm an; er ruft auf diese Weise eine Reizung der Kopfhaut hervor, welche die Ernährung derselben hebt und nach seiner Angabe, nach Verlauf von einigen Monaten die Heilung der Krankheit herbeiführen kann. Diese Applicationen sind mehrmals hintereinander zu wiederholen. Rindfleisch hat sich bei der Behandlung der Area Celsi mit Erfolg einer Mischung von Glycerin und Tinctura Capsici bedient.

Siebentes Capitel.

Ichthyosis.

§ 1. **Aetiologie.** — Die Ichthyosis ist eine Krankheit, welche grösstentheils im frühen Kindesalter beginnt; sie entwickelt sich manchmal schon während des intrauterinen Lebens und das Kind kommt, den Körper mit Schuppen bedeckt, zur Welt; in anderen Fällen erscheint die Krankheit erst gegen den dritten Lebensmonat und macht im Laufe des ersten Jahres ihre ganze Entwicklung durch. In einigen Fällen endlich tritt sie erst im vorgerückten Kindesalter oder sogar erst im Mannesalter ein. Sie ist bei Knaben häufiger als bei Mädchen. Die Ichthyosis ist oft eine ererbte Affection; ihre veranlassenden Ursachen sind unbekannt.

§ 2. **Symptomatologie.** — Die Ichthyosis wird durch die unaufhörliche Bildung von trockenen, leicht durch ziegelartig über- oder aneinander gereihten, bald dünnen, feinen und durchsichtigen, bald harten, undurchsichtigen, manchmal hornartigen Epidermisschuppen gebildet (Bazin). Die Haut ist der Sitz einer beständigen Abblätterung, sie ist bei der Berührung rauh und genarbt. Die Ichthyosis erstreckt sich meistens über die ganze Hautoberfläche, ist jedoch auf den trockenen Theilen der Haut besonders entwickelt. Die Epidermisbildung ist in den Gegenden, die der Sitz einer reichlichen Schweisssecretion sind, wie z. B. in den Achselhöhlen, den Schamleisten, an den Geschlechtstheilen, der Fusssohle, der inneren Handfläche u. s. w. sehr gering. Das Gesicht ist meistens von derselben befreit.

Die Ichthyosis bietet ziemlich zahlreiche Varietäten dar; in ihrer gewöhnlichsten Form wird sie durch breite, dünne, aneinander gereihte, aufgerichtete und an ihren Rändern losgelöste Schuppen characterisirt; diese Schuppen werden von Linien begrenzt, die unter den verschiedensten Winkeln aufeinanderstossen und sind im Niveau der Hautfalten gleichsam abgebrochen. In anderen Fällen sind die Schuppen hart und dick und zeigen, wie die Fischschuppen, einen silberartigen Reflex (Perlmutter-Ichthyosis); zuweilen verdicken sie sich beträchtlich, anstatt sich loszulösen und abzufallen, und die Haut bedeckt sich mit hornigen Excrescenzen oder sogar mit wirklichen Stacheln (Ichthyosis cornea).

Die Ichthyosis ruft kein Jucken hervor und veranlasst niemals allgemeine Symptome; sie ist mehr eine Deformität der Haut, als eine eigentliche Krankheit. Wenn sie congenital ist, verbleibt sie oft während des ganzen Lebens; ist sie accidentell, so verschwindet sie manchmal vollständig, ist jedoch immer von langer Dauer.

§ 3. **Behandlung.** — Die Ichthyosis trotzt jeder Therapie. Die Behandlung ist eine rein palliative; sie wird sich auf häufige Bäder, die dazu bestimmt sind, die Schuppen fortzuschaffen, und auf Einreibungen mit einer Fettsubstanz, um die Trockenheit der Haut zu vermindern, beschränken. Nach Bazin[1] genügen oft wiederholte alkalinische Bäder, Cadinöl, Alkali- oder Theersalben u. s. w., um der Haut ihre Geschmeidigkeit und ihr normales Aussehen wiederzugeben und um die Deformität provisorisch zu verdecken.

Achtes Capitel.

Zellgewebsverhärtung (Sclerem) der Neugeborenen.

Literatur:

Billard, a. a. O. p. 179.
Valleix, a. a. O. p. 601.
Roger, Recherches clinlques sur les mal. de l'enfance. Paris, 1872, I, p. 405.
Clementovsky, Die Zellgewebsverhärtung bei Neugeborenen. Oest. Jahrb. für Paediatr., 1873, I. S. 1.

Wir beschreiben unter dem Namen Sclerem eine Affection des frühesten Kindesalters, welche auch unter dem Namen Oedem der Neugeborenen bekannt ist. Sie unterscheidet sich sehr von der Sclerodermie, welche, obwohl einige Beispiele davon citirt sind, im Kindesalter dennoch selten ist.

§ 1. **Aetiologie.** — Das Sclerem ist eine Krankheit, die fast ausschliesslich bei Neugeborenen vorkommt; Billard und Suckling haben beide einen Fall von congenitalem Sclerem beobachtet. Die Krankheit tritt meistens in den ersten Lebenstagen auf; Valleix hat

---

[1] Leçons sur les affections cutanées artificielles etc., Paris, 1862, p. 471.

sie niemals nach dem dritten Tage beginnen sehen. ISAMBERT[1] hat indessen einen Fall von Sclerem mit Oedem mitgetheilt, das sich bei einem Kinde von 13 Monaten entwickelte, jedoch ist diese Thatsache eine grosse Ausnahme. Die Krankheit ist bei Knaben häufiger als bei Mädchen.

Das Sclerem befällt fast ausschliesslich schlecht gekleidete oder schlecht genährte Kinder und besonders solche, die vor der Zeit oder in einem Zustande aussergewöhnlicher Schwäche geboren werden; es wird fast nur in Hospitälern und Findelhäusern beobachtet. Die Kälte wird als eine der veranlassenden Ursachen des Sclerems betrachtet; die Statistiken von BILLARD und BOUCHUT stellen fest, dass die Krankheit in den Wintermonaten häufiger als in den Sommermonaten ist, jedoch wird sie in jeder Jahreszeit beobachtet.

§ 2. **Pathologische Anatomie.** — Die Hautdecke bietet bei Kindern, welche am Sclerem gestorben sind, eine bemerkenswerthe Härte dar. Wenn man durch die Haut und das subcutane Zellgewebe einen Einschnitt macht, so kommt gewöhnlich aus dieser Oeffnung eine ziemlich reichliche Menge einer etwas klebrigen und gelblichen Flüssigkeit hervor. Nach VALLEIX ist die Infiltration des subcutanen Zellgewebes bei der Krankheit eine constante Erscheinung, weshalb er ihr den Namen „Oedem der Neugeborenen“ gegeben hat; man beobachtet indessen bei kleinen Kindern zuweilen ein Sclerem ohne Oedem; diese Form der Krankheit kommt besonders bei Individuen vor, die schon durch eine vorherige Krankheit, wie z. B. durch Pneumonie oder Enteritis entkräftet sind (CLEMENTOVSKY). Das an der inneren Hautfläche liegende Fettgewebe ist gewöhnlich von einer mehr oder minder lebhaften rothen Färbung; es zeigt sich unter der Form von Körnern, die durch mit Serum angefüllte Zellgewebsplättchen getrennt sind. Die Infiltration erstreckt sich manchmal auf die Muskelinterstitien, ist in denselben jedoch gewöhnlich wenig reichlich. An den Stellen, wo das Fettgewebe nicht oedematös ist, scheint die Haut mit den darunter liegenden Theilen verklebt zu sein und die Fettläppchen sind gegen einander gedrückt.

Die inneren Organe zeigen ziemlich veränderliche Laesionen. Das Gehirn ist gewöhnlich congestionirt; in einem von CLEMENTOVSKY beobachteten Falle war die Corticalsubstanz der Hemisphären der Sitz einer intensiven Hyperaemie, welche ihr eine dunkelrothe Färbung verlieh. Die Hirnsubstanz und die Meningen sind bisweilen mit Flüssigkeit überfüllt. Die Brustorgane zeigen im Allgemeinen ähnliche Laesionen; die Pleurahöhlen und der Herzbeutel enthalten eine seröse Flüssigkeit, die

---

[1] Gaz. Hebd., 1863, p. 840.

Lunge ist oedematös, sie ist hauptsächlich an der Basis mit Blut überfüllt und man findet in derselben häufig apoplectische Herde (Hervieux).[1] Sehr oft ist sie auch der Sitz einer mehr oder weniger ausgedehnten Atelectase; nach West kommt diese letztere Laesion beim Sclerem viel häufiger vor als die Pneumonie, mit welcher sie verwechselt worden ist. Das Herz befindet sich oft im Zustande der fettigen Degeneration. Das Bauchfell ist bisweilen der Sitz von Blutextravasaten und eines serösen Ergusses; die Substanz der Leber, der Milz und der Nieren ist verfettet und erweicht.

Die Pathogenese des Sclerems ist noch unklar; es ist wahrscheinlich, dass die Respiration unter dem Einfluss der angeborenen Schwäche des Kindes und der daraus hervorgehenden unvollständigen Entwicklung der Lungen, schlecht von Statten geht; hieraus entsteht ein Circulationshinderniss und eine Verminderung der Körperwärme, die sich durch seröse Ergüsse und eine partielle Coagulirung des Fettes auf der inneren Hautfläche kundgeben. Nach einigen Autoren ist die Induration der Hautdecke die primäre Erscheinung und das subcutane Oedem nur das Resultat des Hindernisses, welches die capilläre Circulation der Haut erfährt.

§ 3. **Symptomatologie.** — Da das Sclerem gewöhnlich bei schon kränklichen und von einer frühzeitigen Entkräftung befallenen Kindern auftritt, kann der Anfang der Krankheit unbemerkt vorübergehen. Das erste Symptom, welches die Aufmerksamkeit fesselt, ist die Induration der Haut; diese Erscheinung offenbart sich zuerst an einer begrenzten Stelle der Hautdecke, meistens an den Waden; von dort dehnt sie sich über den Fuss, den Schenkel und dann über den übrigen Körper aus. In einigen Fällen zeigt sie sich zuerst im Gesicht oder auf irgend einer anderen Gegend. Die indurirten Theile behalten zuweilen Anfangs ihre normale Färbung; gewöhnlich sind sie, besonders an den Extremitäten und im Gesicht, mehr oder weniger dunkelblau; die Lippen sind cyanotisch; manchmal ist der ganze Körper dunkelroth oder zeigt veilchenblaue Flecke, welche durch hellere Zwischenräume getrennt sind (Valleix). Später nimmt die Haut eine wachsartige oder mattgelbe Farbe an, welche sich auf die Sclerotica erstreckt. Sie ist hart, resistent und lässt sich schwer falten; wenn man indessen mit dem Finger einen starken Druck auf sie ausübt, so behält sie einige Augenblicke hindurch die Spur desselben; sie bietet im Allgemeinen eine mehr oder weniger grosse Geschwulst dar, welche durch das subcutane Oedem

---

[1] Gaz. Hebd., 1863, p. 489.

veranlasst ist. Diese Erscheinung ist auf dem Fussrücken, der bisweilen das Aussehen eines Eselrückens hat, besonders wahrnehmbar; manchmal sind auch die Augenlider angeschwollen, so dass sie halb durchsichtig werden (Valleix). Die Extremitäten behalten in den ersten Tagen ihre Motilität, jedoch werden die Bewegungen der Lippen durch die Spannung der Hautdecke beeinträchtigt, das Saugen wird unmöglich. Wenn sich das Sclerem verallgemeinert, so erhält der Körper in einigen Fällen eine solche Starre, dass man ihn an einem einzigen Theile angefasst, in die Höhe heben kann. Die Sensibilität der Haut bleibt erhalten.

Die Temperatur des Körpers nimmt schnell ab; dieses Symptom erscheint gewöhnlich schon im Beginn der Krankheit. Die Haut fühlt sich, besonders an den indurirten Stellen, kalt an. Die Abnahme der Körperwärme erreicht einen so hohen Grad wie bei keiner anderen Krankheit; so sank bei 29 vom Sclerem befallenen und von Roger beobachteten Kindern, das in die Achsel gelegte Thermometer 19 Mal unter 33° und 7 Mal unter 26°; bei einem kleinen Kranken fiel es bis auf 22°; Parrot hat in einem Falle eine Temperatur im Rectum von 21,8° constatirt. Der Körper widersteht allen zu seiner Erwärmung angewendeten Mitteln; selbst der Ausbruch einer Pneumonie genügt nicht, um die Temperatur auf die Norm zurückzuführen (Gerhardt). Trotz dieser ausserordentlichen Abnahme der Temperatur kann sich das Leben des Kindes noch mehrere Tage lang hinziehen. Die Abkühlung nimmt im Allgemeinen mit den Fortschritten der Krankheit zu; in einigen Fällen zeigt das Thermometer indessen in den letzten Lebenstagen verschiedene Schwankungen oder sogar eine leichte Steigerung (Roger).

Der Puls und die Respiration verlangsamen sich im geraden Verhältniss zur Abnahme der Temperatur; Roger hat in einem Falle nur 60 Pulsschläge, eine bei einem Neugeborenen sehr niedrige Zahl constatirt; bei einem seiner kleinen Patienten war die Zahl der Respiration auf vierzehn gefallen. Die Respirationsbewegungen sind gewöhnlich erschwert, die Inspirationen sind mühsam, kurz und durch Intervalle getrennt, während welcher der Thorax unbeweglich bleibt; manchmal sind sie fast nicht wahrnehmbar. Der Schrei hat einen scharfen, jedoch sehr schwachen und oft unterdrückten Klang. Das Kind befindet sich in einem Zustande allgemeiner Erstarrung; die Augenlider sind, selbst in den Fällen, in welchen sie nicht oedematös sind, beständig geschlossen. Der Appetit fehlt, die Zunge ist kalt. Der kleine Patient scheidet meistens allmälig dahin und stirbt ohne peinlichen Todeskampf.

Der Tod tritt im Allgemeinen nach Verlauf von 3 bis 5 Tagen ein, manchmal hat man ihn jedoch bis zum zwanzigsten Tage zögern sehen. In den seltenen Fällen, in welchen sich die Krankheit zur Heilung neigt, werden die Circulation und die Respiration nach und nach wieder rege, der Körper wird wieder warm, der Appetit erscheint wieder, die Induration der Gewebe nimmt ab, verschwindet dann, das Saugen wird wieder möglich und die Kräfte stellen sich wieder her; zuweilen wird jedoch dieser günstige Verlauf nach wenigen Tagen aufgehalten und das Kind geht an allgemeiner Erschöpfung oder an einer Complication zu Grunde.

§ 4. **Diagnose.** — Die Induration der Hautdecke und das Sinken der Temperatur sind pathognomonische Symptome, welche das Sclerem mit keiner anderen Krankheit verwechseln lassen. Bei dem Erysipelas der Neugeborenen kann man ebenfalls eine Infiltration und eine Induration der Haut und des Zellgewebes beobachten, allein diese Erscheinungen sind gewöhnlich auf einen Theil der Haut localisirt; sie werden ausserdem von Schmerzen, Fieber und einer Steigerung der Temperatur begleitet, welche Symptome beim Sclerem niemals existiren.

§ 5. **Prognose.** — Das Sclerem ist stets ein sehr ernsthaftes Leiden, die Heilungsfälle sind selten. Die ausserordentliche Schwäche des Kindes zu der Zeit, wo es von der Krankheit befallen wird, die Verallgemeinerung der Induration auf der ganzen Hautdecke und das übermässige Sinken der Temperatur sind die schlimmsten Zeichen für die Prognose.

§ 6. **Behandlung.** — Die Behandlung des Sclerems muss hauptsächlich gegen die Abkühlung des Körpers gerichtet sein; man muss auf der Haut excitirende Einreibungen machen und auf dieselbe Säckchen mit heissem Sande legen; man muss dem Kinde ein warmes Bad oder ein Dampfbad geben; im Findelhause zu Moskau wendet man metallene Wiegen mit doppelter Wand an, deren Boden mit heissem Wasser angefüllt ist (Clementovsky). Leider sind diese Mittel meistens erfolglos, der Körper verliert die Wärme, welche ihm künstlich mitgetheilt wird, fast sofort. Roger räth für die Fälle, in welchen das Sinken der Temperatur noch nicht sehr bedeutend ist, kalte Begiessungen oder Einreibungen der Extremitäten mit Eis, um eine günstige Reaction hervorzurufen. Eine möglichst kräftige Ernährung, edle Weine, Cognac (per Os oder per Clysma gegeben) scheinen uns zur Wiedererweckung der Lebenskraft des Kindes ebenfalls indicirt.

Legroux[1] hat die methodische Massage als ein Behandlungsver-

[1] Bull. de la Soc. méd. des hôp., 1855, Nr. 14.

fahren beim Sclerem der Neugeborenen gerühmt; die Massage erleichtert die Resorption des Oedems und bringt die Respirationsbewegungen in Gang; sie hat einige Erfolge geliefert, muss jedoch mit den schon angeführten Mitteln verbunden werden.

Was die von Paletta vorgeschlagene und von Valleix gerühmte Blutentziehung betrifft, so scheint uns dieses Mittel, trotz der Erfolge, welche man ihm zugeschrieben hat, bei Neugeborenen sehr gefährlich zu sein.

Register.

Druck von Metzger & Wittig in Leipzig.

Kolibri 360 GmbH
Ferdinand-Jühlke-Straße 7
99095 Erfurt, Deutschland
produktsicherheit@kolibri360.de